国家卫生健康委员会"十四五"规划
全 国 高 等 学 校 教
供基础、临床、预防、口腔医学类专业用

新形态教材

病理生理学

Pathophysiology

第 **10** 版

主　　编 ｜ 陈国强　钱睿哲
副 主 编 ｜ 姜志胜　刘金保　张　敏

数 字 主 审 ｜ 陈国强
数 字 主 编 ｜ 钱睿哲　黄　莺
数字副主编 ｜ 姜志胜　刘金保　周新文

人民卫生出版社
·北京·

图书在版编目（CIP）数据

病理生理学 / 陈国强，钱睿哲主编 . — 10 版 . —
北京：人民卫生出版社，2024.6（2025.3重印）
全国高等学校五年制本科临床医学专业第十轮规划教
材

ISBN 978−7−117−36300−6

Ⅰ. ①病…　Ⅱ. ①陈…②钱…　Ⅲ. ①病理生理学 –
高等学校 – 教材　Ⅳ. ①R363

中国国家版本馆 CIP 数据核字（2024）第 089866 号

| 人卫智网 | www.ipmph.com | 医学教育、学术、考试、健康，购书智慧智能综合服务平台 |
| 人卫官网 | www.pmph.com | 人卫官方资讯发布平台 |

病理生理学
Bingli Shenglixue
第 10 版

主　　编：陈国强　钱睿哲
出版发行：人民卫生出版社（中继线 010-59780011）
地　　址：北京市朝阳区潘家园南里 19 号
邮　　编：100021
E - mail：pmph @ pmph.com
购书热线：010-59787592　010-59787584　010-65264830
印　　刷：保定市中画美凯印刷有限公司
经　　销：新华书店
开　　本：850×1168　1/16　　印张：18　　插页：1
字　　数：533 千字
版　　次：1979 年 5 月第 1 版　　2024 年 6 月第 10 版
印　　次：2025 年 3 月第 3 次印刷
标准书号：ISBN 978-7-117-36300-6
定　　价：69.00 元

打击盗版举报电话：**010-59787491**　**E-mail：WQ @ pmph.com**
质量问题联系电话：**010-59787234**　**E-mail：zhiliang @ pmph.com**
数字融合服务电话：**4001118166**　**E-mail：zengzhi @ pmph.com**

编委名单

编 委 (以姓氏笔画为序)

王小川　华中科技大学同济医学院

刘进军　西安交通大学医学部

刘金保　广州医科大学

闫庆峰　海南医科大学

李　皓　南京医科大学

李　骢　大连医科大学

李菲菲　安徽医科大学

张　敏　河北医科大学

张　颖　昆明医科大学

张伟华　哈尔滨医科大学

张华莉　中南大学基础医学院

张晓鲁　山东大学齐鲁医学院

陈国强　海南医科大学 / 上海交通大学医学院

姜志胜　南华大学衡阳医学院

钱睿哲　复旦大学上海医学院

徐小燕　中国医科大学

黄　莺　上海交通大学医学院

章卫平　海军军医大学

谭红梅　中山大学医学院

编写秘书　黄　莺　(兼)

数字编委

新形态教材使用说明

新形态教材是充分利用多种形式的数字资源及现代信息技术，通过二维码将纸书内容与数字资源进行深度融合的教材。本套教材全部以新形态教材形式出版，每本教材均配有特色的数字资源和电子教材，读者阅读纸书时可以扫描二维码，获取数字资源、电子教材。

电子教材是纸质教材的电子阅读版本，其内容及排版与纸质教材保持一致，支持手机、平板及电脑等多终端浏览，具有目录导航、全文检索功能，方便与纸质教材配合使用，进行随时随地阅读。

获取数字资源与电子教材的步骤

① 扫描封底红标二维码，获取图书"使用说明"。

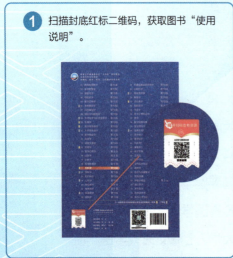

② 揭开红标，扫描绿标激活码，注册/登录人卫账号获取数字资源与电子教材。

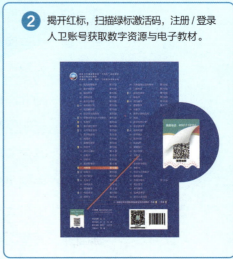

③ 扫描书内二维码或封底绿标激活码，随时查看数字资源和电子教材。

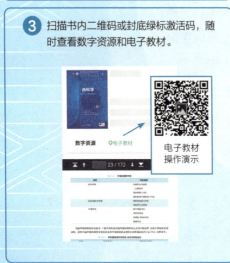

④ 登录 zengzhi.ipmph.com 或下载应用体验更多功能和服务。

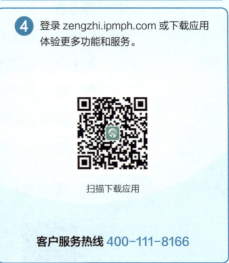

扫描下载应用

客户服务热线 400-111-8166

读者信息反馈方式

人卫e教
medu.pmph.com

欢迎登录"人卫e教"平台官网"medu.pmph.com"，在首页注册登录后，即可通过输入书名、书号或主编姓名等关键字，查询我社已出版教材，并可对该教材进行读者反馈、图书纠错、撰写书评以及分享资源等。

序言

百年大计,教育为本。教育立德树人,教材培根铸魂。

过去几年,面对突如其来的新冠疫情,以习近平同志为核心的党中央坚持人民至上、生命至上,团结带领全党全国各族人民同心抗疫,取得疫情防控重大决定性胜利。在这场抗疫战中,我国广大医务工作者为最大限度保护人民生命安全和身体健康发挥了至关重要的作用。事实证明,我国的医学教育培养出了一代代优秀的医务工作者,我国的医学教材体系发挥了重要的支撑作用。

党的二十大报告提出到 2035 年建成教育强国、健康中国的奋斗目标。我们必须深刻领会党的二十大精神,深刻理解新时代、新征程赋予医学教育的重大使命,立足基本国情,尊重医学教育规律,不断改革创新,加快建设更高质量的医学教育体系,全面提高医学人才培养质量。

尺寸教材,国家事权,国之大者。面对新时代对医学教育改革和医学人才培养的新要求,第十轮教材的修订工作落实习近平总书记的重要指示精神,用心打造培根铸魂、启智增慧、适应时代需求的精品教材,主要体现了以下特点。

1. 进一步落实立德树人根本任务。遵循《习近平新时代中国特色社会主义思想进课程教材指南》要求,努力发掘专业课程蕴含的思想政治教育资源,将课程思政贯穿于医学人才培养过程之中。注重加强医学人文精神培养,在医学院校普遍开设医学伦理学、卫生法以及医患沟通课程基础上,新增蕴含医学温度的《医学人文导论》,培养情系人民、服务人民、医德高尚、医术精湛的仁心医者。

2. 落实"大健康"理念。将保障人民全生命周期健康体现在医学教材中,聚焦人民健康服务需求,努力实现"以治病为中心"转向"以健康为中心",推动医学教育创新发展。为弥合临床与预防的裂痕作出积极探索,梳理临床医学教材体系中公共卫生与预防医学相关课程,建立更为系统的预防医学知识结构。进一步优化重组《流行病学》《预防医学》等教材内容,撤销内容重复的《卫生学》,推进医防协同、医防融合。

3. 守正创新。传承我国几代医学教育家探索形成的具有中国特色的高等医学教育教材体系和人才培养模式,准确反映学科新进展,把握跟进医学教育改革新趋势新要求,推进医科与理科、工科、文科等学科交叉融合,有机衔接毕业后教育和继续教育,着力提升医学生实践能力和创新能力。

4. 坚持新形态教材的纸数一体化设计。数字内容建设与教材知识内容契合，有效服务于教学应用，拓展教学内容和学习过程；充分体现"人工智能+"在我国医学教育数字化转型升级、融合发展中的促进和引领作用。打造融合新技术、新形式和优质资源的新形态教材，推动重塑医学教育教学新生态。

5. 积极适应社会发展，增设一批新教材。包括：聚焦老年医疗、健康服务需求，新增《老年医学》，维护老年健康和生命尊严，与原有的《妇产科学》《儿科学》等形成较为完整的重点人群医学教材体系；重视营养的基础与一线治疗作用，新增《临床营养学》，更新营养治疗理念，规范营养治疗路径，提升营养治疗技能和全民营养素养；以满足重大疾病临床需求为导向，新增《重症医学》，强化重症医学人才的规范化培养，推进实现重症管理关口前移，提升应对突发重大公共卫生事件的能力。

我相信，第十轮教材的修订，能够传承老一辈医学教育家、医学科学家胸怀祖国、服务人民的爱国精神，勇攀高峰、敢为人先的创新精神，追求真理、严谨治学的求实精神，淡泊名利、潜心研究的奉献精神，集智攻关、团结协作的协同精神。在人民卫生出版社与全体编者的共同努力下，新修订教材将全面体现教材的思想性、科学性、先进性、启发性和适用性，以全套新形态教材的崭新面貌，以数字赋能医学教育现代化、培养医学领域时代新人的强劲动力，为推动健康中国建设作出积极贡献。

教育部医学教育专家委员会主任委员

教育部原副部长

林蕙青

2024 年 5 月

全国高等学校五年制本科临床医学专业
第十轮 规划教材修订说明

全国高等学校五年制本科临床医学专业国家卫生健康委员会规划教材自 1978 年第一轮出版至今已有 46 年的历史。近半个世纪以来,在教育部、国家卫生健康委员会的领导和支持下,以吴阶平、裘法祖、吴孟超、陈灏珠等院士为代表的几代德高望重、有丰富的临床和教学经验、有高度责任感和敬业精神的国内外著名院士、专家、医学家、教育家参与了本套教材的创建和每一轮教材的修订工作,使我国的五年制本科临床医学教材从无到有、从少到多、从多到精,不断丰富、完善与创新,形成了课程门类齐全、学科系统优化、内容衔接合理、结构体系科学的由纸质教材与数字教材、在线课程、专业题库、虚拟仿真和人工智能等深度融合的立体化教材格局。这套教材为我国千百万医学生的培养和成才提供了根本保障,为我国培养了一代又一代高水平、高素质的合格医学人才,为推动我国医疗卫生事业的改革和发展作出了历史性巨大贡献,并通过教材的创新建设和高质量发展,推动了我国高等医学本科教育的改革和发展,促进了我国医药学相关学科或领域的教材建设和教育发展,走出了一条适合中国医药学教育和卫生事业发展实际的具有中国特色医药学教材建设和发展的道路,创建了中国特色医药学教育教材建设模式。老一辈医学教育家和科学家们亲切地称这套教材是中国医学教育的"干细胞"教材。

本套第十轮教材修订启动之时,正是全党上下深入学习贯彻党的二十大精神之际。党的二十大报告首次提出要"加强教材建设和管理",表明了教材建设是国家事权的重要属性,体现了以习近平同志为核心的党中央对教材工作的高度重视和对"尺寸课本、国之大者"的殷切期望。第十轮教材的修订始终坚持将贯彻落实习近平新时代中国特色社会主义思想和党的二十大精神进教材作为首要任务。同时以高度的政治责任感、使命感和紧迫感,与全体教材编者共同把打造精品落实到每一本教材、每一幅插图、每一个知识点,与全国院校共同将教材审核把关贯穿到编、审、出、修、选、用的每一个环节。

本轮教材修订全面贯彻党的教育方针,全面贯彻落实全国高校思想政治工作会议精神、全国医学教育改革发展工作会议精神、首届全国教材工作会议精神,以及《国务院办公厅关于深化医教协同进一步推进医学教育改革与发展的意见》(国办发〔2017〕63 号)与《国务院办公厅关于加快医学教育创新发展的指导意见》(国办发〔2020〕34 号)对深化医学教育机制体制改革的要求。认真贯彻执行《普通高等学校教材管理办法》,加强教材建设和管理,推进教育数字化,通过第十轮规划教材的全面修订,打造新一轮高质量新形态教材,不断拓展新领域、建设新赛道、激发新动能、形成新优势。

其修订和编写特点如下：

1. 坚持教材立德树人课程思政　认真贯彻落实教育部《高等学校课程思政建设指导纲要》，以教材思政明确培养什么人、怎样培养人、为谁培养人的根本问题，落实立德树人的根本任务，积极推进习近平新时代中国特色社会主义思想进教材进课堂进头脑，坚持不懈用习近平新时代中国特色社会主义思想铸魂育人。在医学教材中注重加强医德医风教育，着力培养学生"敬佑生命、救死扶伤、甘于奉献、大爱无疆"的医者精神，注重加强医者仁心教育，在培养精湛医术的同时，教育引导学生始终把人民群众生命安全和身体健康放在首位，提升综合素养和人文修养，做党和人民信赖的好医生。

2. 坚持教材守正创新提质增效　为了更好地适应新时代卫生健康改革及人才培养需求，进一步优化、完善教材品种。新增《重症医学》《老年医学》《临床营养学》《医学人文导论》，以顺应人民健康迫切需求，提高医学生积极应对突发重大公共卫生事件及人口老龄化的能力，提升医学生营养治疗技能，培养医学生传承中华优秀传统文化、厚植大医精诚医者仁心的人文素养。同时，不再修订第9版《卫生学》，将其内容有机融入《预防医学》《医学统计学》等教材，减轻学生课程负担。教材品种的调整，凸显了教材建设顺应新时代自我革新精神的要求。

3. 坚持教材精品质量铸就经典　教材编写修订工作是在教育部、国家卫生健康委员会的领导和支持下，由全国高等医药教材建设学组规划，临床医学专业教材评审委员会审定，院士专家把关，全国各医学院校知名专家教授编写，人民卫生出版社高质量出版。在首届全国教材建设奖评选过程中，五年制本科临床医学专业第九轮规划教材共有13种教材获奖，其中一等奖5种、二等奖8种，先进个人7人，并助力人卫社荣获先进集体。在全国医学教材中获奖数量与比例之高，独树一帜，足以证明本套教材的精品质量，再造了本套教材经典传承的又一重要里程碑。

4. 坚持教材"三基""五性"编写原则　教材编写立足临床医学专业五年制本科教育，牢牢坚持教材"三基"（基础理论、基本知识、基本技能）和"五性"（思想性、科学性、先进性、启发性、适用性）编写原则。严格控制纸质教材编写字数，主动响应广大师生坚决反对教材"越编越厚"的强烈呼声；提升全套教材印刷质量，在双色印制基础上，全彩教材调整纸张类型，便于书写、不反光。努力为院校提供最优质的内容、最准确的知识、最生动的载体、最满意的体验。

5. 坚持教材数字赋能开辟新赛道　为了进一步满足教育数字化需求，实现教材系统化、立体化建设，同步建设了与纸质教材配套的电子教材、数字资源及在线课程。数字资源在延续第九轮教材的教学课件、案例、视频、动画、英文索引词读音、AR互动等内容基础上，创新提供基于虚拟现实和人工智能等技术打造的数字人案例和三维模型，并在教材中融入思维导图、目标测试、思考题解题思路，拓展数字切片、DICOM等图像内容。力争以教材的数字化开发与使用，全方位服务院校教学，持续推动教育数字化转型。

第十轮教材共有56种，均为国家卫生健康委员会"十四五"规划教材。全套教材将于2024年秋季出版发行，数字内容和电子教材也将同步上线。希望全国广大院校在使用过程中能够多提供宝贵意见，反馈使用信息，以逐步修改和完善教材内容，提高教材质量，为第十一轮教材的修订工作建言献策。

主编简介

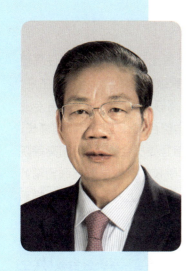

陈国强

男，1963 年 11 月生于湖南省。教授，中国科学院院士。现任海南医科大学校长，肿瘤系统医学全国重点实验室主任。

从事教育工作 30 余年，曾于 2010—2021 年，担任上海交通大学医学院院长、上海交通大学副校长，始终遵循规律，率先垂范，秉承"千教万教教人求真，千学万学学做真人"的理念，锐意守正改革，致力于有灵魂的卓越医学创新人才培养工作，助力上海交通大学医学院实现高质量快速发展，并主编国家级规划教材《疾病学基础》《肿瘤学》和《病理生理学》等。作为科技工作者，多次承担国家重大科学研究计划、国家自然科学基金委员会重大和重点项目及创新研究群体项目，带领研究团队，致力于肿瘤病理生理学基础研究，在 *Cancer Cell*, *Cell Metabo*, *Nature*, *Nat Cell Biol*, *Nat Chem Biol*, *Blood* 等期刊发表论文 230 余篇，他引近 15 000 次，并先后多次获国家自然科学奖二等奖、国家科学技术进步奖二等奖、上海市自然科学奖一等奖、中华医学科技奖一等奖等，并获国家杰出青年科学基金（1997 年）、国家高层次人才特殊支持计划（国家"万人计划"）领军人才、上海"十大杰出青年"（2002 年）、上海市劳动模范（2004 年）、教育部长江学者（2005 年）、全国先进工作者（2005 年）、何梁何利基金科学与技术进步奖（2012 年）等荣誉。

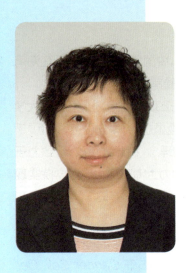

钱睿哲

女,1963年9月生于上海市。教授,博士研究生导师,现任复旦大学医学教育研究所副所长、基础医学国家级实验教学示范中心主任;亚太健康科学PBL协会前任主席、中国高等教育学会医学教育专业委员会基础医学分会副理事长、中国医学整合式课程联盟副理事长、"十二五""十三五"规划教材建设专家指导委员会委员、全国高等院校医学教育研究联盟常务理事、全国医学院校教师教学发展联盟常务理事、教育部临床医学专业认证专家等。毕业于上海医科大学医学系临床医学专业,日本昭和大学医学博士。

从事教学工作37年,主编全国高等学校八年制及"5+3"一体化临床医学专业教材《病理生理学》(第4版)、器官-系统整合教材《生物医学PBL教学案例集》和《人体功能学》等国家级规划教材7部;培养硕士和博士生20余名。主要研究生物节律紊乱与疾病,主持国家自然科学基金重点项目等20余项国家级和省部级研究项目;以第一或通信作者发表论文50余篇,担任Hepatology等多本国内外期刊编委和特约审稿人。获宝钢优秀教师奖,上海市教学成果奖一等奖(第一完成人)等多项成果奖。

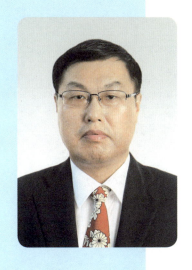

姜志胜

男,1965 年 4 月生于湖南省。二级教授,博士研究生导师,现任南华大学副校长。享受国务院政府特殊津贴,2015 年获国家卫生计生突出贡献中青年专家称号,教育部高等学校基础医学类教学指导委员会委员,中国病理生理学会常务理事,国际动脉粥样硬化学会中国分会主席,《中国动脉硬化杂志》主编,南华大学国家一流专业临床医学和国家一流课程"病理生理学"负责人。

从事医学教育、科研工作 30 余年,先后主持国家级和省部级等各类科研课题 20 余项,在国内外知名期刊上发表论文 280 余篇,其中,SCI 收录 160 余篇。副主编、主编和总主编全国高等医学院校国家级等各类规划教材 20 余部,获国家级教学成果奖二等奖 1 项,获全国首届教材建设奖优秀教材二等奖和全国教材建设先进个人。获省部级科技成果奖和教学成果奖一等奖等奖励 6 项,担任国际及全国学术会议主席多次。

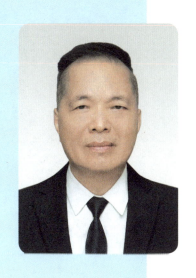

刘金保

男,1965 年 2 月生于河南省。现任广州医科大学病理生理学二级教授,博士研究生导师;中国病理生理学会常务理事,中国病理生理学会蛋白质修饰与疾病专业委员会主任委员,缺氧和呼吸专业委员会副主任委员,中国生理学会呼吸生理专业委员会主任委员;广东省蛋白质修饰与降解重点实验室主任,广东省病理生理学会副理事长。

从事病理生理学教学工作 36 年。副主编"十三五"规划教材《病理生理学》(第 4 版),获广东省教育教学成果奖二等奖。长期从事蛋白质修饰与降解关系的研究,研究成果获教育部高等学校科学研究优秀成果奖自然科学奖二等奖等奖项,发表 SCI 论文 130 余篇,获发明专利 5 项。

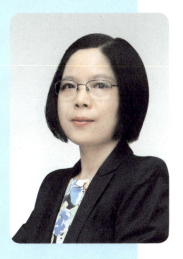

张　敏

女,1968 年 8 月生于河北省。教授,博士研究生导师,现任河北医科大学教务处处长,为省级重点学科的学术带头人,国家级线上线下混合式"金课"负责人。享受河北省政府特殊津贴、河北省教学名师、河北省"三三三人才工程"第二层次人选。担任临床医学专业认证专家、国家医师资格考试临床类别试题开发专家委员会委员;兼任中国高等教育学会医学教育专业委员会理事,中国病理生理学会教学研究专业委员会委员。

从事教学工作 30 年。作为项目负责人主持教学研究与改革课题 8 项,发表教改相关论文 10 篇,获省级以上教学成果奖 3 项,其中国家级教学成果奖二等奖 1 项(排名第 4);主编及参编教材及教学参考书 6 部。

前言

　　全国高等学校五年制本科临床医学专业"十四五"规划教材《病理生理学》(第10版)以培养具有爱国爱岗、创新求实和乐于奉献的医学人才为目标,贯彻教材编写的"三基"(基础理论、基本知识、基本技能)、"五性"(思想性、科学性、先进性、启发性和适用性)和"三特定"(特定对象、特定要求和特定限制)原则。通过广泛收集师生意见并组织编委们反复讨论,本版教材在传承第9版的基础上,对其基本框架和内容进行了一些调整,主要包括:①全书由疾病概论、基本病理过程和器官系统功能障碍三部分组成,其中疾病概论部分增加细胞分化与疾病,并将细胞凋亡改为细胞死亡,强调从细胞和分子机制的角度阐述疾病发生发展的机制。新增"衰老与疾病"一章,与原有的"应激"作为疾病发生发展相关的概论部分。②努力更新了基础与系统病理过程的发病机制与防治原则中已达成共识的新进展,并认真勘误,最大限度地减少错字、避免叙述错误。③将"数字资源"融入纸质教材,通过扫描章二维码,获得"知识拓展、PPT、微课、病例分析、思维导图、自测题以及动画小视频"等内容,有效增加教材的信息量,并减少教材的篇幅。

　　本教材得到了全国高等学校五年制本科临床医学专业教材评审委员会的组织指导,来自全国18所医学院校的19位编委参与编写。在编写和定稿过程中,得到了上海交通大学医学院、复旦大学上海医学院和海南医科大学的大力支持和帮助。上海交通大学医学院黄莺教授做了大量的组织和文字处理工作,在此一并表示感谢。

　　本教材经编写会确定框架和内容后,通过初稿讨论、交叉审稿、编委修改,主编和副主编再审稿、定稿会讨论等环节,力求守正创新、精益求精。然而,不足之处在所难免。欢迎使用本教材的教师和同学提出批评和建设性意见,以便再版时进一步更正。

陈国强　钱睿哲

2024年1月

目录

第一章 | 绪 论

随着现代医学发展和进步,不断深入并准确认识各种疾病的本质、发病原因和发病机制已经成为有效诊治和预防疾病的重要前提。病理生理学(pathophysiology)是研究疾病发生的原因和机制,尤其是疾病发生发展过程中功能和代谢变化规律及其机制的学科。它的主要任务就是揭示疾病的本质,为建立有效的疾病诊治和预防策略提供理论基础和实验依据。

病理生理学是连接基础医学与临床医学的重要"桥梁"学科。一方面,临床医务工作者需要利用病理生理学知识和前沿进展,辩证分析引起疾病的原因和疾病过程中出现的症状、体征及实验室检测指标的变化,指导和改进对疾病的诊断和治疗。另一方面,现代医学基础研究中的核心科学问题就是揭示各种疾病的病因及其导致疾病发生发展的病理生理学基础。从临床现象出发,提出科学问题,进而利用现代研究手段,大胆假设,小心求证,不断深入认识疾病的发病机制,发现疾病的生物标志物和药物靶标,对推动疾病的精准诊断和治疗手段的进步具有十分重要的意义。

第一节 | 病理生理学的发展简史和未来趋势

一、发展简史

病理生理学的起源可追溯至 1761 年,意大利解剖学家乔瓦尼·巴蒂斯塔·莫干尼(Giovanni Battista Morgagni,1682—1771)发表他最重要的著作《疾病的位置与病因》。该书从临床症状、死前情况到尸体解剖,用大量的实例,有说服力地证明症状与体内病变的关系,由此创立器官病理学(organ pathology)。公元 19 世纪末,德国病理学家鲁道夫·魏尔肖(Rudolf L. K. Virchow,1821—1902)利用光学显微镜进行观察研究,创立并系统论述了细胞病理学理论,强调所有的疾病都是细胞的疾病,极大地推动了病理生理学的发展,对疾病的诊断治疗具有不可估量的影响。1858 年,他的《细胞病理学》(*Cellular Pathology*)出版,成为医学的经典。与此同时,法国生理学家克劳德·伯纳德(Claude Bernard,1813—1878)等开始利用动物复制人类疾病模型,并用实验手段研究疾病发生过程中功能、代谢和结构的变化,并于 1865 年出版《实验医学研究入门》,从而形成了病理生理学的前身——实验病理学(experimental pathology)。

作为一门独立课程,病理生理学于 1879 年在俄国的喀山大学正式开设。此后,东欧和德国的一些医学院校相继成立病理生理学教研室、开设病理生理学课程。在西欧及北美等国家,医学院虽有病理生理学课程,并出版了多种病理生理学教材,但有关教学内容由生理学专家和相关临床专家讲授。

我国的病理生理学学科创建于 20 世纪 50 年代初期,通过几代病理生理学工作者的努力,病理生理学在教育教学、科学研究、人才培养和学科建设等方面均取得了丰硕的成果。1961 年成立中国生理科学会病理生理专业委员会筹委会并召开第一届全国病理生理学术会议,1985 年由中国科协批准成立国家一级学会——中国病理生理学会(Chinese Association of Pathophysiology,CAP),此后相继成立了心血管疾病、受体、炎症发热和感染、微循环、休克、实验血液学等多个专业委员,并于 1991 年成为国际病理生理学会(International Society for Pathophysiology,ISP)成员国及组建国;CAP 于 1986 年出版《中国病理生理杂志》,2010 年建立病理生理学网站;为了配合不同层次的教学,编写了多种病理生理学教科书和参考书,为国内外病理生理学的教学和科研提供了合作与交流的平台。

二、未来趋势

随着社会的进步,医学模式(medical model)已经从单纯的"生物医学模式"向"生物-心理-社会医学模式"转变。同时,随着人类基因组计划(human genome project,HGP)的完成、生命医学技术的快速发展和大数据时代的来临,医学不断追求以疾病的预防性(preventative)、预测性(predictive)、个体化(personalized)、精准化(precision)和参与性(participatory)等为目标的"5P"医学模式。因此,对生命现象的本质、疾病的异质性,或个体差异、身心变化、人与社会和自然环境的关系等问题的认识日趋受到关注。病理生理学教学内容要更多地体现现代医学模式对医务工作者知识的广博与深厚、能力和素质方面的特殊要求,注重心理、社会、环境等因素在疾病发生发展、转归及防治中的作用。同时,病理生理学研究者更要不断学习,敢于创新,有效开发和利用各种发展中的生物医学技术,通过多学科交叉,不断揭示疾病的发病机制,为其诊断和治疗提供坚实的实验基础。

第二节 | 病理生理学课程的主要内容和学习方法

病理生理学的理论知识和研究对象涉及临床所有疾病。疾病种类繁多,发病机制也千差万别。即使是同一种疾病,不同患者的表现也不完全相同,即疾病存在异质性。然而,作为一门独立课程,病理生理学主要教学内容是在多种疾病进程中带共性的功能、代谢改变规律及其内在调节机制,而针对一些具体疾病的独特病理生理学问题将在临床相关学科讲授。医学生在了解正常人体结构、功能及代谢相关知识的基础上,通过学习病理生理学课程,熟悉疾病或一些特定病理过程的发生发展规律及其内在调控机制,可为临床医学课程和临床实践奠定坚实的基础。

一、主要教学内容

本书的病理生理学理论课教学主要包括三部分内容:①疾病概论,主要讨论疾病发生发展的原因、基本机制和规律。基于现代医学对疾病本质的认识已经深入到分子、细胞层面。因此,本书也有专章阐述"细胞增殖、分化和死亡与疾病"和"细胞信号转导与疾病"以及与疾病密切相关的"衰老与疾病"与"应激"。②基本病理过程:所谓病理过程(pathological process)是指多种疾病中出现的共同的、成套的功能和代谢变化,如水、电解质、酸碱平衡紊乱,缺氧,发热,休克,弥散性血管内凝血等。③各系统器官病理生理学:机体所有系统和器官的疾病均涉及病理生理学的知识。然而,由于课时限制,本书选择性介绍心、肺、肝、肾、脑功能不全以及多系统器官功能障碍发生发展过程中一些具有共性的病理过程和机制。

二、病理生理学研究手段概述

病理生理学的理论源自实验和临床研究。病理生理学的基本研究方法涉及分子、细胞、组织或器官、动物整体、临床观察以及流行病学调查等层面。因此,除理论课以外,在病理生理学的教学中还安排了相应的实验课程,其目的是通过课题设计、实验操作、观察以及对实验结果的分析,提高学生独立思考、实践技能、综合分析和科学思维能力。

作为一门与疾病密切联系的课程,病理生理学实验课的特点是大量涉及人类疾病模型的复制。常用的疾病模型包括实验动物模型(尤其是基因操作,如转基因、基因编辑建立的实验动物模型)、离体器官模型(如离体动物脑片、离体动物心脏等)、生物样本(如肿瘤组织)和细胞模型。后者包括从动物或人体组织直接分离的原代细胞(primary cell)和原代细胞经长期培养、筛选后,其功能、代谢、形态趋于均一化,并获得无限增殖及永生化特征的细胞系(cell line)。这些模型各具特点,具备各自的研究优势和不足。总体而言,利用细胞模型获得的实验结果,需要在动物模型上得到证实。此外,干细胞(stem cell)研究的不断深入推动了类器官体系的发展,并逐渐成为研究疾病的利器。类器官

（organoid）是指它类似于组织器官。类器官属于三维（3D）细胞培养物，具有其代表器官的一些关键特性。该类体外培养系统由具有自我更新能力的干细胞群组成，如含有成体干细胞的组织样本、单一成体干细胞或者通过多能干细胞的定向诱导。后者可分化为多个器官特异性的细胞类型，与对应的器官拥有类似的空间组织结构并能够重现对应器官的部分功能。虽然类器官技术的广泛应用依然处于起步阶段，但是它作为一种工具，应用潜力巨大。

除上述实验模型外，通过联合应用生物信息学、生物物理学等新型交叉学科技术，对相关疾病进行建模，对疾病的研究也有一定的辅助作用。需要指出的是，在疾病研究过程中，疾病模型的建立或获得仅仅是开始，要深入研究疾病的发病机制，有赖于提出真正的科学问题，进而持之以恒地利用适当的技术进行研究，并对实验结果进行科学解释。

三、学习方法

病理生理学是一门理论性和逻辑性很强的课程。因此，在学习的过程中要特别注重学习方法。

（一）体会课程的特点

病理生理学的教学内容中处处充满着辩证法，如矛盾的对立与统一（损伤与抗损伤）、矛盾的转化（因果交替）、局部与整体等。因此，在病理生理学的教学中要充分运用辩证的思维和方法，在理解的基础上加强记忆。

由于不同病理过程的高度复杂性，以及观察者所取的时间、空间、研究对象和研究手段的差异性，同一致病因素所引起的结果可能不同。所以，在学习中要善于运用逻辑思维，追根求源，融会贯通。此外，由于技术手段的限制，对有些矛盾的病理现象目前还无法得到明确的解释，希望这些问题能激发师生的探索热情。

虽然在教材编写过程中尽量采用已经被公认的理论，然而，由于科学技术是不断发展的，即使是由权威人士提出、被大多数人接受的理论也有错误的可能。因此，在学习中要敢于质疑和批判，更要善于提出自己的观点并加以验证。唯有如此，才能不断完善对疾病的认识，改进诊治方案。

（二）强化生物和医学基础知识，追踪相关领域的最新进展

作为一门独立课程，病理生理学与生理学、生物化学、细胞分子生物学、免疫学、病理学、遗传学等课程密切联系。因此，在学习过程中要酌情温习和强化相关内容，既能达到融会贯通和提高学习兴趣的目的，又能进一步提升科学思维能力和科学应用能力。与此同时，也要不断追踪相关领域的最新进展。20世纪末以来，生命科学的快速发展大大促进了对疾病的认识。例如，随着人类基因组计划（HGP）的完成，表观遗传学（epigenetics）、功能基因组学（functional genomics）、蛋白质组学（proteomics）、代谢组学（metabolomics）和单细胞组学等的研究成果已经极大地促进了人类对生命奥秘以及各种疾病发生机制和诊治效果的认识。如何将这些研究成果应用于改善对疾病的诊断、治疗和预防，值得高度关注和努力。

（三）重视实验课和临床实践

病理生理学实验课可验证理论课程中所学的相关理论，巩固基本理论知识。利用多学科融合的机能实验平台，通过设置综合性实验和设计性实验，可有效激发学生的学习兴趣和主动性，培养学生的基本科研思维、实验技能和综合分析能力。由于实验课通常分组实行，同学们要积极参与，要有团队合作精神，各自分工，共同讨论。同时，病理生理学以患者为主要对象，研究的是患病机体的功能代谢变化。因此，早期接触临床患者，对相关疾病有一个感性认识，可提高学习兴趣和学习效率。

最近十几年，国外越来越多的学校推行"服务学习"的理念，强调在服务于社会的过程中进行学习。作为医学生，要有高度的社会责任感和博大的仁爱心，以解除广大病患疾苦为己任，在学习过程中多做社会调查，促进学以致用。

（陈国强）

思考题

1. 何谓"5P"医学模式,这种模式在未来对人们的生活可能产生什么影响?

2. 基础和临床医务工作者可通过哪些手段开展对疾病的发生发展机制的研究?

思考题解题思路

本章目标测试

本章思维导图

第二章 | 疾病概论

疾病(disease)是对应于健康的一种异常生命状态,在疾病与健康之间还存在亚健康状态。本章将围绕疾病的相关概念、发生发展的原因、基本机制和转归等问题,概述疾病发生发展的一般基本规律,并简述疾病的研究和防治基础。

第一节 | 健康和疾病

医学是一门以迎接、呵护、关爱、尊重和敬畏生命为使命的学科,已经成为包含自然科学、社会科学、人文学科等内容,独特而严密的完整统一体。随着时代演进、社会发展和科技进步,医学模式已经由远古时代的神灵主义、自然哲学、近代机械论和生物医学模式,逐步发展至现代的生物-心理-社会医学模式。与此同时,医学也由古代原始医学、传统经验医学、近代实验医学,逐渐发展至现代医学、系统医学、精准医学,乃至未来的智能医学或数字医学等。相应的,人类对于健康与疾病的认识也不断得到发展和升华。

一、健康

人们对于健康的需求日益增长,对于健康需求的外延也不断扩大。但是,人们对于健康的认识常常受到众多因素,如遗传、年龄和性别、文化和种族差异以及个体、群体和政府期望等的影响。因此,健康的界限和定义依然难以完全统一。早在 1946 年,世界卫生组织(World Health Organization, WHO)在其宪章的前言中就指出:健康(health)不仅是没有疾病或体弱(infirmity),而是躯体上、精神上和社会适应上的一种完好状态(state of complete well-being)。由此可见,保持个体健康的完好状态不仅需要躯体结构、功能与代谢的高度协调所形成的内环境稳定(homeostasis,也称内稳态),而没有躯体疾病,还需要人与所处的自然环境、社会环境保持高度协调的外环境稳定,人的情绪、心理、学习、记忆及思维等处于正常状态,以及人的行为与社会道德规范相吻合,在社会中承担合适的角色。

毫无疑问,躯体健康和包括社会适应状态在内的心理健康可以相互影响。长期罹患躯体疾病可能引发精神和心理障碍,而心理或社会适应障碍可伤害机体,甚至引起躯体疾病。自从新中国成立,尤其是改革开放以来,我国健康领域取得的成就显著,人民健康水平和身体素质持续提高。在国际上,衡量一个国家居民健康水平的指标主要包括人均预期寿命、婴儿死亡率和孕产妇死亡率。我国人均预期寿命不断提升,从 1949 年的 45 岁,到 2015 年和 2022 年分别达到 76.3 岁和 77.93 岁,而婴儿死亡率从 1949 年的 200‰ 持续下降到 2015 年的 8.1‰ 和 2022 年的 4.9‰,孕产妇死亡率从 1949 年的 1 500/10 万持续下降到 2015 年的 20.1/10 万和 2022 年的 15.7/10 万。然而,工业化、城镇化、人口老龄化、疾病谱变化、生态环境及生活方式变化,也给维护和促进健康带来新的挑战。我国仍然面临多重疾病威胁并存、多种健康影响因素交织的复杂局面,同时面临着发达国家和发展中国家各自会出现的卫生与健康问题。如果这些问题不能得到有效解决,必然会严重影响人民健康,制约经济发展,影响社会和谐稳定。因此,亟须从国家战略层面解决关系健康的重大和长远问题。党的十八大以来,我国从党和国家事业大局出发,统揽全局、系统谋划,作出推进健康中国建设的重大决策部署并上升为国家战略。2016 年 10 月,国务院印发并实施《“健康中国 2030”规划纲要》,旨在从广泛的健康影响因素入手,把健康融入所有政策,全方位、全周期保障人民健康,力争到 2030 年人人享有全方位、全生命周期的健康服务，人均预期寿命达到 79.0 岁，主要健康指标进入高收入国家行列。作为医务工作者，为实现"健康中国"目标贡献力量，义不容辞。

另外，人的健康离不开动物健康和环境健康。"全健康"（one health，也称同一健康）理念逐渐深入人心，并正在得到不断发展。"全健康"致力于倡导人、动物和环境的和谐统一，旨在把人的健康、动物健康、环境健康三者整合为一个有机整体加以研究，重点关注人兽共患病、气候变化、环境改变、抗生素耐药、食品安全等全球议题，促进健康科学领域内部和外部的多学科合作，将个体诊疗和群体预防有机整合起来，为促进全人类健康服务。

二、亚健康

WHO 的一项调查表明，人群中真正健康者约占 5%，而 75% 处于一种介于健康与疾病之间的生理功能低下的亚健康状态。亚健康（sub-health）表现在躯体、心理和社会适应方面的非完美状态。其中，躯体性亚健康状态主要表现为疲乏无力、精神不振、工作效率低下等；心理性亚健康状态可能表现为焦虑、烦躁、易怒、睡眠不佳等，严重时可伴有胃痛、心悸等表现；社会适应性亚健康状态主要表现为与社会成员的关系不稳定，心理距离变大，产生被社会抛弃和遗忘的孤独感。

引起亚健康的原因复杂，如学习、工作负荷过重，心理压力过大等，使人身心疲惫，导致神经、内分泌功能失调。环境、食物和噪声污染均可导致人体抵抗力下降，个人生活及工作方式不当（如吸烟、酗酒、缺乏体力活动、作息时间不规律等）破坏人体正常平衡，家庭、社会及个人的不顺心事过多，致人焦虑或恐惧也可导致亚健康。此外，衰老以及某些遗传因素可能在亚健康的发生发展中发挥作用。

亚健康状态处于动态变化之中，若适时采取积极、健康的生活、工作和思维方式，亚健康状态可向健康转化。若长期忽视或不予积极应对，亚健康状态可向疾病转化，如持续存在的心理性亚健康状态可诱发心血管疾病及肿瘤等疾病。我们应普及医学知识，提高人民群众的健康素养，充分认识亚健康的危害性，重视疾病预防，促使亚健康向健康转化。

三、疾病

现代医学认为，疾病（disease）是在一定病因作用下，机体内稳态调节紊乱而导致的异常生命活动。概而言之，所有疾病具备如下几个基本特点：①任何疾病都是由于致病原因引起的。没有病因的疾病是不存在的。病因学（etiology）是指研究疾病发生的原因与条件。虽然目前很多疾病的病因尚不明确，但随着科学技术的进步，期待更多疾病的病因最终将得到阐明。②疾病发生发展的基础是机体内稳态或自稳调节机制紊乱。不同疾病引起内稳态紊乱的机制不同。相应地，不同疾病均有其独特的发生发展机制。发病学（pathogenesis）旨在研究疾病发生发展的规律和机制；③生命活动异常引起一系列功能、代谢和/或形态结构的变化。在临床上，这些变化可表现出各种症状（symptom，指患者主观上的异常感觉，往往通过患者自身表述出来）、体征（sign，指患者的客观表现，是由临床医护人员通过观察或检查所获得的临床表现）和实验室检查（如生化检验、影像检查等）的异常。值得注意的是，许多情况下患者可能症状明显，但临床检查却不能发现相关异常改变，这种情况被称为医学上不能解释的躯体症状（medically unexplained physical symptoms，MUPS）。④疾病的发生和发展是一个动态过程，并具有发生发展和转归的一般规律。所谓疾病的自然史（natural history）是指在没有医疗干预下的疾病的进展和预期结果。通过研究某种疾病在人群中随时间变化的规律和模式，流行病学家可以更好地了解它的自然史。了解自然史可用于确定疾病结果、卫生保健健康服务的优先策略事项、筛查和早期检测计划对疾病结果的影响，并将新治疗的结果与未经治疗的预期结果进行比较。

根据疾病的演变过程即临床进程，疾病可分为急性、亚急性或慢性疾病。急性疾病是一类发病急剧、病情变化快、症状较重的疾病。慢性疾病则是一个持续的、长期的过程，慢性疾病可以保持长期稳定，也可以表现为病情加重或缓解。当前，常见的慢性非传染性疾病（noninfectious chronic disease，NCD，简称慢病）主要指心脑血管疾病、恶性肿瘤、糖尿病、慢性阻塞性肺疾病、精神心理性疾病等。疾病谱（spectrum of disease）是指根据特定地区特定疾病的发病率或死亡率或危害程度对疾病进行的排序。目前，我国慢病发病人数快速上升。在全死因构成中，重大慢病，包括恶性肿瘤、心脑血管疾病、高血压、糖尿病、慢性阻塞性肺疾病等，导致的死亡人数已占全死亡人数的86.6%。亚急性疾病在病程进展方面则是介于急性和慢性之间，如乙型肝炎等传染性疾病的病程范围可以从临床前/潜伏阶段一直到持续性慢性感染阶段。

综合征（syndrome）是一组具有特定疾病状态特征的症状和体征，如代谢综合征（metabolic syndrome）有肥胖、高血糖、高血压、血脂异常、高尿酸等表现；全身炎症反应综合征（systemic inflammatory response syndrome，SIRS）有体温异常、外周白细胞计数或比例异常、呼吸频率与心率加快、过度炎症反应、高代谢和高循环动力状态表现；马方综合征（Marfan syndrome）则是一种以结缔组织缺陷为特点，表现为周围结缔组织营养不良、骨骼异常、眼内疾病和心血管异常的遗传性疾病。

并发症（complication）是指一种疾病在发展过程中引起的另一种疾病或病理过程，它可能是疾病的自身进展与恶化，或者是治疗的不良后果，如糖尿病可引起大血管、微血管受损并危及心、脑、肾、周围神经、眼等。据世界卫生组织统计，糖尿病并发症高达100多种，是目前已知并发症最多的一种疾病。

第二节 ｜ 病因学基础

一、疾病发生的原因

疾病发生的原因（即病因）是指引起疾病必不可少的、并赋予疾病特征性或决定疾病特异性的因素。疾病如传染性疾病和单基因遗传病可能由单一病因决定，而大多数慢病则是多个因素共同作用的结果。病因种类繁多，主要包括如下几类。

（一）感染性生物因素

现已发现对人类有致病作用的生物因子有500多种，主要包括致病性微生物（如病毒、细菌、支原体、衣原体、立克次体、螺旋体、真菌等）和寄生虫（如原虫、蠕虫、节肢动物等）。这类病因引起各种感染性疾病，其致病性取决于病原体侵入的数量、毒性（toxicity）及侵袭力（invasiveness），亦与机体本身的防御及抵抗力强弱有关。其中，由各种病原体引起的，能在人与人、动物与动物或人与动物之间相互传播的一类疾病称为传染性疾病。生物致病因素的作用特点是：①病原体有特定的入侵门户和定位。例如，甲型肝炎病毒可从消化道入血，经门静脉到肝，在肝细胞内寄生和繁殖并致病。②病原体必须与被侵个体相互作用才能引起疾病。例如，由甲型流感病毒引起的禽流感（avian influenza）是一种人兽共患传染病，而伪鸡瘟（也称亚洲鸡瘟）病毒对人一般无感染性。③病原体作用于机体后常可引起免疫反应，而致病微生物的自变异可产生抗药性。

除了致病性的病原生物外，在人体皮肤、口腔、肠道、泌尿生殖道等存在大量的共生微生物。据估算，人体共生微生物的数量约为人体自身细胞数量的10倍。正常生理状态下，它们与人体"共进化、共发育、共代谢、共调节"，共同构成人体的微生态（microecology）体系。但是，共生微生物通过复杂的生理生化过程与人体免疫、代谢、神经中枢等相互作用，对宿主健康和疾病有着非常深刻的影响。共生微生物或人体微生态在疾病发病中的作用已经逐渐成为医学研究的重要热点之一。

（二）物理和化学因素

物理因素主要包括高温（或寒冷）、高压（或突然减压）、电流、辐射、机械力、噪声等。物理因素的致病特点主要有：①大多数物理性致病因素只引发疾病但不影响疾病的发展。②除紫外线和电离辐射外，一般潜伏期较短或无潜伏期。③对组织损伤无明显选择性。

化学因素主要包括各种有害化学物质，如强酸、强碱、毒物、化学致癌物等。这类因素的致病特点主要包括：①多数化学因素对组织、器官的损伤有一定选择性，如长期低剂量接触四氯化碳（CCl_4）主要损害肝和肾。②在疾病发生发展中都起作用。它可被体液稀释、中和或被机体解毒。③其致病作用除了与毒物本身的性质、剂量有关外,还与其作用部位和整体的功能状态有关。④除慢性中毒外,化学因素致病的潜伏期一般较短。

(三) 遗传因素

遗传物质如染色体畸变(包括数目畸变和结构畸变)和基因异常(包括基因点突变、缺失、插入或倒位、基因融合等)可直接引起遗传性疾病,或与环境因素相互作用导致疾病。基因异常通过改变 DNA 碱基顺序或碱基类型,致使蛋白质结构、功能发生变化而致病。如甲型血友病是由于位于 X 染色体上的相关基因缺失或插入突变或点突变,导致凝血因子Ⅷ缺失、凝血障碍,有出血倾向。95% 的急性早幼粒细胞白血病(acute promyelocytic leukemia, APL)存在染色体易位 t(15;17)。该易位导致位于 15 号染色体上的 *PML* 基因与 17 号染色体上的维 A 酸受体 α(retinoic acid receptor-alpha, RARA)基因交互易位,表达 PML-RARα 蛋白,造成造血细胞分化受阻,进而引起 APL。再如,慢性粒细胞白血病(chronic myelocytic leukemia, CML)是由于染色体 t(9;22)(q34.1;q11.21)易位形成费城染色体(Philadelphia chromosome, Ph 染色体),使 9 号染色体上的原癌基因 *C-ABL* 与 22 号染色体上的 *BCR* 基因融合形成 *BCR-ABL* 融合基因,进而表达融合蛋白抑制细胞凋亡而引发白血病。此外,表观遗传因素(epigenetic factor)在疾病发生发展中的作用越来越受到重视。

由遗传物质或基因(包括 DNA 和 RNA)的变异引起的一类以蛋白质异常为特征的疾病被称为分子病(molecular disease),如由于编码葡萄糖-6-磷酸脱氢酶的基因缺陷所引起的溶血性疾病(即蚕豆病)和由于血红蛋白基因突变,导致其分子中 β 珠蛋白肽链氨基端第 6 位亲水性谷氨酸被疏水性缬氨酸取代,形成溶解度下降的血红蛋白 S 的镰状细胞贫血。由于已知的分子病大部分由基因变异引起,有学者提出基因病(genopathy)的概念,即由基因本身突变、缺失或其表达调控障碍引起的疾病。由单个致病基因变异引起的疾病被称为单基因病(monogenic disease),如多囊肾,是由常染色体 16p13.3 区域蛋白激酶 D(protein kinase D, PKD)等位基因缺陷引起的显性遗传病。由多个基因变异引起的疾病被称为多基因病(polygenic disease),如高血压、冠状动脉性心脏病(冠心病)等。

遗传因素改变除直接引起遗传性疾病外,也参与其他许多慢病如肿瘤、心血管疾病等的发病。这些疾病通常是遗传因素和环境因素交互作用的结果。遗传易感性(genetic susceptibility)指不同人群、不同个体由于遗传因素的差异,在外界环境因素作用下呈现出易患某种疾病的倾向,如糖尿病肾病(diabetic nephropathy)的发生发展与遗传易感性密切相关,有些糖尿病患者(20%~25%)不论血糖控制程度,患病多年也不会发生糖尿病肾病。相反,有些糖尿病患者(≤5%)即使血糖控制良好,在短期内也可出现严重的糖尿病并发症。

(四) 先天因素

母亲在妊娠期间接触损害胎儿发育的因素如农药、有机溶剂、重金属等,服用某些药物,染上某些病菌或过量暴露在各种射线下等先天因素引起的疾病称为先天性疾病(congenital disease)。先天性疾病可以是遗传的,如多指/趾、唇裂等,但有些先天性疾病不属于遗传性疾病,如先天性心脏病,通常婴儿在出生时就已患病,与母亲妊娠早期患风疹、荨麻疹或其他病毒感染性疾病有关。

(五) 免疫因素

免疫反应过强、免疫缺陷或自身免疫反应等免疫因素均可对机体造成影响。如机体对异种血清蛋白(破伤风抗毒素)、青霉素等过敏可导致过敏性休克;某些花粉或食物可引起支气管哮喘、荨麻疹等变态反应性疾病。人类免疫缺陷病毒(human immunodeficiency virus, HIV)感染可破坏 T 淋巴细胞,导致获得性免疫缺陷综合征(acquired immune deficiency syndrome, AIDS)。当机体对自身抗原发生免疫反应时,可导致自身组织损伤或自身免疫性疾病(autoimmune disease),如系统性红斑狼疮、类风湿关节炎等。除了这些免疫性疾病外,免疫因素在多种慢病如肿瘤的发病中发挥重要作用。

(六) 营养因素

维持生命活动必需的物质如糖、脂肪、蛋白质、维生素、无机盐、微量元素(如氟、硒、锌、碘等)以及纤维素等摄入不足或过多都可能引起疾病。如脂肪、糖、蛋白质等摄入不足可致营养不良,而摄取过量又可导致肥胖或高脂血症等;维生素 D 缺乏可致佝偻病,而摄取过量又可导致中毒。

(七) 心理和社会因素

长期的紧张工作、不良的人际关系,恐惧、焦虑、悲伤、愤怒等情绪反应,以及自然灾害、生活事件的突然打击等心理和社会因素不但可引起精神障碍性疾病(如抑郁等),还可通过精神心理作用导致机体功能、代谢紊乱及形态结构变化,如高血压、冠心病等的发生发展都与精神心理因素密切相关。

需要指出的是,人与自然的关系是人类社会最基本的关系。自然界是人类社会产生、存在和发展的基础和前提,人类可以通过社会实践活动有目的地利用自然、改造自然,但人类归根到底是自然的一部分,人类不能盲目地凌驾于自然之上,其行为方式必须符合自然规律。自然资源的过度开发,"三废"(废水、废气、废渣)处理不善造成的生态平衡破坏,大气、水和土壤污染,人类生活方式的改变等已成为危害人类健康,导致疾病发生的重要因素。此外,人、动物和食品的快速流通,生活方式和营养条件的改变,生态环境的改变也给病毒等病原微生物提供了大量的"溢出"机会。据估计,70% 以上的新发或再发传染病与野生动物有关或者来源于野生动物。因此,保护自然环境,实践"人与自然和谐共生"的理念对于维护人类健康,减少疾病的发生极其重要。

二、疾病发生的条件

某些疾病的发生除病因外,还需要一些致病条件的参与。所谓疾病发生的条件是指能够促进或减缓疾病发生的某种机体状态、自然环境或社会因素。条件本身并不引起疾病,但可影响病因对机体的作用。例如,结核分枝杆菌是引起结核病的病因,但对于生活条件和生活习惯良好、营养充足的人群,一定量的结核分枝杆菌侵入并不一定引起结核病。然而,在营养不良、居住条件恶劣、过度疲劳等情形下,由于机体抵抗力减弱,即使少量结核分枝杆菌进入机体也可引起结核病。此外,年龄和性别也可作为某些疾病发病的条件,如小儿易患呼吸道和消化道传染病,这可能与小儿呼吸道、消化道的解剖生理特点和防御功能不够完善有关。

在致病条件中,能够加强病因的作用并促进疾病发生发展的因素被称为诱发因素,简称诱因(precipitating factor)。如肝硬化患者因食管静脉曲张破裂而发生上消化道大出血时,可致血氨突然增高而诱发肝性脑病;而暴饮暴食又常常是已经曲张的食管静脉破裂的诱因;肺部感染、妊娠、过量体力活动、过度过快输液、情绪激动等常常是心脏病患者发生心力衰竭的诱因。

值得注意的是,原因或条件在不同疾病中可相互转化。一方面,同一因素对一种疾病来说是病因,而对另一种疾病则为条件。例如,营养不足是营养不良症的病因,而营养不足使机体抵抗力降低,又是某些疾病(如结核病)发生的重要条件之一。另一方面,一种疾病所引起的机体的某些变化,可以成为另一种或另一些疾病发生的条件,如糖尿病引起的机体抵抗力降低可以成为感染性疾病如疖、痈、败血症、结核病、肾盂肾炎等发生的条件。重视对疾病病因和条件的研究,对疾病的预防有重要意义。

三、危险因素

流行病学研究显示,某些因素与某种疾病的发生有一定的因果关系,但是尚无可靠的证据能够证明该因素的致病效应,但当该因素消除时,疾病的发生概率随之下降。在病因学研究中,通常将这类与疾病发生有关的因素称为危险因素(risk factor)。危险因素应用于慢病的病因学研究具有较大的现实意义,因为许多因素与慢病有一定程度的相关性,但大多具有非特异性、多变性和不确定性等特点。例如,肥胖、吸烟、运动过少、应激、糖尿病、高血压等属于动脉粥样硬化发生的危险因素。衰老是人类许多慢病的主要危险因素,因此,第五章就衰老的细胞分子机制及其与疾病的关系进行单独叙述。

第三节 | 发病学基础

从广义上说,发病学是对疾病本质的研究与认识,而从狭义上讲,则是研究致病因子如何引发疾病,以及疾病演变与发展的规律与内在机制。

一、疾病发生发展的一般规律

不同疾病具有各自的发病机制,但是各种疾病发生发展过程中也存在一些共同的规律。这些一般规律可归纳为以下方面。

(一) 内稳态失衡

机体的内稳态平衡是生物体内各种自我调节(self-regulation)的结果,是保持正常生命活动的先决条件。现代医学认为,任何疾病的发生与发展都是内稳态出现紊乱或失衡的结果,即内稳态紊乱是疾病发生发展的基本机制。反馈(feed-back)机制在内稳态中起着重要作用。例如,当甲状腺激素(T_3、T_4)分泌过多时,T_3、T_4可反馈性抑制下丘脑促甲状腺激素释放激素(thyrotropin-releasing hormone,TRH)和腺垂体促甲状腺激素(thyroid-stimulating hormone,TSH)的分泌,使甲状腺激素的分泌量降至正常水平,反之亦然。当遗传性甲状腺激素合成酶缺陷使甲状腺激素的合成不足时,上述反馈机制不能发挥作用(内稳态失衡),TSH的过度分泌将依次引起甲状腺实质细胞大量增生,甲状腺肿,T_3、T_4分泌过多,甲状腺功能亢进。再如,体内氧的平衡主要依靠呼吸系统来维持,而呼吸系统正常功能的维持又与神经、循环、血液等系统密切相关。急性缺氧通过神经反射作用可使呼吸加强、心率加快,从而增加氧的摄入和运输。如果机体长期处于缺氧状态,则可刺激肾皮质肾小管周围间质细胞分泌促红细胞生成素(erythropoietin,EPO),后者能够促进骨髓内红系定向干细胞分化为红系祖细胞、有核红细胞的血红蛋白合成以及骨髓内网织红细胞和红细胞的释放,这有利于氧的结合与携带;然而,如果EPO表达持续增强,则又会造成红细胞生成过多,血液黏滞度增大,这将导致血管内血栓形成以及重要器官的缺血性损害。

(二) 损伤与抗损伤

对损伤做出抗损伤反应是生物机体的重要特征,也是生物机体维持生存的必要条件。疾病发生发展的整个过程都交织贯穿着损伤与抗损伤反应。损伤与抗损伤反应的斗争及其力量对比常常影响疾病的发展方向和转归。当损伤反应大于抗损伤反应,疾病向严重和恶化方向发展;当抗损伤反应大于损伤反应,疾病向好转、康复和痊愈的方向发展。以烧伤为例,高温引起皮肤、组织坏死,大量渗出可导致循环血量减少、血压下降等损伤性变化;与此同时,机体启动抗损伤反应,如白细胞增加、微动脉收缩、心率加快、心排血量增加等。如果损伤较轻,则通过各种抗损伤反应和适当的治疗,机体即可恢复健康;反之,若损伤较重,又无适当、及时的治疗,则病情恶化。再如,病原体侵入人体后,感染所致的炎症反应即为体内产生的抗损伤反应,当炎症反应中白细胞清除了病原体和坏死组织,感染性疾病逐步消退;而当炎症反应不足以抵御病原体毒素的侵袭,则疾病加重,且持续加强的炎症反应又会引起组织水肿和器官功能障碍。损伤与抗损伤反应同样发生在细胞水平上。例如,适宜的内质网应激有利于细胞内稳态的维持,然而,当细胞遭遇损伤后引发过度的内质网应激,则可导致细胞代谢障碍;目前已知内质网应激介导的炎症通路及细胞凋亡通路的改变,与细胞的生长、分化、存活及凋亡有密切联系,并在代谢性疾病发生发展过程中起重要作用。

值得指出的是,损伤与抗损伤之间无严格界限,可相互转化。例如,在严重失血性休克早期,小动脉、微动脉收缩有助于动脉血压的维持,但若收缩时间过久,就会加重组织器官的缺血、缺氧损伤和功能障碍。由于不同疾病中损伤与抗损伤反应的差异,构成了各种疾病的不同特征。在疾病的防治中,应尽量支持和加强抗损伤反应,减轻和消除损伤反应。

(三) 因果交替

因果交替指疾病发生发展过程中,由原始病因作用于机体所产生的结果又可作为病因,引起新的后果。这种因果的相互转化常常促进疾病的恶化，导致恶性循环（vicious cycle）。例如，大出血（因）可引起心排血量减少，进而导致血压下降（果）；后者（因）刺激交感神经兴奋，释放儿茶酚胺，引起微血管收缩，组织缺氧（果）。持续的组织缺氧（因）导致组织酸中毒，进而出现毛细血管大量开放，导致微循环淤血（果）。后者又可作为新的原因继续导致恶性循环而加重组织损伤。

由于原因和结果的相互转化和交替，有些疾病一旦发生（如放射性损伤或二氧化硅引起的肺纤维化），或进展到一定程度（如链球菌反复感染引起的慢性肾小球肾炎或由高血压引起的慢性肾病等），即使原始病因已不存在，通过因果交替规律仍可推动疾病的进展。因此，作为医务工作者，揭示不同疾病中因果交替的内在机制、及时发现并打断这种恶性循环，便可使疾病朝着有利于机体健康的方向发展。

值得指出的是，疾病发生发展过程中虽然存在因果转化，但并不是所有环节都同等重要。其中，有的环节起决定性作用，为其他环节的发生发展所必需，该环节被称为发病的主导环节。例如，甲状腺功能亢进常引起心律失常，而心律失常往往又会引起心绞痛、心肌梗死甚至心力衰竭。然而，这些心脏病变的最根本原因是过量甲状腺激素对心肌代谢、血流动力学及神经内分泌（如交感-肾上腺髓质系统、肾素-血管紧张素-醛固酮系统）的不利影响。因此，甲状腺功能亢进是疾病的主导环节，治疗时应针对甲状腺功能亢进。可见，了解疾病发展的主导环节，对诊断和治疗疾病具有重要意义。

（四）局部和整体

多数疾病都有局部表现和全身反应，一方面局部病变可以通过神经体液途径引起整体反应，另一方面机体的全身功能状态也可影响局部病变的发展。所以在疾病进程中，局部和整体相互影响，相互制约。例如，毛囊炎（痈、疖）可引起局部充血、水肿等炎性反应，还可通过神经体液途径引起白细胞计数升高、发热、寒战等全身性表现。如果体质强壮、身体功能状态良好，加以适当的抗炎治疗，局部痈、疖可很快痊愈；反之，也可引起全身性感染，严重时可引起脓毒症等严重后果。再如，局部胰岛β细胞内分泌缺陷导致体内胰岛素减少，进而导致全身多个器官功能障碍和糖尿病的发生。其中，有些局部改变是全身性疾病的表现，如糖尿病患者局部皮肤瘙痒、溃烂，是全身性血糖持续升高的毒性反应，此时若单纯给予局部治疗而不控制糖尿病，则不会得到预期效果。因此，医务工作者应善于识别局部和整体病变之间的主从关系，抓住主要矛盾进行处理，不能"头疼医头、脚疼医脚"。

二、疾病发生发展的基本机制

正常状态下，机体通过神经、体液的精细调节，使各系统、器官、组织、细胞之间的活动互相协调，机体处于内稳态。疾病发生时，内稳态被打破，机体将通过复杂的机制进行调节，以建立疾病状态下的新稳态。在这些错综复杂的机制中，神经、体液、细胞和分子水平的调节是所有疾病发生发展过程中存在的共同机制。它们可单独或同时存在于疾病的发生发展过程中，并相互影响。

（一）神经机制

神经系统在人体生命活动的维持和调控中起主导作用。因此，许多致病因素通过改变神经系统的功能而影响疾病的发生发展。一般而言，神经系统疾病如癫痫、重症肌无力、帕金森病、阿尔茨海默病等的发病机制以神经机制为主。这些疾病由脑细胞电活动异常，神经递质传递障碍，神经细胞变性、死亡等引起；脑卒中作为神经系统的常见疾病，是由脑血管意外所引起，随之发生的脑细胞缺血性损伤或出血性损伤则是其临床表现的神经机制。有些致病因子可直接损害神经系统，例如，流行性乙型脑炎病毒（encephalitis B virus）可直接破坏神经细胞，导致高热、意识障碍、惊厥、强直性痉挛和脑膜刺激征等。有机磷农药中毒可致乙酰胆碱酯酶失活，使大量乙酰胆碱在神经-肌肉接头处堆积，引起肌肉痉挛、流涎、多汗等胆碱能神经过度兴奋的表现。

神经机制也参与许多神经系统以外的疾病或病理过程，例如休克的形成与交感神经兴奋有关，胃肠功能紊乱与精神、神经因素有关,自主神经系统不稳定可触发心源性猝死,肝性脑病与脑内神经递质异常有关。

此外,各种社会、心理因素,如长期人际关系紧张、心情抑郁、焦虑、烦恼等,也可通过目前尚不完全明确的机制损伤中枢神经系统而导致躯体疾病,被称为心身疾病(psychosomatic disease)。

(二)体液机制

体液是维持机体内环境稳定的重要因素。疾病的体液机制主要是指致病因素引起体液因子(humoral factor)的量和质(活性)的变化,并由此导致内环境紊乱并引发相应的疾病。体液因子的种类繁多,包括细胞外液(血浆、细胞间液、淋巴液等)和细胞内液中的电解质成分(钠离子、钾离子、钙离子等)、内分泌激素(胰岛素、甲状腺激素、肾上腺皮质激素、性激素等)、化学介质(组胺、前列腺素、补体、凝血与纤溶成分等)及细胞因子(白细胞介素、肿瘤坏死因子、干扰素等)等。它们既可能作用于全身,也可能仅在组织细胞局部发挥作用。体液因子主要通过内分泌、旁分泌和自分泌等方式作用于靶细胞。其中,内分泌(endocrine)是指体内一些特殊的分泌细胞分泌的各种化学介质(如激素),通过血液循环输送到身体的各个部分,被远距离靶细胞上的受体识别并发挥作用;旁分泌(paracrine)是指某些细胞分泌的信息分子只作用于邻近的靶细胞,如神经递质、某些血管活性物质(如一氧化氮、内皮素)等;自分泌(autocrine)是指细胞对自身分泌的信息分子起反应。此外,有些分子在细胞内产生后,无须向细胞外分泌而直接在细胞内起作用。这种现象被称为胞内分泌(intracrine)。例如,甲状旁腺激素相关蛋白(parathyroid hormone-related protein,PTHrP)除通过上述经典方式影响远隔或近邻细胞的功能外,还可进入细胞核,调节细胞自身的功能。

(三)细胞和分子机制

严格意义上讲,任何疾病的发生都有细胞和分子机制的参与。有些致病因素无选择性地直接损伤细胞,如强酸、强碱、高压、高温、缺氧等,而另一些因素则有选择性地侵入细胞,逐步影响细胞的代谢、功能和结构,如人类免疫缺陷病毒(HIV)专门攻击 $CD4^+$ T 淋巴细胞,造成机体免疫力下降;肝炎病毒侵入肝细胞,导致肝炎;疟原虫侵犯红细胞引发疟疾等。

目前,不同致病因素如何引起细胞损伤的机制尚未完全阐明,但常常涉及细胞膜和多种细胞器的损伤和功能障碍。例如,细胞膜上担负离子主动转运的各种泵失调时,包括钠泵(Na^+-K^+-ATP 酶)和钙泵(Ca^{2+}-Mg^{2+}-ATP 酶)等,将导致细胞内、外离子失衡,造成细胞内 Na^+、Ca^{2+} 大量积聚,细胞水肿甚至死亡,最终导致器官功能障碍。线粒体是细胞的能量发电站,很多病理因素可损伤线粒体,抑制三羧酸循环、脂肪酸的 β-氧化、呼吸链的氧化磷酸化耦联等产能过程,造成 ATP 生成不足或同时伴有过氧化物产生增多,细胞功能障碍甚至死亡。

自 20 世纪末以来,大量研究试图从分子水平揭示疾病机制,由此产生了分子病理学(molecular pathology)或分子医学(molecular medicine)的概念。从分子医学的角度看,患病时机体形态和功能的异常实质上是某些特定蛋白质结构或功能的变异所致,而蛋白质的结构和功能除受基因序列的控制外,还受细胞所处环境的影响。因此,基因及其表达调控环境是决定身体健康或患病的基础。本教材将在第三章和第四章专门介绍从细胞增殖、分化和死亡,以及细胞信号转导异常的角度阐述细胞分子机制在疾病发生发展中的作用。

第四节 | 疾病的转归

疾病的转归主要有康复和死亡两种,其走向取决于病因的类型、损伤程度、机体抗损伤反应的能力,以及是否有合理及时的治疗方案等因素。疾病的预后(prognosis)是指对疾病的未来结果和康复前景的预测。它不仅是简单的治愈及死亡,还包括并发症、致残、恶化、复发、缓解、迁延、预期生存时间(如五年存活率)及生存质量等状态和情况。预后与疾病性质有关,也常常与治疗方案有关,即采用某种治疗的预期结果或生存机会,如某种癌症治疗方案的五年存活率等。

一、康复

康复（recovery）可分为完全康复和不完全康复。其中，完全康复（complete recovery）是指疾病所致的损伤完全消失，机体的功能、代谢及形态完全恢复正常。例如，由大出血引起的急性功能性肾衰竭，如果能得到及时合理的处理，患者在短时间内可达到完全康复。有些感染性疾病，康复后还可使机体获得特异性免疫力，如天花患者康复后可获得终身免疫能力。不完全康复（incomplete recovery）是指疾病所致的损伤得到控制，主要症状消失，机体通过代偿机制维持相对正常的生命活动。但是，此时疾病的基本病理改变并未完全恢复，有些可留有后遗症。所谓后遗症（sequelae）是指由疾病或疾病治疗引起的组织损伤、病理改变和/或功能障碍，通常是一个长期平稳或极缓慢发展的过程，如手术瘢痕、卒中后的肢体瘫痪、风湿病引起的心脏瓣膜改变和心功能异常、痛风后的关节畸形等。

二、死亡

死亡（death）是生命活动过程的必然结局。然而，对人体死亡的精确判定一直是一个难题。传统观点认为，死亡过程包括濒死期（agonal stage）、临床死亡期（stage of clinical death）和生物学死亡期（stage of biological death）。显然，依据这一观点很难准确判定死亡时间。在临床上，医务工作者一直把心搏和呼吸的永久性停止作为死亡的标志（即心肺死亡模式）。然而，随着起搏器、呼吸机等复苏技术的普及和不断进步，使上述"心肺死亡"时间的确定面临挑战。

1968 年，美国哈佛大学医学院死亡定义审查特别委员会正式提出将脑死亡作为人类个体死亡的判断标准。脑死亡（brain death）是指全脑功能（包括大脑、间脑和脑干）不可逆的永久性丧失以及机体作为一个整体功能的永久性停止。脑死亡概念提出以来，多个国家相继制定了脑死亡标准，其基本内容大致包括：①自主呼吸停止（脑干是控制呼吸和心搏的中枢，脑干死亡以呼吸、心搏停止为标准。然而，由于心肌具有自发收缩特性，在脑干死亡后的一定时间内还可能有微弱的心搏，因此，自主呼吸停止被认为是临床脑死亡的首要指标）。②不可逆性深度昏迷。③脑干神经反射消失（如瞳孔散大或固定，瞳孔对光反射、角膜反射、咳嗽反射、吞咽反射等均消失）。④脑电波消失。⑤脑血液循环完全停止。

脑死亡已经引起越来越多学者和民众的关注，美国、英国、法国、瑞典、荷兰、日本等 30 多个国家已制定脑死亡法，并在临床实践中将脑死亡作为宣布死亡的依据。我国在 1988 年提出有关脑死亡的诊断问题，2013 年国家卫生和计划生育委员会脑损伤质控评价中心提出了中国成人和儿童的《脑死亡判断标准与技术规范》，2021 年参照《全球脑死亡建议案——脑死亡/神经病学标准死亡的判定》国家卫生健康委员会脑损伤质控评价中心对中国脑死亡标准进行了修订并增加了专家补充和指导意见。但是，目前我国尚未对脑死亡立法。

脑死亡须与"植物状态"（vegetative state）或"植物人"（vegetative patient）鉴别，后者是指大脑皮质功能严重受损导致主观意识丧失，但患者仍保留皮质下中枢功能的一种状态。在植物状态与脑死亡的众多差异中，最根本的区别是植物状态患者仍保留自主呼吸功能。

临终关怀也受到社会广泛关注。临终关怀（hospice care）是指为临终患者及其家属提供医疗、护理、心理、社会等方面的全方位服务与照顾，使患者在较为安详、平静的状态中接纳死亡。为此，美国老年病学会制订了临终关怀八要素：①减轻肉体和精神症状，以减少痛苦；②采取能让患者表现自己愿望的治疗手段，以维护患者尊严；③避免不适当的、有创的治疗；④在患者还能与人交流时，给患者和家属提供充分的时间相聚；⑤给予患者尽可能好的生命质量；⑥将经济负担减少到最小程度；⑦医疗费用要告知；⑧提供治丧方面的帮助。我国最近也出现了一些临终关怀医院。

第五节 | 疾病研究与防治基础

临床上对于疾病的诊治多是基于基础研究和/或临床研究的成果,基础研究不仅仅涉及基础医学,还需要与数理化和生命科学等基础学科的交叉。另外,绝大多数基础研究成果并不能快速运用于临床,还需要进一步临床试验,并结合临床进行理论阐述,从而使人类对疾病的认识更加清晰。因此,基础研究需要与临床研究整合,相互促进。

一、疾病学研究

随着时代进步和科技发展,疾病的研究已经从早期的临床表现研究发展至组织器官、神经体液、细胞分子和多组学的研究。疾病学研究大致可以分为相互关联而又各有侧重的流行病学研究、基础研究、临床研究和转化研究等。

1. **流行病学研究**　流行病学(epidemiology)的研究对象是人群,包括患者和健康人群,最初是为了解释传染病在流行期间的传播规律,现在已成为研究多因素疾病(如心脑血管疾病、糖尿病和癌症等)危险因素的科学。此外,流行病学也应用于改善人群健康状态的研究。流行病学研究的任务是在研究人群中疾病及健康状况及其影响因素的基础上,探索病因,阐明分布规律,制订防治对策并评价其效果,以达到预防疾病、促进健康的目的。随着大数据分析技术的发展,流行病学研究的效率将大大提高。

关于流行病学的研究方法,按其性质可分为描述性、分析性和实验性研究。描述性研究(descriptive study)是指应用调查或观察的方法,真实地描述疾病、健康或其他卫生事件在不同时间、地点、人群的分布特征,为研究病因提供线索和科学假设。分析性研究(analytical study)是指通过病例对照或队列(cohort)研究等方法,发现影响疾病发生发展及分布特征的因素。实验性研究(experimental study)是指通过人为控制某些因素进行临床或现场试验,以验证病因和评价疾病的防治效果。此外,还可通过对疾病分布特点及其影响因素进行数学建模,模拟疾病流行过程,达到预测疾病流行趋势、描述疾病流行规律、考核疾病防治效果的目的。

2. **基础研究**　基础研究是指通过对事物的特性、结构和相互关系进行分析,从而阐述和检验各种假设、原理和定律的活动。临床医学的发展根本上源自对生命和疾病现象的本质及规律的认识。疾病的基础研究既是研发创新药物和疫苗等治疗手段的基础和方向,也是疾病诊断和预防手段发展的基石。它侧重于利用假说驱动的实验设计与方法,来确定人体在健康和疾病状态中功能变化的因果机制。根据临床现象的观察,提出真正的关键科学问题或假说,对于开展原创性基础研究极其重要。基础研究也是新工具、新模型和新技术(如基因编辑、基因操作小鼠、磁共振成像等)的重要来源。基础研究有时也被称作实验室研究(bench research),涉及细胞、分子和动物实验等,以及多学科理论和技术的应用。

3. **临床研究**　临床研究是以疾病的诊断、治疗、预后和预防为主要研究内容,以患者为主要研究对象,以医疗服务机构为主要研究基地,由多学科人员共同参与组织实施的科学研究活动。根据是否存在人为干预措施,临床研究可分为观察性研究和试验性研究。观察性临床研究在研究过程中无人为干预措施,可分为描述性研究(descriptive study)和分析性研究(analytical study)。其中,描述性研究无对照组,研究形式主要包括病例报告(case report)、成组病例(case series)分析和单纯描述性横断面研究(cross-sectional study)。分析性研究主要包括病例对照研究(case-control study)、队列研究(cohort study),也有一些横断面研究属于这个范畴。

横断面研究是在特定时间内研究特定范围内的人群疾病、健康状况,以及影响疾病和健康状况的危险因素分布,如饮酒者和非饮酒者的冠心病患病率。病例对照研究是将一组患有某种疾病的个体与未患这种疾病但具有可比性的个体相对照,调查两组对象是否暴露于可疑致病因子以及暴露的程度。通过比较,推断某种因子作为病因的可能性,例如将肺癌患者(病例组)与非肺癌患者(对照组)

的吸烟特征进行比较,推断吸烟与肺癌发生的关系。队列研究是将某一特定人群按是否暴露于某可疑危险因素或暴露程度分为不同的亚组,追踪观察两组或多组研究对象的疾病发生情况,通过比较各组之间疾病发生率的差异来判定这些因素与该疾病之间有无因果关联及关联程度的研究方法。

试验性研究又称干预性研究,属于前瞻性研究,目的是观察某些人为设定的干预因素所导致的结果。试验性研究分为随机对照试验(randomized controlled trial,RCT)与非随机对照试验(non-randomized controlled trial)。虽然真实世界研究正在兴起,但以随机、对照、重复、均衡、盲法等为原则的随机对照试验仍是临床研究中的"金标准"。

4. **转化研究** 2003 年美国国立卫生研究院(National Institutes of Health,NIH)提出转化医学(translational medicine)的概念。转化医学旨在打破基础医学与药物研发、临床医学及公共卫生之间的屏障,实现彼此之间连续、双向、开放的直接关联,其基本特征是多学科交叉合作,针对临床提出的问题,深入开展基础研究,使基础研究成果得以快速应用于临床实践,从而实现从"实验室到床边"的转化(bench to bedside translation),之后又从临床应用中提出新的问题回到实验室(bedside to bench),为实验室研究提出新的研究思路,循环往复、螺旋上升。

二、疾病的防治基础

1. **疾病的预防** 疾病预防的基本类型有三种:一级预防、二级预防和三级预防。一级预防的目的是消除所有危险因素,防止疾病的发生,如免疫接种。二级预防是在疾病仍无症状时及早发现疾病,进而采取有效治疗措施治愈疾病,如利用巴氏涂片早期检测宫颈癌。三级预防主要是针对性的临床干预措施,以防止病情进一步恶化,或在诊断后减少并发症,如使用 β 肾上腺素能药物降低心脏病患者的死亡风险。

2. **疾病的诊治** 疾病的诊治依赖于疾病学研究基础,遵循循证实践(evidence-based practice)和循证实践指南(evidence-based practice guideline),并以此作为提高卫生保健、临床诊治质量与效率的手段。1992 年萨科特(David Sackett)等首次提出循证医学(evidence-based medicine,EBM)的概念,即以最佳可获得证据为基础进行临床诊疗的医学,从而改变了临床医师的思维方法与实践模式,成为 20 世纪临床医学最大的进步之一。现今,循证实践和循证实践指南在临床医师、公共卫生人员、卫生保健组织和公众中日益普及。循证实践被定义为认真、明确和明智地使用当前最佳证据来决定单个患者的治疗与护理,它是个人专业知识与系统性研究所得临床证据的结合。专业知识体现的是临床医师通过临床经验和临床实践获得的熟练程度和判断力,而有力的外部临床证据依赖于临床相关研究,这些研究通常来自基础科学研究和以患者为中心的临床研究。临床实践指南是医疗卫生系统发布的、旨在指导医师和患者在特定临床情况下制订出相关治疗方案的准确决定。基于证据的实践指南的制订,通常使用荟萃分析等方法将不同研究的证据结合起来,以对诊断方法的准确性或治疗方法的效果做出更精确的估计。指南制订以后还须不断审查和更新,以跟上新的研究发现与成果。

3. **精准医学与疾病的预防和诊治** 进入 21 世纪,随着高通量测序等技术的高速发展,人们能够快速、准确、海量、低成本获得物种全基因组序列等多种生物学图谱和疾病相关大数据,从而为生命科学带来了革命性变化。精准医学(precision medicine)是根据患者的临床信息和人群队列信息,应用现代遗传技术、生命组学(如基因组学、表观遗传组学、转录组学、蛋白质组学、代谢组学、免疫组学、微生物组学等)、分子影像技术、生物信息技术,结合患者的生活环境和生活方式,实现精准的疾病分类及诊断,制订个性化的疾病预防和治疗方案。临床也从中分析出正常人与患者之间、患者与患者之间、治疗前与治疗后的个体差异,进而在分子水平上(如基因位点突变、染色体易位、表观遗传特征改变、基因异常表达等)制订出适合每位患者的、独特的、最佳的个体化治疗和预防方案,由此颠覆了传统医疗模式,产生了个体化医疗(personalized medicine)的概念。个体化医疗强调的是个体差异,其真正含义是根据患者对特定疾病的易感性差异、所患疾病生物学基础和预后差异,以及对某种特定治疗的反应差异,将患者细分为不同的亚群,采用针对性的、更精准的治疗手段。

精准医学的前提是做好疾病的基础研究,了解疾病的遗传背景,免疫、内分泌、代谢的情况,细胞层面和分子层面的改变,进而再深入到组织器官与机体功能的改变。通过疾病学基础的研究,未来我们可以更清晰地了解疾病病因、疾病的进程和转归;找到特异的分子标志物及分子靶点、对疾病进行精准分类;研究特异有效的药物,通过临床信息和大数据优化治疗方案,形成精准治疗的路径、标准和指南。

(陈国强)

思考题

1. 举例说明因果交替在疾病发生发展过程中的作用,在临床诊治中应如何有效运用这一规律。
2. 试分析我国慢性病的现状和特点,并思考如何提升慢性病的预防与诊治水平。

思考题解题思路

本章目标测试

本章思维导图

第三章 | 细胞增殖、分化和死亡与疾病

本章数字资源

人体从组织到器官的结构形成和功能执行取决于细胞类型、数量和质量。机体分别通过增殖、分化和调节性细胞死亡调节生物体内细胞种群的数量和质量，形成具有特定形态、结构和生理功能的各类细胞，以及清除衰老、突变或受损细胞，确保人体正常生长、发育和内环境稳定。这些细胞命运决定（cell fate determination）的调控机制错综复杂，既受细胞外信号的影响，又依靠细胞内级联反应，是多阶段和多因素参与的有序调控过程。其中，任一环节发生障碍都可能导致特定细胞、组织和器官的结构、功能和代谢异常，进而引发疾病，甚至影响疾病的预后和治疗。

第一节 | 细胞增殖、分化与疾病

细胞增殖（cell proliferation）是指细胞分裂及再生的过程。细胞以分裂的方式进行增殖，维持个体的生长、损伤的修复或补充衰老、死亡的细胞。细胞分化（cell differentiation）是指从专业化程度低的细胞类型向专业化程度高的细胞类型转变的过程。细胞分别通过增殖和分化增加其数量和形成特定形态、结构和生理功能的子代细胞。

一、细胞增殖的调控

细胞增殖是通过细胞周期实现的。细胞周期（cell cycle）是指细胞从前一次分裂结束到下一次分裂完成的动态过程，分为 G_1 期（gap 1 phase）、S 期（synthesis phase）、G_2 期（gap 2 phase）及 M 期（mitosis phase）四个连续时段。一个细胞经过一个细胞周期后最终产生两个子细胞。脱离细胞周期，不进行增殖的细胞称为休眠细胞（quiescent cell）或 G_0 期细胞。它们在接受适当刺激时可重新进入细胞周期。细胞周期是多因素参与的有序调节过程，主要包括细胞周期内在或自身调控和细胞外信号的调控。

（一）细胞周期的内在调控

细胞周期的内在调控主要靠细胞周期驱动蛋白、抑制蛋白和检查点等协同作用而实现（图 3-1）。

1. 周期蛋白（Cyclin）和周期蛋白依赖性激酶（Cyclin-dependent kinase，CDK） 是细胞周期运转的驱动力量。随着细胞周期的改变，周期蛋白出现数量和种类的周期性变化（图 3-2）。目前已分离鉴定的周期蛋白家族成员至少有 20 种，哺乳动物包含 Cyclin A1~2、B1~3、C、D1~3、E1~2、F、G 1~2、H 等几大类。CDK 是一组蛋白激酶，可使其底物蛋白的丝氨酸和苏氨酸发生磷酸化修饰，其蛋白水平在细胞周期中保持稳定。不同 CDK 在细胞周期的不同阶段通过与特定的周期蛋白结合而被活化（表 3-1）。

表 3-1 不同细胞周期时段发挥作用的 CDK 及其相应的周期蛋白

CDKs	周期蛋白	发挥作用的细胞周期时相
CDK4	Cyclin D1、D2、D3	G_1 期
CDK6	Cyclin D1、D2、D3	G_1 期
CDK2	Cyclin E	G_1-S 期过渡
CDK2	Cyclin A	S 期
CDK1	Cyclin A	G_2-M 期过渡
CDK1	Cyclin B	M 期
CDK7	Cyclin H	细胞周期所有阶段

NOTES

17

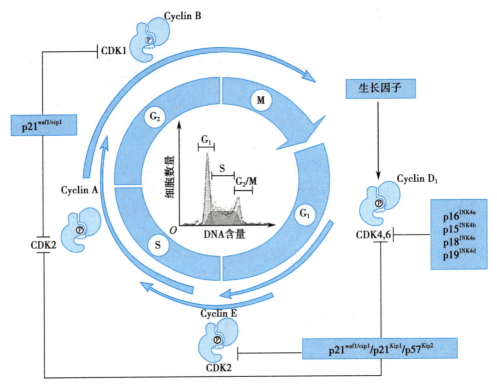

图 3-1 细胞周期的调控

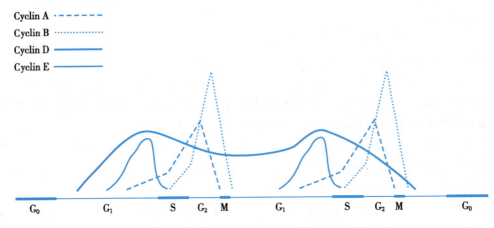

图 3-2 细胞周期不同时相周期蛋白的表达和浓度的变化

2. **周期蛋白依赖性激酶抑制因子**（CDK inhibitor，CKI） 是一类拮抗 CDK 活性的细胞周期抑制性蛋白。已经发现 2 个 CKI 家族，即 INK4 家族和 Kip 家族。INK4 家族包括 p15[INK4b]、p16[INK4a]、p18[INK4c] 和 p19[INK4d]，它们能特异地灭活 G_1 期 CDK（CDK4 和 CDK6）。Kip 家族可广谱抑制 CDK 活性，包括 p21[waf1]、p27[Kip1] 及 p57[Kip2]。

3. **细胞周期检查点**（cell cycle checkpoint） 是细胞周期中的一套保证 DNA 复制和染色体分配质量的检查机制。它由探测器、传感器和效应器三部分组成，分别具有检查质量、传递信号、中断细胞周期并启动修复机制等功能，是一类细胞周期的负反馈调节机制。当细胞周期进程中出现异常事件，如 DNA 损伤或 DNA 复制受阻时，这类调节机制就被激活，及时地中断细胞周期的运行，待细胞修复或故障排除后，细胞周期才能恢复运转。

根据检查点在细胞周期中的时间顺序，可将其分为 G_1 期检查点、S 期检查点、G_2 期检查点及 M 期检查点。根据细胞周期检查点的调控内容，也可将其分为 DNA 损伤检查点、DNA 复制检查点、纺锤体组装检查点和染色体分离检查点(表3-2)。当位于 G_1-S 交界处的 DNA 损伤检查点探测和获得 DNA 受损信号时,则由效应器中断细胞周期进程,将细胞阻滞在 G_1 期,并启动 DNA 修复,以保证 DNA 的质量。p53 为 DNA 损伤检查点的主要分子,当 DNA 损伤时,p53 可使细胞停滞在 G_1 期进行修复,减少携带受损 DNA 的细胞增殖。再如,当 DNA 复制量不足时,位于 S-G_2 交界处的 DNA 复制检查点将细胞阻滞在 S 期,以保证 DNA 的数量,使细胞周期精确和有序地进行。由此可见,细胞周期检查点功能障碍,将使细胞增殖的质和量异常,甚至促进或导致疾病。

表 3-2　细胞周期检查点及其主要作用

检查点	作用时相	主要作用
DNA 损伤检查点	G_1-S	检查 DNA 有无损伤,监控 DNA 损伤的修复,以保证 DNA 的质量,决定细胞周期是否继续进行
DNA 复制检查点	S-G_2	监控 DNA 的复制进度,决定细胞是否进入 M 期
纺锤体组装检查点	G_2-M	监控纺锤体组装,管理染色体的正确分配,决定细胞是否进入 M 后期
染色体分离检查点	M	监控 M 后期末子代染色体在细胞中的位置,决定细胞是否进入 M 末期及发生胞质分裂

(二)细胞外信号对细胞周期的调控

Cyclin、CDK 及 CKI 的半衰期均较短。它们发挥作用后,很快失活和降解。因此,细胞持续分裂有赖于细胞外生长信号的持续存在。哺乳动物是多细胞生物,有严密的调节系统,细胞间的通信可通过细胞-细胞接触和借助远程(如各种激素)或短程体液因子(如细胞因子)实现。细胞对不同信号进行整合,然后做出反应,究竟是在 G_0 期休止还是进入细胞周期,则主要取决于各种细胞调控分子的浓度和活性的对比。

1. 增殖信号促使 G_0 期细胞进入细胞周期　增殖信号包括生长因子、丝裂原、分化诱导剂等。正常细胞的增殖源于细胞生长因子的刺激。生长因子首先与细胞膜上相应受体结合,将生长信号跨膜传递给胞质内蛋白,后者通过信号分子的级联反应最终使转录因子转移至细胞核内。如表皮生长因子(epidermal growth factor,EGF)可与细胞膜 EGF 受体结合,启动胞内的信号转导,促进 Cyclin D 合成,并抑制 CKI 合成,Cyclin D 与相应 CDK 结合,促使 G_0 期细胞进入 G_1 期。

2. 抑制信号使生长细胞发生周期阻滞　具有增殖抑制作用的生长因子也通过调控细胞周期影响细胞的生长。G_1 期是抉择细胞周期继续进行还是阻滞甚或退出细胞周期的关键时刻,与细胞增殖、分化、衰老、凋亡乃至恶性转化等密切相关。抑制信号如转化生长因子-β(transforming growth factor-β,TGF-β)在体内、外均能广泛抑制正常细胞和肿瘤细胞的生长,使细胞阻滞于 G_1 期。TGF-β 与细胞膜 TGF-β 受体结合,启动胞内信号通路调控 Cyclin 和 CDK 等的表达,表现为抑制 CDK4 表达,诱导 $p21^{wafl}$、$p27^{Kip1}$ 和 $p15^{INK4b}$ 等 CKI 产生,从而抑制 Cyclin/CDK 复合物的形成和活性,使细胞阻滞于 G_1 期。

二、细胞增殖与疾病

细胞周期调控的任一环节发生异常均可使细胞增殖过度或缺陷,导致疾病发生发展。

(一)细胞增殖过度

细胞增殖过度可导致疾病,如恶性肿瘤,肝、肺、肾纤维化,良性前列腺增生,原发性血小板增多症,家族性红细胞增多症,银屑病,类风湿关节炎,肾小管间质性病变和动脉粥样硬化等。恶性肿瘤是典型的细胞失控性增殖性疾病。恶性肿瘤细胞无限增殖的原因和机制相当复杂,一方面是由于细胞内癌基因的激活、抑癌基因的失活促进细胞生长,另一方面是由于外部环境如细胞因子与细胞表面的受体结合,通过引发级联式反应促进细胞生长。肿瘤细胞恶性增殖的主要机制如下。

1. 细胞周期内在调控异常

(1)周期蛋白过表达:肿瘤发生与细胞周期驱动力量——周期蛋白(主要是 Cyclin D、E)过表达有关。研究表明,人乳腺癌细胞或组织中 Cyclin E 高表达,B 细胞淋巴瘤,乳腺癌,胃、肠癌、甲状旁腺癌和食管癌等细胞或组织中 Cyclin D1 过表达。Cyclin 过表达与基因扩增、染色体倒位(染色体断裂后位置颠倒导致局部的基因出现位置颠倒)和易位(染色体局部位置的改变导致染色体的片段的位置发生改变)有关。Cyclin D1 对正常和癌细胞 G_1 期至关重要,如过表达 Cyclin D1 使细胞易被转化;Cyclin D1 与癌基因 *c-myc* 协同作用能诱导转基因小鼠发生 B 细胞淋巴瘤等。

(2)周期蛋白依赖性激酶增多:多种癌细胞或组织 CDK 常呈过表达,且与肿瘤发生发展、转移和浸润等相关。如在小细胞肺癌、鳞癌和不同分化的胃癌组织中,CDK1 呈过表达,并与胃癌发生中的早期分子事件相关;在 G_1、S 期过表达的 CDK4 可使 Rb[因首次发现于视网膜母细胞瘤(retinoblastoma)而得名]蛋白磷酸化,并与转录因子 E2F 分离而解除 Rb 对细胞生长的负调控,导致肿瘤。采用 TGF-β 处理人角化细胞可通过降低 CDK4 mRNA 表达,抑制人角化细胞的增殖。

(3)周期蛋白依赖性激酶抑制因子表达不足和突变:多种肿瘤细胞或组织 CKI 表达不足或突变,包括 INK4 和 Kip 失活和/或含量减少。例如,INK4 家族成员可直接与 Cyclin D1 竞争 G_1 期激酶 CDK4/6,抑制其对 Rb 的磷酸化,进而抑制 *E2F-1* 基因的转录;它们也可间接抑制 DNA 合成的多种生化反应,导致细胞周期调控紊乱,诱发肿瘤。如 $p16^{INK4a}$ 常因纯合性缺失、CpG 岛高度甲基化或染色体易位而失活,致 $p16^{INK4a}$ 低表达,后者与多种恶性肿瘤(如黑色素瘤、急性白血病、胰腺癌、非小细胞肺癌、胶质瘤、食管癌、乳腺癌和直肠癌)的发生发展及预后相关。Kip 家族成员的失活和/或含量减少也在肿瘤发生等方面起着重要作用。如 $p21^{Kip1}$ 低表达或缺失可使细胞从正常增生转为过度增生,甚至导致肝癌、骨肉瘤和黑色素瘤等的发生。在人类多种癌细胞中,$p27^{Kip1}$ 常表达降低,如乳腺癌、结直肠癌、肺癌、前列腺癌、胃癌和卵巢癌等,并且 $p27^{Kip1}$ 表达越低,肿瘤分化程度越低,恶性程度越高,预后越差。

(4)检查点功能障碍:检查点相关蛋白功能异常也与肿瘤发生密切相关。例如,DNA 损伤检查点的主要分子 *p53* 基因是人类恶性肿瘤突变率最高的基因,如利-弗劳梅尼综合征(Li-Fraumeni syndrome)患者因为遗传一个突变的 *p53* 基因,极易在 30 岁前罹患各种癌症;*p53* 缺失可使细胞易于产生药物诱导的基因扩增和细胞分裂,并降低染色体准确度;缺失 *p53* 时,一个细胞周期中可产生多个中心粒,使有丝分裂时染色体分离异常,导致染色体数目和 DNA 倍数改变,最终演变成癌细胞,亦可促进肿瘤侵袭及转移或增加化疗抵抗。

2. **细胞外信号对细胞周期的调控异常**　癌基因家族产物种类较多,其中一些属于生长因子类蛋白及生长因子受体类蛋白,在细胞周期调控中也发挥重要作用。例如,*sis* 基因编码的生长因子类蛋白可与相应的受体结合,模拟生长因子的作用,以自分泌的方式对细胞周期进行调控,刺激细胞进行分裂增殖,促进肿瘤发生发展。

(二)细胞增殖缺陷

细胞增殖缺陷可导致许多疾病,如再生障碍性贫血、糖尿病肾病等。再生障碍性贫血是由多种原因引起的骨髓造血功能衰竭,是以骨髓造血细胞增殖缺陷和外周血全血细胞减少为特征的血液系统疾病。正常情况下,骨髓造血干细胞具有很强的增殖能力,当各种原因导致造血干细胞增殖缺陷使得其数量不足,加之造血微环境异常、免疫功能紊乱等,影响造血干细胞的增殖和分化,最终导致骨髓造血功能衰竭。糖尿病肾病时,肾小球滤过膜的毛细血管内皮细胞和足细胞以及肾小管上皮细胞出现细胞损伤及细胞增殖缺陷;而肾小球系膜细胞则可出现肥大和增殖,细胞外基质分泌增多,最终导致肾小球硬化、肾小管萎缩及肾脏纤维化,肾脏功能明显减退。

三、细胞分化的调控

细胞分化是个体发育的基础,从形成一个受精卵到出现由组织和细胞构成的复杂系统的过程中,细胞将发生多次分化。细胞分化是个体行使正常功能的保证。与母细胞相比,在形态、结构和功能上具有稳定性差异的细胞即为分化细胞。

细胞分化是一种普遍存在的生命现象,是一个相对稳定和持久的过程,不会自发地逆转,但在一定条件下,已经分化的细胞可能失去特有的结构和功能,变为具有未分化特性的细胞,该过程被称为去分化(dedifferentiation)。分化的细胞重新回到相应干细胞的过程称为逆分化(retrodifferentiation),如表皮细胞逆分化形成表皮干细胞。分化的细胞在特定的条件下被逆转后恢复到全能性状态或形成胚胎干细胞系,或者进一步发育成一个新的个体的过程,称为细胞重编程(reprogramming)。一种类型的分化细胞通过基因选择性表达或基因重编程使其在结构和功能上转变成另一种分化细胞的过程称为转分化(transdifferentiation)。细胞在不改变基因组的情况下,对来自环境的信号做出反应,动态进行表型变化的能力称为细胞可塑性(cell plasticity)。

影响细胞分化的因素很多,这些因素可以是细胞本身的内在因素,也可以是细胞外的因素,如生长因子、激素、环境因素(温度、光线、射线、细胞接触的物质等)等。细胞在各种信号分子的驱动下,通过基因调节网络实现对细胞分化的调控。

1. **细胞命运决定** 在可辨认的细胞分化之前,有一个预先保证细胞怎样分化的时期,即细胞命运决定。细胞命运决定阶段,细胞接受某种指令或信号分子作用后,永久地关闭某些基因的表达,而另一些基因则准备顺序地表达,以确定分化方向。细胞分化是由细胞内遗传信息和细胞外因素共同调控的。激活或抑制基因表达的因子可以来自细胞内,如细胞质的异质性对基因的作用;也可来自细胞外,如相邻细胞的作用以及激素对细胞分化的调节。

2. **基因的时序性和组织细胞特异性表达** 细胞分化不涉及 DNA 序列本身的变化,实质上是一种基因群的开放和/或关闭状态向另一种基因群的开放和/或关闭状态转换的过程,是基因在特定的时间和空间上的选择性表达。不同分化细胞通过表达不同基因群来决定它们的蛋白质合成种类和含量,并以此决定其形态和功能。特定的分化过程终末期基因群的开放状态确定后,此时的细胞就成了特定的分化细胞。

在个体发育过程中,细胞内的基因存在按一定的程序、有选择地相继激活表达的现象,称为基因的差异表达或顺序表达。根据基因组内基因的表达与维持细胞最低生存状态的关系,基因可分为管家基因和奢侈基因。管家基因(house-keeping gene)是指所有细胞中均要稳定表达的一类基因,其产物是维持细胞基本生命活动所必需的,如微管蛋白基因、组蛋白基因、糖酵解酶系基因与核糖体蛋白基因等。奢侈基因(luxury gene)亦称为组织特异性基因(tissue-specific gene),是指不同的细胞类型进行特异性表达的基因,其产物赋予各种类型细胞特有的形态结构特征与特异的生理功能,它们对细胞自身生存并不是必需的,而是决定细胞的性状所必需的。

3. **不对称细胞分裂** 不对称细胞分裂(asymmetric cell division)是干/祖细胞发育分化中的基本过程,指分裂产生的两个子细胞性质不同,其中一个与干/祖细胞完全相同,另一个可程序化地继续分化为子代细胞。干细胞不对称分裂的机制在于其细胞质中存在命运决定子(fate determinant,FD),FD集中分布在细胞的一极,在干/祖细胞有丝分裂时不对等分配至两个子代细胞,使子代细胞产生不同分化命运。一个子细胞有 FD,继续保持干细胞的特性;另一个子细胞没有 FD,成为分化细胞。决定细胞是否发生分化的 FD 可以是多种分子的集合。

四、细胞分化与疾病

细胞分化的调控异常可发生在胚胎发育和成人机体中,可使特定细胞、组织和器官的结构、功能和代谢异常,导致或促进疾病的发生和发展,甚至影响疾病的预后和治疗。恶性肿瘤既是典型的细胞增殖过度性疾病,也是典型的分化障碍性疾病。肿瘤细胞不同于正常细胞的最大差异之一就在于它们的分化状态不同。

1. **细胞低分化或分化受阻** 肿瘤的发生往往是由于细胞增殖和分化脱耦联以及癌基因和抑癌基因的协同失衡所致。正常未分化细胞发生分化障碍可导致细胞的幼稚性和生长失控性,形成肿瘤细胞。从细胞分化角度来说,恶性肿瘤细胞可以看作是部分或完全丧失分化或分化异常的幼稚细胞。各种急性髓系白血病(acute myeloid leukemia,AML)就是造血干/祖细胞分化受阻的结果。例如,大多数急性早幼粒细胞白血病患者存在染色体易位 t(15;17)。该易位导致 17 号染色体上的维 A 酸受体 α(retinoic acid receptor-alpha, RARA)基因与 15 号染色体上的早幼粒细胞白血病(promyelocytic leukemia, PML)基因交互易位,产生了两种长度不同的融合基因,即 *PML-RARA* 和 *RARA-PML*,前者可阻止造血干/祖细胞向粒细胞的分化。

细胞分化是基因在特定的时间和空间上的选择性表达,基因在转录和翻译的任一环节出现错误,甚至只有一个核苷酸的改变,即可引起突变,这是分化异常的物质基础。肿瘤细胞具有某些来源细胞的分化特点,但更多的是缺少这种特点或完全缺如,表现为形态上的幼稚性和功能上的异常,类似于原始胚胎细胞表型。肿瘤发生时,分化基因表达呈两种形式,即组织特异性基因表达受到抑制和胚胎性基因重现表达,前者如肝癌细胞不合成白蛋白,胰岛细胞瘤不合成胰岛素,说明肿瘤细胞的功能异常与组织特异性基因表达受抑有关;后者如肝癌患者血中出现高浓度的胚胎性基因产物——甲胎蛋白。

2. 细胞去分化、逆分化或趋异性分化　已分化细胞发生去分化也可导致细胞的幼稚性和生长失控性,形成肿瘤细胞。肿瘤组织常呈现不同程度的形态和功能上的异质性,主要表现为瘤细胞分化程度和分化方向的差异性。这种现象可使肿瘤呈多向分化,如髓母细胞瘤中可见神经元分化和各种胶质细胞分化,甚至出现肌细胞成分,后者称为趋异性分化(divergent differentiation)。与其起源组织相比,恶性肿瘤细胞常表现为低分化、去分化、逆分化或趋异性分化。

确定肿瘤细胞的分化情况常常会为人类癌症的诊断和治疗提供有价值的信息。肿瘤在生长和死亡时能释放一些糖蛋白和其他一些产物,这些释放物与胚胎组织的产物类似,在血清或其他体液中可以检测到这些癌胚产物,有助于病情的诊断、随访及治疗方案的选择。例如,在乳腺癌患者可检测到雌激素受体和 α-乳白蛋白,在前列腺癌患者可检测到前列腺特异性抗原和前列腺酸性磷酸酶等。在常规检查和放射线检查尚无阳性征象时,如果这些血清中的标志物出现增多,常常提示可能有肿瘤发生或肿瘤复发。

第二节 ｜ 细胞死亡与疾病

细胞死亡是细胞停止功能活动的过程,可以由于各种原因以不同方式发生。正常组织中存在细胞死亡,是维持组织形态和功能所必需的;细胞应激、代谢异常、病原体入侵或者组织损伤均可导致细胞死亡,参与疾病的发生发展。按照发生机制可将细胞死亡分为调节性或程序性细胞死亡和非程序性细胞死亡。

1. 非程序性细胞死亡　称为意外性细胞死亡(accidental cell death, ACD),发生在极端或严重应激条件下(例如体温过低、严重缺氧或外伤等)。细胞坏死(necrosis)属于非程序性细胞死亡,是由于细胞膜损伤破裂后释放细胞内蛋白酶引起自我消化所带来的细胞快速死亡。

2. 程序性细胞死亡　程序性细胞死亡(programmed cell death, PCD)又称为调节性细胞死亡(regulated cell death, RCD),是生物体生命周期中普遍存在的调控过程,是由基因决定的细胞主动有序的死亡方式,包括细胞凋亡、坏死性凋亡、焦亡和铁死亡等类型。

坏死性凋亡(necroptosis)是一种类似于细胞坏死的程序性炎性细胞死亡形式。这种细胞死亡与坏死具有相似的形态特征,但又是一个由死亡受体介导的、细胞内信号因子严密调控的主动死亡过程。焦亡(pyroptosis)是由炎症小体(inflammasome)引发的、依赖于炎性胱天蛋白酶(caspase-1 或 caspase-4、caspase-5、caspase-11)的程序性炎性细胞死亡形式,是机体重要的天然免疫反应。铁死亡(ferroptosis)是一种铁依赖性的、以细胞内活性氧堆积为特征的细胞程序性死亡方式。一些富含铁的组织(如肝、脑、心脏、肾和胰腺)或细胞(如巨噬细胞)容易受到铁死亡的损害。

细胞具有多种死亡方式,有利于保证多细胞生物在生命过程中将大量"多余的"或"生病的"细胞以死亡的方式处理掉,从而维持机体的正常代谢过程和内环境的稳态,本节主要介绍细胞凋亡与疾病的关系。

一、细胞凋亡概述

凋亡(apoptosis)一词源于希腊文,原意为"花瓣或树叶的枯落"。现认为细胞凋亡是指由体内、外因素触发细胞内预存的死亡程序而导致的以细胞固缩为形态学改变的程序性的细胞死亡形式。

(一) 细胞凋亡的形态结构改变

与细胞坏死比较,细胞凋亡在许多方面存在显著差异(表3-3,图3-3)。细胞凋亡时,出现下述特征性的形态改变:细胞膜表面微绒毛消失及空泡化(blebbing);细胞体积缩小呈现固缩(condensation);核质高度浓缩并融合成团,染色质集中分布在核膜的边缘而呈新月形或马蹄形分布,即染色质边集(margination);因胞膜皱缩内陷,分割包裹胞质和/或核碎片,形成泡状小体即凋亡小体(apoptosis body)等。

表3-3　细胞坏死与细胞凋亡的差异

差异点	细胞坏死	细胞凋亡
性质	病理性,非特异性	生理性或病理性,特异性
诱导因素	强烈刺激,随机发生	较弱刺激,非随机发生
生化特点	被动过程,无新蛋白合成,不耗能	主动过程,有新蛋白合成,耗能
形态变化	细胞肿胀,细胞结构全面溶解破坏	细胞皱缩,核固缩,细胞结构完整
DNA电泳	随机降解,电泳图谱呈涂抹状	DNA片段化,电泳图谱呈梯状
炎症反应	溶酶体破裂,局部炎症反应	溶酶体相对完整,局部无炎症反应
凋亡小体	无	有
基因调控	无	有

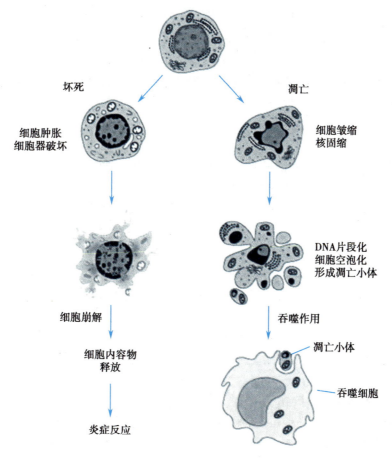

图3-3　细胞死亡过程的形态学变化

（二）细胞凋亡的调控

1. 细胞凋亡调控相关的基因　细胞凋亡是在基因调控下的细胞自我消亡过程。细胞凋亡调控相关基因按其功能分为两类，一类是启动和促进细胞凋亡的基因，如 *p53*；另一类是抑制细胞凋亡的基因，如 *Bcl-2*。

（1）*Bcl-2* 家族（*Bcl-2* family）：Bcl-2 家族蛋白在细胞凋亡过程中起着重要作用，目前已经发现并鉴定出 20 余种成员，根据它们在细胞凋亡中的作用可分为两类：一类是抗凋亡成员（如 Bcl-2 和 Bcl-XL），另一类是促凋亡成员（如 Bax 和 Bak），包括 BH3-only 蛋白（表 3-4），它们相互作用决定了细胞死亡的阈值。

表 3-4　Bcl-2 家族蛋白结构与分类

分类	代表成员	结构域	备注
抗凋亡 Bcl-2 家族蛋白	Bcl-2、Bcl-XL、Bcl-W、Mcl-1、Bcl2A1	BH1~4	Bcl-2 亚家族
促凋亡 Bcl-2 家族蛋白	Bak、Bax、Bcl-XS、Bok	BH1~3	Bak 亚家族
	Bad、Bid、Bik、Bim、Bmf、Hrk	BH3	BH3-only 蛋白

（2）*p53*：野生型 p53 蛋白具有诱导细胞凋亡及抑制细胞增殖的作用。野生型 p53 蛋白是一种负调控因子，主要在 G_1-S 期交界处发挥检查点的功能，当其检查发现染色体 DNA 损伤时，通过刺激 CKI 表达引起 G_1 期阻滞，并启动 DNA 修复；如修复失败则启动细胞凋亡，把可能演变为癌的细胞消灭在萌芽状态，因此 p53 有"分子警察"的美誉。突变型 p53 丧失促进细胞凋亡作用，甚至有报道突变型 p53 可驱动细胞周期。野生型 *p53* 基因是一种反转录激活因子，主要调控三组功能各异相关基因的表达：既包括可启动线粒体凋亡途径和可启动死亡受体凋亡途径的凋亡相关基因组，也包括可负调控细胞生存及增殖信号途径的磷酸酯酶相关基因组。此外，野生型 p53 还可转位到线粒体，模拟只包含 BH3 结构域（BH3-only）蛋白（如 Bid、Bim）的功能诱导细胞凋亡。

2. 细胞凋亡相关酶的激活　凋亡是多因素、多阶段和多基因严格控制的过程，如在诱导凋亡相关因素（射线、高温、TNF、细菌和病毒等）作用下启动信号转导，凋亡相关基因接受死亡信号后按预定程序启动合成执行凋亡所需的多种酶，如核酸内切酶（endogenous nuclease）和胱天蛋白酶（caspase）。这些酶通过级联反应等降解底物，导致细胞呈现凋亡特征性的形态（如凋亡小体）和生化（如"梯状"条带）改变。

（1）内源性核酸内切酶：正常情况下多种内源性核酸内切酶是以无活性的酶原形式存在于胞核内，因而不出现 DNA 断裂。内源性核酸内切酶多数为 Ca^{2+}/Mg^{2+} 依赖的，但 Zn^{2+} 可抑制其活性。凋亡诱导因素可通过启动信号转导，调控胞内某些成分（如 Ca^{2+}）激活内源性核酸内切酶，该酶可作用于核小体连接区，使 DNA 断裂成核小体倍数大小（即 180~200bp）或其整倍数长度的片段，这些片段在琼脂糖凝胶电泳中可呈特征性的"梯状"条带。

（2）胱天蛋白酶：caspases 是一组对底物天冬氨酸部位有特异水解作用的蛋白酶，其活性中心富含半胱氨酸。细胞凋亡相关 caspases 包括启动型 caspase（caspase-8/9/10，主要为 caspase-8）和效应型 caspase（caspase-3/6/7，主要为 caspase-3）。在细胞凋亡过程中 caspases 可发挥多种功能，包括：①灭活凋亡抑制蛋白（如 Bcl-2）；②直接作用于细胞结构并使之解体，如使板层结构的主要成分核纤层蛋白（lamin）崩解，引发染色质浓缩；③分解与细胞骨架构成相关的蛋白；④瓦解核结构成核碎片等，以导致凋亡细胞特征性的形态学改变。

（三）细胞凋亡调控的信号转导机制

细胞凋亡可分为外源性（extrinsic）细胞凋亡和内源性（intrinsic）细胞凋亡（图 3-4）。细胞凋亡过程受细胞内、外多种信号的调控，死亡受体和线粒体介导的信号转导通路为细胞凋亡调控的两条经典信号转导通路，在细胞凋亡中发挥重要作用。

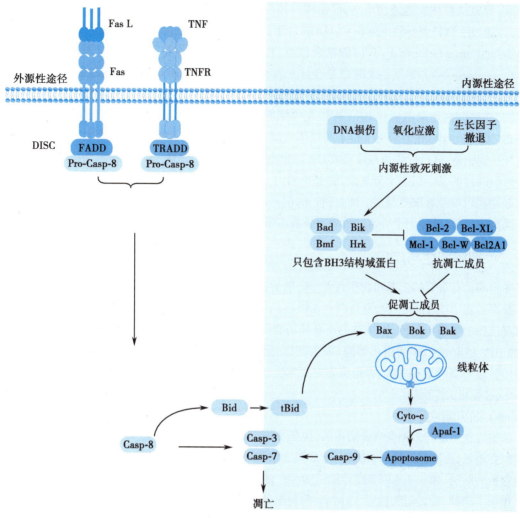

图 3-4　细胞凋亡的信号转导通路

Casp，caspase。

1. **外源性细胞凋亡**　外源性细胞凋亡主要通过胞膜死亡受体介导。死亡受体属于肿瘤坏死因子受体（tumor necrosis factor receptor，TNFR）超家族，其胞质区内含有一个同源结构"死亡结构域"（death domain，DD）。细胞外许多信号分子可以与细胞表面的死亡受体结合，激活细胞凋亡信号通路。Fas 和 TNFR1 是哺乳动物细胞常见的死亡受体。Fas 配体（Fas ligand，Fas L）和 TNF-α 等分别与 Fas 和 TNFR 结合，使受体三聚化并活化，通过受体的死亡结构域募集衔接蛋白如 Fas 相关死亡结构域蛋白（Fas-associated death domain，FADD）和/或 TNFR 相关死亡结构域蛋白（TNFR-associated death domain，TRADD）。衔接蛋白可通过死亡效应结构域与 caspase-8 前体（pro-caspase-8）结合，形成死亡诱导信号复合物（death-inducing signaling complex，DISC），即由 Fas L-Fas-FADD-pro-caspase-8 串联构成的复合物。DISC 复合体内高浓度的 caspase-8 前体可发生自我剪接并活化，然后释放到胞质并启动 caspase 级联反应，激活 caspase-3、6 和 7 前体，导致细胞凋亡。活化的 caspase-8 同时还能激活 Bcl-2 家族的促凋亡因子［如 Bid（binding interface database）］，形成一种截短的 Bid（truncated Bid，tBid）转移到线粒体并破坏线粒体膜的通透性，从而诱导细胞色素 c（cytochrome c，Cyt c）释放进入胞质，进而把死亡受体通路和线粒体通路联系起来，有效地扩大了凋亡信号的作用（图 3-4）。

2. **内源性细胞凋亡**　内源性细胞凋亡主要通过线粒体途径实现，是细胞凋亡信号转导途径中最为明确的信号通路之一。该通路主要涉及位于线粒体内促凋亡蛋白的异位。许多凋亡诱导信号如射线、化疗药和氧化应激及钙稳态失衡等可作用于线粒体膜，使其跨膜电位（ΔΨm）明显下降和膜转换孔开放,导致线粒体膜通透性增高,促使线粒体内凋亡启动因子(如 Cyt c、AIF 和 Apaf-1 等)释放至胞质,并通过下列机制导致细胞凋亡:①Cyt c 分子上存在衔接蛋白凋亡蛋白酶激活因子 1(apoptosis protease activating factor 1,Apaf-1)的结合位点,在 dATP 存在的情况下,Cyt c 与 Apaf-1 及 caspase-9 前体(pro-caspase-9)结合形成凋亡复合体(apoptosome),导致 caspase-9 前体激活,后者通过级联反应激活下游 caspase-3、6 和 7 前体等,活化的 caspase 作用于细胞骨架蛋白等导致细胞 DNA 修复功能丧失、核酸内切酶激活和 DNA 片段化等细胞凋亡的改变(图 3-4)。②凋亡诱导因子(apoptosis inductive factor,AIF)正常情况下位于线粒体内部,当细胞受到内部凋亡刺激因子作用后,AIF 可由线粒体释放到胞质,通过促进线粒体释放 Cyt c 而增强细胞凋亡的信号,并可快速激活核酸内切酶。

细胞凋亡的发生机制十分复杂,除经典的内、外源性细胞凋亡信号转导通路外,内质网应激及颗粒酶 B 途径也可介导细胞凋亡。细胞凋亡的信号通路既可单独启动,又可联合作用,不同通路之间存在交互作用,凋亡诱导因子可通过激活一条或多条凋亡通路影响凋亡速率而参与疾病的发生发展。

二、细胞凋亡与疾病

细胞凋亡有重要的生理和病理意义。适度的凋亡具有重要作用:①确保正常生长发育,如人胚胎肢芽发育过程中指/趾间组织,通过凋亡而被逐渐消除,形成指/趾间隙;②维持内环境稳定,如清除针对自身抗原的 T 淋巴细胞,以维持免疫系统功能的稳定;③发挥积极的防御功能,如受病毒感染的细胞(如 HIV 感染的 CD4$^+$ T 淋巴细胞)发生凋亡,阻止病毒的复制。由此可见适时适度凋亡是维持细胞群体数量稳态的重要手段,否则将影响正常生长、发育,促进衰老,甚至导致各种疾病,包括凋亡不足和/或过度相关性疾病。

(一)细胞凋亡不足

细胞凋亡不足与多种疾病密切相关,包括肿瘤、自身免疫病和病毒感染性疾病等。其共同特点是细胞凋亡不足,细胞群体稳态被破坏,导致病变细胞异常增多,病变组织器官体积增大,功能异常。其中最常见为肿瘤,如 p53 基因突变导致细胞凋亡减弱,显著增加非小细胞肺癌发生率;Bcl-2 的高表达与 B 细胞淋巴瘤、神经母细胞瘤、白血病、前列腺癌和结肠癌等疾病的预后不良相关;高度恶性的皮肤基底细胞癌和鲍恩病(Bowen disease)组织细胞凋亡减少与肿瘤的浸润和转移相关。其机制虽未阐明,但多数学者认为恶性肿瘤细胞凋亡不足的相关机制涉及多方面。

1. 凋亡调控相关信号的异常 包括促凋亡(如 TNF 和 Fas)和抑凋亡信号(如 EGF)的异常。如乳腺癌组织或细胞胞外抑凋亡信号 EGF 上调,可与膜上 EGF 受体结合,激活胞内 PI3K-Akt 通路,导致核内 p27 和 p53 下调,使得癌细胞凋亡减少及增殖过度;与此同时促凋亡信号 TNF 下调,不足以启动癌细胞凋亡,共同导致和促进乳腺癌的发生和发展。

2. 凋亡诱导相关信号转导通路的障碍 包括死亡受体和线粒体介导的相关信号转导通路异常,最常见的是 Fas 信号转导通路的异常。如与癌旁正常乳腺组织相比,乳腺癌组织中 Fas 受体低表达,癌细胞凋亡率降低;腋淋巴结转移的乳腺癌组织 Fas 的表达量明显低于无腋淋巴结转移者;乳腺癌组织中 Fas 表达量与癌细胞凋亡率呈显著正相关,提示 Fas 信号转导通路的异常与乳腺癌的发生和发展密切相关。

3. 凋亡相关基因表达的异常 包括抑凋亡基因和促凋亡基因的异常,其中 Bcl-2 和 p53 备受关注。多种癌组织呈 p53 突变或缺失,与此同时细胞凋亡减少,肿瘤发生率增高或患者预后不良;多种细胞毒因素可使 Bcl-2 过表达,阻遏细胞凋亡,促进癌发生和发展。可见抑凋亡基因过表达和/或促凋亡基因突变或缺失均可影响凋亡的速率,导致或促进肿瘤的发生发展和影响预后等。

4. 凋亡执行相关酶活性的异常 包括 caspase 和核酸内切酶等活性异常。如多种癌组织和细胞 caspase 酶活性的降低,且细胞凋亡减少;某些抗癌药如手霉素(manumycin)或抑癌基因(如 14-3-3σ)可激活甲状腺癌细胞和乳腺癌细胞中 caspase 酶的活性,提高细胞凋亡百分率而发挥抑癌作用。提示执行凋亡的相关酶活性异常可通过调控细胞凋亡速率而影响肿瘤的发生发展。

（二）细胞凋亡过度

细胞凋亡过度与多种疾病密切相关,包括免疫缺陷疾病、心血管疾病和神经元退行性疾病等。其共同特点是细胞凋亡过度,细胞死亡大于新生,细胞群体的稳态被破坏,导致细胞异常减少,组织器官体积变小,功能异常。其中获得性免疫缺陷综合征(acquired immunodeficiency syndrome,AIDS)尤为典型。AIDS(也称艾滋病)是由人类免疫缺陷病毒(human immunodeficiency virus,HIV)感染而引发的一种传染性疾病,其关键的发病机制是$CD4^+$ T淋巴细胞被选择性地过度破坏,以致$CD4^+$ T淋巴细胞数显著减少而导致相关免疫功能缺陷。既往研究认为,$CD4^+$ T淋巴细胞减少与凋亡密切相关,HIV感染的$CD4^+$ T淋巴细胞凋亡过度的相关机制涉及以下多方面。

1. **人类免疫缺陷病毒外膜糖蛋白gp120的作用** HIV进入靶细胞需要病毒外膜糖蛋白gp120与细胞表面的CD4糖蛋白和趋化因子受体的序列之间的相互作用。gp120通过与淋巴细胞的$CD4^+$分子结合和相互作用,激活线粒体介导的通路诱导细胞凋亡。同时gp120和病毒蛋白(如Vpr)能使宿主细胞发生G_2期阻滞,触发$CD4^+$ T淋巴细胞凋亡。

2. ***Fas*基因表达的上调** HIV感染可引起$CD4^+$ T淋巴细胞的*Fas*基因表达上调,激活Fas介导的信号通路诱导细胞凋亡。

3. **细胞因子分泌增多** 受HIV感染的巨噬细胞等可分泌多种细胞因子,其中TNF、IL-4及IL-10增多可诱导宿主细胞凋亡,如增多的TNF通过与TNF受体结合直接启动死亡受体介导的通路诱导细胞凋亡;HIV感染也可刺激$CD4^+$ T淋巴细胞产生大量氧自由基,通过激活内质网应激和线粒体介导的凋亡通路触发宿主细胞凋亡。但也有相反的报道,如某些细胞因子(包括IL-2、IL-12和IFN等)的增多抑制宿主细胞凋亡。

4. **Tat蛋白的产生增多** 受HIV感染的$CD4^+$ T淋巴细胞可产生反式激活(trans-activator,Tat)蛋白,后者可自由通过细胞膜进入$CD4^+$ T淋巴细胞,诱导细胞产生氧自由基,增强Fas表达而提高其凋亡的易感性;Tat蛋白还能够增强病毒复制的起始,促进mRNA的转录和翻译。但同时也能保护人T细胞、上皮细胞和神经细胞免于凋亡。故Tat蛋白的作用是多向性的,既可诱导细胞凋亡,又可保护细胞免于凋亡,至于其机制尚未阐明。

5. **T细胞的激活** HIV感染使$CD4^+$ T淋巴细胞处于激活状态。正常情况下被激活的细胞会迅速发生增殖反应,但在HIV感染时,被激活的$CD4^+$ T淋巴细胞不但不增殖,反而发生凋亡。这可能与HIV的侵袭引起淋巴细胞生长因子的生成减少有关。

6. **合胞体的形成** 受HIV感染的大部分$CD4^+$ T淋巴细胞逐步融合形成合胞体(syncytium)或多核巨细胞,未感染的$CD4^+$ T淋巴细胞也可以被整合到合胞体中,合胞体形成后很快会发生凋亡及解体。

然而,HIV感染者外周血中被HIV感染的淋巴细胞只占淋巴细胞总数的很少一部分,这些被感染的$CD4^+$ T淋巴细胞的凋亡不足以引起$CD4^+$ T淋巴细胞总数的快速减少,表明存在大量未被HIV感染的$CD4^+$ T淋巴细胞的丢失。研究表明,受感染的$CD4^+$ T淋巴细胞可作为效应细胞诱导未受感染的$CD4^+$ T淋巴细胞凋亡,这是HIV慢性感染时$CD4^+$ T淋巴细胞数量极度减少的主要原因。有报道提及,效应细胞可能通过Tat蛋白诱导未被HIV感染的$CD4^+$ T淋巴细胞凋亡。

总之,HIV感染通过多因素和多途径诱导$CD4^+$ T淋巴细胞凋亡,使$CD4^+$ T淋巴细胞大量减少,它虽然导致相关免疫功能缺陷,但在一定程度上也具有保护意义,因为凋亡可使宿主细胞的DNA发生降解,从而破坏整合于其中的病毒DNA,这样可有效地终止病毒DNA的复制和表达,但细胞凋亡在HIV感染中有限的保护作用不足以弥补它对整个免疫系统的打击。因此在积极抗病毒治疗的同时,如何阻止免疫细胞凋亡是AIDS患者免疫重建的关键所在。

此外,有些疾病过程中还存在细胞凋亡不足和过度共存的现象。人类组织器官通常由不同种类的细胞构成,如血管以内皮细胞和平滑肌细胞为主。由于细胞类型的差异,在致病因素的作用下,有些细胞表现为凋亡不足,另一些细胞可表现为凋亡过度,因此在同一疾病或病理过程中两种情况可同时并存。如血管动脉粥样硬化时,可见其内皮细胞凋亡过度,而平滑肌细胞则是凋亡不足。

第三节 | 细胞命运决定与疾病防治

细胞增殖、分化、死亡等命运的调控异常,可能导致或促进疾病的发生和发展。调控细胞外信号及细胞内级联反应,改变细胞命运,对疾病防治有重要意义。目前人们正针对细胞增殖、分化、凋亡等的各个环节探索调控细胞命运的方法和措施,以达到防治疾病的目的。

一、调控细胞增殖、分化、凋亡在恶性肿瘤防治中的意义

1. **抑制细胞增殖** 恶性肿瘤是典型的细胞增殖过度性疾病,细胞周期内在调控异常及调控细胞周期的细胞外信号异常参与其发生发展。合理利用增殖相关信号(如抑制促增殖信号和/或提高抑增殖信号)、抑制细胞周期驱动力量 Cyclin 和 CDK、增强细胞周期抑制力量 CKI,可防治癌症。此外,修复或利用缺陷的细胞周期检查点,如通过转染野生型 p53(wild-type p53,wtp53)修复缺陷的细胞周期检查点,可抑制多种癌细胞生长和部分逆转其恶性表型。

2. **调控细胞分化** 在分化诱导剂的存在下,恶性肿瘤细胞可被诱导而重新向正常细胞的方向演变分化,表现为细胞的形态、生物学及生物化学方面的诸多标志均与正常细胞接近,甚至完全转变为正常细胞。分化诱导剂对肿瘤细胞的诱导分化作用具有相对的组织和细胞专一性以及诱导分化方向的专一性。目前认为分化诱导剂的作用机制是:①诱导细胞正常分化基因群重新启动和表达,同时恶性基因受抑制或失活,从而使细胞结构和功能恢复正常。②封闭或抑制肿瘤细胞膜表达高的增殖性受体,使肿瘤细胞恶性表型发生逆转。③在启动细胞分化机制的同时启动细胞死亡程序,使肿瘤细胞先分化后凋亡或分化与凋亡同时发生。我国著名病理生理学家和血液学家王振义院士在国际上首创将分化诱导剂全反式维 A 酸用于治疗急性早幼粒细胞白血病,并取得满意疗效,实现了肿瘤诱导分化治疗的突破。

3. **诱导细胞凋亡** 上调促凋亡信号/基因和/或下调抑凋亡信号/基因,干预凋亡信号转导通路,提高细胞凋亡相关的酶活性,促进细胞凋亡,可以防治恶性肿瘤。例如,低剂量照射或补充外源性 TNF 等促凋亡信号可诱导肿瘤细胞凋亡;多柔比星可上调癌细胞膜 Fas 表达,通过启动死亡受体介导的凋亡通路诱导细胞凋亡;抑制 Bcl-2 过表达可诱导癌细胞凋亡而发挥抑癌作用。维奈克拉(venetoclax)作为一种高效的选择性的 Bcl-2 抑制剂,是迄今为止唯一一种已获得监管部门批准用于人类的细胞凋亡诱导剂。

二、调控细胞增殖和分化在组织修复和再生中的意义

1. **促进创伤周围正常细胞增殖** 细胞增殖是组织修复和再生的关键步骤,机体创伤愈合、组织再生、病理组织修复等都要依赖细胞增殖。例如,在人体皮肤受到创伤时,皮肤细胞将增殖并形成新的皮肤组织以进行修复;白细胞等免疫细胞的增殖可以增强机体免疫功能等。因此,促进创伤周围正常细胞的增殖,有助于自我修复与再生。

2. **调控干细胞增殖、分化** 组织工程是指在体外培养人工组织或细胞,并通过特定的材料、因子和条件再植入患者体内,以替换、修复或再生受损的细胞、组织或器官等。干细胞具有高度自我更新能力、高度增殖能力和多向分化潜能,是组织工程的理想种子细胞。根据干细胞的来源可分为胚胎干细胞、成体干细胞、间质干细胞和诱导性多能干细胞(induced pluripotent stem cells,iPSCs)。胚胎干细胞可定向诱导分化为几乎所有类型的细胞,甚至可能形成复杂的组织和器官,故在细胞治疗和组织器官替代治疗中具有重要潜能。例如,将胚胎干细胞定向诱导分化为神经干细胞,移植到宿主体内,使神经干细胞向神经系统病变部位趋行、聚集并增殖,分化为神经元和/或胶质细胞,从而治疗神经退行性疾病(帕金森病、肌萎缩侧索硬化、多发性硬化、阿尔茨海默病等)。由于胚胎干细胞是高度未分化状态,不能直接移植给人类,必须进行体外分化培养,以期产生适合移植用的特异性细胞前体。

干细胞与组织工程技术的兴起为组织修复与再生注入了新动力,但仍然存在很多需要克服的困

难。精确调控细胞的增殖和定向分化,是组织工程和再生医学成功的关键,未来还需要更多深入的研究,以确保这些疗法在临床应用中的安全性和有效性。

三、调控细胞增殖、分化、凋亡在其他疾病防治中的意义

细胞增殖、分化、凋亡等命运的调控异常,参与许多疾病的发生和发展,甚至影响疾病的疗效和预后,调控细胞增殖、分化和凋亡等,有望改善这些疾病的临床治疗效果。对于复杂疾病,多种细胞死亡机制通常与其他细胞过程相结合,共同驱动病理进展,有效的疗法可能包括细胞死亡程序抑制剂和其他细胞过程抑制剂的使用。例如,免疫抑制剂环孢素具有阻止线粒体跨膜电位下降和膜转换孔开放的作用,通过抑制线粒体介导的凋亡通路而抑制细胞凋亡,从而防治某些凋亡过度的疾病,如阿尔茨海默病等;通过使用 caspase 抑制剂可明显减少心肌细胞凋亡,从而缩小心肌梗死面积和改善心肌功能;使用含锌药物可抑制核酸内切酶的活性而治疗阿尔茨海默病和 AIDS 等。

(谭红梅)

思考题

1. 试述恶性肿瘤细胞增殖过度的常见机制。
2. 举例说明细胞周期检查点功能障碍在疾病发生发展中的作用。
3. 恶性肿瘤细胞分化常有哪些异常表现?举例说明其在恶性肿瘤的诊断和治疗中的意义。
4. 举例阐述细胞凋亡在疾病发生发展中的作用。

思考题解题思路

本章目标测试

本章思维导图

第四章　细胞信号转导与疾病

细胞信号转导（cell signal transduction）是指细胞通过位于胞膜或胞内的受体，感受细胞外信号，经过细胞内复杂的级联信号转导，调节基因表达或蛋白质的活性，进而使细胞发生相应生物学效应的过程。细胞信号转导对于维持正常的细胞生物学功能（如增殖、分化、死亡等过程）至关重要。任何环节的异常都可能引起细胞的生物学功能改变，严重的可导致各种疾病（如肿瘤、糖尿病和多种遗传病等）的发生发展。研究细胞信号转导与疾病之间的关系，不仅有助于阐明疾病的发生发展机制，还可以在治疗上提供新的药物靶点和策略。

第一节 | 概　述

细胞信号转导系统由细胞信号、接受信号的受体或类似于受体的物质、细胞内信号转导通路和细胞内效应器组成。细胞信号转导过程包括细胞对信号的感知和接受，胞内信号转导通路的激活和信息传递，激活信号转导通路后对靶基因进行转录、蛋白表达、翻译后修饰，以及离子通道的开关等调控，最终导致一系列生物学效应（图 4-1）。

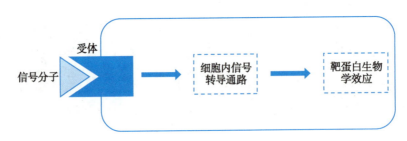

图 4-1　细胞信号转导基本过程

一、细胞信号的接受和转导

（一）细胞信号

细胞信号主要包括物理信号、化学信号和生物大分子的结构信号。物理信号包括光、电、温度和机械力等，其中机械力包括压力、牵张力以及血液在血管中流动所产生的切应力等；化学信号通常被称为配体，主要包括激素、神经递质、细胞因子、细胞黏附分子、气体分子、药物、毒物等；生物大分子的结构信号包含在生物大分子（蛋白质、多糖、核酸）三维结构的序列中。

（二）受体

受体是细胞表面或亚细胞组分中的一种蛋白质，可以识别并特异地与配体结合，激活或启动一系列生物化学反应，导致该信号物质引发的特定生物学效应。受体包括膜受体和细胞内受体。

1. 膜受体　膜受体一般为跨膜糖蛋白，通常具有膜外区、跨膜区和胞内区。常见的膜受体家族包括 G 蛋白偶联受体（G protein-coupled receptor，GPCR）、受体酪氨酸激酶（receptor tyrosine kinase，RTK）、酪氨酸蛋白激酶关联受体（tyrosine protein kinase-linked receptor，TPKR）、受体型丝氨酸/苏氨酸激酶（receptor serine/threonine kinase，RSTK）、死亡受体（如 TNFR、Fas 等）、离子通道型受体（N-乙酰胆碱受体、N-甲基-D-天冬氨酸受体、环核苷酸受体、三磷酸肌醇受体等）以及细胞黏附分子（如钙黏素、整合素等）等。

NOTES

30

2. 细胞内受体　细胞内受体本质上主要是配体依赖性转录调节因子,分布于胞质或核内,主要包括糖皮质激素受体、性激素受体、甲状腺激素受体、1,25-$(OH)_2D_3$ 受体、维 A 酸受体等,通过调节靶基因的表达产生生物学效应。

(三)受体介导的信号转导通路

研究发现受体介导的细胞内信号转导通路很多,以下主要介绍其中几条常见的细胞信号转导途径。

1. 膜受体介导的跨膜信号转导通路

(1)G 蛋白耦联受体介导的信号转导途径:该信号转导途径通过配体作用于 GPCR 实现。GPCR 分布广泛、类型多样,由一条 7 次穿膜肽链构成,称为 7 次跨膜受体。受体分子的胞外侧和跨膜螺旋内部有配体的结合部位,膜内侧部分有结合 G 蛋白的部位。GPCR 配体包括多种激素、神经递质、神经肽、趋化因子以及光、气味等,在细胞增殖、分化、代谢和组织器官的功能调控中发挥重要作用;此外,多种药物如 β 肾上腺素受体拮抗剂、组胺拮抗剂、抗胆碱能药物、阿片制剂等可与其相应的 GPCR 结合发挥药理作用。

G 蛋白位于细胞膜胞质面,由 α、β、γ 三种蛋白亚基组成。其中,G_α 蛋白分为 G_s、G_i 和 G_q 等类型,这些不同类型的 G 蛋白在信号传递过程发挥不同的作用。GPCR 被配体激活后,激活不同的 G 蛋白,其激活途径主要有以下几种:①腺苷酸环化酶途径:通过 G_s 蛋白激活腺苷酸环化酶(adenylate cyclase,AC),引发环磷酸腺苷(cyclic adenosine monophosphate,cAMP)-蛋白激酶 A(protein kinase A,PKA)通路,引起多种靶蛋白磷酸化,调节细胞功能;通过 G_i 蛋白抑制 AC 活性,产生与 G_s 蛋白相反的效应。②磷脂酶途径:通过 G_q 蛋白可激活磷脂酶 C(phospholipase C,PLC),催化质膜磷脂酰肌醇二磷酸(phosphatidylinositol diphosphate,PIP_2)水解,生成三磷酸肌醇(inositol triphosphate,IP_3)和甘油二酯(diacylglycerol,DAG)。一方面,IP_3 结合肌质网/内质网上的 IP_3 受体,促进肌质网/内质网储存的 Ca^{2+} 释放,Ca^{2+} 与钙调蛋白结合,激活钙调蛋白依赖性蛋白激酶(calmodulin-dependent protein kinase,CaMK),使 Ca^{2+} 作为第二信使产生多种生物学效应;另一方面,DAG 与 Ca^{2+} 能协调活化蛋白激酶 C(protein kinase C,PKC),促进相应基因表达(图 4-2)。

G 蛋白调控的信号分子还有磷脂酶 A_2(phospholipase A_2,PLA_2)、磷脂酶 D(phospholipase D,PLD)、鸟苷酸环化酶(guanylate cyclase,GC)、丝裂原活化蛋白激酶(mitogen-activated protein kinase,MAPK)家族成员、核因子 κB(nuclear factor-κB,NF-κB)、磷脂酰肌醇 3 激酶(phosphoinositide 3-kinase,PI3K)。G 蛋白还能直接或间接地调控某些离子通道活性等,产生广泛复杂的生物学效应。

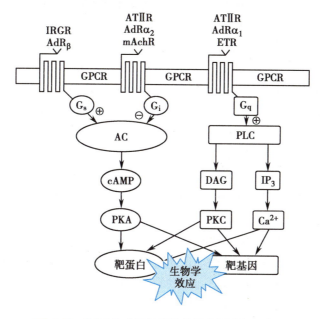

图 4-2　GPCR 介导的细胞信号转导途径示意图

（2）受体酪氨酸激酶介导的信号转导途径：RTK 又称酪氨酸激酶受体（tyrosine kinase receptor，TKR），是由 50 多种受体组成的超家族。它们的共同结构特征是单次跨膜受体，胞内区含有蛋白酪氨酸激酶（protein tyrosine kinase，PTK），配体以生长因子为代表，如表皮生长因子（epidermal growth factor，EGF）、血小板衍生生长因子（platelet-derived growth factor，PDGF）、血管内皮生长因子（vascular endothelial growth factor，VEGF）等，与细胞增殖、分化、免疫和肿瘤等密切相关。配体与受体胞外区结合后，受体发生二聚化，使自身具备 PTK 活性并催化胞内区的酪氨酸残基自身磷酸化，磷酸化的酪氨酸可被一类含有 SH_2 结构域的蛋白质识别，通过级联反应向细胞内进行信号转导，如经 RAS 激活 MAPK（RAS-MAPK 途径）、经 PLC 激活 PKC（PLC-PKC 途径）和经 PI3K 激活 PKB（PI3K-PKB 途径），从而引发相应的生物学效应（图 4-3）。

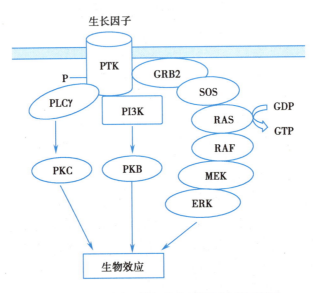

图 4-3　RTK 介导的细胞信号转导途径示意图

（3）酪氨酸蛋白激酶关联受体介导的信号转导途径：TPKR 的共同特征是膜受体本身无 PTK 活性，但其胞内区含有与胞内 PTK 结合的位点。TPKR 的配体主要是各种激素和细胞因子，包括白细胞介素（interleukin，IL）、干扰素、红细胞生成素及生长激素（growth hormone，GH）等，主要参与免疫、造血和生长的调节。非受体类 PTK 的调节机制差异较大，JAK 激酶（Janus kinase，JAK）是起重要作用的非受体 PTK 之一。JAK 激酶家族包括 JAK1、JAK2、JAK3 和 TYK2。下面以 GH 为例说明 JAK-STAT 信号转导途径（图 4-4）。GH 与受体结合并使受体发生二聚化，激活受体的胞内区与胞质 JAK 家族成员结合，并使 JAK2 和生长激素受体上的酪氨酸磷酸化。GH 受体/JAK2 复合体进而催化信号转导因子和转录激活因子（signal transducer and activator of transcription，STAT）中的酪氨酸磷酸化，并形成 STAT 二聚体转移入核，与靶基因 DNA 上游的相应序列结合，诱导 FOS 等基因表达，促进多种蛋白质和激素的合成，调节机体的生长和发育等生命过程。

（4）离子通道型受体介导的信号转导途径：此类膜受体本身是离子通道（包括阳离子和阴离子通道），又称配体门控离子通道（ligand-gated ion channel）。此类受体可通过神经递质（如乙酰胆碱、谷氨酸、天冬氨酸）等配体控制通道的开放与关闭，当神经递质与神经元等电兴奋细胞的受体结合，改变蛋白构型，离子通道开放，细胞通透性变化，离子进出细胞，使细胞外化学信号转化为胞内电信号，随即改变细胞的兴奋性。研究表明瞬时受体电位香草酸（transient receptor potential vanilloid，TRPV）家族中第一个被发现、克隆的成员 TRPV1，也是配体门控性非选择性阳离子通道受体之一，可被辣椒素、热、酸等激活，介导感觉信号的传递。此外，PIEZO 家族是哺乳动物细胞中被鉴定发现的机械敏感性阳离子通道的孔道蛋白，作为机械力受体，可通过感受细胞膜机械力的变化，将机械信号转化为电信号或化学信号，在人类等哺乳动物的自身触觉、痛觉、本体感觉等多种机械力感知信号转导过程中发挥重要作用。

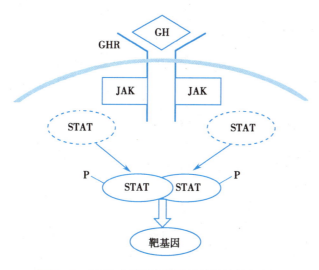

图 4-4　GHR 介导的细胞信号转导途径示意图

2. 细胞内受体介导的信号转导通路　细胞内受体中的甾体激素受体和非甾体激素受体介导的细胞信号转导途径,分别以糖皮质激素受体(glucocorticoid receptor,GR)和甲状腺激素受体(thyroid hormone receptor,TR)为代表。其中,GR 位于胞质,与热休克蛋白(heat shock protein,HSP)结合存在,处于非活化状态。配体与受体的结合使 HSP 与受体解离,暴露 DNA 结合区。激活的受体二聚化并移入核内,与 DNA 上的激素应答元件(hormone response element,HRE)相结合,或与其他转录因子相互作用,增强或抑制基因的转录(图 4-5)。TR 位于核内,多以同源或异源二聚体的形式与 DNA 或其他蛋白质结合,配体入核与受体结合后,激活受体并通过 HRE 调节基因转录(图 4-6)。

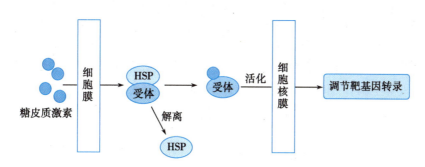

图 4-5　GR 介导的细胞信号转导途径示意图

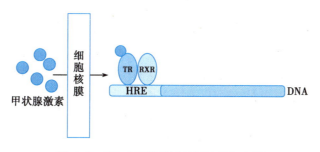

图 4-6　TR 介导的信号转导途径示意图

总之,细胞受体介导的细胞内信号转导通路很多,除了以上介绍的几种信号转导途径,较常见的还有丝/苏氨酸蛋白激酶、死亡受体、鸟苷酸环化酶、黏附分子、Wnt 蛋白及 Hedgehog 蛋白介导的信号转导途径等。

二、细胞信号转导的调节

细胞信号转导系统参与调节细胞的几乎所有生命活动,而信号转导蛋白的数量和功能也受到严格调控。

(一)信号调节

许多因素都可以作为细胞信号活化细胞信号转导系统,从而调节细胞结构和功能。目前对具有生物活性的化学信号(即配体)的认识较多,根据引发细胞反应的结果不同,配体可分为激动剂与拮抗剂两大类。前者与受体结合可激活受体的内在活性;后者与受体结合可阻碍激动剂与受体结合,从而抑制激动剂的作用。配体一般通过两种方式控制信号转导蛋白的活性:①配体与信号蛋白结合直接改变信号蛋白活性,如细胞内信使分子 cAMP 与 DAG 能分别激活 PKA 和 PKC;②配体通过激活受体型蛋白激酶控制信号转导,如胰岛素可激动 RTK-胰岛素受体,通过激活多条信号转导通路控制糖、蛋白质代谢及细胞增殖等功能。

此外,细胞机械转导也是许多生物过程的重要调节因素,如物理信号中的静水压力、流体剪切应力、拉力、细胞外基质硬度或组织弹性等典型的机械信号,可转换为有关细胞活动与新陈代谢的生化信号。机械转导可触发胚胎发育、组织修复和再生等多种生物过程,然而长期过度的机械刺激会导致器官纤维化、肿瘤发生等。

(二)受体调节

1. 受体数量的调节　当体内配体持续增多时,配体-受体复合物可被细胞内化,内化后配体及部分受体被降解,部分受体返回胞膜重新利用,可致自身受体数量减少,称为受体下调;持续高浓度的配体与受体结合,除可引起自身受体下调外,还可引起其他受体明显增多,称为受体上调。一般来说,受体下调时,可引起该受体介导的信号转导抑制;而受体上调时,则引起该受体介导的信号转导加强。

2. 受体亲和力的调节　受体的磷酸化和脱磷酸化是调节受体亲和力的重要方式。受体的变构及受体的寡聚体化也会影响受体的亲和力。受体对配体刺激的反应增强,称为受体增敏(receptor hypersensitivity)。反之,受体对配体刺激的反应衰退则称为受体减敏(receptor hyposensitivity)。一般来说,受体增敏则引起该受体介导的信号转导加强,而受体减敏可引起该受体介导的信号转导抑制。在通常情况下,受体上调与受体增敏相联系,受体下调与受体减敏相关联。此外,受体的调控还可通过受体滞留(receptor detainment)、受体内陷(receptor invagination)、受体的信号转导脱耦联及贮备受体(spare receptor)等来实现。

(三)受体后调节

1. 通过可逆磷酸化快速调节靶蛋白的活性　信号转导通路对靶蛋白调节的重要方式之一是可逆性的磷酸化调节。多种信号转导通路中激活的蛋白激酶(如 PKA、PKB、PKC、MAPK 家族中的成员等)和磷酸酶能通过对各种效应蛋白(如调节代谢的酶、离子通道、离子泵、转运蛋白和骨架蛋白等)及转录因子进行可逆的磷酸化修饰,快速调节它们的活性和功能,产生相应的生物学效应。以 MAPK 家族为例,该家族的酶包括细胞外调节蛋白激酶(extracellular regulated protein kinases,ERK)、c-Jun 氨基端激酶(c-Jun N-terminal kinase,JNK)、p38MAPK 和 ERK5。它们参与多种胞外信号启动的细胞内信号转导,具有调节细胞生长、分化、应激及死亡的作用。例如其中的 ERK 通路,当生长因子与受体结合后,激活小分子 G 蛋白 RAS,进而激活 RAF-MEK-ERK。MAPK 家族酶的激活机制相似,都是通过磷酸化的三步酶促级联反应,即 MAPK 激酶的激酶(mitogen-activated protein kinase kinase kinase,MAPKKK)磷酸化激活 MAPK 激酶(mitogen-activated protein kinase kinase,MAPKK),后者磷酸化后再激活 MAPK(图 4-7)。

2. 通过调控基因表达产生生物学效应　胞外信号调节基因转录有两种方式:一是胞外信号启动细胞的信号转导,激活的蛋白激酶首先使胞质中的转录因子磷酸化,使其激活并转入胞核,启动相应基因的转录过程;二是某些信号如非甾体激素等可直接进入细胞,与核受体结合,调节靶基因的表达而产生生物学效应。

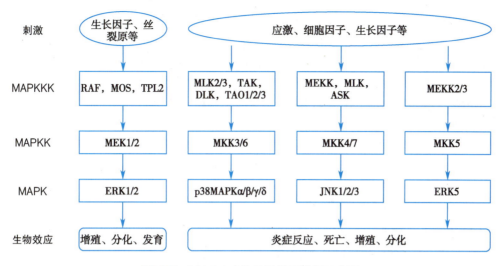

图 4-7 MAPK 家族信号转导途径示意图

需要指出的是,不同的信号通路间不是相互独立的,而是存在交叉对话(cross-talk)和相互作用,形成错综复杂的信号网络。细胞信号转导异常的发生机制总体上可分为三个方面:信号异常、受体异常和受体后信号转导成分异常。细胞信号转导异常在疾病中的作用亦表现为多样性,既可作为疾病的直接原因,引起特定疾病的发生;亦可干扰疾病的某个环节,导致特异性的症状或体征;还可介导某些非特异性反应,出现在不同的疾病过程中。

第二节 | 信号异常与疾病

信号异常一般是指信号的产生异常增多或减少,信号的拮抗因素产生增多,或者产生了抗信号的自身抗体以及外源性刺激或损伤等,均可导致细胞信号异常。

一、内源性信号异常与疾病

正常情况下,机体对于神经递质、激素、生长因子等的生成和释放在一定变动范围内进行调控,进而维持内环境的稳态;当某些原因引起其波动超出可调控范围,会导致代谢紊乱或器官功能的变化,从而影响疾病的发生发展。

肿瘤中 VEGF 的异常增多是内源性信号异常引发疾病的一个典型例子。正常情况下 VEGF 起着促进血管生成和维持内环境稳态的作用。在肿瘤的发生发展过程中,VEGF 的异常增多导致血管通透性增加、血管内皮细胞增殖和迁移,促进了肿瘤血管生成,使肿瘤易于生长和扩散。VEGF 与其同源的膜受体结合后,诱发 VEGF 信号转导,激活 MAPK 等多个下游通路,在细胞生长、增殖和分化等方面发挥作用。大多数实体瘤中 VEGF 的高表达还与去分化、上皮-间充质转化的表型变化以及肿瘤干细胞的功能增强有关,使肿瘤更具侵袭性。VEGF 引起的血管结构和功能的异常可协助肿瘤逃避免疫系统的攻击,阻碍抗肿瘤药物的有效运输。该因子在肿瘤血管生成中的重要作用使其成为肿瘤治疗的靶点。

程序性死亡受体配体 1(programmed death-ligand 1,PD-L1)是细胞表面程序性死亡受体-1(programmed death-1,PD-1)的配体,在肿瘤免疫逃逸中发挥重要作用。研究表明,多种类型的肿瘤细胞表面高表达 PD-L1,这些过度表达的 PD-L1 与 T 细胞上的 PD-1 结合后,转导抑制性的信号,导致 T 细胞失能耗竭,使肿瘤细胞逃避 T 细胞的免疫攻击。

除了上述列举的信号分子释放异常影响肿瘤的发生发展,在缺血、缺氧、炎症、氧化应激等病理情况下,体内还可出现多种神经内分泌的改变,造成细胞信号转导异常,与多种疾病的病理过程相关联。例如胰岛素分泌不足可导致糖尿病,生长激素不足可导致侏儒症,而甲状腺激素分泌过多可导致甲状腺功能亢进症,生长激素过多会导致巨人症和肢端肥大症。再如嗜铬细胞瘤患者,肿瘤细胞大量分泌的儿茶酚胺,一方面激动 β 受体,通过 G_s 蛋白激活 AC,引发 cAMP-PKA 通路,引起多种靶蛋白如膜上的 L 型 Ca^{2+} 通道、受磷蛋白等磷酸化,结果促进细胞外 Ca^{2+} 内流及肌质网释放 Ca^{2+},引起心肌收缩力增强和心率增加;另一方面儿茶酚胺可激动血管壁平滑肌细胞膜上的 α_1 受体,经 G_q-PLC-DAG-PKC 通路,激活 PKC 促进基因表达和细胞增殖,使血管收缩,外周阻力增大,血压升高。脑缺血、缺氧或创伤可引起脑内兴奋性氨基酸谷氨酸、天冬氨酸释放增多,引起兴奋性毒性作用,可导致其特异性的 N-甲基-D-天冬氨酸(N-methyl-D-aspartate,NMDA)受体过度激活,引起 Ca^{2+} 通道开放,导致 Ca^{2+} 内流和钙超载,激活细胞内钙依赖的蛋白酶,损伤线粒体,抑制 ATP 合成,诱发细胞死亡。

二、外源性信号异常与疾病

(一)理化损伤性刺激

紫外线、射线、过多的活性氧以及化学致畸物和致癌物等均可损伤 DNA。例如化学致癌物能诱导小鼠小分子 G 蛋白 *Kras* 基因突变,使 Ras 的 GTP 酶活性降低,引起 Ras 处于与 GTP 结合的持续激活状态,进而激活 Ras-Raf-Mek-Erk 通路,导致细胞异常增殖,诱发肿瘤。其他非 DNA 损伤性的刺激,如缺氧、渗透压改变、切应力变化、营养剥夺等,也可以作为刺激性因子,被细胞通过不同的方式识别或感受,诱发细胞内信号转导。例如多种应激原能激活 MAPK 家族信号转导通路中的 JNK 和 MAPK 通路,导致相关基因的表达和靶蛋白功能的改变,保护细胞或维持机体的稳态。如果应激原作用过强或持续时间过长,可损伤细胞,导致细胞死亡。各种物理刺激同样可以引起细胞信号异常,如心肌的牵拉刺激、血管中流体的切应力对血管的刺激等都可通过特定的信号转导通路,激活 PKC、ERK 等,促进细胞增殖,导致心肌肥厚、动脉硬化等病变。

(二)生物损伤性刺激

各种病原体及其相关物(如病原微生物的菌体蛋白、脂多糖、核酸等)均可作为配体,通过宿主细胞表面的病原体受体,或相关的膜表面受体激活细胞内的信号转导通路,在病原微生物引起的免疫和炎症反应中发挥重要作用。

先天免疫系统作为第一道防线,利用模式识别受体(pattern recognition receptor,PRR)识别细胞外或细胞内病原体相关分子模式(pathogen associated molecular pattern,PAMP)。对于细胞外病原微生物,Toll 样受体(Toll-like receptor,TLR)和 C 型凝集素受体(C-type lectin receptor,CLR)是主要的感受器,这些跨膜受体的信号域位于细胞质,与配体结合后启动信号级联反应,产生一系列与免疫和炎症反应有关的基因产物;当病原微生物进入细胞并在细胞内复制时,也可激活不同信号通路的细胞质感受器,例如:①核苷酸结合寡聚域样受体[nucleotide binding oligomerization domain(NOD)-like receptors,NLRs]通过识别各种微生物分子、毒素和损伤的细胞,激活炎症小体(inflammasome),触发下游信号通路,诱导炎症反应以及 IL-1β 和 IL-18 的分泌;②胞质 RIG-I 样受体(RIG-I-like receptor,RLR)通过识别细胞质中的病毒双链 RNA 触发信号级联,导致 I 型干扰素和炎症细胞因子的产生;③环磷酸鸟苷-腺苷单磷酸合成酶(cyclic guanosine monophosphate-adenosine monophosphate synthase,cGAS)是一种细胞 DNA 感受器,主要识别双链 DNA。当 cGAS 与异常 DNA 结合后,生成第二信使环化二核苷酸,后者可激活下游干扰素基因刺激因子(stimulator of interferon gene,STING),从而诱导 I 型干扰素等炎症细胞因子的表达,启动免疫应答。因此,cGAS-STING 信号通路在病毒、细菌感染以及自身免疫性和炎性疾病中均发挥重要功能。

第三节 | 受体异常与疾病

受体异常可以发生在基因、蛋白表达或者蛋白质修饰阶段,可由编码受体的基因突变、免疫学因素和继发性改变所致。此外,受体本身即使没有异常,但受体功能所需的相关因子或辅助因子缺失也可导致受体功能异常。因受体的数量、结构或调节功能变化,不能介导配体在靶细胞中应有的效应所引起的疾病称为受体病(receptor diseases)。

一、遗传性受体异常与疾病

遗传因素或致突变的环境因素均可使编码受体的基因突变,可为失活性或激活性突变,可导致受体的数量或结构异常,最终发生受体的功能(如受体与配体结合功能、受体激酶的活性、核受体的转录调节功能等)异常而引起疾病。受体的基因突变发生在生殖细胞可导致遗传性受体病,若发生在体细胞可与肿瘤的发生发展密切相关。

(一)受体缺陷导致的疾病

受体合成数量减少、组装或定位障碍,使受体生成减少或受体降解增加,最终导致受体数量减少或缺失,导致靶细胞对相应配体不敏感。这类疾病多为家族遗传性,其特点是患者体内的相应激素水平并不降低,但由于细胞受体缺失,患者表现出该激素减少的症状和体征。典型疾病有:①家族性高胆固醇血症,是由于低密度脂蛋白(low density lipoprotein,LDL)受体基因突变,导致其数量和/或功能异常,进而难以清除血浆 LDL,导致患者出生后血浆 LDL 含量高于正常,发生动脉粥样硬化的危险性显著提高;②雄激素不敏感综合征(androgen insensitivity syndrome,AIS),是由于遗传性的雄激素受体(androgen receptor,AR)数目减少或功能低下,导致性分化发育障碍。雄激素具有诱导男性性分化发育和维持男性生育能力等作用,AR 作为配体依赖性的转录调节因子,与雄激素结合后,在核内与靶基因中的雄激素应答元件结合,之后通过募集共激活因子,调节基因表达,产生生物学效应。AR 数目减少或失活性突变导致的 AIS,表现为男性假两性畸形,特发性无精症或少精症,脊髓延髓性肌萎缩等;此外,家族性肾性尿崩症与抗利尿激素(antidiuretic hormone,ADH)的 V_2 型受体数量减少或功能缺陷有关,遗传性的胰岛素抵抗性糖尿病与胰岛素受体的多种基因突变有关。

(二)受体过度激活导致的疾病

当受体表达上调、发生功能获得性突变或者抑制性成分缺失时,都可能导致细胞内特定信号转导通路的过度激活,从而诱发肿瘤等疾病。常见的受体过度激活导致疾病的例子如表皮生长因子受体(epidermal growth factor receptor,EGFR),属于 ERBB 家族,在细胞生长、发育及分化过程中发挥重要作用。EGFR 的基因突变、基因扩增、基因重排或表观遗传改变等,都可导致 EGFR 蛋白的异常表达或活化,从而增强 EGFR 信号转导通路的信号强度,诱导或促进肿瘤的发生发展。针对受体的靶向治疗已成为肿瘤治疗的重要手段之一。

二、免疫性受体异常与疾病

免疫性受体异常是机体通过免疫应答反应产生了针对自身受体的抗体所引起的疾病。这些抗体的产生机制与多种因素有关,包括遗传、感染、药物和环境等。基因突变可能导致受体一级结构改变使受体具有抗原性;或受体原来隐蔽的抗原决定簇暴露,引发免疫反应;某些受体蛋白与外来抗原(如柯萨奇病毒、链球菌等病原体)有共同的抗原决定簇,使细胞在对外来抗原产生抗体和致敏淋巴细胞的同时,也对相应受体产生交叉免疫反应。此外,当机体免疫功能紊乱时,可将自身当作异己,体内产生了针对自身受体的抗体,与相应的受体结合后导致细胞功能紊乱,从而引发一系列疾病。

抗受体抗体根据其与相应受体结合所产生的效应可分为刺激型和阻断型。刺激型抗体可模拟信号分子或配体的作用,激活特定的信号转导通路,使靶细胞功能亢进。例如格雷夫斯病(Graves disease),又称毒性弥漫性甲状腺肿,属于自身免疫性甲状腺病,产生的自身抗体主要是促甲状腺激素受体刺激性抗体(thyroid stimulating hormone receptor-stimulating antibody,TSAb),TSAb 与促甲状腺激素(thyroid stimulating hormone,TSH)受体结合,可刺激甲状腺细胞,导致甲状腺肿大和甲状腺功能亢进。阻断型抗体与受体结合后,可阻断受体与配体的结合,阻断受体的信号转导通路和效应,导致靶细胞功能低下。例如重症肌无力患者,体内产生乙酰胆碱受体(acetylcholine receptor,AChR)的抗体,该抗体能阻断运动终板上的 AChR 与乙酰胆碱结合,导致肌肉收缩障碍。

三、继发性受体异常与疾病

很多内环境因素可以调节或改变受体的数量及与配体的亲和力,从而引起继发性受体的调节性改变。机体在缺血、缺氧、炎症、创伤等内环境紊乱时可出现神经内分泌的改变,使神经递质、激素、细胞因子、炎症介质等释放异常(持续增多或减少),导致特定受体的数量、亲和力及受体后信号转导系统发生改变,引起细胞对特定信号的反应性增强或减弱。配体含量增高也可引起受体减敏,以减轻配体对细胞的过度刺激。配体对受体也具有自身调节,如多种与配体结合的膜受体会被细胞内化或内吞而出现受体下调。这种改变可以缓冲配体水平的剧烈变动,有利于维持内环境的稳态。但过度的改变可造成细胞对特定配体的反应性改变,反应性减弱的称为细胞减敏或脱敏,增强的称为高敏或超敏,靶细胞对特定配体反应性的改变会干扰细胞的代谢与功能,导致疾病的发生发展。

例如肾上腺素受体及其细胞内信号转导是介导正常及心力衰竭时心功能调控的重要途径。正常人心肌细胞膜含 β_1、β_2 和 α_1 肾上腺素受体,其中 β_1 受体占 70%~80%,是调节心功能的主要的肾上腺素受体亚型。而心力衰竭患者心肌细胞膜的 β 受体下调,特别是 β_1 受体数量减少,可降至 50% 以下;β_2 受体数量变化不明显,但对配体的敏感性亦有降低。β 受体减敏是对过量儿茶酚胺刺激的代偿反应,可抑制心肌收缩力,减轻心肌的损伤,但也是促进心力衰竭发展的原因之一。哮喘患者长期使用异丙肾上腺素,可使支气管平滑肌上的 β 受体减少或 G 蛋白解耦联,造成支气管平滑肌对药物的反应性下降。

第四节 ｜ 受体后信号转导成分异常与疾病

由于受体种类很多,不同受体与配体结合后引发不同的信号转导通路,其中多数通路是由多个环节组成,因此受体后泛指受体激活后引发的事件。受体后信号通路的任何一个环节出现障碍都有可能影响到最终的效应,进而造成与这种信号转导相关的细胞代谢与功能障碍。

一、受体后信号转导成分异常与肿瘤

受体后信号转导通路成分异常可由基因突变所致的信号转导蛋白失活或异常激活引起,以肿瘤为例说明。

(一) RAS 基因突变与肿瘤

RAS 家族包括 KRAS、NRAS 和 HRAS 三种,其突变或扩增可以导致细胞恶性转化和肿瘤的发生发展。其中,KRAS 突变最常见,尤其在实体肿瘤中发生率较高,成为重要的癌症治疗靶点;NRAS 突变存在于黑色素瘤和许多血液肿瘤中;HRAS 突变主要发生在膀胱癌、甲状腺癌、宫颈癌和头颈癌等。这些基因的突变,可使 RAS 蛋白持续处于与 GTP 结合的激活状态,导致细胞不受控制地增殖。除了上述提到的 RAS 家族突变,RTK、含 SH$_2$ 结构域的蛋白酪氨酸磷酸酶 2(SH$_2$ domain-containing protein tyrosine phosphatase 2,SHP2)、RAF 家族或 MEK1/2 等的突变,都可以影响 RAS-RAF-MEK-ERK 信号通路组分,导致该通路的异常激活,与多种肿瘤的发生发展密切相关。

(二) BRAF 基因突变与肿瘤

BRAF 蛋白是丝氨酸/苏氨酸蛋白激酶,属于 RAF 激酶家族,参与 MAPK 信号通路,在细胞增殖、分化、迁移和死亡等过程中发挥重要作用。BRAF 在黑色素瘤、甲状腺癌、结直肠癌和非小细胞肺癌中的突变率不同,BRAF 突变驱动肿瘤细胞的增殖、生长和分化,是多种实体瘤的重要治疗靶点之一。BRAF 突变有很多种,其中 V600E 是最常见的 BRAF 激活突变,可导致 RAF/MAPK 信号通路的持续性激活,从而引起肿瘤细胞增殖、生长、分化、代谢等一系列的改变。

需要指出的是,在正常细胞恶变为肿瘤细胞的过程中,发生原因与发展机制是多种多样的,各个环节也是互相影响的。肿瘤的发生发展是一个渐进的、多步骤的复杂过程,家族遗传、基因突变、表观遗传、病毒感染、环境重塑等因素均可造成细胞信号转导过程的原发性或继发性改变。细胞信号转导异常可以局限于单一环节,亦可同时或先后累及多个环节甚至多条信号转导途径,造成信号转导网络的调节失衡,引起复杂多变的表现形式。

二、受体后信号转导成分异常与其他疾病

受体后信号转导通路异常导致的疾病也可由配体异常或病理性刺激所致。以霍乱为例,霍乱弧菌分泌的霍乱肠毒素,选择性催化小肠黏膜上皮细胞中G蛋白的G_s亚基的201位精氨酸核糖基化,导致G_s的GTP酶活性丧失,不能将结合的GTP水解成GDP,从而使G_s处于不可逆性激活状态,持续刺激AC,大量生成cAMP,并激活PKA,导致肠黏膜细胞分泌功能亢进,大量氯离子、钠离子和水分子持续转运入肠腔,引起严重的腹泻和脱水,患者可因循环衰竭而死亡。

需要指出的是,细胞信号转导异常对疾病的发生发展具有多方面的影响,但由于细胞信号系统是一个网络,信号转导通路之间存在交叉对话与相互作用,某种信号蛋白的作用丧失后,可由别的信号蛋白来替代,或者功能相近的信号转导通路间发生了功能上的互补,使细胞的功能代谢不受明显的影响,因此并非所有的信号转导蛋白异常都能导致疾病。随着研究的不断深入,已经发现越来越多的疾病或病理过程中存在信号转导异常,认识其变化规律及其在疾病发生发展中的病理生理意义,不但可以揭示疾病的分子机制,而且能为疾病的防治提出新的方向。

第五节 ｜ 细胞信号转导调控与疾病防治的病理生理学基础

目前细胞信号转导系统的研究取得了很多进展,这些进展不仅阐明了细胞增殖、分化、死亡以及功能和代谢的调控机制,揭示了信号转导异常与疾病的关联,还为新疗法和新一代药物的设计提供了新思路和作用的新靶点。

迄今为止,临床上已试用了"信号转导疗法"治疗细胞信号转导异常引发的一系列疾病。例如多种受体的激动剂和拮抗剂、离子通道的阻滞剂、蛋白激酶如PTK、PKA、PKC、MAPK的抑制剂等,它们中有些在临床应用时已取得明确的疗效,有些也已显示出一定的应用前景。如帕金森病患者的脑中多巴胺浓度降低,可通过补充其前体物质左旋多巴,调整细胞外信息分子水平缓解症状。虽然在帕金森病的治疗中取得了一定的进展,但还存在一些难题影响疾病的治疗效果:一方面需要增强药物的靶向性,使药物可以特异性地作用于脑细胞;另一方面应增加药物的血脑屏障通过率。而针对一些受体的过度激活或抑制引起的疾病,可分别采用受体拮抗剂或受体激动剂达到治疗目的。此外,调节细胞内信使分子或信号转导蛋白的水平也是临床上使用较多的方法,如调节胞内钙浓度的钙通道阻滞剂、维持细胞cAMP浓度的β受体拮抗剂等均在疾病的治疗中应用广泛。

近年来,随着肿瘤生物学及其交叉学科的飞速发展,药物研发的焦点正从传统细胞毒性药物转移到针对肿瘤细胞内异常信号系统靶点的新一代特异性抗肿瘤药物。靶点特异性抗肿瘤药针对正常细胞和肿瘤细胞之间的差异,预期达到高选择性、低毒性的治疗效果,包括靶向酪氨酸激酶、细胞周期相关因子、血管新生、肿瘤干细胞、肿瘤代谢异常、肿瘤免疫微环境、组蛋白去乙酰化酶抑制剂等。免疫基因组精准医学提出将分子靶向疗法与癌症免疫疗法相结合,增加抗肿瘤功效,从而研发出更佳的抗癌疗法。此外,人工智能在精准医学中的应用将极大地推动癌症等疾病的早期诊断和个性化治疗。

(徐小燕　谭红梅)

?

思考题

1. 试从细胞信号转导角度简述受体酪氨酸激酶抑制剂用于治疗肿瘤的依据。
2. 简述糖皮质激素受体介导的细胞信号转导途径。
3. 试从细胞信号转导角度简述家族性高胆固醇血症的发病机制与治疗策略。
4. 举例说明基因突变所致信号转导蛋白异常激活在肿瘤发生发展中的作用。
5. 举例说明受体过度激活在肿瘤发生发展中的作用。

思考题解题思路

本章目标测试

本章思维导图

本章数字资源

第五章 衰老与疾病

生长、发育、衰老、死亡是有机体生命过程的基本规律,衰老是人类生命过程中不可避免的阶段。随着全球老龄化程度的加深,人们对衰老逐渐有了更深刻的认识。衰老不仅会导致机体整体功能下降和多种组织器官的退行性变化,也是老年慢性疾病高发、多发的重要危险因素。本章将探讨衰老的基本概念、发生发展机制及其对疾病的影响。通过了解衰老的过程,研究衰老和疾病之间的关系,增强老年人主动健康意识,更好地适应增龄变化,促进全社会积极应对人口老龄化,推动实现健康老龄化。

第一节 | 概 述

自21世纪以来,全球总体上步入人口老龄化社会。从世界范围来看,2020年60岁及以上老年人口占比为13.5%,而我国60岁及以上老年人口从2000年的1.3亿人增至2020年的2.6亿人,即20年间,我国60岁及以上老年人口占比从10.0%增至18.7%,增长8.7个百分点,增长幅度高出全球平均水平约5.1个百分点(图5-1)。由此可见,随着老年人口比例逐年上升,我国正在经历有史以来世界上规模最大、速度最快的人口老龄化进程,作为老年慢性疾病最大危险因素的衰老所带来的影响也越来越大。

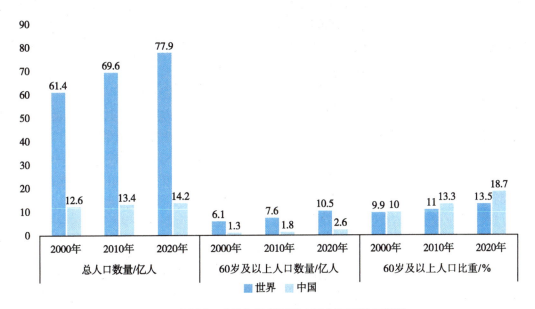

图 5-1 2000—2020 年世界及中国人口老龄化现况

衰老(senescence),即老化(aging),是指机体从构成物质、组织形态结构的改变到生理功能逐渐退化丧失的过程,也是一种机体在生理和心理两方面对环境的适应能力进行性降低、逐渐趋向死亡的现象。衰老没有明确的起始时间,不同个体、不同器官的衰老也不尽相同。饮食、营养、运动、环境等因素在一定程度上可以减缓或加快衰老进程,但目前尚无明确的证据表明可以逆转衰老。因此,衰老从本质上而言,是机体必然的生理过程。

NOTES

41

随着社会经济的发展、物质文化生活水平的提高、医学科学技术的进步,人类平均预期寿命延长,老龄人口持续增多,患病率及致残、致死率也随之增高。衰老往往表现为慢病、共病及整个机体身心的衰弱,失能、失智老年人的医疗及照护问题已造成巨大的经济及社会压力。当前,为积极应对人口老龄化,提高老年人的生活质量,需要明确衰老的特征变化以及引起衰老发生发展的病理生理学机制,进一步确定干预靶点,以减缓、停止甚至逆转衰老进程。

第二节 │ 衰老的发生发展机制

目前已经明确的 12 个衰老标志(hallmarks of aging),根据其起源及作用方式可分为三类,即分子层面、细胞层面、整体层面(图 5-2)。三个层面的 12 个衰老标志并非完全独立,而是相互作用、相互影响,涉及分子、细胞和整体的复杂过程,在衰老发生发展过程中起到重要的促进作用。各衰老标志无论是在实验动物,还是在人类医学研究中,都是对衰老生物体的形态和功能衰退的客观定量,对于测量生物老化至关重要。

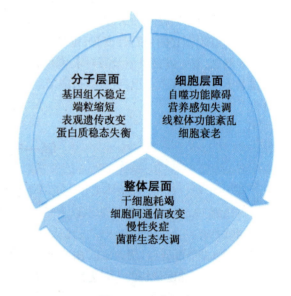

图 5-2　衰老标志

一、分子层面衰老标志

(一)基因组不稳定(genetic instability)

DNA 是遗传信息的载体,在细胞复制、人体衰老的过程中,其完整性和稳定性不断受到外源性因素(物理、化学、生物等)和内源性因素(DNA 复制错误、自发水解反应、氧化应激等)的影响,引起点突变、缺失、异位、端粒缩短、单链和双链断裂、染色体重排、核结构缺陷等破坏。尽管生物体已经进化出一系列修复核 DNA 和线粒体 DNA 损伤的机制,从而确保染色体维持正常的结构和功能,但这些 DNA 修复系统会随着年龄的增长而降低甚至失去效率,造成损伤基因组的积累。

老年人细胞及体外培养的衰老细胞的核 DNA 上积累了大量的突变。而其他形式的损伤,如染色体非整倍体和拷贝数变异,都会影响基因本身的转录和转录调控途径,导致细胞功能障碍,最终损伤组织、破坏有机体的稳态。DNA 损伤后细胞发生分子级联反应,称为 DNA 损伤反应(DNA damage reaction, DDR)。DDR 激活细胞周期检查点,启动 DNA 修复,根据修复结果决定受损细胞的命运。随着年龄的增长,关键的 DNA 修复因子和相关蛋白的表达降低,修复因子的募集迟缓,修复保真度下降,导致 DNA 修复能力逐渐衰退,核 DNA、线粒体 DNA(mtDNA)复制过程中产生的错误不能及时纠正,并逐渐积累,影响基因表达,导致细胞功能受损;同时,由于无法修复受损的 DNA,参与 DNA 损伤反应的因子在衰老细胞中经常被过度激活,持续的 DNA 损伤会诱导白细胞介素 6(IL-6)等炎症因子的分泌。此外,过度激活的 DDR,例如双链断裂等严重 DNA 损伤引起的 DDR,会导致 CHK2 的磷酸化和激活,最终导致检查点激活和细胞周期阻滞。

(二)端粒缩短(telomere attrition)

端粒(telomere)是存在于真核细胞染色体末端的一小段 DNA-蛋白质复合体,端粒的短重复序列与端粒结合蛋白一起构成了特殊的染色体末端"帽子"结构,作用是保持染色体的完整性和控制细胞分裂周期。人类出生时,端粒由 8~15kb 的短串联重复序列(5'-TTAGGG-3')组成,由于末端复制问题,端粒在每个复制周期后都会缩短。在早期发育过程中,端粒 DNA 可被端粒酶(telomerase)延长,以抵消由于细胞高度增殖而在每个复制周期后缩短的 50~200 个核苷酸。然而,在大多数体细胞中,胚胎发育阶段结束时,端粒酶也会失活,端粒只能在增殖过程中逐渐缩短,而当端粒缩短至 Hayflick 极限值时,它会诱导永久性 DDR,触发不可逆的细胞周期停滞。因此,端粒 DNA 长度(telomere length,TL)不仅是细胞有丝分裂的时钟,而且也是评估个体衰老的时钟。

许多不同物种(包括人类和小鼠在内)的正常衰老过程中都可以观察到端粒缩短。人类端粒酶缺乏与肺纤维化、再生障碍性贫血和先天性角化不良等疾病的过早发展有关,均与阻碍了受影响组织的再生能力不无关系。转基因动物模型已经揭示了端粒磨损、细胞衰老和有机体衰老之间的因果关系。端粒缩短或延长的小鼠的寿命也相应地缩短或延长。当端粒酶被基因重新激活时,端粒酶缺陷小鼠的过早衰老可以恢复。同样,在阿尔茨海默病模型中,维持成年神经元正常水平端粒酶的小鼠细胞存活数目增多,认知功能得以维持。因此,衰老可以通过端粒酶的激活来进行调控。

(三) 表观遗传改变(epigenetic alterations)

表观遗传改变是指在核酸序列未发生任何改变的情况下,遗传物质转录异常。衰老中常见的表观遗传改变包括基因组 DNA 甲基化改变、组蛋白修饰异常、异常染色质重塑、非编码 RNA(ncRNA) 功能失调等。大量的酶系统也参与了表观遗传模式的产生和维持,这些酶包括 DNA 甲基转移酶、组蛋白乙酰化酶、去乙酰化酶、甲基化酶和去甲基化酶,以及与染色质重塑或 ncRNA 合成和成熟有关的蛋白质复合物。

目前,基于选定位点 DNA 甲基化状态的表观遗传时钟(epigenetic clocks)被引入,以预测按时间顺序排列的年龄和死亡率风险,并评估可能延长人类寿命的干预措施。组蛋白的整体缺失及其翻译后修饰的组织依赖性变化也与衰老密切相关。组蛋白表达的增加延长了果蝇的寿命,组蛋白去甲基化酶通过靶向胰岛素/胰岛素样生长因子-1(insulin-like growth factor-1,IGF-1)信号通路等关键寿命途径的组成部分来调节寿命。其他组蛋白修饰酶,如蛋白质脱乙酰酶和 ADP 核糖基转移酶的 SIRT 家族成员,也有助于健康衰老。除 DNA 和组蛋白修饰因子外,一些染色体蛋白和染色质重塑因子,如与基因组稳定性 DNA 修复有关的异染色质蛋白 1-α(heterochromatin protein 1-α,HP1-α)和多梳组蛋白(polycomb group protein),也可能调节衰老。这些表观遗传因子的改变导致染色质结构的深远变化,包括整体异染色质丢失和重塑,这是衰老细胞中常见的事件。大量且不断增长的非编码 RNA(non-coding RNA,ncRNA),包括长链非编码 RNA(long noncoding RNA,lncRNA)、微 RNA(microRNA,miRNA)和环状 RNA,已成为影响衰老的表观遗传因素。功能获得和丧失研究首次证实了几种 miRNA 具有调节无脊椎动物寿命的能力。

(四) 蛋白质稳态失衡(loss of proteostasis)

许多与年龄相关的疾病,如肌萎缩侧索硬化(amyotrophic lateral sclerosis,ALS)、阿尔茨海默病、帕金森病和白内障,其发病机制都与蛋白质稳态失衡有关:多种衰老因素会导致肽段及蛋白质的错误折叠、氧化、糖化或泛素化。由于错误翻译、错误折叠或不完整蛋白质的产生增加,细胞内蛋白质稳态(proteostasis)被破坏,异常的蛋白质易于形成聚集体,成为细胞内包涵体或细胞外淀粉样斑块,从而导致细胞功能异常,引起疾病。

在实验中,通过各种手段增加蛋白质稳态均可以延缓衰老过程。对核糖体蛋白 RPS23 进行基因编辑,以提高 RNA 到蛋白质翻译的准确性,可以延长庞氏裂殖酵母、秀丽隐杆线虫和黑腹果蝇的寿命;而 RPS9 中的某些突变会增加错误翻译的概率,导致小鼠过早衰老。蛋白质的翻译延伸减慢和氧化损伤累积,也会使"分子伴侣"从正确折叠的蛋白质中解离,导致内质网应激。将重组人 HSP70 蛋白应用于小鼠可增强蛋白酶体活性,降低脑脂褐素水平,改善认知功能,延长寿命。同样,对衰老小鼠施用化学类分子伴侣 4-苯基丁酸可以降低大脑内质网应激水平并改善认知。

二、细胞层面衰老标志

(一) 自噬功能障碍(disabled macroautophagy)

受损细胞器及异常蛋白质的堆积会导致衰老、引起疾病,而巨自噬(macroautophagy),即"自噬",

就是细胞内主要的清除机制。通过形成具有双层膜结构的自噬小体,识别并包裹异常蛋白质、受损或老化的细胞器、异位胞质 DNA 甚至入侵的病原体,继而与细胞内的溶酶体相结合,由溶酶体酶降解目标。

自噬受到相关基因的调控。人类自噬相关基因如 *ATG5*、*ATG7* 和 *BECN1* 的表达随着年龄的增长而下降。实验小鼠 *ATG5* 敲低会导致多器官系统的早衰及寿命缩短。自噬流(autophagic flux)的减少会导致蛋白质形成聚集体,导致功能失调细胞器的积累,减少病原体的清除,并引起炎症。另外,长寿个体中的 CD4$^+$ T 淋巴细胞具有更强的自噬活性,而来自衰老供体的血液 B 淋巴细胞和 T 淋巴细胞的自噬也会减少。抑制自噬会显著增加恶性肿瘤的发生率,说明自噬与癌症免疫监测相关。调节或执行自噬的基因功能缺失、突变与广泛的心血管疾病、感染性疾病、神经退行性疾病、代谢性疾病、肌肉骨骼疾病、眼部疾病和肺部疾病具有因果关系,其中许多疾病在组织病理和功能水平上类似于过早衰老。

(二)营养感知失调(deregulated nutrient-sensing)

营养感应网络在进化过程中高度保守,它由多种细胞外配体(如胰岛素和 IGFs)、细胞表面受体及细胞内信号级联反应组成。这些级联反应涉及 PI3K-Akt 和 Ras-MEK-ERK 通路,以及包括 FOXO、TFEB 在内的多个转录因子家族。西罗莫司靶蛋白(mTOR)信号通路可对营养物质(包括葡萄糖和氨基酸)以及应激原(如缺氧和低能量)作出反应,以调节包括转录因子(如 SREBP 和 TFEB)在内的多种蛋白质的活性,从而调节多种基因的表达,发挥众多功能。

因此,营养感应网络是细胞活动的中心调节器,调节不同营养状态下的自噬,mRNA 和核糖体的生物发生,蛋白质合成,葡萄糖、核苷酸和脂质代谢,线粒体的生物发生和蛋白酶体的活性。细胞随时感知外界营养水平,当营养素充足时,细胞获取营养物质来加速自身的生长和代谢;当营养素缺乏时,细胞通过调节自身代谢水平、激活自噬等分解代谢途径,以达到营养物质的循环利用从而维持其存活的目的。随着年龄的增长,机体细胞会出现对葡萄糖、脂肪、酮等能量底物的识别和反应能力下降的现象,该现象被称为营养感知失调。

在多种动物模型中,营养感应网络组成部分的活性降低可以延长寿命。其中,将 mTOR 抑制剂西罗莫司用于抗衰老治疗,就是一大突破。mTOR 信号通路感受并整合细胞内外各种复杂的能量、营养环境信号,并在调节细胞的生长、分化、衰老等过程中发挥重要作用。一方面,抑制 mTOR 信号可以降低 mRNA 整体翻译水平,减少蛋白合成负担和细胞能量消耗,以应对应激环境下的细胞能量危机;另一方面,mTOR 信号的下调可以增强原本随衰老降低的自噬能力,以清除细胞内受损蛋白质和细胞器,重建蛋白稳态。

另一种降低营养感知的方法是限制能量摄入,然而,饮食限制方案并不能延长所有小鼠品系的寿命,说明此方案的应用仍须考虑遗传背景。人类饮食限制的效果因临床试验依从性差而难以得出结论,但可明确其对免疫和炎症有积极影响。改良后的间歇性禁食方案可以避免热量限制引起的小鼠长期体重减轻,从而延长其寿命。

(三)线粒体功能紊乱(mitochondrial dysfunction)

线粒体是重要的胞内细胞器,在能量供应、钙稳态、凋亡调节、呼吸链复合物合成等多种细胞活动中发挥重要作用。衰老细胞的线粒体动力学及形态会发生异常改变,如线粒体嵴断裂,线粒体肿胀、长度增加,线粒体融合/分裂比例失调。线粒体动力学失衡会导致线粒体稳态失衡及其功能障碍。衰老细胞的线粒体生物合成途径相关分子表达及活性降低,能量生成减少,活性氧(reactive oxygen species,ROS)产生增多,并可能引发线粒体膜通透性增高,导致炎症和细胞死亡。

线粒体具有自己独特的环状线粒体 DNA(mitochondrial DNA,mtDNA),可编码自身呼吸链,以及多个小的调节肽,这些肽段统称为线粒体衍生肽(mitochondrial-derived peptide,MDP)。当 mtDNA 突变产生缺陷时,氧化呼吸链的缺失会导致过氧化氢、超氧阴离子、羟自由基等多种 ROS 过量产生,而增龄条件下自由基清除系统能力不断衰退,导致体内自由基累积及氧化应激的发生,引起蛋白质、脂质、DNA 等大分子损伤,破坏 mtDNA 和线粒体膜稳定性,使受损线粒体产生更多 ROS,进一步加剧线粒体的功能障碍,引起细胞衰老;另外,ROS 还可对端粒造成损伤,导致端粒缩短,加速细胞的衰老。

humanin 是最早发现的一种 MDP,在进化过程中高度保守,并在生物体内广泛存在。研究发现,humanin 的血浆水平随着年龄的增长而下降,但是百岁老人和他们的后代均表现出高水平的 humanin。另一种新发现的 MDP 是线粒体 12S rRNA-c 的开放阅读框(mitochondrial open reading frame of the 12S rRNA-c,MOTS-c),其血浆水平也随着年龄的增长而下降,但可以通过运动诱导。MOTS-c 有利于产生内源性 AMPK 激动剂 AICAR,从而预防高龄和高脂肪饮食诱导的肥胖及胰岛素抵抗。因此,MDP 成为了一类潜在的抗衰老因子。

其他积极提升线粒体功能的手段也可以延长寿命。例如,左旋肉碱会随年龄增长而降低,而补充左旋肉碱对体弱的受试者和老年男性都有积极影响,这种积极作用可能是由于左旋肉碱可以限制线粒体对脂肪酸的氧化。

(四) 细胞衰老(cellular senescence)

细胞衰老指原本具有分裂能力的细胞逐渐失去分裂增殖能力,进入持续的、不可逆的分裂停滞状态。细胞衰老最明确的标志之一是细胞周期稳定地停滞在 G_1 期或 G_2 期。各种衰老应激原,如端粒缩短、DNA 损伤、氧化应激、化疗药物、紫外线和辐射等都可引起细胞的 DNA 损伤,并激活 p16/pRB 信号和/或 p53/p21 信号导致细胞周期阻滞,以抑制损伤细胞增殖。

在衰老过程中,与衰老相关的系统和细胞间信号中断,加上遗传物质损伤和线粒体功能障碍,导致癌细胞和衰老细胞出现程序性细胞死亡(programmed cell death,PCD)抵抗。同时,衰老细胞异质表达的免疫检查点蛋白程序性死亡受体配体 1(PD-L1),具有免疫细胞抗性,从而协助衰老细胞逃避免疫系统的清除,使得衰老细胞堆积,导致各种年龄相关疾病。

除细胞增殖受阻、细胞凋亡耐受及免疫细胞抗性外,细胞衰老的第四个特征为衰老相关分泌表型(senescence-associated secretory phenotype,SASP),指衰老细胞合成和分泌过多的可溶性因子,包括促炎性细胞因子、趋化因子、血管生成因子、生长调节剂和基质金属蛋白酶(matrix metalloproteinase,MMP)。SASP 是衰老细胞的典型标志,会以自分泌和旁分泌的方式加速衰老,形成衰老微环境,导致炎症反应。在机体发育和成熟期,炎症作为抵御有害物质入侵的防御机制,通过免疫细胞的激活消除病原体和促进组织修复来保护宿主免受侵害;但随着年龄不断增长,免疫系统功能在老龄时逐渐衰退,难以消除衰老细胞持续分泌 SASP 造成的炎症环境,使机体长期处于慢性炎症状态。

三、整体层面衰老标志

(一) 干细胞耗竭(stem cell exhaustion)

干细胞对于维持组织稳态和再生至关重要。衰老时组织更新减少,损伤后的组织修复功能也受损。在增龄过程中,干细胞数量和功能进行性下降,称为干细胞耗竭。如前所述,在衰老过程中,干细胞也会积累 DNA 损伤,经历表观遗传学变化、自噬与代谢失调等,导致干细胞本身的功能障碍和衰竭。

同时,随着组织细胞不断地衰老与清除,需要动员干细胞以进行组织再生。以造血干细胞(hematopoietic stem cell,HSC)为例,大多数造血干细胞很少进行周期性自我更新或分化为子代的细胞。随着每一次细胞分裂,HSC 分化为血细胞的潜能下降,因而需要大量的造血祖细胞以弥补单个细胞功能的下调。HSC 自身的大量增殖会导致 HSC 的耗竭。

另外,衰老的组织细胞分泌的 SASP 也会诱导干细胞的衰老,在三重作用之下,干细胞的衰老与耗竭最终会导致组织再生能力受损,影响器官功能,诱发生物体衰老。

(二) 细胞间通信改变(alterations in intercellular communication)

细胞间通信涉及神经内分泌因子和多种激素相关的信号通路,如肾上腺素、多巴胺和胰岛素/IGF1 通路。尽管这些分子信号通路的变化往往来自细胞内部蛋白或基因的表达异常,但这些分子信号通路之间的对话及其在整个机体中的信息传递功能,会把一个细胞的异常放大为局部组织甚至整个机体的炎症反应及免疫响应。因此,细胞间信号通路的改变会影响整个机体的基因组和微生态稳定。

血液中的促衰老因子(如 CCL11)可使神经细胞前体细胞减少,IL-6 和 TGF-β 会损害造血干细胞,而 C1q 则损害肌肉修复,理论上清除这些因子可能有抗衰老效应。血液中的抗衰老因子(如 CCL3)可以重新活化造血干细胞,TIMP2 重新活化海马体,IL-37 改善运动耐力,GDF11 则可重新活化肌肉、脑组织等。细胞间通信还包括神经系统对脏器的远程控制,以及短程交互(如 ROS 和细胞因子)。

衰老还伴有细胞外基质的损伤,如 AGE、细胞外酶的积聚导致纤维化。基质坚硬度增加也影响肌细胞功能。抑制 PIEZO1 通路、YAP/TAZ 或修复 I 型胶原蛋白可帮助抗衰老。总体来看,细胞间信号通路和细胞外基质的变化与衰老密切相关。

(三)慢性炎症(chronic inflammation)

炎症在衰老过程中增加,并伴有全身症状及局部病理表型,包括动脉硬化、神经炎症、骨关节炎和椎间盘退变,因此也称为炎性衰老。炎症细胞因子和生物标志物[如 C 反应蛋白(C-reactive protein,CRP)]在血液循环中的浓度随着年龄的增长而增加。血浆中 IL-6 水平升高是老年人全因死亡率的预测性生物标志物。

与衰老炎症增强相关的是免疫功能下降。衰老时 T 细胞群的变化导致促炎性 TH1 和 TH17 细胞功能亢进。免疫监测缺陷导致难以消除病原体,以及恶性或衰老的细胞。与自我耐受性的丧失相伴而来的,是与年龄相关的自身免疫性疾病的增加,以及生物屏障的维护和修复减少,以上变化均会促进全身炎症的发生。研究发现,抑制 TNF-α、IFN-γ 受体、PGE$_2$ 受体或细胞因子(如 IL-1β),可以改善肌少症及认知障碍,延长寿命。临床试验表明 IL-1β 抑制剂可改善糖尿病和癌症。非甾体抗炎药(如阿司匹林)也可能延长寿命,但需要更大样本研究。总体来说,控制炎症水平对延长寿命非常重要。

炎性衰老也是一系列促衰老机制共同作用的结果:如 DNA 损伤、表观遗传失调、蛋白质稳态失衡、生长激素-胰岛素轴激活、自噬降低、线粒体功能降低以及免疫能力降低。

(四)菌群生态失调(dysbiosis)

肠道微生物组参与营养物质的消化、吸收以及必需代谢产物的产生,包括维生素、氨基酸衍生物、次级胆汁酸和短链脂肪酸(short-chain fatty acid,SCFA)。肠道微生物菌群还向外周和中枢神经系统以及其他远处器官发出信号,并对宿主健康的整体维持产生强烈影响。这种细菌-宿主双向通信的破坏可导致生态失调,并引起多种病理状况,如肥胖、2 型糖尿病、溃疡性结肠炎、神经系统疾病、心血管疾病和癌症。

随着年龄的增长,个体呈现出肠道微生物组的特异性,衰老可能存在多种肠道微生物组的轨迹。病理性衰老的多组学研究表明,两种不同的早衰症小鼠模型均表现出肠道微生态失调。粪便微生物群移植揭示了肠道微生态失调在慢性全身炎症及衰老相关适应性免疫下降中的致病作用。肠道微生物群从老年小鼠转移到年轻无菌小鼠体内可引发炎症反应,其特征是脾脏中 CD4$^+$ T 细胞分化增强、炎症细胞因子上调。总之,肠道微生物菌群的数量、结构及代谢功能等方面的变化很可能会促进机体衰老的进程,这将是人体衰老研究中的一个重要方向。

综上所述,目前明确的 12 个衰老标志体现了衰老时分子层面的基因结构、修饰,到转录翻译、蛋白表达变化,再到细胞层面的不同蛋白质之间、细胞器之间的相互影响,最后到整体层面的细胞之间、系统之间的相互作用、相互影响,形成了整体衰老。各系统衰老细胞的逐渐堆积,影响到组织、器官、系统的功能变化,促进了衰老的发生发展进程(图 5-3)。

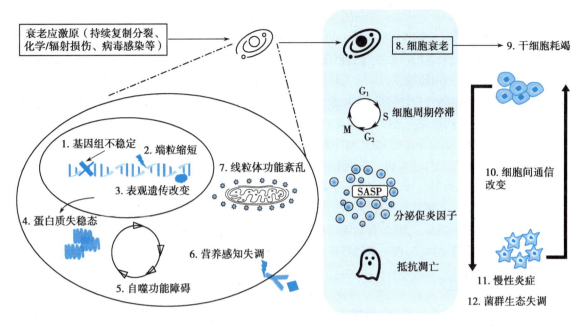

图 5-3　衰老的发生发展机制及联系

第三节 | 衰老对机体的影响

衰老本身是一系列生理和病理变化的综合,各个系统都会随着年龄的增长逐渐出现生理功能退行,细胞生理和生化功能被破坏后会引起疾病或加重患病风险。相比正常组织细胞,衰老细胞的水分减少、细胞皱缩、细胞核增大、染色加深、正常增殖功能丧失、组织修复延缓,细胞功能下降,但分泌SASP 增多。在炎症、代谢产物堆积、纤维化修复等机制的共同作用下,衰老会异质性地影响各器官系统,使得衰老组织在致病因素下更容易出现功能障碍;而干细胞本身的衰老与耗竭影响了衰老组织的修复与再生,在疾病状态下机体会产生更多的衰老细胞,推动疾病发展。在衰老与疾病的这种相互作用下,某些疾病的患病风险和严重程度会随着年龄的增长而增加,衰老也由此成为心血管疾病、神经退行性疾病、骨质疏松症、癌症、2 型糖尿病及白内障等疾病的危险因素(图 5-4)。

呼吸系统
- 最大摄氧量降低
- 肺活量降低
- 肺部和胸壁弹性降低
- 动脉氧分压降低

皮肤及附属器官
- 皮肤皱缩干燥
- 皮脂腺及汗腺分泌减少
- 酪氨酸酶活性降低
- 黑色素合成减少

免疫功能
- 胸腺萎缩
- 辅助T细胞功能退化
- 类风湿因子等自身抗体增加

运动系统
- Ⅱ型肌肉纤维减少
- 骨吸收增加
- 骨关节炎

泌尿生殖系统
- 膀胱容量减少,排空不完全
- 尿失禁发生率增加
- 男性血清睾酮水平降低、前列腺增生
- 女性会阴结构及盆腔器官萎缩
- 性反应下降

特殊感官
- 视力下降
- 听力下降
- 味觉下降

心血管系统
- 血管硬度及收缩压增高
- 后负荷增加
- 对儿茶酚胺的反应性降低

神经系统
- 神经元丢失,神经元树突萎缩,突触连接受损
- 运动强度下降,反应时间减慢,反射减弱
- 控制平衡的本体感受器功能下降

肾功能
- 功能性肾小球减少
- 肾血流量下降
- 肾小球滤过率降低
- 尿液浓缩能力下降

胃肠功能
- 咀嚼受限
- 维生素B_{12}缺乏
- 黏膜萎缩
- 便秘

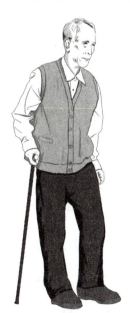

图 5-4　衰老对机体的影响

一、神经系统

影像学证据表明,衰老的神经系统会出现结构改变:大脑磁共振成像结果显示衰老个体大脑体积减小、脑室扩大、灰质和白质减少,其中,与认知能力相关的前额叶皮质、海马和纹状体等萎缩最明显。另外,老年个体中突触的可塑性降低,会导致学习和记忆能力下降。而神经系统不同细胞的衰老是导致多种神经退行性疾病的发病基础,最常见的为阿尔茨海默病及帕金森病。

阿尔茨海默病(Alzheimer disease,AD)是以记忆力下降和认知功能减退为主要表现的、起病隐匿、进行性发展的神经退行性疾病。其主要病理特征为 β-淀粉样蛋白(amyloid β-protein,Aβ)及 tau 蛋白沉积引起神经细胞凋亡,破坏大脑结构及功能。衰老过程中的过度氧化应激会导致 Aβ 及 tau 蛋白在细胞中积累。Aβ 寡聚肽具有神经毒性,可导致神经元凋亡,从而导致突触连接受损、神经递质失衡,诱发阿尔茨海默病发生。同时,在衰老过程中,细胞自噬活性明显下降,上述病理性蛋白产生增加而清除减少,聚集体逐渐增多,进一步诱导神经元受损。

二、心血管系统

衰老是许多心血管疾病如动脉粥样硬化、高血压等发展的重要危险因素,也成为左心室肥厚、冠心病、心力衰竭和心房颤动等多种心脏病的主要危险因素。

动脉粥样硬化是一种动脉壁慢性炎症性疾病,其发病率及死亡率呈上升趋势,是全球范围内老年人群死亡的主要原因之一,其特征是动脉内膜下脂质沉积,并形成斑块。多种因素导致的内皮细胞受损会导致内皮下胶原暴露,促进脂蛋白蓄积到血管壁,趋化单核细胞黏附,平滑肌细胞增殖迁移并吞噬氧化低密度脂蛋白,沉积在斑块处形成纤维帽,纤维帽的破裂则会导致心绞痛、心肌梗死等严重的急性心血管事件。

在斑块形成和扩张过程中,平滑肌增殖和内皮细胞一氧化氮合酶水平的下降可分别导致端粒缩短和氧化应激,导致细胞衰老。而衰老细胞在动脉粥样硬化发生发展中也起到多种作用。首先,衰老内皮细胞分泌 SASP 造成局部炎症,介导单核细胞入侵血管壁。其次,衰老内皮细胞容易凋亡,导致内皮层"渗漏",氧化低密度脂蛋白沉积到血管壁。再次,衰老内皮细胞功能下降,难以分泌足够的一氧化氮合酶抑制平滑肌细胞的增殖以及防止脂质过氧化,从而导致血管内膜增厚。最后,衰老细胞分泌的 SASP 中的趋化因子影响斑块稳定性:弹性蛋白酶和基质金属蛋白酶如 MMP1、MMP3 和 MMP13 是已知的血管平滑肌 SASP 的组成部分,会通过降解纤维帽中的细胞外基质来破坏斑块的稳定性。

三、内分泌系统

随着年龄增长,老年人的激素水平会逐渐下降,由于雌激素的骨保护作用,骨量丢失在绝经后老年女性中尤为明显。骨质疏松(osteoporosis,OP)已成为导致老年人骨折的最主要原因。同时,骨密度降低引起脊柱承重能力降低,髓核水分也随年龄增长而减少,导致老年人脊柱缩短、脊柱曲线异常,身高降低。

胰岛素抵抗是 2 型糖尿病的主要发病机制之一。血糖升高会触发胰腺释放胰岛素,促使骨骼肌等胰岛素敏感组织利用葡萄糖,促进细胞呼吸、促进脂肪合成及储存,但慢性炎症和高血脂可使靶器官对胰岛素的敏感性下降,需要胰腺产生更多胰岛素来维持正常的葡萄糖水平,从而造成分泌胰岛素的胰岛 β 细胞增殖。而胰岛 β 细胞的复制增加会引起端粒磨损,导致衰老,限制胰岛素的分泌而引起 2 型糖尿病。

衰老除导致胰岛素供应不足外,也会降低器官组织对胰岛素的敏感性,导致葡萄糖不耐受。各能量储存器官,如肝脏,其脂肪组织分泌的 SASP 因子的水平会随着年龄的增长而提高,导致慢性炎症,进一步抑制肝脏利用糖原合成脂肪及利用脂肪的能力。

因此,衰老会导致血糖稳定难以维持,从而出现高血糖,进而促进多种细胞衰老,可成为其他与年龄相关的重要疾病的病理基础,如血管和肾脏疾病。

四、运动系统

运动能力减退是机体衰老的重要体现。肌少症（sarcopenia）是一种与年龄相关的以肌肉质量和功能丧失为主要表现的疾病。肌少症易导致老年人跌倒、骨折，引发肢体损伤等严重不良后果，已成为老年人生理功能逐渐减退的重要表现之一。

衰老是肌少症发生的主要原因，诱导衰老的因素（如运动减少、炎症、低蛋白摄入等）均可诱发肌少症。持续的炎症反应导致多种促炎性细胞因子释放，激活骨骼肌的自噬和蛋白酶解降途径，并抑制肌原纤维蛋白合成。研究发现，缺乏运动会增加炎症介导的肌肉分解代谢，而老年人有计划地运动训练，对于保持肌肉质量十分有效。低蛋白摄入伴随老年人合成代谢减少、分解代谢增加，是诱导肌少症发生和发展的重要原因。此外，遗传因素、运动神经元退变等均参与肌少症的发病。

骨关节炎（osteoarthritis，OA）也是一种与年龄相关的退行性关节疾病，可累及所有关节，其特征是关节软骨退化、骨质增生、软骨下骨增厚。随着年龄增长，衰老软骨细胞也会分泌SASP，出现线粒体异常、氧化应激增加和自噬减少，导致软骨细胞水肿，半月板中微血管生成，引起软骨的机械性能改变，使关节负重能力减弱，易于磨损，进一步造成炎症及细胞凋亡，导致关节疼痛及功能障碍。

五、免疫系统

感染是导致老年人患病和死亡的主要原因。老年人患病毒性肺炎、尿路感染、软组织感染、腹腔感染的概率是年轻人的数倍至数十倍。衰老引起免疫系统功能下降，导致老年人群感染性疾病发病率更高。衰老与免疫力下降最密切相关的几类感染性疾病包括流行性感冒、肺炎、肠道感染、疱疹病毒感染、白念珠菌等真菌感染以及结核感染。

老年人易于感染的主要原因与免疫系统功能下降有关。由于胸腺萎缩、病毒特异性记忆$CD8^+$ T细胞端粒缩短等原因导致的免疫系统衰老，老年人普遍存在适应性免疫功能缺陷，并长时间处于慢性炎症状态。

此外，营养不良、运动不足等均可以进一步增加老年人患感染性疾病的风险。老年人营养不良可表现为整体热量缺乏、蛋白质缺乏和/或微量营养素（维生素和微量矿物质）缺乏。目前研究认为，老年人受到牙齿及咀嚼功能衰退、吸收受限等影响，维生素D、A、C、B_6、B_{12}，叶酸及锌、铁、铜、硒等矿物质营养摄入不足或不均衡，导致机体正常免疫系统功能不能维持，感染性疾病发病风险攀升。而适当运动可以将免疫细胞重新分配到外周组织，使中枢神经系统的免疫细胞获得抗炎表型，增强抗氧化能力，减少氧化应激，提高能量产生效率，增强免疫功能，减少感染性疾病的发生。

尽管衰老本身不是引起癌症的原因，但老年人患癌症的风险较高。衰老仍然是各种癌症的最重要风险因素，衰老和癌症之间的关系是双向的。一方面，衰老造成的细胞周期停滞可以视为一种抑癌机制；另一方面，衰老会通过突变风险积累、分子机制对话以及免疫能力下降等因素诱导癌症并导致免疫疗效降低。

免疫监测也是防癌的重要环节。人体内的免疫细胞，尤其是T细胞可以寻找并杀死癌细胞，而年龄增长会诱导T细胞发生线粒体自噬，其存活率和功能会降低。免疫功能随年龄增长而衰退，无法及时清除异常增殖的癌细胞，导致肿瘤细胞出现免疫逃逸并增加转移风险，导致癌症患者的预后不良。某些免疫治疗对老年患者的靶向性也会降低，导致治疗难度增加。

随着社会经济的快速发展和医疗科技的长足进步，人类的平均预期寿命得到了极大延长，全球老龄人口比例呈现持续增长的趋势。一方面，这是人类文明进步的体现；另一方面，人口老龄化也给社会发展带来了巨大挑战。目前研究显示：尽管衰老进程不可停止或逆转，但研究者们正通过靶向清除SASP、靶向诱导衰老细胞凋亡等方式干预衰老进程。与此同时，老年人也要树立主动健康理念，通过饮食、运动、心理调节等生活方式的改变，积极面对疾病，早诊断、早治疗，从自身的角度提升健康水平及生活质量。国家目前正在实施积极应对人口老龄化国家战略，发展养老事业和养老产业；加强对衰老发生机制的基础与临床研究,推动老年医学的发展,加大老年医学和照护专业人才的培养力度;促进"适老"化社会转型,全面构建健康老龄化社会。

(张　颖　刘金保)

思考题

1. 衰老是一个自然的生理过程,有哪些因素可加速衰老过程?

2. 衰老过程中机体发生了哪些显著性变化?

3. 衰老相关疾病有哪些? 衰老如何影响癌症的发生?

思考题解题思路

本章目标测试

本章思维导图

第六章 | 应 激

正常生理情况下,机体的内环境保持相对稳定,处于稳态(homeostasis)。应激(stress)是指在体内、外各种因素的强烈刺激下,机体稳态发生改变与重塑,从而导致生理和心理行为的适应性反应。在高等动物,各种躯体因素和社会心理因素的强烈刺激都可引起应激反应。应激的生物学效应具有双重性。一方面,应激有利于提高机体应对环境变化的能力;另一方面,过强或持续时间过长的应激可导致急性或慢性的器官功能障碍和代谢紊乱,与心血管疾病、消化道疾病、精神疾病和肿瘤等多种疾病的发生发展密切相关。

第一节 | 应激与应激原的分类

一、应激原及其分类

引起机体应激反应的各种因素统称为应激原(stressor)。

根据性质的不同,应激原可分为物理性、化学性、生物性和心理社会性应激原四大类。根据来源的不同,应激原可分为外环境因素、内环境因素和社会心理因素三大类。其中,外环境因素指来自外界环境中的各种理化因素(如高热、寒冷、射线、噪声、强光、电击、低压、低氧、中毒等)和生物学因素(如病原微生物及其产物等);而内环境因素是指机体自身生理功能和状态的变化,如贫血、失血、脱水、休克、低血糖和器官功能衰竭等。来自外环境和内环境的各种因素都是客观存在的,统称为躯体性应激原。心理社会性应激原是指能引起应激反应的心理社会性刺激物或情境,可分为社会性应激原和心理性应激原。社会性应激原主要是能造成个体生活方式变化的情境与事件,比如社会动荡、战争、社会变革和日常生活变故等,是真实存在的。而心理性应激原是大脑主观的思维和情感,如恐惧、愤怒和焦虑等,往往是外界刺激因素作用的结果,可以是真实的,也可以是想象的,与个体的反应性有关。一般来说,大部分应激原对机体的作用兼具躯体和心理两方面的因素,有些以躯体因素为主,有些以心理因素为主。

二、应激的分类

根据应激原的种类、作用强度、持续时间以及产生后果的不同,可将应激分为以下类型。

(一)躯体性应激和心理社会性应激

躯体性应激(physical stress)指由体外各种理化、生物学因素和机体内环境紊乱等躯体性应激原导致的应激反应。而心理社会性应激(psychosocial stress)由心理社会性应激原引起,是机体在遭遇不良事件或者主观感觉到压力和威胁时,产生的一种伴有生理、情绪和行为改变的心理紧张状态。有些应激原既可引起躯体性应激,也可导致心理性应激。如严重创伤和疾病迁延不愈可使患者产生对残疾、治疗和愈后的焦虑,引发心理改变,导致心理性应激。心理社会性应激也会导致躯体症状。

(二)急性应激和慢性应激

急性应激(acute stress)指机体受到突然刺激(如突发的天灾人祸、意外受伤等)所致的应激。过强的急性应激可诱发心源性猝死、急性心肌梗死以及精神障碍等。慢性应激(chronic stress)则是由应激原长时间的作用所致,如长期处于高负荷的学习和工作状态。慢性应激可导致体重发生明显变化,影响生长发育,并可引发抑郁和高血压等疾病。

(三) 生理性应激和病理性应激

根据应激原对机体影响的程度,可将应激分为生理性应激和病理性应激。生理性应激指适度、持续时间不长的应激反应,如体育竞赛、适度的工作压力。这种应激可促进体内的物质代谢,调动器官的储备功能,提高机体的认知、判断和应对各种事件的能力,也称为良性应激(eustress)。病理性应激指由强烈或作用持续时间过长的应激原(如大面积烧伤或严重的精神创伤)导致的应激反应,可造成代谢紊乱和器官功能障碍,进而导致疾病,故也称为劣性应激(distress)。机体的应激反应除取决于应激原的种类、作用强度和时程外,还受遗传因素、个性特点、生活阅历等个体因素的影响,因此不同个体对应激原的敏感性和耐受性不尽相同,从而表现出不同程度的应激反应。

第二节 | 应激时机体的功能代谢改变及机制

应激是个复杂的全身性反应,包括多系统的功能代谢改变和心理行为反应,其机制涉及整体、器官和细胞等多个层面,主要包括神经内分泌反应、急性期反应和细胞应激反应。

一、神经内分泌反应

中枢神经系统是高等动物应激反应的调节中枢。参与应激的神经结构包括新皮质以及边缘系统(limbic system)的重要组成部分,如杏仁核(amygdala)、海马(hippocampus)、下丘脑(hypothalamus)和脑桥蓝斑(locus coeruleus)等。应激时,这些部位可出现活跃的神经活动,包括神经传导、神经递质释放和神经内分泌反应等,引起相应的情绪反应,如兴奋、警觉、紧张等,导致多种器官功能和代谢的变化。

应激的神经内分泌反应复杂多样,主要由蓝斑-交感-肾上腺髓质(locus coeruleus sympathetic adrenal medulla,LSAM)系统和下丘脑-垂体-肾上腺皮质(hypothalamus pituitary adrenal cortex,HPAC)系统所介导(图6-1)。

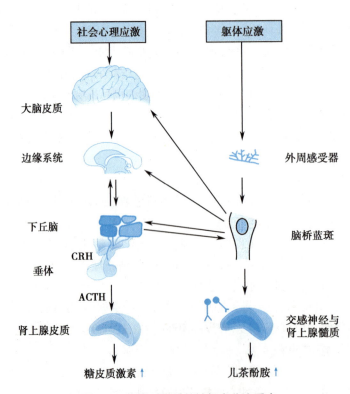

图6-1　应激时机体的神经内分泌反应
CRH(corticotropin releasing hormone),促肾上腺皮质激素释放激素;
ACTH(adrenocorticotropic hormone),促肾上腺皮质激素。

（一）蓝斑-交感-肾上腺髓质系统

1. 结构基础 蓝斑是 LSAM 系统的主要中枢整合部位,位于第四脑室底、脑桥前背部,富含去甲肾上腺素能神经元。其上行纤维主要投射至杏仁核、海马和新皮质,是应激时情绪、认知和行为变化的结构基础;下行纤维则主要投射至脊髓侧角,调节运动和感觉、交感神经的活性和肾上腺髓质中儿茶酚胺的释放。此外,蓝斑去甲肾上腺素能神经元还与下丘脑室旁核有直接的纤维联系,可能在应激启动 HPAC 系统中发挥关键作用。

2. 中枢效应 应激时 LSAM 系统激活的中枢效应主要表现为兴奋、警觉、专注和紧张;过度激活则会产生焦虑、害怕或愤怒等情绪反应,这与蓝斑去甲肾上腺素能神经元上行投射脑区中的去甲肾上腺素水平升高有关。

3. 外周效应 应激时 LSAM 系统兴奋的外周效应主要表现为血浆去甲肾上腺素、肾上腺素和多巴胺等儿茶酚胺水平迅速升高,并通过对心脏、血液循环、呼吸和代谢等多个环节的紧急动员和综合调节,使机体处于一种唤起（arousal）状态,保障心、脑和骨骼肌等重要器官在应激反应时的能量需求。其具体机制包括以下四个方面。

（1）增强心脏功能:交感神经兴奋和儿茶酚胺的释放,导致心率加快、心肌收缩力增强,从而提高心排血量。

（2）调节血液灌流:在儿茶酚胺作用下,心排血量和血管外周阻力增加,导致血压升高和血流的重新分布。皮肤以及胃肠道、肾等内脏器官的血管强烈收缩、血液灌流减少,而冠状动脉和骨骼肌血管扩张,灌流增加,脑血管口径无明显变化,从而保证了应激时心脏、脑和骨骼肌等重要器官的血液灌流。

（3）增强呼吸功能:儿茶酚胺引起支气管扩张,有利于增加肺泡通气,以满足应激时机体耗氧和排出二氧化碳增加的需求。

（4）促进物质分解代谢,提供能量:儿茶酚胺通过兴奋 α-肾上腺素能受体抑制胰岛素（insulin）的分泌,通过兴奋 β-肾上腺素能受体促进胰高血糖素（glucagon）的分泌,从而促进糖原分解和葡萄糖异生,导致血糖升高;同时,还促进脂肪的动员和分解,导致血浆游离脂肪酸增加,以满足应激时机体能量代谢增加的需求。

另外,强烈和持续的交感-肾上腺髓质系统兴奋也可产生明显的损害作用。如腹腔内脏血管的持续收缩可导致相应器官的缺血、缺氧,胃肠黏膜糜烂、溃疡、出血;儿茶酚胺可使血小板数目增加和黏附聚集性增强,导致血液黏滞度升高,促进血栓形成;心率加快和心肌耗氧量增加可导致心肌缺血,严重时可诱发致死性心律失常等。

（二）下丘脑-垂体-肾上腺皮质系统

1. 结构基础 下丘脑室旁核（paraventricular nucleus,PVN）是 HPAC 系统的中枢位点,其上行神经纤维主要投射至杏仁核、海马,下行纤维通过分泌的促肾上腺皮质激素释放激素（corticotropin releasing hormone,CRH）,调控腺垂体释放促肾上腺皮质激素（adrenocorticotropic hormone,ACTH）,从而调节肾上腺皮质合成与分泌糖皮质激素（glucocorticoid,GC）。此外,室旁核与蓝斑之间有着丰富的交互联络,蓝斑神经元释放的去甲肾上腺素对 CRH 的分泌具有调控作用。CRH 分泌是 HPAC 系统激活的关键环节。应激时,直接来自躯体的应激传入信号,或是经边缘系统整合的下行应激信号,都可促进 CRH 的分泌。

2. 中枢效应 应激时 HPAC 系统激活的中枢效应主要是情绪行为的变化。适量的 CRH 分泌增加可使机体保持兴奋或愉快感,是有利的适应反应;而 CRH 过度分泌,特别是慢性应激时的持续分泌,可导致焦虑、抑郁、学习与记忆能力下降、食欲和性欲减退等。

3. 外周效应 应激时 HPAC 系统激活的外周效应主要由 GC 介导。正常情况下,成人每日分泌GC 约为 25~37mg。应激时,GC 分泌量迅速增加。如外科手术导致的应激可使 GC 分泌量增加 3~5倍,达到 100mg/d。如无术后并发症,血浆 GC 通常于 24 小时内恢复至正常水平。若应激原持续存在,血浆 GC 水平则可持续升高。如大面积烧伤患者,血浆 GC 水平升高可持续 2~3 个月。

GC 在机体抵抗有害刺激的应激反应中发挥至关重要的作用。动物实验表明，切除双侧肾上腺后，动物几乎不能适应任何应激环境，轻微的有害刺激即可致其死亡。但如果仅去除肾上腺髓质而保留肾上腺皮质，动物在应激状态下仍可存活。给摘除肾上腺的动物注射 GC，可恢复其抗损伤的应激能力。GC 进入细胞后，与胞质中的糖皮质激素受体（glucocorticoid receptor，GR）结合，激活的 GR 进入细胞核，通过调节下游靶基因的转录水平发挥作用。GC 在应激反应中的作用主要包括以下方面。

（1）有利于维持血压：GC 本身对心血管没有直接的调节作用，但是儿茶酚胺发挥心血管调节活性需要 GC 的存在，这被称为 GC 的允许作用（permissive action）。肾上腺皮质切除后，循环系统对儿茶酚胺的反应性减弱甚至不反应，应激时容易发生低血压和循环衰竭。

（2）有利于维持血糖：促进蛋白质分解、葡萄糖异生，补充肝糖原储备，抑制肌肉组织对葡萄糖的利用，从而有利于升高血糖，以保证脑等重要器官的葡萄糖供应。肾上腺皮质功能不全的动物，应激时很容易发生低血糖。

（3）有利于脂肪动员：对儿茶酚胺、胰高血糖素和生长激素的脂肪动员具有允许作用，促进脂肪分解、供能，为葡萄糖异生提供原料。

（4）对抗细胞损伤：GC 通过其诱导产物脂调蛋白（lipomodulin）抑制磷脂酶 A$_2$ 的活性，从而可抑制膜磷脂的降解，增强细胞膜稳定性，减轻溶酶体酶对组织细胞的损害，对细胞具有保护作用。

（5）抑制炎症反应：抑制中性粒细胞的活化和促炎介质的产生，促进抗炎介质的产生，从而抑制炎症和免疫反应。

但是，GC 持续分泌增强也会对机体产生一系列不利影响。

（1）免疫力下降：GC 抑制机体的免疫系统，易并发感染。

（2）内分泌紊乱：GC 抑制甲状腺和性腺功能，导致内分泌紊乱和性功能减退、月经不调、哺乳期泌乳减少等；降低外周组织对胰岛素的敏感性，造成血糖和血脂升高。

（三）其他神经内分泌反应

1. 胰高血糖素与胰岛素 一方面，交感神经兴奋可导致胰高血糖素分泌增多、胰岛素分泌减少；另一方面，糖皮质激素可抑制骨骼肌的胰岛素敏感性和葡萄糖利用，从而有助于维持血糖水平，以保证脑等重要器官的葡萄糖需求。

2. 抗利尿激素与醛固酮 运动、情绪紧张、创伤、疼痛、手术等应激原可引起抗利尿激素（antidiuretic hormone，ADH）分泌增加，也可激活肾素-血管紧张素-醛固酮（RAA）系统，使得血浆醛固酮水平升高，从而导致肾小管上皮细胞对水和钠的重吸收增加，尿量减少，有利于维持血容量。

3. β-内啡肽 β-内啡肽（β-endorphin）主要在腺垂体合成，也可在其他组织细胞（如免疫细胞）中产生。β-内啡肽和 ACTH 都来自阿黑皮素原（pro-opiomelanocortin，POMC）这一共同的前体，在 CRH 的刺激下，释放增加。多种应激原（创伤、休克、感染等）可使其分泌增多。β-内啡肽有很强的镇痛作用，可减轻创伤患者的疼痛及由此诱发的其他不良应激反应。此外，β-内啡肽还可抑制交感-肾上腺髓质系统，抑制 ACTH 和 GC 的分泌，以避免这两个系统在应激中被过度激活，从而在应激反应的调控中发挥重要作用。

除上述变化外，应激时还可引起其他多种神经内分泌的变化，其中降低的有 TRH、TSH、GnRH、LH、FSH 以及 T$_4$、T$_3$ 等，受应激发生时局部内环境的影响，血浆催乳素水平则可增高或降低（表 6-1）。

表 6-1 应激时 LSAM 和 HPAC 以外的神经内分泌变化

名称	分泌部位	变化
β-内啡肽（β-endorphin）	腺垂体等	升高
抗利尿激素（ADH）	下丘脑室旁核	升高
促性腺激素释放激素（GnRH）	下丘脑	降低
生长激素（growth hormone）	腺垂体	急性应激升高，慢性应激降低

续表

名称	分泌部位	变化
催乳素（PRL）	腺垂体	升高或降低
促甲状腺激素释放激素（TRH）	下丘脑	降低
促甲状腺激素（TSH）	腺垂体	降低
甲状腺激素（T_4、T_3）	甲状腺	降低
黄体生成素（LH）	腺垂体	降低
卵泡刺激素（FSH）	腺垂体	降低

二、免疫反应

应激会导致机体免疫功能发生改变,其机制与神经内分泌调节密切相关。巨噬细胞、T 淋巴细胞和 B 淋巴细胞等免疫细胞表达糖皮质激素、肾上腺素等多种激素和神经递质受体,从而对神经内分泌系统释放的激素和神经递质做出响应。反过来,免疫系统也可通过分泌各种神经肽和细胞因子,调节机体的神经内分泌功能。免疫细胞分泌的神经肽和细胞因子既可在局部发挥作用,亦可进入血液循环,调节全身的神经内分泌反应。因此,应激时机体的神经内分泌反应和免疫反应相互影响,交互调节(图 6-2)。

应激对免疫功能的影响是双向的。急性、适度的生理性应激可以增强机体的先天性免疫应答,表现为外周血中性粒细胞和单核细胞数量增多、补体系统激活、CRP 水平升高等,可能与应激时释放的适量糖皮质激素上调某些细胞因子(如 TNF、IL-1、IL-6 和 IFN-γ)的受体、趋化因子受

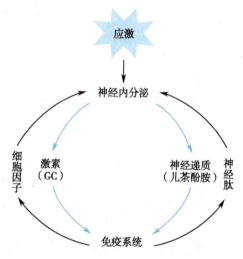

图 6-2 应激时神经内分泌与免疫反应的相互作用

体、模式识别受体(TLR2 和 TLR4)和补体水平有关。而慢性、强烈的应激则会抑制机体免疫功能,其机制与糖皮质激素和儿茶酚胺等过度释放有关。以 GC 为例,GC 可以通过多种途径抑制机体的免疫功能。持续的或药理学浓度的 GC 刺激可抑制巨噬细胞和单核细胞表达炎性细胞因子和趋化因子,从而抑制先天性免疫应答。另外,GC 可抑制 T 淋巴细胞介导的特异性细胞免疫应答,其机制包括:①诱导胸腺细胞凋亡,从而影响 T 淋巴细胞的发育成熟;②抑制树突状细胞成熟,甚至诱导其凋亡,并抑制 T 淋巴细胞表达 T 细胞受体(TCR),从而抑制抗原提呈和 T 淋巴细胞的激活;③调节不同 T 细胞亚群的功能,如抑制辅助性 Th1 细胞亚群的功能,促进 Th2 细胞亚群的功能。此外,GC 还可抑制机体的体液免疫功能,其机制涉及:①诱导未成熟 B 淋巴细胞凋亡,影响其分化发育;②抑制 B 淋巴细胞中 AP-1 和 NF-κB 等转录因子的活性,从而对 B 淋巴细胞活化和浆细胞产生抗体发挥抑制作用。

三、急性期反应

急性期反应(acute phase response,APR)是感染、烧伤、大手术、创伤、免疫功能紊乱等应激原诱发机体产生的一种快速防御反应,表现为体温升高、血糖升高、分解代谢增强、血浆蛋白含量的急剧变化。这些含量发生急剧变化的血浆蛋白统称为急性期蛋白(acute phase protein,APP)。APP 种类繁多,据估计可达 200 多种。

正常情况下,血浆 APP 含量较低,并保持相对稳定。急性期反应时,不同 APP 表现出各自不同的

变化特征,如 C 反应蛋白(C-reactive protein,CRP)和血清淀粉样蛋白 A 等可升高 1 000 倍以上,α1-抗胰蛋白酶、α1-抗糜蛋白酶和 α1-酸性糖蛋白等升高数倍,而铜蓝蛋白(ceruloplasmin)和补体 C3 等仅升高 50% 左右(表 6-2)。此外,少数血浆蛋白在 APR 时反而降低,如白蛋白、转铁蛋白(transferrin)等。

表6-2 急性期反应蛋白的相关特性

成分	反应时间/h	分子量/kDa	正常血浆浓度/(mg/ml)	急性期反应增加幅度
C 反应蛋白	6~10	105	<8.0	>1 000 倍
血清淀粉样蛋白 A	6~10	160	<10	>1 000 倍
α1-酸性糖蛋白	24	40	0.6~1.2	2~3 倍
α1-抗糜蛋白酶	10	68	0.3~0.6	2~3 倍
结合珠蛋白	24	100	0.5~2.0	2~3 倍
纤维蛋白原	24	340	2.0~4.0	2~3 倍
铜蓝蛋白	48~72	151	0.2~0.6	50%
补体 C3	48~72	180	0.75~1.65	50%

APP 属于分泌型蛋白,主要由肝细胞合成;此外,单核巨噬细胞、血管内皮细胞和成纤维细胞也可产生少量 APP。APP 的产生机制主要与活化的单核巨噬细胞释放炎性细胞因子有关,包括白细胞介素 1(interleukin-1,IL-1)、IL-6 和肿瘤坏死因子-α(tumor necrosis factor-α,TNF-α)等。IL-1 和 TNF-α 可刺激产生 CRP、血清淀粉样蛋白 A 和补体 C3,而 IL-6 可刺激产生 α1-抗胰蛋白酶、纤维蛋白原和铜蓝蛋白。

APP 的生物学功能广泛,主要包括以下几个方面。

1. 抗感染 CRP、补体 C3 和纤维连接蛋白等 APP 可参与激活补体系统,介导先天性免疫应答,从而发挥抗感染作用。CRP 可结合细菌的细胞壁,发挥抗体样调理作用;还可激活补体经典途径,增强吞噬细胞功能,从而有利于快速清除细菌。纤维连接蛋白可增强单核巨噬细胞的趋化活性、Fc 受体表达水平及吞噬功能,还可上调其补体 C3b 受体的表达,激活补体旁路途径。血浆 CRP 水平常与炎症、急性期反应程度呈正相关,因此临床上常将其作为评价炎症和疾病活动性的重要指标。

2. 抗损伤 在创伤、感染、炎症等应激状态下,体内蛋白酶释放和氧自由基产生增加,可导致组织细胞损伤。APP 中的多种蛋白酶抑制物,如 α1-抗胰蛋白酶、α1-抗糜蛋白酶和 C1-酯酶抑制因子等,可抑制相应蛋白酶的活性;而铜蓝蛋白可活化超氧化物歧化酶(superoxide dismutase,SOD),促进氧自由基的清除,从而减轻组织细胞损伤。

3. 调节凝血与纤溶功能 在组织损伤早期,增加的凝血因子,如凝血因子Ⅷ和纤维蛋白原,可促进凝血,有利于阻止病原体及其毒性产物的扩散。在凝血后期,纤溶酶原增加可促进纤溶系统的激活和纤维蛋白凝块的溶解,有利于组织修复。

4. 结合与运输功能 作为载体蛋白,结合珠蛋白、铜蓝蛋白和血红素结合蛋白等可与相应的物质结合,调节其代谢与功能,避免过多的游离 Cu^{2+}、血红素等对机体造成危害。

四、细胞应激反应

细胞应激反应(cellular stress response)是指在各种有害因素导致生物大分子(如膜脂质、蛋白质和 DNA)损伤、细胞稳态破坏时,细胞通过调节自身的蛋白表达与活性,产生一系列防御性反应,以增强其抗损伤能力、重建细胞稳态。细胞应激反应在进化上高度保守,广泛存在于高等动物、低等动物和单细胞生物。

根据应激原和应激反应特点的不同,细胞应激反应可分为热应激、低氧应激、氧化应激、基因毒性应激、渗透性应激、内质网应激、代谢性应激等。基因毒性应激(genotoxic stress)是由于各种理化和生物因素造成 DNA 损伤,从而引起修复损伤 DNA 的反应以提高细胞存活能力,若无法修复则诱导细胞死亡。有些应激原往往可引起两种甚至多种细胞应激反应,如氧自由基可同时攻击膜脂质、蛋白质和核酸,既可导致氧化应激,也能引发基因毒性应激;而 DNA 损伤制剂除了能引起基因毒性应激外,还可损伤蛋白质,并能促进活性氧(reactive oxygen species,ROS)的产生而导致氧化应激。

细胞应激反应是一个高度复杂的有序过程,包括信号感知、转导和效应等环节。细胞通过监控生物大分子损伤,间接感知各种应激原的刺激,而大多数应激原引起的生物大分子损伤都与 ROS 有关,因此 ROS 被认为是启动细胞应激反应的第二信使。细胞感知应激原信号后,通过复杂的生化机制和特定的转录因子,使多种蛋白质的表达水平发生改变,从而发挥抗损伤和稳态重建的功能。若细胞的损伤比较严重,则可通过诱导细胞死亡来清除损伤细胞,以维护内环境的稳定。

尽管导致生物大分子损伤的应激原差异很大,但是由其激发的细胞防御反应往往表现出应激原非特异性。同时,一些应激原特异性的应激反应大多与细胞稳态重建有关。这里重点介绍常见的热休克反应、未折叠蛋白反应和氧化应激。

(一)热休克反应

1. **概念** 热休克反应(heat shock response,HSR)是指生物体在热刺激或其他应激原作用下,所表现出以热休克蛋白(heat shock protein,HSP)生成增多为特征的细胞反应。HSR 是最早发现的细胞应激反应。1962 年,Ritossa 等将培养的果蝇幼虫由 25℃移至 30℃环境中,30 分钟后在果蝇唾液腺的多个染色体上观察到了蓬松或膨凸现象,提示位于这些区带的基因发生了转录状态的变化,并可能伴有某些蛋白质的合成增加。后续研究证实,热休克或热应激能诱导细胞表达 HSP。实际上,HSP 的产生并不限于热应激。许多对机体有害的应激原,如低氧、缺血、活性氧、DNA 损伤、ATP 缺乏、酸中毒、炎症以及感染等都可快速诱导 HSP 的生成,故 HSP 又名应激蛋白(stress protein),但习惯上仍称 HSP。

2. **HSP 分类** HSP 是一组广泛存在于生物体中、结构高度保守的胞内蛋白质。按其分子量分成若干个家族,包括大分子 HSP(包含 HSP110 和 GRP170)、HSP90、HSP70、HSP60、HSP40 和小分子 HSP(分子量 12~43kDa)等;按其生成方式又可分为组成性和诱导性。其中,研究最多的 HSP70 家族成员,应激时表达明显增加。

3. **HSP 功能** HSP 主要参与蛋白质折叠、转位、复性和降解等过程,被称为分子伴侣(molecular chaperone)。应激时新合成、尚未正确折叠的蛋白质或者变性的蛋白质,其疏水区域暴露在表面,通过疏水基团的互相结合,可导致蛋白质的聚集与失活。同时,蛋白质聚集物还可对细胞造成严重损伤。HSP 可通过其 C 端的疏水区与新合成或变性蛋白质暴露在分子表面的疏水区域结合,并依赖其 N 端的 ATP 酶活性,帮助蛋白质进行正确折叠,促进变性蛋白质复性,防止蛋白质聚集;而当蛋白质损伤严重而不能复性时,HSP 则协助蛋白酶系统对它们进行降解。因此,HSP 可增强细胞应对有害刺激的抗损伤能力,从而发挥非特异性保护作用。

4. **HSP 的表达调控** 正常情况下,大多数 HSP 在细胞中有不同程度的基础表达,即组成性表达(constitutive expression),如 HSP90β、HSP60、HSP27、葡萄糖调节蛋白 78(glucose-regulated protein 78,GRP78)等;应激状态下,HSP 表达水平进一步升高,称诱导性表达(inducible expression),如 HSP90α、HSP70 家族的绝大多数成员。

在应激诱导 HSP 表达的过程中,热休克因子(heat shock factor,HSF)发挥重要作用。HSF 是一种转录因子,几乎所有 HSP 基因的启动子区都存在 HSF 的作用位点,即热休克元件(heat shock element,HSE)。以 HSP70 家族为例,非应激条件下,HSF 与 HSP70 结合,以单体形式存在于胞质中,没有转录活性。在应激原的作用下,细胞内发生蛋白质变性,变性蛋白质通过其表面的疏水基团与 HSF 竞争结合 HSP70,从而使 HSF 与 HSP70 发生解离并激活;活化的 HSF 形成三聚体,从胞质转位至核内,与 HSP70 基因启动子区的 HSE 结合,从而激活 HSP70 基因转录,导致 HSP70 蛋白表达水平升高(图 6-3)。

(二)未折叠蛋白反应

核糖体合成的各种蛋白须在内质网中完成正确折叠,以形成特定的空间构象。未完全折叠的蛋

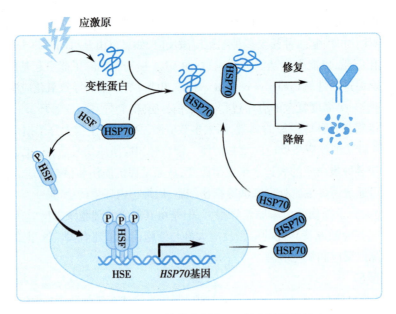

图 6-3 应激诱导热休克蛋白 70 的表达及其效应

白可通过原本位于折叠蛋白内部的疏水基团发生相互作用而聚集,从而产生细胞毒性效应。未折叠蛋白反应(unfolded protein response,UPR)是指由于各种原因引起的内质网腔内未折叠或错误折叠蛋白过度积聚而触发的一种细胞应激反应,以减少未折叠蛋白的积聚。UPR 是内质网应激(endoplasmic reticulum stress,ERS)的主要形式,在维持蛋白质折叠稳态中发挥至关重要的作用。

UPR 主要由三条信号通路组成,分别由内质网上的肌醇需求酶 1(inositol requiring element-1,IRE1)、蛋白激酶 R 样内质网激酶(protein kinase R-like ER kinase,PERK)和转录激活因子 6(activating transcription factor-6,ATF6)三种跨膜蛋白所介导。作为内质网应激的感应器,这三种跨膜蛋白在非激活状态时与热休克蛋白 GRP78 结合;应激导致的错误折叠或未折叠蛋白可竞争结合 GRP78,导致上述内质网应激的感应蛋白与 GRP78 解离,并进入激活状态。激活的 IRE1、PERK 和 ATF6 分别具有核酸内切酶、蛋白激酶和转录调节活性,在不同水平调节 UPR 相关基因的表达,通过增强未折叠蛋白降解、促进分子伴侣表达以及抑制蛋白翻译等途径防止未折叠蛋白的过度积聚,以重塑蛋白折叠的稳态(图 6-4)。

正常情况下,UPR 信号通路在蛋白分泌功能旺盛的组织细胞中可被充分激活,如分泌多种蛋白酶的胰腺外分泌腺细胞、合成抗体的浆细胞,以及分泌各种细胞因子的免疫细胞等。持续激活 UPR 可导致细胞死亡。UPR 与神经退行性疾病、糖尿病和肿瘤等多种疾病的发生发展密切相关。

(三)氧化应激

生理条件下,机体的氧化-抗氧化(即还原)能力保持相对平衡。一方面,有氧代谢过程中会产生多种具有氧化作用的物质,包括 ROS 和活性氮(reactive nitrogen species,RNS)等。这些氧化剂通过其氧化作用调节许多生化反应和生理过程,同时也可对细胞、亚细胞结构以及膜脂质、蛋白质和核酸等生物大分子进行氧化修饰并导致其功能变化。另一方面,机体可通过抗氧化系统来清除这些氧化剂,以保持氧化-抗氧化系统的平衡。氧化应激(oxidative stress)是指各种体内、外刺激因素导致机体氧化剂产生过多和/或清除减少,使得氧化作用增强和抗氧化不足,从而引发细胞的氧化损伤与抗损伤反应。

氧化应激可激活机体的抗氧化损伤反应。如 ROS 可激活细胞的多条信号转导通路以及多个转录因子,诱导锰离子依赖的超氧化物歧化酶(Mn-SOD)、过氧化氢酶和谷胱甘肽过氧化物酶(GSH-Px)等抗氧化系统相关蛋白酶的表达,从而增强对 ROS 的清除能力,产生对氧化损伤特异性的保护作用。若活性氧生成过多,或者细胞抗氧化能力不足,氧化应激反应也可激活细胞死亡相关信号通路,从而诱导细胞死亡。因此,氧化应激具有广泛的生理与病理学意义,参与神经系统疾病、心血管疾病、糖尿病和肿瘤等多种疾病的病理过程。

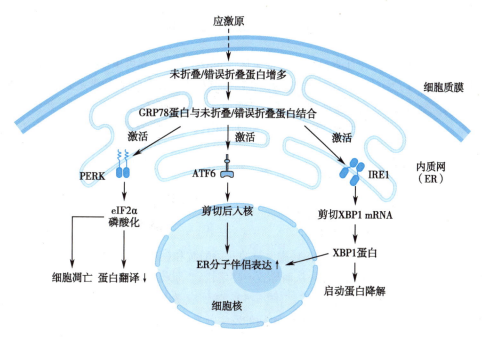

图 6-4 内质网应激时的非折叠蛋白反应及其效应

XBP1(X-box binding protein 1),X 盒结合蛋白 1;eIF2α(eukaryotic initiation factor 2α),真核起始因子 2α。

五、心理行为反应

无论是社会心理因素,还是躯体因素的应激原,都可引起心理行为反应。现实生活中,紧张的生活工作节奏、激烈的职业竞争、失业、人事纠纷、重大或突发的生活事件(如亲人亡故、婚姻解体)、社会动荡(战争、突发事件)、自然灾害(地震、水灾、飓风)和疾病等是导致心理应激的常见应激原。

根据对应激原的适应效果,心理行为反应可分为两类。一类能提高机体的警觉水平和活动能力,集中注意力,增强对应激原的判断和应对能力(如急中生智),属于积极的反应;另一类能降低机体的活动水平,使人意识狭窄、行为刻板,表现为对应激原的无能为力,属于消极的反应,但也具有缓解心理应激水平与内心痛苦的作用。过度或过长刺激所致的严重或慢性心理应激可导致不同程度的精神障碍。心理行为反应往往受到个体的主观评价、人格特征和既往经验等诸多因素的影响,存在很大的差异。应激的心理行为反应表现为情绪反应、行为反应和心理自卫等方面,它们往往以综合或交错的形式出现。

(一)情绪反应

应激的情绪反应(emotional response)主要包括焦虑、抑郁、恐惧和愤怒等,这些负面的情绪反应既是对各种应激原的最初反应,也是引起后续反应的信号,进而动员机体全部的应对能力。情绪反应的产生机制与蓝斑去甲肾上腺素能神经元兴奋、下丘脑室旁核释放 CRH 密切相关。

(二)行为反应

应激的行为反应(behavioral response)是指机体为缓解应激对自身的不利影响、摆脱心身紧张状态而采取的行为应对策略,包括敌对与攻击、逃避与回避、冷漠、无助与自怜、病态固执、物质滥用(如酗酒、暴饮暴食、药物滥用)等。

(三)心理自卫

应激的心理自卫(psychological defense)是指个体处于挫折与冲突的应激情境时,为了解脱烦恼、摆脱困境、缓解痛苦与不安,而发生的一种自觉或不自觉的适应性心理倾向与心理活动,以稳定情绪、恢复心理平衡。常见的表现形式包括否认、转移、合理化、升华、补偿、幻想、潜抑、推诿和幽默等。

第三节 | 应激与疾病

应激反应过强或者持续时间过长,无论是躯体的还是心理的,都可引起代谢异常和器官功能紊乱,从而导致疾病。应激不仅是某些疾病的病因,还是多种疾病发生发展的重要因素。约75%~90%的人类疾病与应激有关,可被应激所诱发,或因应激而恶化。习惯上,将以应激为主要致病因素的疾病称为应激性疾病,如应激性溃疡(stress ulcer,SU)。此外,应激也可作为一个重要诱因,参与疾病的发生发展过程,这些疾病统称为应激相关疾病(stress-related illness),如原发性高血压、冠心病、溃疡性结肠炎、支气管哮喘、糖尿病、癌症、抑郁症等。其中,将以社会心理因素为主要病因或诱因的一类躯体疾病统称为心身疾病(psychosomatic disease)。

一、应激与心血管疾病

应激时,LSAM 和 HPAC 系统兴奋,释放大量的儿茶酚胺和糖皮质激素;同时伴有 ADH 的释放和肾素-血管紧张素-醛固酮系统的激活,从而导致心率增快,心肌收缩力增强,心排血量增加,血容量增加,血压升高,以保证重要脏器的供血需要(图6-5)。强烈应激以及长时间的心理性应激可对心血管系统产生明显的不利影响,促进相关心血管疾病的发生与发展,甚至引发致命性后果(图6-6)。

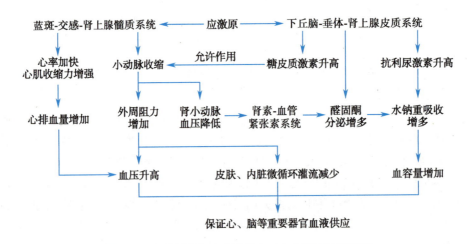

图6-5　应激时神经内分泌反应对心血管系统的影响

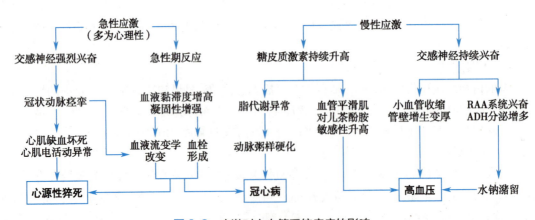

图6-6　应激对心血管系统疾病的影响

(一) 心源性猝死

心源性猝死(cardiac sudden death,CSD)是最严重的应激性疾病,往往会先出现致死性心律失常(arrhythmias)。心理性应激是致死性心律失常和心源性猝死的重要原因。大量实验和临床证据表明,交感-肾上腺髓质的强烈兴奋,会引起冠状动脉痉挛,在冠状动脉和心肌已有病理损害的基础上,加重心肌缺血,导致心肌纤维断裂、心肌细胞死亡;此外,还可引起心肌电活动异常,诱发室性期前收缩,降低心室颤动的阈值,严重时可诱发致死性心室颤动(ventricular fibrillation,VF),导致猝死。

(二)冠状动脉性心脏病

应激可诱发冠状动脉性心脏病(coronary artery heart disease,CHD;简称冠心病)。冠状动脉的粥样硬化或功能性痉挛是冠心病的病理基础,而脂代谢紊乱、血流动力学改变是其重要危险因素。资料显示,1/3~1/2 的冠心病患者在发病前有不同程度的应激,以情绪激动、心理紧张及体力劳动最为多见。其作用机制涉及多个环节,如糖皮质激素持续升高可引起脂代谢紊乱,使血胆固醇水平升高;情绪激动时交感-肾上腺髓质兴奋,导致冠状动脉痉挛;急性期反应可使血液黏滞度和凝固性升高,促进血管损伤部位(如粥样硬化部位)的血栓形成,引起急性心肌缺血、心肌梗死。

(三)高血压

过度的脑力工作负荷、持续的紧张和焦虑等可使机体长期处于心理应激状态。应激可激活交感-肾上腺髓质系统和 RAA 系统,导致小血管收缩,外周阻力增大;而糖皮质激素的持续升高可增加血管平滑肌细胞对儿茶酚胺的敏感性。同时,持续的交感神经兴奋还可引起血管壁增生变厚,管壁与口径的比值增大,对交感冲动的反应性增加;而醛固酮与 ADH 分泌增加,可促进水钠潴留。这些因素综合作用,可促进高血压的发生和发展。

二、应激与消化道疾病

应激可引起消化道功能紊乱,严重时可导致应激性溃疡。

(一)功能性胃肠病

功能性胃肠病(functional gastrointestinal disorder,FGID)是一类具有消化道症状而没有明确的器质性病变或生化指标异常的胃肠道疾病。所有 FGID 的发病都与心理因素有直接或间接的关系,其机制可能与应激抑制胃排空及刺激结肠运动有关。

肠易激综合征(irritable bowel syndrome,IBS)是一种以腹痛或腹部不适伴排便异常为特征的肠功能紊乱性综合征,属于 FGID 的典型代表。临床上,IBS 发病以 20~50 岁多见,女性多于男性,主要表现为慢性和反复发作的腹痛、腹胀、腹鸣、便秘或腹泻等症状,但胃肠道并没有明确的形态学和生化方面的异常。IBS 与心理应激密切相关,常伴有焦虑、抑郁等情感障碍。

(二)应激性溃疡

应激性溃疡是指由强烈应激(如严重创伤、大手术、重病等)导致的胃、十二指肠黏膜急性病变,主要表现为糜烂、浅溃疡、渗血等,严重时可发生胃肠道穿孔和大出血,是应激最具有特征性的病理变化。据内镜检查,重伤、危重病时,应激性溃疡的发病率可高达 75%~100%。如未发生穿孔,应激性溃疡可在应激原消失后数日内自愈。因此,应激性溃疡是一种典型的应激性疾病。

目前认为,应激性溃疡的发生机制与以下因素有关。

1. **胃肠黏膜缺血**　由于交感-肾上腺髓质系统的强烈兴奋,胃肠血管收缩,血流量减少,特别是胃肠黏膜的缺血、缺氧,可造成胃肠黏膜的损害。黏膜的缺血,以及应激时明显增加的糖皮质激素导致的蛋白质合成减少而分解增加,使得胃肠黏膜上皮细胞再生和修复能力降低,这些成为应激时出现胃黏膜糜烂、溃疡、出血的基本原因。

2. **黏膜屏障功能降低**　黏膜缺血使上皮细胞能量不足,不能产生足量的碳酸氢盐和黏液,而糖皮质激素可使盐酸和胃蛋白酶的分泌增加,胃黏液分泌减少,致使黏膜上皮细胞间的紧密连接和覆盖于黏膜表面的碳酸氢盐-黏液层所组成的胃黏膜屏障遭到破坏。黏液减少使黏膜屏障功能降低,胃酸中的 H^+ 反向逆流入黏膜增多,而碳酸氢盐减少,又导致中和胃酸的能力减弱。在胃黏膜血流灌注良好的情况下,反向弥散至黏膜内的过量 H^+ 可被血流中的 HCO_3^- 所中和或被血流及时运走,从而防止 H^+ 对细胞的损害。而在应激的状况下,因黏膜血流量减少,不能及时将弥散入黏膜的 H^+ 运走,可使

H^+在黏膜内积聚而造成损伤。

3. 其他损伤因素　如胆汁逆流在胃黏膜缺血的情况下可损害黏膜的屏障功能,使黏膜通透性升高,H^+反向逆流入黏膜增多。此外,一些损伤性应激时,氧自由基对黏膜上皮的损伤也与应激溃疡的发生有关。

总之,应激性溃疡的发生是机体神经内分泌失调、胃黏膜屏障保护功能削弱及胃黏膜损伤因素作用相对增强等多因素综合作用的结果。

三、应激与免疫相关疾病

(一)免疫功能失调

无论是躯体应激还是心理应激,都会导致机体免疫功能的失调。如愤怒、惊吓、心理紧张可诱使哮喘发作;慢性应激和长时间的心理应激可导致免疫功能低下,对感染性疾病的抵抗力下降,并可促进肿瘤的发生和发展。应激时免疫功能低下主要与神经内分泌的变化有关,如过度释放的糖皮质激素和儿茶酚胺对免疫系统具有抑制作用。

(二)自身免疫性疾病

应激也可以诱发自身免疫性疾病。一些自身免疫性疾病(如类风湿关节炎、系统性红斑狼疮)患者常有精神创伤史,严重的心理应激可诱发这些疾病的急性发作,但具体作用机制尚不清楚。

四、应激与内分泌代谢性疾病

急性应激时,代谢率升高,糖、蛋白质和脂肪的分解代谢增强、合成代谢降低,可出现应激性高血糖、血中游离脂肪酸和酮体增多以及负氮平衡(图6-7)。如果应激持续时间过长,会引起消瘦、体重下降和贫血等,导致创面愈合迟缓,机体抵抗力降低。其主要机制是应激时儿茶酚胺、糖皮质激素和胰高血糖素释放增多,而胰岛素分泌相对不足,以及胰岛素抵抗等。因此,长期心理应激可促进糖尿病的发生发展。

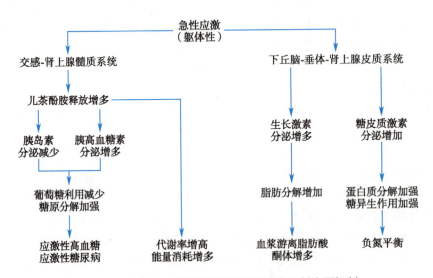

图 6-7　应激时三大营养物质代谢的变化及其主要机制

应激还可导致其他内分泌疾病。如慢性心理应激还可影响垂体生长激素(growth hormone,GH)的释放,导致儿童生长发育迟缓、青春期延迟,并常伴有行为异常,如抑郁、异食癖等,被称为心理社会呆小状态或心因性侏儒(psychogenic dwarf)。应激状态解除后,其血浆 GH 浓度会很快回升,生长发育亦随之加速。此外,心理应激时,HPAC轴可在各个环节抑制性腺轴,如下丘脑分泌的促性腺激素释放激素降低或者分泌节律紊乱,性腺对性激素产生抵抗,从而引起性功能障碍,导致育龄妇女性欲减退、月经紊乱或停经等,哺乳期妇女乳汁减少甚至断乳。

五、应激与精神疾病

高强度的应激负荷由于神经内分泌反应过度亢奋,导致强烈而广泛的情绪和行为反应,引起多种形式的精神和认知障碍。

(一)应激性精神障碍

根据其临床表现及病程长短,应激相关的精神障碍可分为三大类。

1. 急性应激性障碍 急性应激性障碍(acute stress disorder,ASD)是由于急剧、严重社会心理因素的强烈刺激,即刻(1小时内)发生的功能性精神障碍。其表现为强烈恐惧体验的精神运动性兴奋,如叫喊、无目的地乱跑甚至痉挛发作;或者表现为精神运动性抑制,如不言不语甚至木僵。应激原消除后,经适当治疗,预后良好,精神可恢复正常,一般无人格缺陷。

2. 创伤后应激性障碍 创伤后应激性障碍(posttraumatic stress disorder,PTSD),是指经受异乎寻常的威胁性或灾难性心理创伤后,延迟出现并长期持续的精神障碍综合征。个体以反复重现和体验先前的恐怖经历或目睹的应激场面(如残酷的战争、突发性自然灾害、被强暴或劫持以及长期的身心虐待)为特征,表现为极度恐惧、痛苦和无助,并伴有情绪的易激惹和回避行为。这种特殊的心身反应状态与应激事件的发生密切相关,且会在应激原撤除后继续进展和恶化。

3. 适应障碍 适应障碍是由于长期存在的心理应激或困难处境,加上自身脆弱的心理特点和人格缺陷,产生的以抑郁、焦虑、烦躁等情感障碍为主,伴有社会适应不良和学习工作能力下降的一类精神障碍。通常在应激后一个月内发生,持续时间一般不超过六个月。

(二)抑郁症

抑郁症(depression)是常见的精神疾病,属于情感性精神障碍或心境障碍性疾病,表现为无助和绝望,可伴有食欲下降、睡眠不佳、精神疲惫、思维迟钝甚至混乱。抑郁症的发展常常是由社会环境和心理应激所致,因此应激是抑郁症的重要诱发因素。其机制与应激导致的神经内分泌反应过强,包括糖皮质激素水平过高以及免疫功能紊乱有关。

第四节 │ 病理性应激防治的病理生理学基础

(一)及时去除躯体性应激原

在明确躯体性应激原的情况下,应尽量及时予以去除。如控制感染,修复创面,清除有毒物质,改变生活环境等。去除躯体性应激原不仅有利于治疗躯体疾病,同时也有利于消除或缓解心理性应激。

(二)注重心理治疗和心理护理

及时消除、缓解患者的心理应激,避免新的应激原刺激,增强患者的康复信心。

(三)合理使用糖皮质激素

在严重创伤、感染、休克等应激状态下,糖皮质激素具有重要的防御保护作用。因此,对应激反应低下的患者(可表现为皮质醇含量偏低),在上述情况下,可适当补充糖皮质激素,帮助患者度过危险期。

(四)加强营养

应激时的高代谢率和分解代谢亢进,对机体造成巨大消耗,需要及时加强营养。

(章卫平 张华莉)

思考题

1. 危急情况下，人体的应激反应有哪些表现？其生理学意义是什么？

2. 肾上腺在人体应激反应中有哪些特征性变化？分别受哪些因素调节？

3. 大面积烧伤患者发生消化道出血最可能的原因是什么？其发生机制是什么？

思考题解题思路

本章目标测试

本章思维导图

第七章 | 水、电解质代谢紊乱

水是生命活动的必需物质,也是人体内含量最多的组成成分。体内的水和溶解于水中的多种无机物和有机物构成体液。分布于细胞内的体液称细胞内液(intracellular fluid,ICF),它的容量和成分与细胞的代谢和生理功能密切相关。存在于组织间隙中的体液是组织间液(interstitial fluid),其与血浆(血管内液)共同构成细胞外液(extracellular fluid,ECF)。细胞外液构成了人体的内环境,是沟通组织细胞之间以及机体与外界环境之间的媒介。为了保证新陈代谢的正常进行和人体正常的生理活动,必须维持内环境相对稳定。疾病和外界环境的剧烈变化常会引起水、电解质代谢紊乱,导致体液的容量、分布和电解质含量发生改变,若得不到及时纠正,常会引起严重后果,甚至危及生命。

第一节 | 水、钠代谢紊乱

一、正常水、钠平衡

(一)体液的容量和分布

体液的含量可因性别、年龄和胖瘦不同而有差别。男性体液含量较高,女性因脂肪较多而体液含量相对较低;儿童的体液含量相对较成人高;肥胖者体液含量低于等体重肌肉发达者。健康成年男性体液总量约占体重的60%(女性约50%),其中细胞内液约占体重的40%,细胞外液约占体重的20%,细胞外液中的血浆和组织间液分别约占体重的5%和15%。细胞外液中有极少部分分布于一些密闭的腔隙(如关节囊、颅腔、胸膜腔、腹膜腔)中,由上皮细胞分泌而成,故称为跨细胞液(transcellular fluid),又称第三间隙液。

(二)体液的电解质成分

以离子状态存在于体液中的各种无机盐和有机物称为电解质。细胞内液和细胞外液的电解质成分有很大差异。细胞外液中,组织间液和血浆的电解质成分和含量大致相等,阳离子主要是 Na^+,其次是 K^+、Ca^{2+}、Mg^{2+} 等;阴离子主要是 Cl^-,其次是 HCO_3^-、HPO_4^{2-}、SO_4^{2-} 等。两者的主要区别在于血浆含有较高浓度的蛋白质(约7%),而组织间液的蛋白质含量仅为0.05%~0.35%,这与蛋白质不易通过毛细血管壁进入组织间液有关。细胞内液中,K^+ 是主要的阳离子,其次是 Na^+、Ca^{2+}、Mg^{2+},Na^+ 的浓度远低于细胞外液;阴离子主要是 HPO_4^{2-} 和蛋白质,其次是 HCO_3^-、Cl^-、SO_4^{2-} 等。各部分体液所含正、负电荷总数相等,呈电中性。绝大多数电解质在体液中是游离状态。

(三)体液的渗透压

溶液的渗透压取决于溶质的分子或离子的数目。体液内起渗透作用的溶质主要是电解质。血浆和组织间液的渗透压90%~95%来源于单价离子 Na^+、Cl^- 和 HCO_3^-,剩余的5%~10%由其他离子、葡萄糖、氨基酸、尿素以及蛋白质等构成。血浆蛋白质所产生的渗透压极小,仅占血浆总渗透压的1/200。由于血浆蛋白质不易通过毛细血管壁,因此,虽然血浆胶体渗透压较低,但在调节血管内外水的平衡和维持血容量中起重要作用。维持细胞内液渗透压的离子主要是 K^+ 与 HPO_4^{2-},尤其是 K^+。正常情况下,细胞内液与细胞外液的渗透压基本相等。通常血浆渗透压为280~310mOsm/(kg·H_2O),在此范围内为等渗,低于280mOsm/(kg·H_2O)为低渗,高于310mOsm/(kg·H_2O)为高渗。

（四）水的生理功能和水平衡

1. 水的生理功能

（1）促进物质代谢：水既是一切生化反应的场所，又是良好的溶剂，有利于营养物质的消化、吸收、运输和代谢废物的排泄。水本身也参与水解、水化、加水脱氢等重要反应。

（2）调节体温：水的比热大，能吸收代谢过程中产生的大量热能而使体温不至于升高。水的蒸发热大，蒸发少量的汗就能散发大量的热量。水的流动性大，使得物质代谢中产生的热量能够迅速在体内均匀分布。

（3）润滑作用：泪液可以防止眼球干燥而有利于眼球转动，唾液可保持口腔和咽部湿润而有利于吞咽，关节囊的滑液有利于关节转动，胸膜腔和腹膜腔的浆液可减少组织间的摩擦。

此外，体内的水有相当大的一部分与蛋白质、黏多糖和磷脂等结合，以结合水形式存在（其余以自由水形式存在）。各种组织器官含自由水和结合水的比例不同，因而坚实程度各异。心脏含水 79%，比血液仅少 4%，但由于心脏主要含结合水，故坚实柔韧，而血液则循环流动。

2. 水平衡

正常人每日水的摄入量和排出量保持平衡（图 7-1）。水的来源有饮水、食物水和代谢水。成人每日饮水量波动于 1 000~1 300ml，食物水含量约 700~900ml。糖、脂肪、蛋白质等物质在体内氧化生成的水称为代谢水，每日约 300ml（每 100g 糖、脂肪、蛋白质氧化产生的水分别为 60ml、107ml、41ml），在严重创伤如挤压综合征时大量组织破坏可使体内迅速产生大量代谢水。每破坏 1kg 肌肉可释放约 850ml 水。

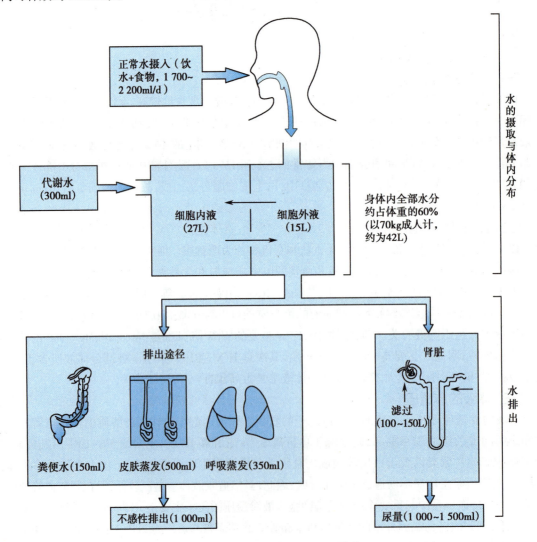

图 7-1　正常人每日水的摄入量和排出量

机体排出水的途径有消化道(粪)、皮肤(显性汗和非显性汗)、肺(呼吸蒸发)和肾(尿)。每日由皮肤蒸发的水(非显性汗)约500ml,通过呼吸蒸发的水约350ml。前者仅含少量电解质,而后者几乎不含电解质,故这两种不感蒸发排出的水可以当作纯水看待。在显性出汗时,汗液是一种低渗溶液,含NaCl约0.2%,并含有少量K^+,因此,在炎夏或高温环境下活动导致大量出汗时,会伴有电解质的丢失。健康成人每日经粪便排出的水约为150ml,由尿排出的水约为1 000~1 500ml,尿量取决于水的摄入量和其他途径排水的多少。必须指出,要清除体内的代谢废物,正常成人每日随尿排出的固体溶质(主要是蛋白质代谢终产物以及电解质)一般不少于35g,尿液中溶质最大浓度为60~70g/L,所以排出35g固体溶质的最低尿量为500ml,再加上非显性汗、呼吸蒸发以及粪便排水量,则每日最低排水量为1 500ml。要维持水的出入量平衡,每日需水量约1 500~2 000ml,称为日需要量。

(五)电解质的生理功能和钠平衡

机体的电解质分为有机电解质(如蛋白质)和无机电解质(即无机盐)两部分。无机电解质具有维持体液渗透压和酸碱平衡、维持神经肌肉的静息电位并参与其动作电位的形成、参与新陈代谢等多种生理功能。

正常成人体内钠总量为40~50mmol/kg体重,其中约60%是可交换钠(50%在细胞外液,10%在细胞内液),约40%是不可交换钠,主要结合于骨基质。血清Na^+浓度的正常范围是135~150mmol/L,细胞内液Na^+浓度仅为10mmol/L左右。成人每日饮食摄入钠约100~200mmol。天然食物中含钠甚少,故人们摄入的钠主要来自食盐。摄入的钠几乎全部在小肠被吸收。钠一般由尿、粪及汗排出,其中随尿排出的约占90%。正常情况下钠的排出量和摄入量几乎相等,摄入多则排出多,摄入少则排出少。钠的排出通常也伴有氯的排出。

(六)体液容量及渗透压的调节

细胞外液容量和渗透压的相对稳定是通过神经-内分泌系统的调节实现的。渗透压感受器主要分布在下丘脑视上核及其周围区域。当成人细胞外液渗透压升高1%~2%时,就可以刺激抗利尿激素(antidiuretic hormone,ADH)的释放。ADH的分泌阈值约为280mOsm/(kg·H_2O),但受年龄、环境及血容量等因素影响。渗透压低于阈值,ADH即停止分泌。非渗透性刺激,即血容量和血压的下降达5%~10%时,可通过心房和胸腔大静脉处的容量感受器,以及颈动脉窦、主动脉弓的压力感受器刺激ADH的分泌。

当体内水不足或摄入较多的食盐而使细胞外液的渗透压升高时,一方面刺激下丘脑渗透压感受器和渴觉中枢,产生兴奋,反射性引起口渴的感觉,机体主动饮水而补充水的不足。另一方面促使ADH分泌增多,加强肾远曲小管和集合管对水的重吸收,减少水的排出。同时,抑制醛固酮(aldosterone,ALD)的分泌,减少肾小管对Na^+的重吸收,增加Na^+的排出,降低细胞外液Na^+浓度,使升高的细胞外液渗透压降至正常。反之,当体内水过多或摄盐不足而使细胞外液渗透压降低时,一方面通过抑制ADH的分泌,减少肾远曲小管和集合管对水的重吸收,使水排出增多;另一方面促进醛固酮的分泌,加强肾小管对Na^+的重吸收,减少Na^+的排出,从而增加细胞外液Na^+浓度,使降低的细胞外液渗透压增至正常。在正常情况下,尿量具有较大的变动范围(500~2 000ml),说明肾在调节水的平衡上有很大的潜力。只有在肾功能严重障碍时,才会对水的平衡有较大影响。

实验证明,细胞外液容量的变化可以影响机体对渗透压变化的敏感性。当血浆渗透压降低伴有血容量显著减少时,血容量显著减少对ADH分泌的促进作用远超过血浆渗透压降低对ADH分泌的抑制,说明血容量明显降低时机体优先维持血容量。其他因素,如精神紧张、疼痛、创伤,以及某些药物和体液因子,如氯磺丙脲、长春新碱、环磷酰胺、血管紧张素Ⅱ等,也能促进ADH的分泌或增强ADH的作用。

心房钠尿肽(atrial natriuretic peptide,ANP)和水通道蛋白也是影响水、钠代谢的重要因素。心房钠尿肽是一组由心房肌细胞产生的多肽,约由21~33个氨基酸残基组成。心房扩张、血容量增加、血钠增高或血管紧张素Ⅱ增多均可刺激心房肌细胞合成和释放ANP。ANP具有促进肾脏排钠、排水的作用,主要从以下方面影响水、钠代谢:①增加肾小球滤过率;②抑制近曲小管、髓袢和集合管重吸收钠和水;③减少肾素、醛固酮、ADH 的分泌;④拮抗血管紧张素的缩血管效应。

水通道蛋白(aquaporin,AQP)是一组构成水通道、与水通透有关的细胞膜转运蛋白,广泛存在于动物、植物及微生物中。目前已经发现有 200 余种 AQP 存在于不同的物种中,其中至少有 13 种 AQP 亚型存在于哺乳动物体内。每种 AQP 有其特异性的组织分布。不同的 AQP 在肾脏和其他器官吸收和分泌水的过程中有着不同的作用和调节机制。如 AQP1 位于近曲小管、髓袢降支及直小血管的管腔膜和基底膜,对水的运输和通透发挥调节作用。AQP2 和 AQP3 位于集合管,在尿液浓缩机制中起重要作用,AQP2 发生功能缺陷时导致尿崩症,拮抗 AQP3 可产生利尿反应。AQP4 位于集合管主细胞基底膜,可能提供水流出通道;在脑内也有 AQP4 分布,与脑水肿的发生有关。在肺泡上皮 I 型细胞有 AQP5 分布,对肺水肿的发生有一定作用。

ADH 调节集合管重吸收水而浓缩尿液的过程与 ADH 受体 V_2R(集合管有多种 ADH 受体,但参与水转运的主要是 V_2R)和 AQP2 关系密切。当 ADH 释放入血后,与集合管主细胞基底膜的 V_2R 结合,并通过耦联的三磷酸鸟苷结合蛋白(GTP-binding protein),激活腺苷酸环化酶,使细胞内 cAMP 增高,进而激活 cAMP 依赖的蛋白激酶 A(protein kinase A,PKA)。PKA 使主细胞管腔膜下胞质囊泡中的 AQP2 发生磷酸化,触发囊泡向管腔膜转移并融入管腔膜,从而使管腔膜 AQP2 密度增加,对水的通透性提高,故水进入细胞增多,由存在于基底膜的 AQP3 或 AQP4 在髓质渗透压梯度的驱使下将水转运到肾间质,再由直小血管带走。ADH 与 V_2R 解离后,管腔膜的 AQP2 重新回到胞质囊泡内。如果 ADH 水平持续增高(数小时或更长),可使 *AQP2* 基因活化,转录及合成增加,从而提高集合管 AQP2 的绝对数量。通过对 AQP 的研究,人们对全身水代谢的生理过程和水平衡紊乱的机制有了更多的认识。

二、水、钠代谢紊乱的分类

水、钠代谢紊乱往往同时或相继发生,并且相互影响,关系密切,故临床上常将两者同时考虑。根据体液容量和血钠浓度(或渗透压)的变化,水、钠代谢紊乱的分类如表 7-1 所示。

表 7-1 水、钠代谢紊乱的分类

血钠浓度	体液容量		
	容量降低	容量正常	容量增高
低钠血症	低容量性低钠血症 (低渗性脱水)	等容量性低钠血症	高容量性低钠血症 (水中毒)
血钠正常	血钠正常性细胞外液减少 (等渗性脱水)	正常	血钠正常性细胞外液增多 (水肿)
高钠血症	低容量性高钠血症 (高渗性脱水)	等容量性高钠血症	高容量性高钠血症 (盐中毒)

三、脱水

脱水(dehydration)指由于体液丢失过多或水摄入不足,导致细胞外液减少并伴有功能、代谢变化的病理过程。脱水常伴有血钠和渗透压的变化,故可分为低渗性脱水(即细胞外液减少合并低血钠)、高渗性脱水(即细胞外液减少合并高血钠)和等渗性脱水(即细胞外液减少而血钠正常)三种类型。

(一) 低渗性脱水(低容量性低钠血症)

低渗性脱水(hypotonic dehydration)的特点是失钠多于失水,血清钠浓度<135mmol/L,血浆渗透压<280mOsm/(kg·H_2O),伴有细胞外液减少,又称为低容量性低钠血症(hypovolemic hyponatremia)。

1. 原因和机制 常见的原因是体液大量丢失后只补充水而未适当补充钠所致。

（1）经肾丢失：①长期连续使用利尿剂：呋塞米、依他尼酸或噻嗪类利尿剂能抑制髓袢升支或远曲小管对钠的重吸收。②肾上腺皮质功能不全：由于醛固酮分泌不足，肾小管对钠的重吸收减少。③肾疾病：如慢性间质性肾炎可破坏肾间质结构，使肾髓质不能维持正常的渗透压梯度或髓袢升支功能受损，钠随尿排出增加。④肾小管性酸中毒：肾小管性酸中毒（renal tubular acidosis，RTA）是一组以肾小管排酸障碍为主要特征的疾病。由于肾小管分泌 H^+ 功能下降以致 H^+-Na^+ 交换减少，或由于醛固酮分泌不足，导致 Na^+ 随尿排出增多。发生上述情况后，若只补充水，可发生低渗性脱水。

（2）肾外丢失：①经消化道丢失：这是低渗性脱水最常见的原因，如呕吐、腹泻或胃肠减压引流导致大量含钠消化液丢失而只补充水或给予葡萄糖溶液。②体液在第三间隙积聚：如胸膜炎形成大量胸腔积液，或腹膜炎、胰腺炎形成大量腹腔积液时，反复抽放而只补充水。③经皮肤丢失：如大量出汗（汗为低渗液，大量出汗每小时可丢失约 30~40mmol 钠）或大面积烧伤后只补充水或钠补充不足。

2. 对机体的影响

（1）细胞外液减少，易发生休克：低渗性脱水的主要特点是细胞外液减少。丢失的体液主要是细胞外液，严重时细胞外液量显著下降。同时，由于细胞外液低渗，水从细胞外液向渗透压相对较高的细胞内液转移，使细胞外液进一步减少。此外，细胞外液低渗抑制 ADH 分泌，使肾脏对水的重吸收减少。由于血浆渗透压降低抑制渴觉中枢，患者一般无口渴感，故机体虽缺水但却不思饮，难以自觉补充体液。以上原因导致血容量显著减少，故容易发生低血容量性休克。外周循环衰竭症状出现较早，患者可有直立性眩晕、血压下降、四肢厥冷、脉搏细速等症状。

（2）脱水体征明显：由于水向细胞内转移，故血液浓缩，血浆胶体渗透压升高，促进组织间液向血管内转移，使组织间液减少更为明显，因而患者皮肤弹性减退、眼窝凹陷，婴幼儿可出现囟门凹陷。

（3）细胞内液增多：水向细胞内转移，引起细胞肿胀，可导致细胞功能和代谢障碍。脑细胞肿胀可引起头晕、恶心、呕吐、视物模糊等症状，严重时可出现情感淡漠、嗜睡甚至昏迷。

（4）尿的变化：血浆渗透压降低使 ADH 分泌减少，肾对水的重吸收也相应减少，故尿量无明显减少而尿比重降低。但在晚期血容量显著降低时，ADH 释放增多，可出现少尿。经肾失钠的患者，尿钠含量增多；肾外失钠的患者，因醛固酮分泌增多，尿钠含量减少。

3. 防治的病理生理学基础

（1）防治原发病，去除病因。

（2）适当补钠，原则上给予等渗液以恢复细胞外液容量，血钠过低者需适当使用高渗钠溶液。如出现休克，要按休克的处理方式积极抢救。

（二）高渗性脱水（低容量性高钠血症）

高渗性脱水（hypertonic dehydration）的特点是失水多于失钠，血清钠浓度>150mmol/L，血浆渗透压>310mOsm/（kg·H_2O），细胞外液和细胞内液均减少，又称低容量性高钠血症（hypovolemic hypernatremia）。

1. 原因和机制

（1）水摄入减少：多见于水源断绝、进食或饮水困难等情况；脑外伤、脑血管意外或年老体弱的患者也可因渴感减退或缺乏而造成摄水减少。成人一日不饮水，失水约为体重的 2%。婴儿一日不饮水，失水可达体重的 10%。婴儿对水丢失更为敏感，故临床上应特别注意。

（2）水丢失过多：①经呼吸道丢失：任何原因引起的过度通气（如癔症和代谢性酸中毒等）都会使呼吸道黏膜不感蒸发加强，丢失的是几乎不含电解质的水。②经皮肤丢失：高热、大量出汗和甲状腺功能亢进时，均可通过皮肤丢失大量低渗液体。如发热时，体温每升高 1.5℃，皮肤的不感蒸发每日约增加 500ml。③经肾丢失：中枢性尿崩症时因 ADH 产生和释放不足，肾性尿崩症时因肾远曲小管和集合管对 ADH 反应降低，以及肾浓缩功能不良时，排出大量低渗性尿液；使用大量脱水剂如甘露醇、葡萄糖等高渗溶液，以及昏迷的患者鼻饲浓缩的高蛋白饮食，均可产生渗透性利尿而导致失水。④经胃肠道丢失：呕吐、腹泻及胃肠减压引流等可导致等渗或低渗的消化液丢失。

以上情况在渴感正常、能够喝水且有水喝的情况下,很少引起高渗性脱水。因为水丢失的早期,血浆渗透压稍有升高就会刺激渴觉中枢,饮水以后,血浆渗透压即可恢复。但如果没有及时补充水,再加上皮肤和呼吸的不感蒸发不断丢失水,体内水的丢失就大于钠的丢失,造成高渗性脱水。

2. 对机体的影响

（1）口渴:除因渴觉中枢受细胞外液高渗刺激而兴奋外,血容量减少及因唾液分泌减少引起的口干舌燥,也是引起口渴感的原因。口渴使患者主动饮水,这是重要的保护机制,但在衰弱的患者和老年人口渴反应可不明显。

（2）尿的变化:由于血浆渗透压升高、血容量减少,引起 ADH 的分泌增加,促使肾对水的重吸收增多,故尿量减少而尿比重增高(尿崩症患者除外)。在早期血容量下降不明显时,醛固酮分泌可不增多,尿钠含量可无明显变化,也可因尿的浓缩而增高。晚期血容量明显降低,醛固酮分泌增加,使肾加强对钠的重吸收,导致尿钠含量减少。

（3）细胞内、外液均减少:由于细胞外液高渗,使水从渗透压相对较低的细胞内液向细胞外液转移,再加上患者主动饮水和肾脏重吸收水增多,均使细胞外液得到水的补充,既有助于渗透压回降,又使血容量得到部分恢复,故在高渗性脱水时细胞外液及血容量的减少均没有低渗性脱水明显。因此,这类患者的脱水体征、血压下降、血液浓缩及氮质血症的程度一般也比低渗性脱水轻。同时,水向细胞外转移,引起细胞内液减少。由于细胞内液量大于细胞外液量,故高渗性脱水时细胞内液的减少比细胞外液更甚。

（4）中枢神经系统功能障碍:脑细胞严重脱水时,可引起一系列中枢神经系统功能障碍,包括烦躁、肌肉抽搐、嗜睡、昏迷甚至死亡。脑体积因细胞脱水而显著缩小时,颅骨与脑皮质之间的血管张力增大,因而可导致静脉破裂而出现局部脑出血或蛛网膜下腔出血。

（5）脱水热:严重的患者,尤其是小儿,由于汗腺细胞脱水,汗液分泌减少,从皮肤蒸发的水随之减少,散热受到影响,导致体温升高,称为脱水热(dehydration fever)。

3. 防治的病理生理学基础

（1）防治原发病,去除病因。

（2）补充水分:不能经口进食者可由静脉滴入 5%~10% 葡萄糖溶液,但要注意,输入过多不含电解质的葡萄糖溶液有引起水中毒的危险,输入过快则又加重心脏负担。

（3）适当补钠:水、钠均有丢失的患者,虽然血钠升高,但体内总钠量是减少的。故在治疗过程中,待缺水情况得到一定程度纠正后,应适当补钠,可给予生理盐水与 5%~10% 葡萄糖混合液。

（4）适当补钾:由于细胞内脱水,钾也同时从细胞内释出,引起血钾升高,尿中排钾也多。尤其当患者醛固酮增加时,补液若只给予盐水和葡萄糖溶液,则增加了钾向细胞内的转运,易出现低钾血症,所以应适当补钾。

（三）等渗性脱水

等渗性脱水(isotonic dehydration)的特点是水、钠成比例丢失,血容量减少,但血清钠浓度和血浆渗透压均在正常范围。

任何等渗性体液的大量丢失在短期内均属等渗性脱水,可见于呕吐、腹泻、大面积烧伤、大量抽放胸(腹)腔积液等。等渗性脱水如果不进行处理,可通过皮肤和呼吸的不感蒸发,不断丢失水分而转变为高渗性脱水;如果只补充水或给予过多低渗溶液,则可转变为低钠血症或低渗性脱水。因此,单纯性的等渗性脱水临床上较少见。

四、水中毒

水中毒(water intoxication)的特点是水在体内潴留使体液量明显增多,血清钠浓度<135mmol/L,血浆渗透压<280mOsm/(kg·H_2O),但体内钠总量正常或增多,又称为高容量性低钠血症(hypervolemic hyponatremia)。

（一）原因和机制

1. **水摄入过多**　如用无盐水灌肠导致肠道吸收水分过多、精神性饮水过量、持续性大量饮水等。此外，静脉输入含盐少或不含盐的液体过多过快，超过肾脏的排水能力，也可导致水摄入过多。由于婴幼儿对水、电解质调节能力差，故更易发生水中毒。

2. **水排出减少**　多见于急性肾衰竭或 ADH 分泌过多（如恐惧、疼痛、失血、休克或外伤时，由于交感神经兴奋，解除了副交感神经对 ADH 分泌的抑制）。

在肾功能良好的情况下，一般不易发生水中毒，故水中毒最常发生于急性肾功能不全的患者而又输液不恰当时。

（二）对机体的影响

1. **细胞内、外液均增多**　过多的低渗性体液在体内潴留，使细胞外液增加，血液稀释。因血钠浓度降低，细胞外液低渗，水自细胞外向细胞内转移，造成细胞肿胀。由于细胞内液容量大于细胞外液，过多的水分大都聚集在细胞内。早期潴留在组织间隙的水尚不足以产生凹陷性水肿，晚期或重症患者可出现凹陷性水肿。

2. **中枢神经系统症状**　细胞内、外液增多会对中枢神经系统产生严重不良影响。因中枢神经系统被限制在一定体积的颅腔和椎管中，脑细胞肿胀和脑组织水肿使颅内压增高，脑脊液压力也增加，可引起各种中枢神经系统受压症状，如头痛、恶心、呕吐、记忆力减退、情感淡漠、神志不清、失语、嗜睡、视乳头水肿等，重症患者可发生枕骨大孔疝或小脑幕裂孔疝而导致呼吸、心搏停止。病情较轻或持续时间较长的患者症状常不明显，多被原发病所掩盖，一般当血钠浓度降低至 120mmol/L 以下时，才会出现较明显的症状。

（三）防治的病理生理学基础

1. 防治原发病。急性肾衰竭、心力衰竭的患者及各种手术后的患者，应严格限制水的摄入，预防水中毒的发生。

2. 轻症患者，只要停止或限制水分摄入，造成水的负平衡，即可自行恢复；重症或急症患者，除严格限制进水外，还应给予高渗盐水，以迅速纠正脑细胞水肿，或静脉给予甘露醇等渗透性利尿剂或呋塞米等强利尿剂，以促进体内水的排出。

五、水肿

过多的液体在组织间隙或体腔内积聚称为水肿（edema）。水肿不是独立的疾病，而是多种疾病中常见的病理过程。如果水肿发生于体腔内，则称为积水或积液（hydrops），如心包积液、胸腔积液、腹腔积液、脑积水等。

按水肿波及的范围可分为全身性水肿（anasarca）和局部水肿（local edema）；按水肿的发生原因可分为肾性水肿、肝性水肿、心性水肿、营养不良性水肿、淋巴性水肿、炎性水肿等；按照发生水肿的器官组织可分为皮下水肿、脑水肿、肺水肿等。

水肿是由多种原因引起的。全身性水肿多见于充血性心力衰竭（心性水肿）、肾病综合征或肾炎（肾性水肿）以及肝脏疾病（肝性水肿），也见于营养不良（营养不良性水肿）和某些内分泌疾病。有的全身性水肿至今原因不明，称为"特发性水肿"。局部水肿常见于器官组织的局部炎症（炎性水肿）、静脉阻塞及淋巴管阻塞（淋巴性水肿）等情况。比较少见的血管神经性水肿（angioneurotic edema）也属于局部水肿。

（一）水肿的发生机制

正常情况下，组织液的量是相对恒定的，这种恒定依赖于体内外液体交换平衡和血管内外液体交换平衡。当平衡失调时，就可能导致水肿。

1. **血管内外液体交换平衡失调**　正常情况下，组织液和血浆之间不断进行液体交换（图7-2），使组织液的生成和回流保持动态平衡，而这种平衡主要受制于有效流体静压、有效胶体渗透压和淋巴回

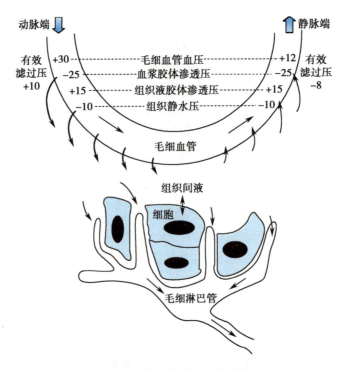

图 7-2　血管内外液体交换示意图

"→"代表体液流动方向,"+"表示从血管内指向血管外,"−"表示
从血管外指向血管内。数值单位为 mmHg。

流等因素。

　　这些因素的作用如下:①有效流体静压是驱使血管内液体向外滤出的力量。在毛细血管动脉端,毛细血管流体静压(又称毛细血管静水压、毛细血管血压)约为 30mmHg,组织间隙流体静压约为 10mmHg,两者之差即有效流体静压,约为 20mmHg;在毛细血管静脉端,毛细血管流体静压约为 12mmHg,组织间隙流体静压不变,有效流体静压约为 2mmHg。②有效胶体渗透压是促使液体回流至毛细血管内的力量。正常人血浆胶体渗透压约为 25mmHg,组织液胶体渗透压约为 15mmHg,两者之差即有效胶体渗透压,约为 10mmHg。有效流体静压−有效胶体渗透压=有效滤过压。在动脉端,有效滤过压约为 10mmHg,促使组织液生成;在静脉端,有效滤过压约为 8mmHg,促使组织液回流。可见,正常情况下组织液的生成略大于回流。③淋巴回流将组织液生成略大于回流的部分经淋巴系统运送回血液循环。正常成人在安静状态下每小时约有 120ml 淋巴液进入血液循环。组织间隙流体静压升高时,淋巴液的生成速度加快。由于淋巴管壁的通透性较高,淋巴回流还可把毛细血管漏出的蛋白质、细胞代谢产生的大分子物质运送回体循环。上述一个或多个因素同时或相继失调,即可导致水肿发生。

　　(1)毛细血管流体静压增高:毛细血管流体静压增高可使有效流体静压增高,有效滤过压增大。于是,组织液生成增多,超过淋巴回流的代偿能力时,便可引起水肿。毛细血管流体静压增高的常见原因是静脉压增高。充血性心力衰竭时静脉压增高可成为全身水肿的重要原因;肿瘤压迫静脉或静脉血栓形成可引起局部水肿。动脉充血也可引起毛细血管流体静压增高,成为炎性水肿发生的重要原因之一。

　　(2)血浆胶体渗透压降低:血浆胶体渗透压主要取决于血浆白蛋白的含量。当血浆白蛋白含量减少时,血浆胶体渗透压下降,有效滤过压增大,组织液生成增加,超过淋巴回流代偿能力时,可发生水肿。引起血浆白蛋白含量下降的原因主要有:①蛋白质合成障碍,常见于肝硬化和严重的营养不良;②蛋白质丢失过多,常见于肾病综合征,大量的蛋白质从尿中丢失;③蛋白质分解代谢增强,常见于慢性消耗性疾病,如慢性感染、恶性肿瘤等。

　　(3)微血管壁通透性增加:正常情况下,毛细血管只允许微量蛋白质滤出,因而在毛细血管内外形成了很大的胶体渗透压梯度。当微血管壁通透性增高时,血浆蛋白从毛细血管和微静脉壁滤出增多。于是,毛细血管静脉端和微静脉内的胶体渗透压下降,组织液胶体渗透压上升,促使溶质及水分滤出。见于各种炎症,包括感染、烧伤、冻伤、化学伤以及昆虫咬伤等。这些因素可直接损伤微血管壁或通过组胺、激肽等炎性介质的作用而使微血管壁的通透性增高。这类水肿液的特点是蛋白含量较高,可达 30~60g/L。

（4）淋巴回流受阻:正常情况下,淋巴回流不仅能把生成略多的组织液及其所含蛋白运送回血液循环,还能在组织液生成增多时加强回流进行代偿,具有重要的抗水肿作用。在某些病理条件下,淋巴管被堵塞,淋巴回流受阻或不能代偿性加强,含蛋白的水肿液在组织间隙积聚,形成淋巴性水肿。常见的原因有:恶性肿瘤侵入并堵塞淋巴管;乳腺癌根治术等摘除淋巴管主干通过的淋巴结,可致相应部位水肿;丝虫病时,淋巴管被成虫堵塞,可引起下肢等部位的慢性水肿。这类水肿液的特点也是蛋白含量较高,可达 40~50g/L,其原因是水和晶体物质透过血管壁回吸收到血管内,导致组织液蛋白浓缩。

2. 体内外液体交换平衡失调——水、钠潴留 正常人水、钠的摄入量和排出量处于动态平衡状态,以保持体液量的相对恒定。这种平衡的维持依赖于排泄器官正常的结构和功能以及机体的容量及渗透压调节。肾在调节水、钠平衡中起重要的作用。正常情况下,经肾小球滤过的水和钠只有0.5%~1% 排出体外,99%~99.5% 被肾小管重吸收。某些因素导致肾小球滤过率下降或/和肾小管重吸收增强时,便可导致水、钠潴留,成为水肿发生的重要原因(图 7-3)。

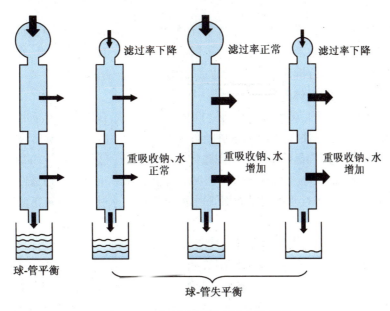

图 7-3 球-管失衡基本形式示意图

（1）肾小球滤过率下降:当肾小球滤过水、钠减少,而肾小管重吸收没有相应减少时,就会导致水、钠潴留。引起肾小球滤过率下降的常见原因有:①广泛的肾小球病变,如急性肾小球肾炎时,炎性渗出物和内皮细胞肿胀使肾小球毛细血管腔变窄或闭塞,肾小球血流量减少;慢性肾小球肾炎时,肾单位严重破坏,肾小球滤过面积明显减少。②有效循环血量明显减少,如充血性心力衰竭、肾病综合征等使有效循环血量减少,肾血流量下降,继而引起交感-肾上腺髓质系统、肾素-血管紧张素系统兴奋,肾血管收缩,使肾血流量进一步减少,肾小球滤过率下降。

（2）近曲小管重吸收钠、水增多:近曲小管的重吸收占肾小球滤过率的60%~70%。当有效循环血量减少时,近曲小管对钠、水的重吸收增加,致使肾排水、排钠减少,成为某些全身性水肿发生的重要原因。

1）心房钠尿肽分泌减少:正常人血液中存在低浓度的 ANP,表明平时就有 ANP 从心肌细胞储存的颗粒中释放出来。ANP 的分泌和释放受血容量、血压、血钠含量等因素影响。有效循环血量明显减少时,心房的牵张感受器兴奋性降低,使ANP分泌减少,故近曲小管等部位对钠、水的重吸收增加。

2）肾小球滤过分数（filtration fraction）增加:肾小球滤过分数=肾小球滤过率/肾血浆流量,正常值约为20%。充血性心力衰竭或肾病综合征时,由于有效循环血量减少以及肾血管收缩,肾血浆流量和肾小球滤过率均下降。但由于出球小动脉比入球小动脉收缩更明显（出球小动脉对血管紧张素Ⅱ的敏感性比入球小动脉高）,使肾小球滤过压升高,故肾小球滤过率的降低程度小于肾血浆流量的降低程度,因而肾小球滤过分数增加。此时由于被滤出的无蛋白滤液相对增多,导致血液通过肾小球流入近曲小管周围毛细血管后,其蛋白和血浆胶体渗透压也相应增高,同时由于血流量的减少,流体静压下降,于是近曲小管重吸收钠和水增加。

（3）远曲小管和集合管重吸收钠、水增加:远曲小管和集合管重吸收钠、水主要受激素调节。

1）醛固酮增多:①分泌增加:充血性心力衰竭、肾病综合征或肝硬化腹腔积液时,有效循环血量下降使肾血流减少,肾血管灌注压降低,入球小动脉壁受到的牵张减弱,再加上肾小球滤过率降低使流经致密斑的钠量减少,均可促进近球细胞分泌肾素,肾素-血管紧张素-醛固酮系统被激活。②灭活减少:肝硬化时,肝细胞灭活醛固酮的功能减退,也是醛固酮增多的原因之一。

2）抗利尿激素增多:有效循环血量减少时,心房和胸腔大血管的容量感受器所受的刺激减弱,反射性地引起ADH分泌增加。同时,肾素-血管紧张素-醛固酮系统被激活,肾小管对钠的重吸收增多,血浆渗透压增高,刺激下丘脑渗透压感受器,使ADH的分泌与释放增加。ADH灭活减少可见于肝功能障碍时。

以上是水肿发生机制中的基本因素。在各种不同类型的水肿发生发展中,通常是多种因素先后或同时发挥作用。同一因素在不同的水肿发生机制中所处的地位也不同。因此,在医疗实践中,必须对不同患者的情况进行具体分析,这对于选择适宜的治疗方案具有重要意义。

（二）水肿的特点及对机体的影响

1. 水肿的特点 由于发生原因不同,水肿液具有不同的性状,在体内的分布也各具特点。

（1）水肿液的性状:根据性状的不同,水肿液分为漏出液和渗出液。①漏出液（transudate）:水肿液的比重低于1.015,蛋白质含量低于25g/L,细胞数少于100/μl。②渗出液（exudate）:水肿液的比重高于1.018,蛋白质含量高于30g/L,细胞数大于500/μl。渗出液系毛细血管通透性增高所致,见于炎性水肿。但也有例外,如淋巴性水肿时虽微血管通透性不增高,水肿液比重可不低于渗出液,原因如前所述。

（2）水肿的皮肤特点:皮下水肿是全身或局部水肿的重要体征。当皮下组织有过多的液体积聚时,皮肤肿胀、弹性差、皱纹变浅,用手指按压时有凹陷,称为凹陷性水肿（pitting edema）,又称为显性水肿（frank edema）。实际上,全身性水肿患者在出现显性水肿之前已有组织液的增多,可达原体重的10%,称为隐性水肿（recessive edema）。组织间隙中已有液体积聚而按压无凹陷的原因是分布在组织间隙中的胶体网状物（化学成分是透明质酸、胶原及黏多糖等）对液体有强大的吸附能力和膨胀性,只有当液体的积聚超过胶体网状物的吸附能力时,才游离出来,用手指按压该部位皮肤,游离的液体乃从按压点向周围散开,形成凹陷,数秒钟后凹陷自然平复。

（3）全身性水肿的分布特点:最常见的全身性水肿是心性水肿、肾性水肿和肝性水肿,水肿出现的部位各不相同。心性水肿首先出现在低垂部位,肾性水肿先表现为眼睑或面部水肿,肝性水肿则以腹腔积液为多见。这些特点与下列因素有关:①重力效应:毛细血管流体静压受重力影响,距心脏水平面垂直距离越远的低垂部位,外周静脉压与毛细血管流体静压越高。因此,右心衰竭时,由于体循环静脉回流障碍,首先表现为下垂部位的毛细血管流体静压增高与水肿。②组织结构特点:一般来说,组织结构疏松、皮肤伸展度大的部位易容纳水肿液。组织结构致密的部位如手指和足趾等,因皮肤较厚、伸展度小而不易发生水肿。因此,肾性水肿首先发生在组织疏松的眼睑、颜面部。③局部血流动力学因素:以肝性水肿的发生为例,肝硬化时由于肝内广泛的结缔组织增生与收缩,以及再生肝细胞结节的压迫,造成肝静脉和门静脉回流受阻,进而使静脉压和毛细血管流体静压增高,成为肝硬化时易伴发腹腔积液的原因。

2. 水肿对机体的影响 除炎性水肿具有稀释毒素、运送抗体等抗损伤作用外,其他水肿对机体都有不同程度的不利影响。影响的大小取决于水肿的部位、程度、发生速度及持续时间。

(1)细胞营养障碍:过量液体在组织间隙积聚,使细胞与毛细血管的距离增大,增加了营养物质在细胞间弥散的距离。受坚实包膜限制的器官和组织在急速发生重度水肿时,因微血管受压,营养血流减少,可使细胞发生严重的营养障碍。

(2)器官组织功能障碍:急速发展的重度水肿因机体来不及适应和代偿,可能引起比慢性水肿更严重的功能障碍。若为生命活动的重要器官,则可造成更为严重的后果,如脑水肿引起颅内压升高,甚至引发脑疝导致死亡;喉头水肿可引起气道阻塞,严重者窒息死亡。

第二节 | 钾代谢紊乱

一、正常钾代谢

钾是体内最重要的无机阳离子之一。正常人体内钾总量约为 50~55mmol/kg 体重,其中约 90% 在细胞内,骨钾约占 7.6%,跨细胞液约占 1%,仅约 1.4% 存在于细胞外液中。钾的摄入和排出处于动态平衡,以保持血钾浓度在正常范围内。天然食物含钾比较丰富,成人每日随饮食摄入钾 50~120mmol。摄入钾的 90% 经肾随尿排出,排钾量与摄入量相关,即多摄多排、少摄少排,但是不摄仍排,可见肾虽有保钾能力,但不如保钠能力强;摄入钾的 10% 随粪便和汗液排出。机体可通过以下几条途径维持血钾的恒定:①通过细胞膜 Na^+-K^+ 泵,改变钾在细胞内外液的分布;②通过细胞内外的 H^+-K^+ 交换,影响细胞内外液钾的分布;③通过肾小管上皮细胞内外跨膜电位的改变影响肾排钾量;④通过醛固酮和远端小管尿液的流速,调节肾排钾量;⑤通过结肠及出汗排钾。钾具有参与细胞新陈代谢、维持细胞静息电位、调节细胞内外的渗透压和酸碱平衡等多种生理功能。

二、钾代谢紊乱

测定血钾可取血浆或血清。血清钾浓度的正常范围为 3.5~5.3mmol/L,通常比血浆钾高 0.3~0.5mmol/L,这与凝血过程中血小板释放出一定数量的钾有关。按血钾浓度的高低,钾代谢紊乱通常可分为低钾血症和高钾血症两大类。

(一)低钾血症

血清钾浓度低于 3.5mmol/L 称为低钾血症(hypokalemia)。多数情况下,血钾浓度能反映体内钾总量,低钾血症常伴有缺钾。但在某些情况下,两者之间并不一定呈平行关系,低钾血症患者体内钾总量不一定减少。

1. 原因和机制

(1)钾摄入不足:在正常饮食条件下,一般不会因钾摄入不足而发生低钾血症。只有在消化道梗阻、昏迷、神经性厌食及手术后较长时间禁食的患者,静脉补液时又未同时补钾或补钾不够,才可发生低钾血症。

(2)钾丢失过多:这是低钾血症最常见的原因,常见于下列情况。

1)经消化道失钾:主要见于严重呕吐、腹泻、胃肠减压引流及肠瘘等。发生机制是:①消化液含钾量较血浆高,故消化液丧失必然丢失大量钾;②消化液大量丢失伴血容量减少时,可引起醛固酮分泌增加使肾排钾增多。

2)经肾失钾:①长期大量使用髓袢或噻嗪类利尿剂,由于水、钠、氯的重吸收受到抑制,到达远端小管的尿液流速增大,钠含量增加,促进钾分泌;同时,原发病(肝硬化、心力衰竭等)伴发的或因利尿造成的血容量减少,可导致继发性醛固酮分泌增多,使肾保钠排钾作用加强而失钾。②肾上腺皮质激素过多,见于原发性或继发性醛固酮增多症、库欣(Cushing)综合征或长期大量使用糖皮质激素等。③肾疾病。肾间质性疾病如肾盂肾炎,由于近曲小管和髓袢对钠、水重吸收障碍,使远曲小管尿液流速增加,排钾增多;急性肾衰竭多尿期由于原尿中溶质增多产生渗透性利尿作用,使肾排钾增多。④肾小管性酸中毒。Ⅰ型(远端小管性)酸中毒时,由于远端小管泌 H^+ 障碍,导致 K^+-Na^+ 交换增加,尿钾排出增多;Ⅱ型(近端小管性)酸中毒时,由于近端小管重吸收 HCO_3^- 减少,到达远端小管的 HCO_3^- 增多,使管腔负电位增大,导致排钾增多。此外,由于慢性酸中毒使近端小管对钠、水的重吸收功能受损,导致远端小管的尿液含钠量增加、流速增大以及醛固酮分泌增加,也是Ⅰ型和Ⅱ型肾小管性酸中毒时尿钾排出增多的原因。⑤镁缺失,可使髓袢升支的肾小管上皮细胞 Na^+-K^+ 泵失活,导致钾重吸收障碍,钾丢失过多。

3)经皮肤失钾:汗液含钾不多,约为 5~10mmol/L,一般情况下出汗不易引起低钾血症。但在高温环境中进行体力劳动时,可因大量出汗丢失较多的钾,若没有及时补充可引起低钾血症。

(3)细胞外钾转移到细胞内:当细胞外液的钾较多地转入细胞内时,可引起低钾血症,但机体的总钾量并不减少。主要见于以下情况。

1)碱中毒:无论是代谢性还是呼吸性碱中毒,均可促使 K^+ 进入细胞内。其发生机制是:①碱中毒时细胞外液 H^+ 浓度降低,H^+ 从细胞内移出进行代偿,同时细胞外 K^+ 进入细胞内以维持电荷平衡;②肾小管上皮细胞也发生此种离子转移,故细胞内 H^+ 减少而 K^+ 增多,致使 H^+-Na^+ 交换减弱,而 K^+-Na^+ 交换增强,尿钾排出增多。

2)过量胰岛素使用:一方面,胰岛素可直接激活细胞膜上 Na^+-K^+ 泵,使细胞外钾转入细胞内;另一方面,胰岛素可促进细胞合成糖原,使细胞外钾随同葡萄糖转入细胞内。

3)β-肾上腺素能受体活性增强:如β-受体激动剂肾上腺素、沙丁胺醇等可通过 cAMP 机制激活 Na^+-K^+ 泵,促进细胞外钾内移。

4)某些毒物中毒:如钡中毒、粗制棉籽油中毒(主要毒素为棉酚),由于钾通道被阻滞,使 K^+ 外流减少。

5)低钾性周期性麻痹:可散发或呈家族性常染色体显性遗传,以反复发作的骨骼肌麻痹为特点,发作时细胞外钾进入细胞内,血钾急剧减少。饱餐、剧烈运动、感染、应激等是其常见的诱因,但发生机制目前尚不清楚。

2. 对机体的影响　低钾血症对机体的影响个体间差异很大,主要取决于血钾降低的速度和程度。慢性轻症者可无症状或症状轻微,急性重症者症状严重,甚至致命。低钾血症的影响表现为膜电位异常引发的一系列障碍、细胞代谢障碍引发的损害及酸碱平衡异常。

(1)与膜电位异常相关的障碍:静息电位和动作电位都与钾平衡有密切关系,低钾血症导致膜电位异常引起的损害在可兴奋组织尤为突出。

1)低钾血症对神经肌肉的影响:①急性低钾血症:神经肌肉症状是急性低钾血症的突出表现。对骨骼肌的影响以下肢肌肉最为常见,严重时可累及躯干、上肢肌肉及呼吸肌。轻症可无症状或有倦怠感、软弱乏力,重症可发生弛缓性瘫痪。胃肠道平滑肌也常受到影响,表现为腹胀、食欲减退和便秘,严重时可出现麻痹性肠梗阻。对中枢神经系统的影响表现为精神萎靡、情感淡漠,重症可出现嗜睡、昏迷。上述变化的发生机制是:由于细胞外液钾浓度急剧降低,细胞内液钾浓度 $[K^+]_i$ 和细胞外液钾浓度 $[K^+]_e$ 的比值变大,静息状态下细胞内液钾外流增加,使静息电位 (E_m) 绝对值增大,与阈电位 (E_t) 之间的距离 (E_m-E_t) 加大,因此细胞的兴奋性降低,严重时甚至不能兴奋,即出现超极化阻滞(hyperpolarized blocking)(图7-4)。②慢性低钾血症:由于病程缓慢,细胞内液钾逐渐移到细胞外,使 $[K^+]_i/[K^+]_e$ 比值变化不大,静息电位基本正常,细胞兴奋性无明显变化,故临床表现不明显。

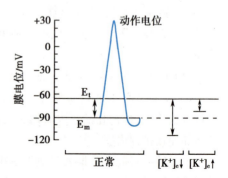

图 7-4　细胞外液钾浓度对骨骼肌细胞静息电位 (E_m) 的影响

2）低钾血症对心肌的影响：主要表现为心肌生理特性的改变及引发的心电图变化和心肌功能的损害（图 7-5）。

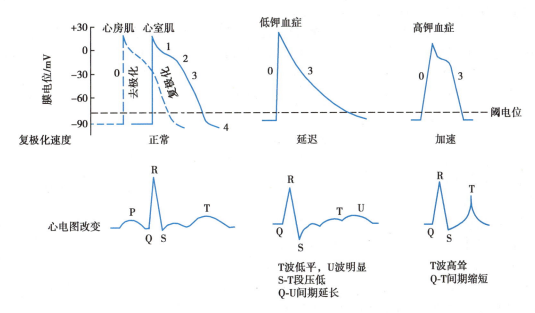

图 7-5　细胞外液钾浓度对心肌细胞动作电位和心电图的影响

A. 心肌生理特性的改变

a. 兴奋性增高：心肌兴奋性高低主要与 $E_m - E_t$ 间距长短有关。心肌细胞 E_m 的大小主要取决于细胞内、外液 K^+ 浓度比值和膜对 K^+ 的通透性。低钾血症时，心肌细胞膜 K^+ 电导性下降（与心肌内向整流钾通道的特性有关），对 K^+ 的通透性降低，其对细胞内 K^+ 外流的影响超过 $[K^+]_i/[K^+]_e$ 比值变大的影响，故 K^+ 外流减少，因而 E_m 绝对值减少，$E_m - E_t$ 间距缩短，心肌兴奋性增高。

b. 自律性增高：心肌自律性的产生依赖于动作电位复极化 4 期的自动去极化。低钾血症时，心肌细胞膜对 K^+ 的通透性下降，因此复极化 4 期 K^+ 外流减慢，而 Na^+ 内流相对加速，使快反应自律细胞的自动去极化加速，心肌自律性增高。

c. 传导性降低：心肌传导性快慢主要与动作电位 0 期去极化的速度和幅度有关。低钾血症时，心肌细胞 E_m 绝对值减少，去极化时 Na^+ 内流减慢，故动作电位 0 期去极化速度减慢、幅度降低，兴奋的扩布因而减慢，心肌传导性降低。

d. 收缩性改变：轻度低钾血症时，细胞外 K^+ 对 Ca^{2+} 内流的抑制作用减弱，因而复极化 2 期 Ca^{2+} 内流增多，心肌收缩性增强；但严重或慢性低钾血症时，可因心肌细胞内缺钾而发生代谢障碍甚至变性坏死，心肌收缩性因而减弱。

B. 心电图的变化：与心肌细胞在低钾血症时电生理特性变化密切相关，典型的表现有：代表复极化 2 期的 ST 段压低（Ca^{2+} 内流增多所致）；相当于复极化 3 期的 T 波低平、出现 U 波（K^+ 外流减慢所致）；相当于心室动作电位时间的 Q-T（或 Q-U）间期延长；严重低钾血症时还可见 P 波增高（心房肌兴奋性增高所致）、P-Q 间期延长和 QRS 波群增宽。

C. 心肌功能的损害：表现为心律失常和心肌对洋地黄类强心药物的敏感性增加。

a. 心律失常：由于自律性增高，可出现窦性心动过速；异位起搏的插入可出现期前收缩、阵发性心动过速等；尤其心肌兴奋性增高、3 期复极化延缓所致的超常期延长更易强化了心律失常的发生。

b. 心肌对洋地黄类强心药物的敏感性增加：低钾血症时，洋地黄与 Na^+-K^+ 泵的亲和力增高，因而增强了洋地黄的毒性作用，并显著降低其治疗的效果。

（2）与细胞代谢障碍有关的损害：钾是细胞内主要的阳离子，与细胞的新陈代谢密切相关。因此，体内缺钾可引起细胞结构和功能的不同程度损害，比较典型的损害表现在骨骼肌和肾脏。

1）骨骼肌损害：钾对骨骼肌的血流量有调节作用。肌肉收缩时释放钾，有助于血管扩张，使血流量增加。严重缺钾时，肌肉运动释放的钾减少，以致发生缺血缺氧性肌痉挛、坏死和横纹肌溶解。当然，低钾血症引起的代谢障碍也是骨骼肌损害的原因之一。

2）肾脏损害：形态上主要表现为髓质集合管上皮细胞肿胀、增生等，重者可波及各段肾小管，甚至肾小球，出现间质性肾炎样表现。功能上主要表现为尿浓缩功能障碍而出现多尿，其发生机制是：①远曲小管和集合管上皮细胞受损，cAMP 生成不足，对 ADH 的反应性降低；②髓袢升支粗段对 NaCl 的重吸收减少，妨碍肾髓质渗透压梯度的形成，影响对水的重吸收。

（3）低钾血症对酸碱平衡的影响：低钾血症可引起代谢性碱中毒，同时发生反常性酸性尿（paradoxical acidic urine）。发生机制是：①由于细胞外液 K^+ 减少，K^+ 从细胞内移出以代偿，而细胞外 H^+ 进入细胞，引起细胞外液碱中毒；②肾小管上皮细胞也发生此种离子转移，故细胞内 K^+ 减少而 H^+ 增多，造成肾小管 K^+-Na^+ 交换减弱而 H^+-Na^+ 交换加强，因而尿排 K^+ 减少，排 H^+ 增多，加重代谢性碱中毒，且尿液呈酸性。

3. 防治的病理生理学基础

（1）防治原发病，尽快恢复饮食和肾功能。

（2）及时补钾：对严重低钾血症或出现心律失常、肌肉瘫痪等并发症者，应及时补钾。最好口服，重症或不能口服者，才考虑静脉滴注补钾。补钾时应观察心率、心律和尿量，定时测定血钾浓度。细胞内缺钾恢复较慢，因此补钾不可操之过急。

（3）纠正水和其他电解质代谢紊乱：引起低钾血症的原因常常同时引起水和其他电解质代谢紊乱，应及时检查并加以纠正。低钾血症易伴发低镁血症，如果两者并存，由于缺镁可引起低钾，故补钾同时必须补镁，方才有效。

（二）高钾血症

血清钾浓度高于 5.3mmol/L 称为高钾血症（hyperkalemia）。高钾血症时体内总钾量可增多、正常或缺乏。

1. 原因和机制

（1）钾摄入过多：主要见于处理不当，如经静脉输入过多钾盐或输入大量库存血。

（2）钾排出减少：主要是肾脏排钾减少，这是高钾血症最主要的原因。常见于：①肾衰竭：在急性肾衰竭少尿期或慢性肾衰竭晚期，因肾小球滤过率减少或肾小管排钾功能障碍，往往发生高钾血症。②盐皮质激素缺乏：包括绝对和相对缺乏两种情况。前者见于肾上腺皮质功能减退，后者见于某些肾小管疾病（如间质性肾炎、狼疮肾、移植肾等），对醛固酮的反应低下。两者均表现为肾远曲小管、集合管排钾障碍，致使血钾升高。③长期应用潴钾利尿剂：螺内酯和氨苯蝶啶等能对抗醛固酮保钠排钾的作用，故长期大量应用可引起高钾血症。

（3）细胞内钾转移到细胞外：细胞内钾迅速转移到细胞外，当超过肾的排钾能力时，血钾浓度升高。主要见于以下情况。

1）酸中毒：酸中毒时易伴发高钾血症，其机制是：①酸中毒时细胞外液 H^+ 浓度升高，H^+ 进入细胞以缓冲，而细胞内 K^+ 转到细胞外以维持电荷平衡；②肾小管上皮细胞也发生此种离子转移，致使 H^+-Na^+ 交换加强，而 K^+-Na^+ 交换减弱，尿钾排出减少。

2）高血糖合并胰岛素不足：见于糖尿病，其机制是：胰岛素缺乏使钾进入细胞减少，同时，高血糖形成的血浆高渗透压引起细胞脱水，细胞内液钾浓度增高，钾向细胞外转移增多。

3）某些药物的使用：β 受体拮抗剂、洋地黄类药物等通过干扰 Na^+-K^+ 泵的活性而妨碍细胞摄钾。肌肉松弛剂氯化琥珀胆碱可增大骨骼肌膜对 K^+ 的通透性，使细胞内钾外移，导致血钾升高。

4）组织分解：如溶血、挤压综合征时，细胞内钾大量释出而引起高钾血症。

5）缺氧：缺氧时细胞 ATP 生成不足，细胞膜上 Na^+-K^+ 泵运转障碍，使 Na^+ 在细胞内潴留，而细胞外 K^+ 不易进入细胞内。

6）高钾性周期性麻痹：是一种常染色体显性遗传性疾病，表现为反复发作的骨骼肌麻痹，发作时细胞内钾外移而引起血钾升高。

此外，临床上可出现假性高钾血症，是指测得的血清钾浓度增高而实际上患者体内血钾浓度并未增高的情况。可见于白细胞增多或血小板增多患者，但更多见于静脉穿刺造成的红细胞机械性损伤。

2. 对机体的影响　高钾血症对机体的影响主要表现为膜电位异常引发的一系列障碍及酸碱平衡异常。

（1）高钾血症对神经肌肉的影响：神经肌肉症状主要见于急性高钾血症。①急性轻度高钾血症（血清钾 5.4~6.0mmol/L）时，表现为感觉异常、刺痛、肌肉震颤等症状，其发生机制在于细胞外液钾浓度增高，$[K^+]_i/[K^+]_e$ 比值变小，静息期细胞内钾外流减少，使 E_m 绝对值减少，与 E_t 间距缩短而兴奋性增高；②急性重度高钾血症（血清钾 >6.0mmol/L）时，表现为肌肉软弱无力乃至弛缓性瘫痪，其机制在于细胞外液钾浓度急剧升高，$[K^+]_i/[K^+]_e$ 比值更小，静息期细胞内钾外流更少，使 E_m 绝对值过小或几乎接近 E_t 水平，导致细胞膜上的快钠通道失活，细胞处于去极化阻滞（depolarized blocking）状态而不能兴奋（图 7-4）。慢性高钾血症时，由于病程缓慢，细胞外液钾逐渐移入细胞内，$[K^+]_i/[K^+]_e$ 比值变化不明显，故很少出现神经肌肉的症状。

（2）高钾血症对心肌的影响：高钾血症对心肌的毒性作用极强，可发生致命性心室颤动和心搏骤停。心肌受到的影响主要表现为生理特性的改变及引发的心电图变化和心肌功能的损害（见图 7-5）。

1）心肌生理特性的改变：①兴奋性改变：高钾血症时，心肌细胞膜 K^+ 电导性增加，对 K^+ 的通透性增高。但是，由于正常血钾时细胞膜对钾的通透性已接近最大，故高钾血症时细胞内 K^+ 外流主要受 $[K^+]_i/[K^+]_e$ 比值变小的影响。急性轻度高钾血症时，心肌的兴奋性增高；急性重度高钾血症时，心肌的兴奋性降低；慢性高钾血症时，心肌兴奋性变化不甚明显。其发生机制与高钾血症时神经肌肉的兴奋性变化机制相似。②自律性降低：高钾血症时，细胞膜对 K^+ 的通透性增高，复极化 4 期 K^+ 外流加快而 Na^+ 内流相对缓慢，快反应自律细胞的 4 期自动去极化减慢，因而心肌自律性降低。③传导性降低：由于心肌细胞 E_m 绝对值变小，与 E_t 接近，使 0 期钠通道不易开放，故去极化的速度减慢、幅度变小，心肌兴奋传导的速度也减慢。重度高钾血症时，可因严重传导阻滞和心肌兴奋性消失而发生心搏骤停。④收缩性减弱：由于细胞外液 K^+ 浓度增高，抑制复极化 2 期 Ca^{2+} 的内流，使心肌细胞内 Ca^{2+} 浓度降低，因而心肌收缩性减弱。

2）心电图的变化：由于复极 3 期钾外流加速（心肌细胞膜的钾电导增加所致），因而 3 期复极时间和有效不应期缩短，代表复极 3 期的 T 波狭窄高耸，相当于心室动作电位时间的 Q-T 间期轻度缩短。由于传导性降低，代表心房去极化的 P 波压低、增宽或消失，代表房室传导的 P-R 间期延长，相当于心室去极化的 R 波降低，相当于心室内传导的 QRS 综合波增宽。

3）心肌功能的损害：高钾血症时心肌传导性降低可引起传导延缓和单向阻滞，同时有效不应期又缩短，故易形成兴奋折返，引起严重心律失常。

（3）高钾血症对酸碱平衡的影响：高钾血症可引起代谢性酸中毒，并出现反常性碱性尿（paradoxical alkaline urine）。其发生机制是：①由于细胞外液 K^+ 升高，K^+ 进入细胞以代偿，而 H^+ 转移至细胞外，引起细胞外液酸中毒；②肾小管上皮细胞内 K^+ 增多而 H^+ 减少，造成肾小管 H^+-Na^+ 交换减弱，而 K^+-Na^+ 交换增强，尿排 K^+ 增加，排 H^+ 减少，加重代谢性酸中毒，且尿液呈碱性。

3. 防治的病理生理学基础

（1）防治原发病，去除引起高钾血症的原因。

（2）降低体内钾总量：减少钾的摄入，用透析疗法和其他方法（口服或灌肠阳离子交换树脂）增加肾脏和肠道的排钾量。

（3）促使钾向细胞内转移：应用葡萄糖和胰岛素静脉输入促进糖原合成，或输入碳酸氢钠提高血液 pH，促进钾向细胞内转移，以降低血钾浓度。

（4）应用钙剂和钠盐拮抗高钾血症的心肌毒性作用：Ca^{2+} 一方面能促使 E_t 上移，使 E_m-E_t 间距增加甚至恢复正常,恢复心肌的兴奋性;另一方面使复极化 2 期 Ca^{2+} 竞争性的内流增加,提高心肌的收缩性。应用钠盐后,细胞外液 Na^+ 浓度增高,使 0 期去极化时 Na^+ 内流增加,0 期去极化的速度加快、幅度增大,心肌传导性得以改善。

(5)纠正其他电解质代谢紊乱:高钾血症时很可能伴有高镁血症,应及时检查处理。

第三节 | 镁代谢紊乱

一、正常镁代谢

镁是机体内具有重要生理作用的阳离子,其含量在阳离子中占第四位,仅次于钠、钙、钾。在细胞内的阳离子中,镁的含量仅次于钾。正常人体内镁的摄入和排出处于动态平衡,以保持血清镁浓度在 0.75~1.25mmol/L。成人每日从饮食摄取镁 10~20mmol,其中约 1/3 在小肠内吸收,其余随粪便排出。体内镁总量大约 21~28g,其中 60% 在骨中,其余大部分在骨骼肌和其他组织器官的细胞内,只有 1%~2% 在细胞外液中。骨中镁主要以 $Mg_3(PO_4)_2$ 和 $MgCO_3$ 形式存在,吸附于羟基磷灰石表面。镁与钙不同,不易随机体需要从骨中动员出来,但镁在一定程度上可置换骨中的钙,置换的量取决于骨钙动员的情况。细胞内镁则大部分与磷酸根、柠檬酸根及其他阴离子结合为复合物,尤其是与 ATP 结合为 Mg·ATP 形式,参与需要 ATP 的反应。

正常情况下体内镁平衡主要靠肾调节。经肾小球滤过的镁,大约 25% 在近曲小管被重吸收,50%~60% 在髓袢升支粗段被重吸收,2%~5% 被远曲小管重吸收,只有 3%~6% 被肾排出。高血镁、高血钙以及甲状腺激素、醛固酮可降低肾小管对镁的重吸收,增加肾排镁;低血镁以及甲状旁腺激素、胰高血糖素、降钙素、抗利尿激素可增加肾小管对镁的重吸收,减少肾排镁。镁是骨盐的组成成分。此外,镁还具有多种其他生理功能,包括调节各种离子通道的电流、参与体内多种酶的激活、参与 ATP 代谢、调控细胞生长和再生、降低细胞膜的通透性、调节神经肌肉的兴奋性等。

二、镁代谢紊乱

(一)低镁血症

血清镁浓度低于 0.75mmol/L 称为低镁血症(hypomagnesemia)。

1. 原因和机制

(1)镁摄入不足:常见于长期禁食、厌食或长期静脉营养又未补镁时。

(2)镁排出过多

1)经胃肠道失镁:主要见于小肠病变,如小肠切除、严重腹泻或长期胃肠减压引流,使镁在消化道吸收减少,排出增多。

2)经肾排出过多:①大量应用利尿剂:呋塞米、依他尼酸等可抑制髓袢升支粗段对镁的重吸收;渗透性利尿剂甘露醇、尿素或高渗葡萄糖也可使镁随尿排出增多。②高钙血症:钙和镁在肾小管中被重吸收时有相互竞争作用,故任何原因所致的高钙血症均可使肾小管重吸收镁减少。③糖尿病酮症酸中毒:可因胃肠不全麻痹和腹泻使镁吸收障碍,但主要是肾对镁的排出过多,其原因是一方面酸中毒能明显妨碍肾小管对镁的重吸收,另一方面高血糖可引起渗透性利尿。④严重甲状旁腺功能减退:由于甲状旁腺激素分泌减少,肾小管对镁和磷酸盐的重吸收减少,因而肾排镁增多。⑤甲状腺功能亢进:甲状腺激素可抑制肾小管重吸收镁。⑥肾疾病:急性肾小管坏死多尿期、慢性肾盂肾炎等可因肾小管功能受损和渗透性利尿,导致肾排镁增多。⑦酒精中毒:乙醇可抑制肾小管对镁的重吸收。

(3)细胞外镁转移到细胞内:胰岛素治疗糖尿病酮症酸中毒时,因促进糖原合成,使镁过多转入细胞内,细胞外液镁减少。

2. 对机体的影响

（1）低镁血症对神经肌肉的影响：低镁血症时神经肌肉的兴奋性增高,表现为肌肉震颤、手足搐搦、Chvostek 征阳性、反射亢进等。其发生机制是:①Mg^{2+} 和 Ca^{2+} 竞争进入轴突,血镁降低时 Ca^{2+} 进入增多,导致轴突释放乙酰胆碱增多,使神经肌肉接头处兴奋传递加强;②Mg^{2+} 能抑制终板膜上乙酰胆碱受体对乙酰胆碱的敏感性,低镁血症时这种抑制作用减弱;③低镁血症时 Mg^{2+} 抑制神经纤维和骨骼肌兴奋性的作用减弱。中枢神经系统在血镁降低时可出现焦虑、易激动等症状,严重时可引起癫痫发作、精神错乱、惊厥、昏迷等。低镁血症时胃肠道平滑肌兴奋,可引起呕吐或腹泻。

（2）低镁血症对心血管系统的影响

1）心律失常：低镁血症时易发生心律失常,以室性心律失常为主,严重时可引起室颤导致猝死。其可能机制有:①低镁时心肌细胞 E_m 绝对值变小,兴奋性增高;②低镁时,Mg^{2+} 对心肌快反应自律细胞钠内流的阻断作用减弱,导致钠内流相对加速,自动去极化加快,自律性增高;③低镁时 Na^+-K^+ 泵活性减弱,引起心肌细胞内缺钾而导致心律失常。

2）高血压：低镁血症时易伴发高血压,主要原因是低镁时血管平滑肌细胞内钙含量增高,使血管收缩,外周阻力增大。此外,低镁还可增强儿茶酚胺等缩血管物质的作用,从而引起血压升高。

3）冠心病：低镁血症在冠心病的发生发展中起一定作用,其主要机制是:①心肌细胞代谢障碍。②冠状动脉痉挛,其原因是低镁时 Mg^{2+} 拮抗 Ca^{2+} 的作用减弱;低镁时血管内皮细胞产生舒血管物质减少;低镁加强了儿茶酚胺等缩血管物质的作用。

（3）低镁血症对代谢的影响：①低钾血症:髓袢升支对钾的重吸收依赖于肾小管上皮细胞的 Na^+-K^+ 泵,此泵需 Mg^{2+} 的激活。镁缺乏使 Na^+-K^+ 泵活性降低,导致肾保钾功能减退。②低钙血症:镁缺乏使腺苷酸环化酶活性下降,导致甲状旁腺分泌甲状旁腺激素减少,同时靶器官对甲状旁腺激素的反应性减弱,肠道吸收钙、肾小管重吸收钙和骨钙动员均发生障碍,导致血钙浓度降低。

3. 防治的病理生理学基础

（1）防治原发病,去除引起低镁的原因。

（2）补镁:多采用硫酸镁制剂,轻者肌内注射,重者静脉内缓慢输入。补镁时还须注意血压、肾功能变化以及有无低钙血症、低钾血症并存的情况。

（二）高镁血症

血清镁浓度高于 1.25mmol/L 称为高镁血症（hypermagnesemia）。

1. 原因和机制

（1）镁摄入过多:主要见于静脉内补镁过多、过快。

（2）镁排出过少:肾有很强的排镁能力,即使摄入大量镁也不致引起高镁血症,因此,肾排镁减少是高镁血症最重要的原因。常见于:①肾衰竭:这是高镁血症最常见的原因,多见于急、慢性肾衰竭伴有少尿或无尿时,肾小球滤过率降低,肾排镁减少;②严重脱水伴有少尿:严重脱水使有效循环血量减少,肾小球滤过率降低,尿量减少,排镁亦少;③甲状腺功能减退:甲状腺激素合成和分泌减少,其抑制肾小管重吸收镁作用减弱,肾排镁障碍;④肾上腺皮质功能减退:醛固酮减少,肾保钠排镁作用减弱,随尿排镁也减少。

（3）细胞内镁移到细胞外:主要见于分解代谢占优势的疾病,如糖尿病酮症酸中毒,使细胞内镁移到细胞外。

2. 对机体的影响　血清镁浓度升高但不超过 2mmol/L 时,临床上很难察觉。只有当血清镁浓度升至 3mmol/L 或更高时,才有明显的临床表现。

（1）高镁血症对神经肌肉的影响:高浓度镁有箭毒样作用,能使神经肌肉接头处释放的乙酰胆碱量减少,抑制神经肌肉的兴奋传递。故高镁血症患者可发生肌无力甚至弛缓性瘫痪,严重时发生呼吸肌麻痹。高镁时内脏平滑肌的兴奋性降低,可引起嗳气、腹胀、便秘和尿潴留等症状。镁能抑制中枢神经系统的突触传递,从而抑制中枢的功能活动,因此,高镁血症时常有腱反射减弱或消失,甚至发生嗜睡或昏迷。

（2）高镁血症对心血管系统的影响:高镁血症时易发生心律失常,表现为心动过缓和传导阻滞,主要是因为高浓度镁能抑制房室和心室内传导,并降低心肌兴奋性。当血清镁浓度达 7.5~10mmol/L 时,可发生心搏骤停。高镁血症时,血管平滑肌和血管运动中枢被抑制,使血管舒张,外周阻力减小,引起血压下降。

3. 防治的病理生理学基础

（1）防治原发病,改善肾功能。

（2）应用利尿剂和透析疗法排出体内镁。

（3）静脉注射钙剂,拮抗镁对心肌的抑制作用。

（4）纠正水和其他电解质紊乱,特别注意处理伴发的高钾血症。

第四节 | 钙、磷代谢紊乱

一、正常钙、磷代谢

钙（calcium）和磷（phosphorus）是人体内含量最丰富的无机元素。正常成人体内钙总量约为 700~1 400g,磷总量约 400~800g。

（一）钙、磷的吸收

体内钙、磷均由食物供给。正常成人每日摄取钙约 1g、磷约 0.8g。儿童、孕妇需要量增加。钙主要存在于牛奶、乳制品及蔬菜、水果中。食物中的钙必须转变为游离钙（Ca^{2+}）才能被肠道吸收。肠腔 pH 偏碱时 Ca^{2+} 吸收减少,偏酸时 Ca^{2+} 吸收增多。Ca^{2+} 的吸收部位在小肠,吸收率约为 30%;磷在空肠吸收最快,吸收率达 70%。食物缺乏或生理需要增加时,两者的吸收率增高。

Ca^{2+} 由肠腔进入黏膜细胞内是顺浓度梯度的被动扩散或易化转运,因微绒毛对 Ca^{2+} 的通透性极低,故需要 Ca^{2+} 结合蛋白（calcium binding protein,CaBP）作为特殊转运载体。磷伴随 Na^+ 的吸收进入黏膜细胞内,又随 Na^+ 的泵出而至细胞外液,称为继发性主动转运（secondary active transport）。食物中的有机磷酸酯,在肠腔内被磷酸酶分解为无机磷酸盐后被肠道吸收。

（二）钙、磷的排泄

人体钙约 20% 经肾排出,80% 随粪便排出。肾小球滤过的钙 95% 以上被肾小管重吸收。血钙升高,则尿钙排出增多。

肾是排磷的主要器官,肾排出的磷占总磷排出量的 70%,其余 30% 由粪便排出。肾小球滤过的磷约 85%~95% 被肾小管（主要为近曲小管）重吸收。

（三）钙、磷的分布

体内约 99% 的钙和 86% 的磷以羟基磷灰石形式存在于骨和牙齿,其余呈溶解状态分布于体液和软组织中。血钙指血清中所含的总钙量,正常成人为 2.25~2.75mmol/L,儿童稍高。血钙分为非扩散钙（nondiffusible calcium）和可扩散钙（diffusible calcium）。非扩散钙是指与血浆蛋白（主要为白蛋白）结合的钙,约占血清总钙的 40%,不易透过毛细血管壁。可扩散钙主要为游离 Ca^{2+}（占血清总钙的 45%）及少量与柠檬酸、碳酸根等结合形成的不解离钙（占血清总钙的 15%）。发挥生理作用的主要为游离 Ca^{2+}。与血浆蛋白结合的钙与游离 Ca^{2+} 可互相转化,并呈动态平衡关系。此平衡受血液 pH 影响,血液偏酸时,游离 Ca^{2+} 升高;血液偏碱时,结合的钙增多,游离 Ca^{2+} 下降。碱中毒时常伴有抽搐现象,与血清游离钙降低有关。

血液中的磷以有机磷和无机磷两种形式存在。有机磷酸酯和磷脂存在于血细胞和血浆中,含量大。血磷通常是指血清中的无机磷,其中 80%~85% 以 HPO_4^{2-} 的形式存在。血清无机磷正常人为 1.1~1.3mmol/L,婴儿为 1.3~2.3mmol/L。血磷的浓度不如血钙稳定。

血钙、血磷浓度关系密切。正常时,血钙、血磷浓度（mg/dl）的乘积为 36~40。如>40,则钙、磷以骨盐形式沉积于骨组织;若<36,则骨骼钙化障碍,甚至发生骨盐溶解。

(四)钙、磷代谢的调节

1. 体内外钙稳态调节 目前认为,体内钙、磷代谢主要由甲状旁腺激素、$1,25\text{-}(OH)_2D_3$ 和降钙素三种激素作用于肾脏、骨骼和小肠三个靶器官而调节的。

(1)甲状旁腺激素(parathyroid hormone,PTH):甲状旁腺激素是由甲状旁腺主细胞合成并分泌的一种单链多肽激素,具有升高血钙、降低血磷和酸化血液等作用。PTH 在血液中半衰期仅数分钟,在甲状旁腺细胞内的储存亦有限。血钙是调节 PTH 的主要因素。低血钙的即刻效应是刺激贮存的 PTH 释放,持续作用主要是抑制 PTH 的降解。此外,$1,25\text{-}(OH)_2D_3$ 增多时,PTH 分泌减少;降钙素则可促进 PTH 分泌。

PTH 作用于靶细胞膜,活化腺苷酸环化酶,增加胞质内 cAMP 及焦磷酸盐浓度。cAMP 能促进线粒体 Ca^{2+} 转入胞质;焦磷酸盐则作用于细胞膜外侧,使膜外侧 Ca^{2+} 进入细胞,可引起胞质内 Ca^{2+} 浓度增加,并激活细胞膜上的"钙泵",将 Ca^{2+} 主动转运至细胞外液,导致血钙升高。PTH 的生理作用包括:①对骨的作用:PTH 具有促进成骨和溶骨的双重作用。小剂量 PTH 刺激骨细胞分泌胰岛素样生长因子,促进胶原和基质合成,有助于成骨;大剂量 PTH 能将前破骨细胞和间质细胞转化为破骨细胞,后者数量和活性增加,分泌各种水解酶和胶原酶,并产生大量乳酸和柠檬酸等酸性物质,促进骨基质及骨盐的溶解。②对肾脏的作用:PTH 增加肾近曲小管、远曲小管和髓袢升支对 Ca^{2+} 的重吸收,抑制近曲小管及远曲小管对磷的重吸收,结果使尿钙减少,尿磷增多。③对小肠的作用:PTH 通过激活肾脏 $1\alpha\text{-}$羟化酶,促进 $1,25\text{-}(OH)_2D_3$ 的合成,间接促进小肠吸收钙、磷,此效应出现较缓慢。

(2)$1,25\text{-}(OH)_2D_3$:$1,25\text{-}(OH)_2D_3$ 是一种具有生物活性的激素。皮肤中的胆固醇代谢中间产物在紫外线照射下转变为前维生素 D_3(previtamin D_3)后,自动异构化为维生素 D_3。皮肤转化生成的及肠道吸收的维生素 D_3 入血后,先在肝细胞微粒体内 25-羟化酶催化下,转变为 25-(OH)D_3,然后在肾近曲小管上皮细胞线粒体内 $1\alpha\text{-}$羟化酶作用下,转变成 $1,25\text{-}(OH)_2D_3$,其活性比维生素 D_3 高 10~15 倍。$1,25\text{-}(OH)_2D_3$ 的生理作用包括:①促进小肠对钙、磷的吸收和转运。$1,25\text{-}(OH)_2D_3$ 与肠黏膜上皮细胞特异性受体结合后,直接作用于刷状缘,改变膜磷脂的结构与组成(增加磷脂酰胆碱和不饱和脂肪酸含量),从而增加钙的通透性;通过与受体结合,进入细胞核,加快 DNA 转录为 mRNA,促进与 Ca^{2+} 转运相关的蛋白质(如钙结合蛋白、Ca^{2+} 泵等)的生物合成;刺激基底膜腺苷酸环化酶的活化。Ca^{2+} 向血液转运是在 Ca^{2+} 泵作用下的主动耗能过程。进入细胞的 Ca^{2+} 和 cAMP 均作为第二信使,发挥调节作用。②具有溶骨和成骨双重作用。$1,25\text{-}(OH)_2D_3$ 既能刺激破骨细胞活性和加速破骨细胞的生成,又能刺激成骨细胞分泌胶原等而促进骨的生成。钙、磷供应充足时,主要促进成骨。当血钙降低、肠道钙吸收不足时,主要促进溶骨,使血钙升高。③促进肾小管上皮细胞对钙、磷的重吸收。其机制是增加细胞内钙结合蛋白的生物合成。此作用较弱,只是在骨骼生长、修复或钙、磷供应不足时作用增强。

(3)降钙素(calcitonin,CT):降钙素是由甲状腺滤泡旁细胞(又称 C 细胞)分泌的一种单链多肽类激素。血钙升高可刺激降钙素的分泌,血钙降低则抑制其分泌。降钙素的生理功能为:①直接抑制破骨细胞的生成和活性,抑制骨基质分解和骨盐溶解;加速破骨细胞、间质细胞转化为成骨细胞,增强成骨作用,降低血钙、血磷浓度。②直接抑制肾小管对钙、磷的重吸收,从而使尿磷、尿钙排出增多。③抑制肾 $1\alpha\text{-}$羟化酶而间接抑制小肠钙、磷的吸收。

在正常人体内,PTH、降钙素、$1,25\text{-}(OH)_2D_3$ 三者相互制约、相互作用,以适应环境变化,保持血钙浓度的相对恒定(表 7-2)。

表 7-2 PTH、降钙素及 $1,25\text{-}(OH)_2D_3$ 对钙、磷代谢的影响

调节因素	肠钙吸收	溶骨作用	成骨作用	肾排钙	肾排磷	血钙	血磷
PTH	↑	↑↑	↑	↓	↑	↑	↓
降钙素	↓	↓	↑	↑	↑	↓	↓
$1,25\text{-}(OH)_2D_3$	↑↑	↑	↑	↓	↓	↑	↑

注:↑促进,↑↑明显促进,↓抑制。

2. 细胞内钙稳态调节　正常情况下,细胞内钙浓度为 10^{-8}~10^{-7}mol/L,细胞外钙浓度为 10^{-3}~10^{-2}mol/L。细胞内钙约44%存在于胞内钙库(肌质网/内质网等),细胞内游离钙仅为细胞内钙的0.005%。上述电化学梯度的维持,依赖生物膜对钙的不自由通透性和转运系统的调节。

(1)Ca^{2+}进入胞质的途径:Ca^{2+}进入胞质是顺浓度梯度的被动过程。一般认为,细胞外钙跨膜进入是细胞内钙释放的触发因素,细胞内 Ca^{2+} 增加主要取决于内钙释放。①质膜钙通道:电压依赖性钙通道(voltage dependent calcium channel,VDCC)可分为 L 型、T 型、N 型等亚型;受体操纵钙通道(receptor-operated calcium channel,ROCC),亦称配体门控钙通道(ligand-gated calcium channel,LGCC),此类受体由多个亚基组成,与激动剂结合后,通道开放。②胞内钙库释放通道:钙释放通道(calcium release channel)属于受体操纵性钙通道,包括三磷酸肌醇操纵的钙通道(IP$_3$ 受体通道)和 Ry(ryanodine)敏感的钙通道,耦联于横小管(transverse tubule,T-tubule)和肌质网的 Ry 受体(ryanodine receptor,RyR)钙通道同时开放,产生局部游离钙浓度升高——"钙火花"(Ca^{2+} spark)。自发性钙火花是细胞内钙释放的基本单位,它成为引发钙振荡(calcium oscillation)和钙波(calcium wave)的位点,是构成心肌细胞兴奋-收缩耦联的物质基础。

(2)Ca^{2+} 离开胞质的途径:Ca^{2+} 离开胞质是逆浓度梯度、耗能的主动过程。主要包括:①钙泵的作用。钙泵即 Ca^{2+}-Mg^{2+}-ATP 酶,存在于质膜、内质网膜和线粒体膜上。当$[Ca^{2+}]_i$升高到一定程度,该酶被激活,水解 ATP 供能,将 Ca^{2+} 泵出细胞或泵入肌质网/内质网,使细胞内 Ca^{2+} 浓度下降。②Na^+-Ca^{2+} 交换。Na^+-Ca^{2+} 交换蛋白是一种具有双向转运方式的跨膜蛋白,以 3 个 Na^+ 交换 1 个 Ca^{2+},故有生电性。Na^+-Ca^{2+} 交换主要受跨膜 Na^+ 梯度调节。生理条件下,Na^+ 顺着电化学梯度进入细胞,而 Ca^{2+} 则逆着电化学梯度移出细胞。③Ca^{2+}-H^+ 交换。$[Ca^{2+}]_i$升高时,被线粒体摄取,H^+ 则排至胞质。

(五)钙、磷的生理功能

1. 钙、磷共同参与的生理功能

(1)成骨:绝大多数钙、磷存在于骨骼和牙齿中,起支持和保护作用。骨骼为调节细胞外液游离钙、磷恒定的钙库和磷库。

(2)凝血:钙、磷共同参与凝血过程。血浆 Ca^{2+} 作为血浆凝血因子Ⅳ,在激活因子Ⅱ、Ⅸ、Ⅹ等过程中不可缺少;血小板因子 3 和凝血因子Ⅲ的主要成分是磷脂,它们为凝血过程几个重要链式反应提供"舞台"。

2. 钙的其他生理功能

(1)调节细胞功能的信使:细胞外 Ca^{2+} 是重要的第一信使,通过细胞膜上的钙通道(电压依赖性或配体门控性)或钙敏感受体(calcium sensing receptor,CaSR)发挥重要调节作用。CaSR 是 G 蛋白耦联受体超家族 C 家族的成员,存在于各种细胞膜上,细胞外 Ca^{2+} 是其主要配体和激动剂。两者结合后,通过 G 蛋白激活磷脂酶 C(PLC)-IP$_3$ 通路及酪氨酸激酶-丝裂原活化蛋白激酶(MAPK)通路,引起内质网(ER)或肌质网(SR)释放 Ca^{2+},以及细胞外 Ca^{2+} 经钙库操纵性钙通道(store operated calcium channel,SOCC)内流,使细胞内 Ca^{2+} 增加。细胞内 Ca^{2+} 作为第二信使,如肌肉收缩的兴奋-收缩耦联因子、激素和神经递质分泌释放的兴奋-分泌耦联因子、体温中枢调定点的主要调控介质等,发挥重要的调节作用。研究表明,CaSR 参与维持钙和其他金属离子稳态,调节细胞分化、增殖和凋亡等生物学过程。

(2)调节酶的活性:Ca^{2+} 是许多酶(如脂肪酶、ATP 酶等)的激活剂,还能抑制 1α-羟化酶的活性,从而影响代谢活动。

(3)维持神经肌肉的兴奋性:与 Mg^{2+}、Na^+、K^+ 等共同维持神经肌肉的正常兴奋性。当血浆 Ca^{2+} 的浓度降低时,神经肌肉的兴奋性增高,可引起抽搐。

(4)其他:Ca^{2+} 可降低毛细血管和细胞膜的通透性,防止渗出,抑制炎症和水肿。

3. 磷的其他生理功能

(1)调控生物大分子的活性:酶蛋白及多种功能性蛋白质的磷酸化与去磷酸化是机体调控机制中最普遍而重要的调节方式,与细胞的分化、增殖的调控有密切的关系。

（2）参与机体能量代谢的核心反应：ATP $\rightleftharpoons$ ADP+Pi $\rightleftharpoons$ AMP+Pi

（3）生命重要物质的组分：遗传物质、生物膜、酶等重要生命物质的基本组分为核酸、磷脂或磷蛋白，而磷是构成这些基本组分的必需元素。

（4）其他：磷酸盐（$HPO_4^{2-}/H_2PO_4^-$）是血液缓冲体系的重要组成成分；细胞内的磷酸盐参与许多酶促反应如磷酸基转移反应、加磷酸分解反应等；2,3-DPG 在调节血红蛋白与氧的亲和力方面起重要作用。

二、钙、磷代谢紊乱

（一）低钙血症

当血清蛋白浓度正常时，血清总钙低于 2.25mmol/L，或血清 Ca^{2+} 低于 1mmol/L，称为低钙血症（hypocalcemia）。

1. 原因和机制

（1）维生素 D 代谢障碍：①维生素 D 缺乏：食物中维生素 D 缺少或紫外线照射不足；②肠吸收障碍：梗阻性黄疸、慢性腹泻、脂肪泻等；③维生素 D 羟化障碍：肝硬化、肾衰竭、遗传性 1α-羟化酶缺乏症等。由于活性维生素 D 减少，引起肠钙吸收减少和尿钙增多，导致血钙降低。

（2）甲状旁腺功能减退（hypoparathyroidism）：①PTH 缺乏：甲状腺手术误切除或损伤甲状旁腺，遗传因素或自身免疫导致甲状旁腺发育障碍或损伤；②PTH 抵抗：假性甲状旁腺功能低下患者，PTH 的靶器官受体或受体后异常。此时，破骨减少，成骨增加，造成一时性低钙血症。

（3）慢性肾衰竭：①肾排磷减少，血磷升高，因血清钙磷乘积为常数，故血钙降低；②肾实质破坏，1,25-$(OH)_2D_3$ 生成不足，肠钙吸收减少；③血磷升高，肠道分泌磷酸根增多，与食物钙结合形成难溶的磷酸钙随粪便排出；④肾毒物损伤肠道，影响肠道钙、磷吸收；⑤慢性肾衰竭时，骨骼对 PTH 敏感性降低，骨动员减少。

（4）低镁血症：可使 PTH 分泌减少，靶器官对 PTH 反应性降低，骨盐 Mg^{2+}-Ca^{2+} 交换障碍。

（5）急性胰腺炎：机体对 PTH 的反应性降低，胰高血糖素和降钙素分泌亢进，胰腺炎症和坏死释放出的脂肪酸与钙结合成钙皂而影响肠吸收。

（6）其他：低白蛋白血症（如肾病综合征）、妊娠、大量输血等。

2. 对机体的影响

（1）对神经肌肉的影响：低血钙时神经肌肉兴奋性增加，可出现肌肉痉挛、手足搐搦、喉鸣与惊厥。

（2）对骨骼的影响：维生素 D 缺乏引起的佝偻病发生于儿童生长发育期，表现为囟门闭合迟缓、方头、鸡胸、念珠胸、手镯腕、O 形或 X 形腿等。在成人，慢性低钙血症可表现为骨质软化、骨质疏松和纤维性骨炎等。

（3）对心肌的影响：低血钙对 Na^+ 内流的膜屏障作用减小，心肌兴奋性和传导性升高。但因膜内外 Ca^{2+} 的浓度差减小，Ca^{2+} 内流减慢，致动作电位平台期延长，不应期亦延长。心电图表现为 Q-T 间期和 ST 段延长，T 波低平或倒置。

（4）其他：慢性缺钙可致皮肤干燥、脱屑、指甲易脆和毛发稀疏等。婴幼儿缺钙时，免疫力低下，易发生感染。

3. 防治原则 病因治疗；在补充钙剂的基础上，给予维生素 D。

（二）高钙血症

当血清蛋白浓度正常时，血清总钙大于 2.75mmol/L，或血清 Ca^{2+} 大于 1.25mmol/L，称为高钙血症（hypercalcemia）。

1. 原因和机制

（1）甲状旁腺功能亢进：原发性常见于甲状旁腺腺瘤、增生或腺癌，这是高血钙的主要原因。继发性见于维生素 D 缺乏或慢性肾衰竭等所致的长期低血钙,刺激甲状旁腺代偿性增生。PTH 过多,促进溶骨、肾重吸收钙和维生素 D 活化,引起高钙血症。

（2）恶性肿瘤:恶性肿瘤(白血病、多发性骨髓瘤等)和恶性肿瘤骨转移是引起血钙升高的最常见原因。65% 的乳腺癌患者有骨转移,多发性骨髓瘤和伯基特淋巴瘤(Burkitt lymphoma,BL)亦多有骨转移。这些肿瘤细胞可分泌破骨细胞激活因子,这种多肽因子能激活破骨细胞。肾癌、胰腺癌、肺癌等即使未发生骨转移亦可引起高钙血症,与前列腺素(尤其是 PGE_2)增多导致的溶骨作用有关。

（3）维生素 D 中毒:治疗甲状旁腺功能低下或预防佝偻病而长期服用大量维生素 D 可造成维生素 D 中毒,所致高钙、高磷血症可引起头痛、恶心等一系列症状,以及软组织和肾的钙化。

（4）甲状腺功能亢进:甲状腺激素具有溶骨作用,中度甲亢患者约 20% 伴高钙血症。

（5）其他:肾上腺皮质功能不全(如 Addison 病)、维生素 A 摄入过量、结节病、应用噻嗪类药物(促进肾对钙的重吸收)等。

2. 对机体的影响

（1）对神经肌肉的影响:高钙血症可使神经肌肉兴奋性降低,表现为乏力、情感淡漠、腱反射减弱,严重患者可出现精神障碍、木僵和昏迷。

（2）对心肌的影响:Ca^{2+} 对心肌细胞 Na^+ 内流具有竞争性抑制作用,称为膜屏障作用。高血钙膜屏障作用增强,心肌兴奋性和传导性降低。Ca^{2+} 内流加速,以致动作电位平台期缩短,复极加速。心电图表现为 Q-T 间期缩短、房室传导阻滞。

（3）肾损害:肾对血钙升高较敏感,Ca^{2+} 主要损伤肾小管,表现为肾小管水肿、坏死、基底膜钙化。早期表现为浓缩功能障碍,晚期可见肾小管纤维化、肾钙化、肾结石,可发展为肾衰竭。

（4）其他:多处异位钙化灶的形成,例如血管壁、关节、肾、软骨、胰腺、胆道、鼓膜等,引起相应组织器官功能的损害。

当血清总钙大于 4.5mmol/L 可发生高钙血症危象,如严重脱水、高热、心律失常、意识不清等,患者易死于心搏骤停、坏死性胰腺炎和肾衰竭等。

3. 防治原则 针对病因治疗;支持疗法和降钙治疗等。

(三) 低磷血症

血清无机磷浓度小于 0.8mmol/L 称为低磷血症(hypophosphatemia)。

1. 原因和机制

（1）小肠磷吸收减低:长期饥饿、呕吐、腹泻、$1,25-(OH)_2D_3$ 不足、吸收不良综合征、应用结合磷酸的制酸剂(氢氧化铝凝胶、碳酸铝、氢氧化镁)等。

（2）尿磷排泄增加:急性乙醇中毒、甲状旁腺功能亢进症(原发性和继发性)、肾小管性酸中毒、范科尼(Fanconi)综合征、维生素 D 抵抗性佝偻病、代谢性酸中毒、糖尿病、糖皮质激素和利尿剂的使用等。

（3）磷向细胞内转移:应用促进合成代谢的胰岛素、雄激素和糖类(静脉注射葡萄糖或果糖)、再喂养综合征(refeeding syndrome)、呼吸性碱中毒(激活磷酸果糖激酶促使葡萄糖和果糖磷酸化)等。

2. 对机体的影响 通常无特异症状。低磷血症主要引起 ATP 合成不足和红细胞内 2,3-DPG 减少。轻者无症状,重者可有肌无力、感觉异常、鸭步、骨痛、佝偻病、病理性骨折等,也可出现易激惹、精神错乱、抽搐、昏迷等症状。

3. 防治原则 治疗原发病,适当补磷等。

(四) 高磷血症

血清无机磷成人大于 1.6mmol/L,儿童大于 1.9mmol/L,称高磷血症(hyperphosphatemia)。

1. 原因和机制

（1）急、慢性肾功能不全:肾小球滤过率在 20~30ml/min 以下时,肾排磷减少,血磷上升,继发性 PTH 分泌增多,骨盐释放增加。

（2）甲状旁腺功能低下（原发性、继发性和假性）：尿排磷减少，导致血磷增高。

（3）维生素 D 中毒：促进小肠及肾对磷的重吸收。

（4）磷向细胞外移出：如急性酸中毒、骨骼肌破坏、高热、恶性肿瘤（化疗）、淋巴细胞白血病等。

（5）其他：甲状腺功能亢进，促进溶骨；肢端肥大症活动期生长激素增多，促进肠钙吸收和减少尿磷排泄；使用含磷缓泻剂及磷酸盐静脉注射。

2. 对机体的影响　高磷血症可抑制肾脏 1α-羟化酶和骨的重吸收，其临床表现与高磷血症诱导的低钙血症和异位钙化有关。

3. 防治原则　治疗原发病，降低肠吸收磷，必要时使用透析疗法。

（李　皓　李菲菲）

思考题

1. 试比较三种类型脱水的不同之处。
2. 简述低钾血症和高钾血症的原因。急性低钾血症和急性重度高钾血症为什么均可使神经肌肉兴奋性下降？
3. 试述急性血钾变化对心脏的影响。
4. 简述低镁血症的原因。低镁血症为什么可引起低钾血症和低钙血症？
5. 简述低钙血症和高钙血症的原因和对机体的影响。

思考题解题思路

本章目标测试

本章思维导图

第八章 | 酸碱平衡紊乱

人体的体液环境必须具有适宜的酸碱度才能维持正常的代谢和生理功能。正常状态下,机体不断产生并摄入酸性和碱性物质,但是体液的 pH 总是相对稳定,这是依靠体内各种缓冲系统以及肺和肾的调节功能来实现的。如,人体血浆的酸碱度在范围很窄的弱碱性环境内变动,用动脉血 pH 表示是 7.35~7.45,平均值为 7.40。机体自动调节酸碱物质的含量和比例,以维持体液 pH 相对稳定的过程称为酸碱平衡(acid-base balance)。

病理情况下,因酸碱负荷过度、严重不足和/或调节机制障碍导致体液酸碱度稳态的破坏,称为酸碱平衡紊乱(acid-base disturbance)。在临床上,虽然酸碱平衡紊乱常是某些疾病或病理过程的继发性变化,但是一旦发生酸碱平衡紊乱,就会使病情更加严重和复杂,对患者的生命造成严重威胁。因此及时发现和正确处理酸碱平衡紊乱具有重要的临床意义。

第一节 | 酸碱的概念及酸碱物质的来源

一、酸碱的概念

在化学反应中,能释放出 H^+ 的化学物质称为酸,如 HCl、H_2SO_4、NH_4^+ 和 H_2CO_3 等;能接受 H^+ 的化学物质称为碱,如 OH^-、NH_3、HCO_3^- 等。

一个化学物质作为酸释放出 H^+ 时,必然有一个碱性物质形成;同样,当一个化学物质作为碱而接受 H^+ 时,也必然有一个酸性物质形成。因此,一个酸总是与相应的碱形成一个共轭体系。如:

$$\text{酸} \qquad\qquad \text{碱}$$
$$H_2CO_3 \rightleftharpoons H^+ + HCO_3^-$$
$$NH_4^+ \rightleftharpoons H^+ + NH_3$$
$$H_2PO_4^- \rightleftharpoons H^+ + HPO_4^{2-}$$
$$HPr \rightleftharpoons H^+ + Pr^-$$

这就是 Brönsted 提出的共轭酸-碱对(conjugate acid-base pair)的概念。通常用 H^+ 浓度的负对数即 pH 来表示溶液的酸碱度,当溶液的 pH<7 时显酸性,当溶液的 pH>7 时显碱性。蛋白质(Pr^-)在体液中与 H^+ 结合成为蛋白酸(HPr),而且结合较牢固,所以 Pr^- 也是一种碱。

二、体液中酸碱物质的来源

体液中的酸性或碱性物质可以来自体内的分解代谢过程,也可以从体外摄入。酸性物质主要通过体内代谢产生,碱性物质主要来自食物。在普通膳食条件下,体内代谢所产生的酸性物质远远超过碱性物质。

(一) 酸的来源

1. 挥发酸(volatile acid) 糖、脂肪、蛋白质在其分解代谢中,氧化的最终产物是 CO_2,CO_2 与水结合生成碳酸(H_2CO_3),是机体在代谢过程中产生最多的酸性物质。碳酸可释出 H^+,也可分解产生气体 CO_2,从肺排出体外,所以称为挥发酸。碳酸是体内唯一的挥发酸。

$$CO_2 + H_2O \xrightleftharpoons{CA} H_2CO_3 \rightleftharpoons H^+ + HCO_3^-$$

CO_2 可以通过两种方式与水结合生成 H_2CO_3。一种方式是 CO_2 与组织间液和血浆中的水直接结合生成 H_2CO_3，即 CO_2 溶解于水生成 H_2CO_3；另一种方式是 CO_2 在红细胞、肾小管上皮细胞、胃肠黏膜上皮细胞和肺泡上皮细胞内经碳酸酐酶（carbonic anhydrase，CA）的催化与水结合生成 H_2CO_3。CO_2 主要以第二种方式与水结合生成 H_2CO_3。

组织细胞代谢产生的 CO_2 的量是相当可观的，正常成人在安静状态下每天可产生 CO_2 300~400L，如果全部与 H_2O 结合生成 H_2CO_3，可释放 15mol 左右 H^+，成为体内酸性物质的主要来源。运动和代谢率增加时 CO_2 生成量显著增加，可通过肺的调节增加 CO_2 呼出。通过肺进行的 CO_2 呼出量的调节，称为酸碱平衡的呼吸性调节。

2. 固定酸（fixed acid） 不能变成气体由肺呼出，而只能通过肾由尿排出的酸性物质称为固定酸或非挥发酸（unvolatile acid）。机体产生的固定酸主要包括蛋白质分解代谢产生的硫酸、磷酸和尿酸；糖酵解生成的甘油酸、丙酮酸和乳酸；脂肪代谢产生的 β-羟丁酸和乙酰乙酸等。机体有时还会摄入一些酸性食物，或服用酸性药物氯化铵、水杨酸等，成为固定酸的另一来源。一般情况下，固定酸的主要来源是蛋白质的分解代谢，因此，体内固定酸的生成量与食物中蛋白质的摄入量成正比。

成人每日由固定酸释放出的 H^+ 仅 50~100mmol，与每天产生的挥发酸相比要少得多。固定酸可以通过肾进行调节，称为酸碱平衡的肾性调节。

（二）碱的来源

体内碱性物质主要来自食物，特别是蔬菜、瓜果中所含的有机酸盐，如柠檬酸盐、苹果酸盐和草酸盐（主要是 Na^+ 盐和 K^+ 盐），均可与 H^+ 起反应，分别转化为柠檬酸、苹果酸和草酸，经三羧酸循环代谢为 CO_2 和 H_2O，而 Na^+ 或 K^+ 则可与 HCO_3^- 结合生成碱性盐。体内代谢过程中也可产生碱性物质，如氨基酸脱氨基所产生的氨，可经肝代谢后生成尿素，故对体液的酸碱度影响不大。人体碱的生成量与酸相比则少得多（图 8-1）。

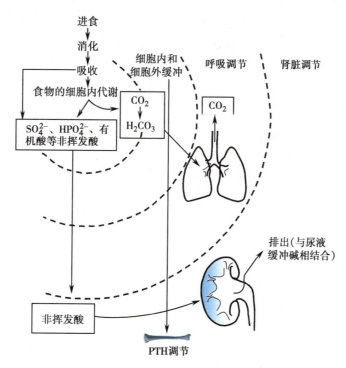

图 8-1 酸碱的生成及缓冲

第二节 | 酸碱平衡的调节

尽管机体在正常情况下不断生成和摄取酸性或碱性物质,但血液 pH 却不发生显著变化,这是由于机体对酸碱负荷有强大的缓冲能力和有效的调节功能,保持了酸碱的稳态。机体对体液酸碱平衡的调节主要通过血液的缓冲、组织细胞、肺和肾的调节来维持的。

一、血液的缓冲作用

血液缓冲系统由弱酸(缓冲酸)及其相对应的弱酸盐(缓冲碱)组成,主要有碳酸氢盐缓冲系统、磷酸盐缓冲系统、血浆蛋白缓冲系统、血红蛋白和氧合血红蛋白缓冲系统五种(表 8-1)。

当 H^+ 过多时,表 8-1 中的反应向左移动,使 H^+ 的浓度不至于发生大幅度的增高,同时缓冲碱的浓度降低;当 H^+ 减少时,反应则向右移动,使 H^+ 的浓度得到部分的恢复,同时缓冲碱的浓度增加。

1. 碳酸氢盐缓冲系统 血液缓冲系统中以碳酸氢盐缓冲系统最为重要,这是因为该系统具有以下的特点:①缓冲能力强,是含量最多的缓冲系统,含量占全血缓冲系统的 1/2 以上(表 8-2)。②可进行开放性调节。碳酸能转变为 CO_2,将血液的缓冲调节与呼吸性调节联系在一起,HCO_3^- 能通过肾调控,由此与肾性调节连为一体。因此,碳酸氢盐缓冲系统的缓冲能力远超出其化学反应本身所能达到的程度。③可以缓冲所有的固定酸。但是,碳酸氢盐缓冲系统不能缓冲挥发酸。体内挥发酸的缓冲主要靠非碳酸氢盐缓冲系统。

表 8-1 血液的五种缓冲系统

缓冲酸		缓冲碱
H_2CO_3	$\rightleftharpoons$	$HCO_3^- + H^+$
$H_2PO_4^-$	$\rightleftharpoons$	$HPO_4^{2-} + H^+$
HPr	$\rightleftharpoons$	$Pr^- + H^+$
HHb	$\rightleftharpoons$	$Hb^- + H^+$
$HHbO_2$	$\rightleftharpoons$	$HbO_2^- + H^+$

表 8-2 血液各缓冲系统的含量与分布

缓冲系统	占全血缓冲系统/%
血浆 HCO_3^-	35
红细胞内 HCO_3^-	18
HbO_2 及 Hb	35
磷酸盐	5
血浆蛋白	7

动脉血 pH 受血液缓冲对的影响,特别是 H_2CO_3 及 HCO_3^- 的影响。根据 Henderson-Hasselbalch 方程式:

$$pH = pKa + \lg \frac{[HCO_3^-]}{[H_2CO_3]}$$

H_2CO_3 由 CO_2 溶解量(dCO₂)决定,而 $dCO_2 =$ 溶解度(α)× PaCO₂(Henry 定律)
所以上述公式可改写为:

$$pH = pKa + \lg \frac{[HCO_3^-]}{\alpha \times PaCO_2} \quad (\alpha \text{ 为溶解度} = 0.03)$$

$$= 6.1 + \lg \frac{24}{0.03 \times 40} = 6.1 + \lg \frac{24}{1.2} = 7.40$$

以上公式反映了 pH、HCO_3^- 和 PaCO₂ 三者的相互关系。

血气分析仪可直接用 pH 和 CO_2 电极测出 pH 或 $[H^+]$ 及 PaCO₂,并根据 Henderson-Hasselbalch 方程式计算出 $[HCO_3^-]$ 量。

Kassier 等将此方程式简化为以下公式：

$$[H^+] = 24 \times \frac{PaCO_2}{[HCO_3^-]}$$

式中 $[H^+]$ 的单位是 nmol/L，$PaCO_2$ 的单位是 mmHg，$[HCO_3^-]$ 的单位是 mmol/L。
从以上公式可得出 pH 或 $[H^+]$ 主要取决于 $[HCO_3^-]$ 与 H_2CO_3 比值。

2. 磷酸盐缓冲系统　存在于细胞内、外液中，主要在细胞内液及肾小管中发挥缓冲作用，包括血浆的 NaH_2PO_4/Na_2HPO_4 和细胞内的 KH_2PO_4/K_2HPO_4，含量约占全血缓冲系统的 5%。

3. 蛋白质缓冲系统　存在于血浆及红细胞内，只有当其他缓冲系统都被调动后，其作用才显示出来。血浆蛋白作为阴离子而存在，可以通过释放或结合 H^+ 而起缓冲作用，含量约占全血缓冲系统的 7%。而血红蛋白和氧合血红蛋白缓冲系含量约占全血缓冲系统的 35%，主要在缓冲挥发酸中发挥作用。

二、组织细胞的调节作用

机体大量的组织细胞内液也是酸碱平衡的缓冲池，细胞的缓冲作用主要是通过离子交换进行的，红细胞、肌细胞和骨组织均能发挥这种作用。如 H^+-K^+、H^+-Na^+、Na^+-K^+ 交换以维持电中性，当细胞外液 H^+ 过多时，H^+ 弥散入细胞内，而 K^+ 从细胞内移出；反之，当细胞外液 H^+ 过少时，H^+ 由细胞内移出，而 K^+ 从细胞外移入，所以酸中毒时，往往可伴有高血钾，碱中毒时可伴有低血钾。Cl^--HCO_3^- 的交换也很重要，因为 Cl^- 是可以自由交换的阴离子，当 HCO_3^- 升高时，它的排出可由 Cl^--HCO_3^- 交换来完成。红细胞的 Cl^--HCO_3^- 阴离子交换体在调节急性呼吸性酸碱紊乱中起重要作用。

此外，肝可以通过合成尿素清除 NH_3 参与调节酸碱平衡，骨骼的钙盐分解也可对 H^+ 起到一定的缓冲作用。在甲状旁腺激素（parathyroid hormone，PTH）的作用下，沉积在骨骼中的磷酸盐、碳酸盐等均可释放入血，对 H^+ 进行缓冲，如：$Ca_3(PO_4)_2 + 4H^+ \longrightarrow 3Ca^{2+} + 2H_2PO_4^-$。骨骼缓冲可能引起骨质脱钙、骨质软化等病理变化，因此，它并不是生理性的酸碱平衡调节方式。

三、肺的调节作用

肺在酸碱平衡中的作用是通过改变 CO_2 的排出量来调节血浆碳酸（挥发酸）浓度，使血浆中 HCO_3^- 与 H_2CO_3 浓度比值接近正常，以保持 pH 相对恒定。肺泡通气量是受延髓呼吸中枢控制的，呼吸中枢接受来自中枢化学感受器和外周化学感受器的刺激。

1. 呼吸运动的中枢调节　由于呼吸中枢化学感受器对脑脊液和局部细胞外液中 H^+ 浓度变化敏感，一旦 H^+ 浓度升高，呼吸中枢兴奋，使呼吸运动加深、加快。但是，血液中的 H^+ 不易通过血脑屏障，故血液 pH 的变动对中枢化学感受器的作用较小，而血液中 CO_2 能迅速通过血脑屏障，使化学感受器周围 H^+ 浓度升高，从而使呼吸中枢兴奋。由于脑脊液中碳酸酐酶较少，所以对 CO_2 的反应有一定延迟。$PaCO_2$ 的正常值为 40mmHg，$PaCO_2$ 只需升高 2mmHg，就可刺激中枢化学感受器，出现肺通气增强的反应，从而降低血中 H_2CO_3 浓度，实现反馈调节。但如果 $PaCO_2$ 进一步增加超过 80mmHg 时，呼吸中枢反而受到抑制，产生 CO_2 麻醉（carbon dioxide narcosis）。

2. 呼吸运动的外周调节　呼吸中枢也能接受外周化学感受器的刺激而兴奋，主动脉体，特别是颈动脉体感受器，能感受低氧、H^+ 浓度和 $PaCO_2$ 的刺激。$PaCO_2$ 须升高 10mmHg 才刺激外周化学感受器，所以外周化学感受器与中枢化学感受器相比，反应较不敏感，$PaCO_2$ 升高或 pH 降低时，主要是通过延髓中枢化学感受器发挥调节作用。外周化学感受器主要感受低氧，反射性引起呼吸中枢兴奋，使呼吸加深、加快，增加 CO_2 排出量。但 PaO_2 过低对呼吸中枢的直接效应是抑制效应。

四、肾的调节作用

机体在代谢过程中产生的大量酸性物质，须不断消耗 $NaHCO_3$ 和其他碱性物质来中和，因此，如果不能及时补充碱性物质和排出多余的 H^+,血液 pH 就会发生变动。肾主要调节固定酸,具体是通过肾小管上皮细胞的排 H^+、排铵和重吸收 Na^+、HCO_3^- 等来实现,以调节 pH 使之相对恒定。主要作用机制如下。

1. **近曲小管泌 H^+ 和对 $NaHCO_3$ 的重吸收**　　肾小球滤液中 $NaHCO_3$ 含量与血浆相等,其中 85%~90% 在近曲小管被重吸收,其余部分在远曲小管和集合管被重吸收(图 8-2)。正常情况下,随尿液排出体外的 $NaHCO_3$ 仅为滤出量的 0.1%,即几乎无 $NaHCO_3$ 的丢失。HCO_3^- 重吸收是通过 H^+-Na^+ 交换机制完成的:近曲小管细胞在主动分泌 H^+ 的同时,从管腔中回收 Na^+,两者转运方向相反,称 H^+-Na^+ 交换或 H^+-Na^+ 逆向转运,在这种 H^+-Na^+ 交换时常伴有 HCO_3^- 的重吸收。肾小管细胞内富含碳酸酐酶,能催化 H_2O 和 CO_2 结合生成 H_2CO_3,并解离出 H^+ 和 HCO_3^-。细胞内 H^+ 经管腔膜 Na^+-H^+ 载体与滤液中 Na^+ 交换,并与滤过的 HCO_3^- 结合成 H_2CO_3,再迅速分解成 CO_2 和 H_2O,H_2O 则随尿排出,CO_2 又弥散回肾小管上皮细胞(图 8-2)。进入细胞内的 Na^+ 经基底膜侧钠泵主动转运入血,使细胞内 Na^+ 浓度维持在 10~30mmol/L 的低水平,有利于管腔内 Na^+ 进入肾小管上皮细胞,并促进 H^+ 的分泌。而肾小管上皮细胞内的 HCO_3^- 经基底膜的 Na^+-HCO_3^- 转运体进入血液循环。

Na^+-H^+ 逆向载体和 Na^+-HCO_3^- 同向载体的转运属于钠依赖性继发性主动转运,是一个继发性耗能过程,所需的能量来源于上皮细胞基底膜上的 Na^+-K^+-ATP 酶,即钠泵。Na^+-K^+-ATP 酶通

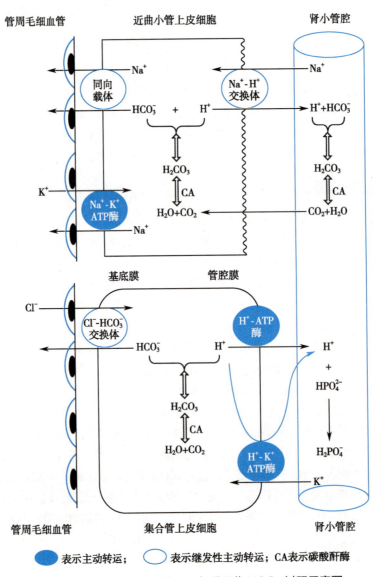

图 8-2　近曲小管和集合管泌 H^+、重吸收 HCO_3^- 过程示意图

过消耗 ATP 将细胞内 Na^+ 泵出,细胞外 K^+ 泵入,且前者多于后者,使细胞内 Na^+ 浓度维持在 10~30mmol/L 的低水平,有利于管腔内 Na^+ 进入肾小管上皮细胞,并促进 H^+ 的分泌,Na^+ 进入上皮细胞内增多则有利于 Na^+ 和 HCO_3^- 的重吸收。

2. 远曲小管及集合管泌 H^+ 和对 $NaHCO_3$ 的重吸收　远曲小管和集合管的闰细胞也可分泌 H^+,此细胞又称泌氢细胞,它并不能转运 Na^+,是一种非 Na^+ 依赖性的泌氢,这种借助于 H^+-ATP 酶的作用向管腔泌氢,同时在基底膜以 Cl^--HCO_3^- 交换的方式重吸收 HCO_3^- 的过程,称为远端酸化作用(distal acidification,图 8-2)。远曲小管泌 H^+ 到集合管管腔后,可与管腔滤液中的碱性 HPO_4^{2-} 结合形成可滴定酸 $H_2PO_4^-$,使尿液酸化。HPO_4^{2-} 转变为 $H_2PO_4^-$ 的过程通常称为滴定,因此把 $H_2PO_4^-$ 称为可滴定酸。但这种缓冲是有限的,当尿液 pH 降至 4.8 左右时,两者比值由原来的 4:1 变为 1:99,几乎尿液中所有磷酸盐都已转变为 $H_2PO_4^-$,已不能进一步发挥缓冲作用了。

远端小管及集合管还存在 H^+-Na^+ 交换和 K^+-Na^+ 交换,尿中的 K^+ 主要是由远曲小管和集合管分泌的。一般当有 Na^+ 的主动吸收时,才会有 K^+ 的分泌,两者的转运方向相反,称为 K^+-Na^+ 交换。H^+-Na^+ 交换和 K^+-Na^+ 交换有相互抑制现象。当机体发生酸中毒时,小管分泌 H^+ 浓度增加,H^+-Na^+ 交换加强,K^+-Na^+ 交换抑制,造成血中 K^+ 浓度增高。

3. NH_4^+ 的排出　NH_4^+ 的生成和排出是 pH 依赖性的,即酸中毒越严重,尿排 NH_4^+ 量越多。近曲小管上皮细胞是产 NH_4^+ 的主要场所,主要由谷氨酰胺酶水解谷氨酰胺产生,谷氨酰胺→NH_3+ 谷氨酸、谷氨酸→NH_3+α-酮戊二酸。酸中毒越严重,谷氨酰胺酶的活性也越高,产生氨和产生 α-酮戊二酸也越多。α-酮戊二酸的代谢用去 2 个 H^+,生成 2 个 HCO_3^-。由于 NH_3 是脂溶性分子,可通过细胞膜自由扩散进入小管腔,也可通过基底膜进入细胞间隙;而 NH_3 与细胞内碳酸解离的 H^+ 结合成的 NH_4^+ 则通过 NH_4^+-Na^+ 交换进入管腔,由尿排出。Na^+ 又与 HCO_3^- 同向转运进入血液循环。酸中毒严重时,当磷酸盐缓冲系统不能缓冲时,不仅近曲小管泌 NH_4^+ 增加,远曲小管和集合管也可泌 NH_3,可中和尿液中 H^+,并结合成 NH_4^+ 从尿中排泄(图 8-3)。

综上所述,上述四方面的调节因素共同维持体内的酸碱平衡,但在作用时间上和强度上是有差别的。血液缓冲系统是机体维持酸碱稳态的第一道防线,反应最为迅速,一旦有酸性或碱性物质入血,缓冲物质就立即与其反应,将强酸或强碱中和转变成弱酸或弱碱,同时缓冲系统自身被消耗,故缓冲作用不易持久;肺的调节作用效能大,也很迅速,在几分钟内开始,30 分钟见明显效果,12~24 小时达最高峰,通过改变肺泡通气来控制血浆 H_2CO_3 浓度的高低,但是肺仅对 CO_2 有调节作用,不能缓冲固定酸,故调节范围有限;细胞内液的缓冲作用强于细胞外液,约 3~4 小时后才发挥调节作用,通过细胞内、外离子的转移来维持酸碱平衡,但可引起血钾浓度的改变;肾的调节作用发挥较慢,常在酸碱平衡紊乱发生后 12~24 小时才发挥作用,但效率高,作用持久,对排出非挥发酸及保留 $NaHCO_3$ 有重要作用。

第三节 ｜ 酸碱平衡紊乱常用指标及分类

一、常用指标及其意义

(一) pH 和 H^+ 浓度

pH 和 H^+ 浓度是酸碱度的指标,由于血液中 H^+ 很少,因此广泛使用 H^+ 浓度的负对数即 pH 来表示,pH 是表示溶液中酸碱度的简明指标。正常人动脉血 pH 为 7.35~7.45,平均值是 7.40。凡 pH 低于 7.35 为失代偿性酸中毒;凡 pH 高于 7.45 为失代偿性碱中毒。动脉血 pH 本身不能区分酸碱平衡紊乱的类型,不能判定是代谢性的还是呼吸性的。pH 在正常范围内,可以表示酸碱平衡正常,也可表示处于代偿性酸、碱中毒阶段,或同时存在程度相近的混合型酸、碱中毒,使 pH 变动相互抵消。所以进一步测定 $PaCO_2$(计算出 H_2CO_3)和 $[HCO_3^-]$ 是非常重要的。

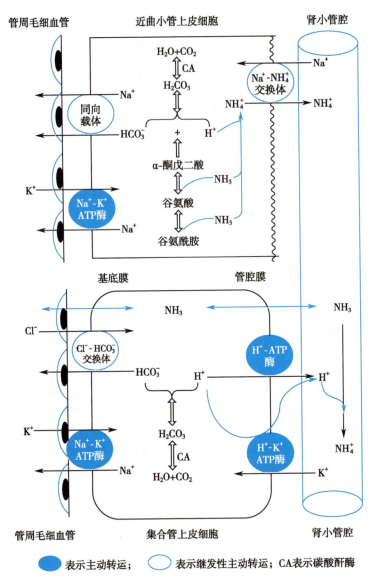

图 8-3　尿铵形成示意图

(二) 动脉血 CO_2 分压

动脉血 CO_2 分压是血浆中呈物理溶解状态的 CO_2 分子产生的张力。由于 CO_2 通过呼吸膜弥散快，动脉血 CO_2 分压 ($PaCO_2$) 相当于肺泡气 CO_2 分压 (P_ACO_2)，因此测定 $PaCO_2$ 可了解肺泡通气量的情况，$PaCO_2$ 与肺泡通气量成反比，通气不足 $PaCO_2$ 升高；通气过度 $PaCO_2$ 降低，所以 $PaCO_2$ 是反映呼吸性酸碱平衡紊乱的重要指标。正常值为 33~46mmHg，平均值为 40mmHg。$PaCO_2<33$mmHg，表示肺通气过度，CO_2 排出过多，见于呼吸性碱中毒或代偿后的代谢性酸中毒；$PaCO_2>46$mmHg，表示肺通气不足，有 CO_2 潴留，见于呼吸性酸中毒或代偿后代谢性碱中毒。

(三) 标准碳酸氢盐和实际碳酸氢盐

标准碳酸氢盐 (standard bicarbonate，SB) 是指全血在标准条件下，即 $PaCO_2$ 为 40mmHg，温度 38℃，血红蛋白氧饱和度为 100% 时测得的血浆中 HCO_3^- 的量。由于标准化后 HCO_3^- 不受呼吸因素的影响，所以是判断代谢因素的指标。实际碳酸氢盐 (actual bicarbonate，AB) 是指在隔绝空气的条件下，在实际 $PaCO_2$、体温和血氧饱和度条件下测得的血浆 HCO_3^- 浓度，因而受呼吸和代谢两方面的影响。正常人 AB 与 SB 相等，正常范围是 22~27mmol/L，平均为 24mmol/L。两者数值均低表明有代谢性酸中毒；两者数值均高表明有代谢性碱中毒；AB 与 SB 的差值反映了呼吸因素对酸碱平衡的影响。若 SB 正常,而 AB>SB 时,表明有 CO_2 滞留,可见于呼吸性酸中毒;反之若 AB<SB,则表明 CO_2 排出过多,见于呼吸性碱中毒。SB 在慢性呼吸性酸、碱中毒时,由于有肾脏代偿,也可发生继发性升高或降低。

(四)缓冲碱

缓冲碱(buffer base,BB)是血液中一切具有缓冲作用的负离子碱的总和。包括血浆和红细胞中的 HCO_3^-、Hb^-、HbO_2^-、Pr^- 和 HPO_4^{2-},通常以氧饱和的全血在标准状态下测定的数值为准,正常值为 45~52mmol/L(平均值为 48mmol/L)。缓冲碱也是反映代谢因素的指标,代谢性酸中毒时 BB 减少,而代谢性碱中毒时 BB 升高。

(五)碱剩余

碱剩余(base excess,BE)是指标准条件下,用酸或碱滴定全血标本至 pH 7.40 时所需的酸或碱的量(mmol/L)。若须用酸滴定,才能使血液 pH 达 7.40,则表示被测血液的碱过多,BE 用正值表示;如须用碱滴定,说明被测血液的碱缺失,BE 用负值来表示。

全血 BE 正常值范围为 -3.0~+3.0mmol/L,BE 不受呼吸因素的影响,是反映代谢因素的指标,代谢性酸中毒时 BE 负值增加;代谢性碱中毒时 BE 正值增加。

BE 也可由全血 BB 和 BB 正常值(NBB)算出:

$$BE=BB-NBB=BB-48$$

以上指标均可通过血气分析仪测得。

(六)阴离子间隙

阴离子间隙(anion gap,AG)是一项受到广泛重视的酸碱指标。AG 是一个计算值,指血浆中未测定的阴离子(undetermined anion,UA)与未测定的阳离子(undetermined cation,UC)的差值,正常机体血浆中的阳离子与阴离子总量相等,均为 151mmol/L,从而维持电荷平衡。Na^+ 占血浆阳离子总量的 90%,称为可测定阳离子。HCO_3^- 和 Cl^- 占血浆阴离子总量的 85%,称为可测定阴离子。血浆中未测定的阳离子包括 K^+、Ca^{2+} 和 Mg^{2+}。血浆中未测定的阴离子包括 Pr^-、HPO_4^{2-}、SO_4^{2-} 和有机酸阴离子,即 AG=UA-UC。临床实际测定时,限于条件及需要,一般仅测定阳离子中的 Na^+,阴离子中的 Cl^- 和 HCO_3^-。因血浆中的阴、阳离子总当量数(或总电荷数)完全相等,故 AG 可用血浆中常规可测定的阳离子与常规测定的阴离子的差算出,即:

$Na^++UC=HCO_3^-+Cl^-+UA$

$AG=UA-UC$

$\quad=Na^+-(HCO_3^-+Cl^-)$

$\quad=140-(24+104)=12mmol/L$,波动范围是(12±2)mmol/L(图 8-4)。

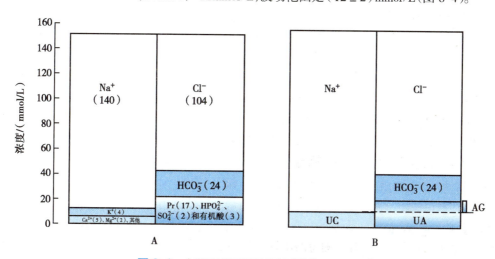

图 8-4　血浆阴离子间隙图解(单位:mmol/L)

A. 血浆成分及浓度(Gamble 图);B. 正常阴离子间隙(AG=UA-UC)。

AG 可增高也可降低,但增高的意义较大,可帮助区分代谢性酸中毒的类型和诊断混合型酸碱平衡紊乱。目前多以 AG>16mmol/L,作为判断 AG 增高代谢性酸中毒的标准,常见于固定酸增多的情况,如磷酸盐和硫酸盐潴留、乳酸堆积、酮体过多及水杨酸中毒、甲醇中毒等。AG 增高还可见于与代谢性酸中毒无关的情况,如脱水、使用大量含钠盐的药物和骨髓瘤患者释出本周蛋白过多等情况。

AG 降低在诊断酸碱失衡方面意义不大,仅见于未测定阴离子减少或未测定阳离子增多,如低蛋白血症等。

二、酸碱平衡紊乱的分类

尽管机体对酸碱负荷有很大的缓冲能力和有效的调节功能,但许多因素可以引起酸碱负荷过度或调节机制障碍,从而导致体液酸碱度稳定性破坏。血液 pH 取决于 HCO_3^- 与 H_2CO_3 的浓度之比,pH 7.4 时其比值为 20:1。根据血液 pH 的高低,可将酸碱平衡紊乱分为两大类,pH 降低称为酸中毒(acidosis),pH 升高称为碱中毒(alkalosis)。HCO_3^- 浓度主要受代谢性因素的影响,由其浓度原发性降低或升高引起的酸碱平衡紊乱,称为代谢性酸中毒(metabolic acidosis)或代谢性碱中毒(metabolic alkalosis);H_2CO_3 浓度主要受呼吸性因素的影响,由其浓度原发性增高或降低引起的酸碱平衡紊乱,称为呼吸性酸中毒(respiratory acidosis)或呼吸性碱中毒(respiratory alkalosis)。另外,在单纯型酸中毒或碱中毒时,由于机体的调节,虽然体内酸性或碱性物质的含量已经发生改变,但是血液 pH 尚在正常范围之内,称为代偿性酸或碱中毒。如果血液 pH 低于或高于正常范围,则称为失代偿性酸或碱中毒,这可以反映机体酸碱平衡紊乱的代偿情况和严重程度。

在临床中,若是单一的失衡,称为单纯型酸碱平衡紊乱(simple acid-base disturbance),若是两种或两种以上的酸碱平衡紊乱同时存在,称为混合型酸碱平衡紊乱(mixed acid-base disturbance)。

第四节 │ 单纯型酸碱平衡紊乱

单纯型酸碱平衡紊乱可分为四类,即代谢性酸中毒、呼吸性酸中毒、代谢性碱中毒和呼吸性碱中毒。

一、代谢性酸中毒

代谢性酸中毒是指固定酸增多和/或 HCO_3^- 丢失引起的 pH 下降,以血浆 HCO_3^- 原发性减少为特征,是临床上常见的酸碱平衡紊乱类型。

(一) 原因和机制

1. **肾排酸保碱功能障碍** ①肾衰竭:严重肾衰竭者,体内固定酸不能从尿中排泄,特别是硫酸和磷酸在体内积蓄,H^+ 浓度增加导致 HCO_3^- 浓度降低,硫酸根和磷酸根浓度在血中增加;重金属(汞、铅等)及药物(磺胺类)的影响,使肾小管排酸障碍,而肾小球功能一般正常。②肾小管功能障碍:Ⅰ型肾小管性酸中毒(renal tubular acidosis,RTA)是由于远曲小管的泌 H^+ 功能障碍,尿液不能被酸化,H^+ 在体内蓄积导致血浆 HCO_3^- 浓度进行性下降;Ⅱ型肾小管性酸中毒是由于 Na^+-H^+ 转运体功能障碍,碳酸酐酶活性降低,HCO_3^- 在近曲小管重吸收减少,尿中排出增多导致血浆 HCO_3^- 浓度降低。肾小管酸中毒可引起"反常性碱性尿"。③应用碳酸酐酶抑制剂:大量使用碳酸酐酶抑制剂(如乙酰唑胺)可抑制肾小管上皮细胞内碳酸酐酶活性,使 H_2CO_3 生成减少,泌 H^+ 和重吸收 HCO_3^- 减少。

2. **HCO_3^- 直接丢失过多** 胰液、肠液和胆汁中碳酸氢盐含量均高于血浆,严重腹泻、肠道瘘管或肠道引流等均可引起 $NaHCO_3$ 大量丢失;大面积烧伤时大量血浆渗出,也伴有 HCO_3^- 丢失。

3. **代谢功能障碍** ①乳酸酸中毒(lactic acidosis):任何原因引起的缺氧或组织低灌流,都可以使细胞内糖的无氧酵解增强而引起乳酸增加,进而导致乳酸酸中毒。常见于休克、心搏骤停、低氧血症、严重贫血、肺水肿、一氧化碳中毒和心力衰竭等。此外严重的肝疾病导致的乳酸利用障碍也可引起血浆乳酸过高。②酮症酸中毒（ketoacidosis）：见于体内脂肪被大量动员的情况下，多发生于糖尿病、严重饥饿和酒精中毒等情况。糖尿病时由于胰岛素不足，葡萄糖利用减少，脂肪分解加速，大量脂肪酸进入肝，形成过多的酮体（其中β-羟丁酸和乙酰乙酸为酸性物质），超过了外周组织的氧化能力及肾排出能力时可发生酮症酸中毒。在饥饿或禁食情况下，当体内糖原消耗后，大量动用脂肪供能，也可出现酮症酸中毒。

4. 其他原因　①外源性固定酸摄入过多，HCO$_3^-$缓冲消耗：水杨酸中毒，大量摄入阿司匹林（乙酰水杨酸）可引起酸中毒，经缓冲 HCO$_3^-$浓度下降，水杨酸根潴留；含氯的成酸性药物摄入过多，长期或大量服用含氯的盐类药物，如氯化铵、盐酸精氨酸或盐酸赖氨酸，在体内易解离出 HCl。②高钾血症：各种原因引起细胞外液 K$^+$增多时，K$^+$与细胞内 H$^+$交换，引起细胞外 H$^+$增加，导致代谢性酸中毒。出现这种酸中毒时体内 H$^+$总量并未增加，H$^+$从细胞内逸出，造成细胞内 H$^+$下降，故细胞内呈碱中毒，在远曲小管由于肾小管上皮泌 H$^+$减少，也可引起"反常性碱性尿"。③血液稀释，使 HCO$_3^-$浓度下降：见于快速输入大量无 HCO$_3^-$的液体或生理盐水，使血液中 HCO$_3^-$稀释，造成稀释性代谢性酸中毒。

（二）分类

根据 AG 值的变化，将代谢性酸中毒分为两类。

1. AG 增高型代谢性酸中毒　其特点是 AG 增高，血氯正常；由血浆中不含氯的固定酸浓度增大所致，如乳酸酸中毒、酮症酸中毒、水杨酸中毒、磷酸和硫酸排泄障碍等。其固定酸的 H$^+$被 HCO$_3^-$缓冲，其酸根（乳酸根、β-羟丁酸根、乙酰乙酸根、H$_2$PO$_4^-$、SO$_4^{2-}$、水杨酸根）浓度增高。这部分酸根均属没有测定的阴离子，所以 AG 增大，而 Cl$^-$浓度正常，故又称正常血氯代谢性酸中毒（图 8-5B）。

2. AG 正常型代谢性酸中毒　其特点是 AG 正常，血氯升高；当 HCO$_3^-$浓度降低，而同时伴有 Cl$^-$浓度代偿性升高时，则呈 AG 正常型或高血氯性代谢性酸中毒（图 8-5C）。常见于消化道直接丢失 HCO$_3^-$；轻度或中度肾衰竭，泌 H$^+$减少；肾小管性酸中毒重吸收 HCO$_3^-$减少或泌 H$^+$障碍；使用碳酸酐酶抑制剂；高钾血症、含氯的酸性盐摄入过多和稀释性酸中毒等。

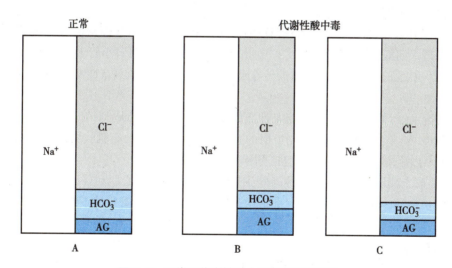

图 8-5　正常和代谢性酸中毒时阴离子间隙
A. 正常情况下 AG；B. AG 增高型（正常血氯型）代谢性酸中毒；C. AG 正常型（高血氯型）代谢性酸中毒。

（三）机体的代偿调节

1. 血液的缓冲及组织细胞的代偿调节　代谢性酸中毒时，血液中增多的 H$^+$立即被血液缓冲系统缓冲，HCO$_3^-$及其他缓冲碱不断被消耗。细胞内的缓冲多在酸中毒 2~4 小时后，约 1/2 的 H$^+$通过离子交换方式进入细胞内，被细胞内缓冲系统缓冲，而 K$^+$从细胞内向细胞外转移，以维持细胞内、外电平衡，故酸中毒易引起高血钾。

2. 肺的代偿调节 血液 H^+ 浓度增加可通过刺激颈动脉体和主动脉体化学感受器,反射性引起呼吸中枢兴奋,增加呼吸的深度和频率,明显地改变肺的通气量。发生代谢性酸中毒时,当 pH 由 7.4 降到 7.0,肺泡通气量由正常的 4L/min 增加到 30L/min 以上,呼吸加深、加快[也称为酸中毒大呼吸(Kussmaul respiration in acidosis)],是代谢性酸中毒的主要临床表现,其代偿意义是使血液中 H_2CO_3 浓度(或 $PaCO_2$)继发性降低,维持[HCO_3^-]/[H_2CO_3]的比值接近正常,使血液 pH 趋向正常。呼吸的代偿反应是非常迅速的,一般在酸中毒 10 分钟后就出现呼吸增强,30 分钟后即达代偿,12~24 小时达代偿高峰,代偿达到最大极限时,$PaCO_2$ 可降到 10mmHg。

3. 肾的代偿调节 除肾功能异常引起的代谢性酸中毒,其他原因引起的代谢性酸中毒是通过加强肾的排酸、保碱能力来发挥代偿作用的。在代谢性酸中毒时,肾加强泌 H^+、泌 NH_4^+ 及回收 HCO_3^-,使 HCO_3^- 在细胞外液的浓度有所恢复。肾小管上皮细胞中的碳酸酐酶和谷氨酰胺酶活性增强,使尿中可滴定酸和 NH_4^+ 排出增加,并重新生成 HCO_3^-。肾小管泌 NH_4^+ 增加是最主要的代偿机制,因为 H^+-Na^+ 交换增加,肾小管腔内 H^+ 浓度增加,降低了肾小管细胞与管腔液 H^+ 的浓度差,使肾小管上皮细胞继续排 H^+ 受限。但管腔内 H^+ 浓度越高,NH_4^+ 的生成与排出越快,产生的 HCO_3^- 越多。通过以上反应,肾加速酸性物质的排出和碱性物质的补充,由于从尿中排出的 H^+ 增多,尿液呈酸性。但肾的代偿作用较慢,一般要 3~5 天才能达高峰。在肾功能障碍引起的代谢性酸中毒时,肾的纠酸作用几乎不能发挥。

代谢性酸中毒的血气分析参数如下:由于 HCO_3^- 降低,所以 AB、SB、BB 值均降低,BE 负值加大,pH 下降,通过呼吸代偿,$PaCO_2$ 继发性下降,AB<SB。

(四)对机体的影响

代谢性酸中毒主要引起心血管系统和中枢神经系统的功能障碍,慢性代谢性酸中毒还可引起骨骼系统改变。

1. 心血管系统改变 严重的代谢性酸中毒能导致致死性室性心律失常,心肌收缩力降低以及血管对儿茶酚胺的反应性降低。

(1)室性心律失常:代谢性酸中毒时出现的室性心律失常与血钾升高密切相关,高血钾的发生除与细胞外 H^+ 进入细胞内,与 K^+ 交换,使 K^+ 逸出有关,还与酸中毒时肾小管上皮细胞泌 H^+ 增加而排 K^+ 减少有关。重度高血钾时,由于严重的传导阻滞和心室颤动,心肌兴奋性消失,可造成致死性心律失常和心搏停止。

(2)心肌收缩力降低:酸中毒时引起心肌收缩力减弱的机制可能是:①H^+ 增多可竞争性抑制 Ca^{2+} 与心肌肌钙蛋白亚单位结合,从而抑制心肌的兴奋-收缩耦联,降低心肌收缩性,使心排血量减少;②H^+ 影响 Ca^{2+} 内流;③H^+ 影响心肌细胞肌质网释放 Ca^{2+}。

(3)血管系统对儿茶酚胺的反应性降低:H^+ 增多时,也可降低心肌和外周血管对儿茶酚胺的反应性,使血管扩张,血压下降。毛细血管前括约肌最为明显,因此血管容量不断扩大,回心血量减少,血压下降,所以休克时,首先要纠正酸中毒,才能减轻血流动力学的障碍,不然会导致休克加重。

2. 中枢神经系统改变 代谢性酸中毒时引起中枢神经系统的代谢障碍,主要表现为意识障碍、乏力,知觉迟钝,甚至嗜睡或昏迷,最后可因呼吸中枢和血管运动中枢麻痹而死亡,其发生机制为:①酸中毒时生物氧化酶类的活性受到抑制,氧化磷酸化过程减弱,致使 ATP 生成减少,因而脑组织能量供应不足;②pH 降低时,脑组织内谷氨酸脱羧酶活性增强,使 γ-氨基丁酸增多,后者对中枢神经系统具有抑制作用。

3. 骨骼系统改变 慢性肾衰竭伴酸中毒时,不断从骨骼释放钙盐进行缓冲,不仅影响骨骼的发育,延迟小儿的生长,还可以引起纤维性骨炎和肾性佝偻病。在成人则可导致骨软化症。

(五)防治的病理生理学基础

1. 预防和治疗原发病 治疗原发病、去除发病原因,是治疗代谢性酸中毒的基本原则和主要措施。

2. 碱性药物的应用 轻症代谢性酸中毒患者可口服碳酸氢钠片,对严重的代谢性酸中毒患者须给予碱性药物的治疗。如果患者的原发病因是由于 HCO_3^- 减少,首选的碱性药物是碳酸氢钠,因其可直接补充血浆缓冲碱,作用迅速,故临床治疗常用。补碱的剂量和方法,应根据酸中毒的严重程度区别对待,一般主张在血气监护下分次补碱,补碱量宜少不宜多,一般轻度代谢性酸中毒 $HCO_3^->16mmol/L$ 时,可以少补,甚至不补,因为肾有排酸、保碱的能力,约有 50% 的酸,要靠非碳酸氢盐缓冲系统来调节。其他碱性药物(如乳酸钠等)也是常用来治疗代谢性酸中毒的药物,可通过肝转化为 HCO_3^-,但肝功能不良或乳酸酸中毒时不宜使用。

3. 防治低血钾和低血钙 在纠正酸中毒的同时,需要注意纠正水和电解质紊乱,如严重腹泻造成的酸中毒,由于细胞内 K^+ 外流,往往掩盖了低血钾,补碱纠正酸中毒后,K^+ 又返回细胞内,可明显地出现低血钾。酸中毒时游离钙增多,酸中毒纠正后,游离钙明显减少,有时可出现手脚抽搐,因为 Ca^{2+} 与血浆蛋白在碱性条件下可生成结合钙,使游离钙减少,而在酸性条件下,结合钙又可解离为 Ca^{2+} 与血浆蛋白,使游离钙增多。

二、呼吸性酸中毒

呼吸性酸中毒是指 CO_2 排出障碍或吸入过多引起的 pH 下降,以血浆 H_2CO_3 浓度原发性升高为特征。

(一)原因和机制

引起呼吸性酸中毒的原因为肺通气障碍导致的 CO_2 排出受阻以及 CO_2 吸入过多。

1. 通气障碍导致 CO_2 排出受阻 临床常见的原因有以下几种。

(1)呼吸中枢抑制:颅脑损伤、脑炎、脑血管意外、呼吸中枢抑制剂(吗啡、巴比妥类)及麻醉剂用量过大或酒精中毒等。

(2)呼吸道阻塞:喉头痉挛和水肿、溺水、异物堵塞气管,常造成急性呼吸性酸中毒。而慢性阻塞性肺疾病(chronic obstructive pulmonary disease,COPD)、支气管哮喘等则是慢性呼吸性酸中毒的常见原因。

(3)呼吸肌麻痹:急性脊髓灰质炎、脊神经根炎、有机磷中毒、重症肌无力、家族性周期性麻痹及重度低血钾时,呼吸运动失去动力,可造成 CO_2 排出障碍。

(4)胸廓病变:胸部创伤、严重气胸或胸膜腔积液、严重胸廓畸形等均可严重影响通气功能。

(5)肺部疾病:如心源性急性肺水肿、重度肺气肿、肺部广泛性炎症、肺组织广泛纤维化、急性呼吸窘迫综合征等均可因通气障碍而导致呼吸性酸中毒。

(6)人工呼吸器管理不当:通气量过小而使 CO_2 排出困难。

2. CO_2 吸入过多 较为少见,外环境 CO_2 浓度过高,可导致吸入 CO_2 过多。

(二)分类

呼吸性酸中毒按病程可分为两类。

1. 急性呼吸性酸中毒 常见于急性气道阻塞,呼吸中枢抑制或呼吸肌麻痹引起的呼吸暂停等。

2. 慢性呼吸性酸中毒 见于气道及肺部慢性炎症引起的 COPD 及肺广泛性纤维化或肺不张,一般指 CO_2 高浓度潴留持续 24 小时以上者。

(三)机体的代偿调节

当体内 CO_2 排出受阻,产生大量 H_2CO_3 时,由于碳酸氢盐缓冲系统不能缓冲挥发酸,血浆其他缓冲碱含量较低,缓冲 H_2CO_3 的能力极为有限。而且呼吸性酸中毒发生的最主要的环节是肺通气功能障碍,所以呼吸系统往往不能发挥代偿作用,主要靠血液非碳酸氢盐缓冲系统,细胞内、外离子交换和肾代偿。

1. 急性呼吸性酸中毒的代偿调节 由于肾的代偿作用十分缓慢,细胞内、外离子交换和细胞内缓冲作用是急性呼吸性酸中毒时的主要代偿方式。血红蛋白系统是呼吸性酸中毒时较重要的缓冲体系。

急性呼吸性酸中毒时由于 CO_2 在体内潴留,使血浆 H_2CO_3 浓度不断升高,而 HCO_3^- 对 H_2CO_3 并无缓冲能力,因而 H_2CO_3 解离为 H^+ 和 HCO_3^- 后,H^+ 与细胞内 K^+ 进行交换,进入细胞内的 H^+ 可被细胞内缓冲系统(K_2HPO_4、KPr)缓冲,血浆 HCO_3^- 浓度可有所增加,有利于维持[HCO_3^-]与[H_2CO_3]的比值,同时 K^+ 外移可诱发高钾血症;此外,血浆中的 CO_2 迅速弥散入红细胞,在碳酸酐酶的作用下,与水生成 H_2CO_3,再解离为 H^+ 和 HCO_3^-。H^+ 主要被血红蛋白和氧合血红蛋白缓冲,HCO_3^- 则与血浆中 Cl^- 交换,结果血浆 HCO_3^- 有所增加,而 Cl^- 则降低(图 8-6)。

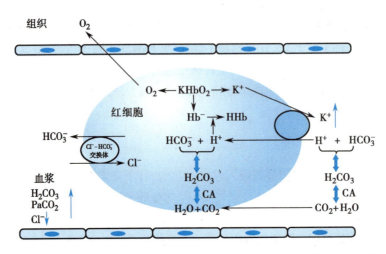

图 8-6 呼吸性酸中毒时血红蛋白的缓冲作用和红细胞内、外的离子交换

以上离子交换和缓冲十分有限,往往 $PaCO_2$ 每升高 10mmHg,血浆 HCO_3^- 仅增高 0.7~1mmol/L,不足以维持[HCO_3^-]/[H_2CO_3]的正常比值,所以急性呼吸性酸中毒时 pH 往往低于正常值,呈失代偿状态。

2. **慢性呼吸性酸中毒的代偿调节** 由于肾的代偿作用,慢性呼吸性酸中毒可以呈代偿状态。当 $PaCO_2$ 和 H^+ 浓度升高持续 24 小时以上,可刺激肾小管上皮细胞内碳酸酐酶和线粒体中谷氨酰胺酶活性,促使肾小管上皮排泌 H^+ 和 NH_4^+,以及对 HCO_3^- 的重吸收增加。充分发挥这种作用常需 3~5 天,因此急性呼吸性酸中毒来不及代偿,而在慢性呼吸性酸中毒时,由于肾的保碱作用较强大,而且随 $PaCO_2$ 升高,HCO_3^- 也成比例增高,大致 $PaCO_2$ 每升高 10mmHg,血浆 HCO_3^- 浓度增高 3.5~4.0mmol/L,能使[HCO_3^-]/[H_2CO_3]比值接近 20:1,因而在轻度和中度慢性呼吸性酸中毒时有可能代偿。

长期呼吸性酸中毒时,除肾代偿外,血液及细胞内液等也参与缓冲作用。此外,由于糖酵解的限速酶——磷酸果糖激酶受到抑制,可减少细胞内乳酸的产生,这也是一种代偿机制。

呼吸性酸中毒血气分析的参数变化如下:$PaCO_2$ 增高,pH 降低。通过肾等代偿后,代谢性指标继发性升高,AB、SB、BB 值均升高,AB>SB,BE 正值加大。

(四)对机体的影响

呼吸性酸中毒时,对机体的影响基本上与代谢性酸中毒相似,也可引起心律失常、心肌收缩力减弱、外周血管扩张、血钾升高等。除此之外,$PaCO_2$ 升高可引起一系列血管运动和神经精神方面的障碍。

1. **CO_2 直接舒张血管的作用** 高浓度的 CO_2 能直接引起脑血管扩张,使脑血流增加、颅内压增高,因此常引起持续性头痛,尤以夜间和晨起时为甚。

2. **对中枢神经系统功能的影响** 如果酸中毒持续较久,或在严重失代偿性急性呼吸性酸中毒时可发生"CO_2 麻醉",患者可出现精神错乱、震颤、谵妄或嗜睡,甚至昏迷,临床称为肺性脑病(pulmonary encephalopathy)。这主要是因为 CO_2 为脂溶性,能迅速通过血脑屏障,而 HCO_3^- 为水溶性,通过屏障极为缓慢,因而脑脊液中的 pH 的降低较一般细胞外液更为显著,这可能解释了为何中枢神经系统的功能紊乱在呼吸性酸中毒时较代谢性酸中毒时更为显著。

（五）防治的病理生理学基础

1. 治疗原发病　去除呼吸道梗阻,使用呼吸兴奋剂或人工呼吸器,对慢性阻塞性肺疾病采用控制感染、强心、解痉和祛痰等治疗手段。

2. 改善通气功能　有效通气使 $PaCO_2$ 逐步下降,但对肾代偿后代谢因素也增高的患者,切忌过急地使用人工呼吸器使 $PaCO_2$ 迅速下降到正常,因肾的代偿功能对 HCO_3^- 升高还来不及做出反应,结果又会出现代谢性碱中毒,使病情复杂化。更应避免过度人工通气,使 $PaCO_2$ 降低到更危险的出现严重呼吸性碱中毒情况。

3. 慎用碱性药物　慢性呼吸性酸中毒时,由于肾脏排酸、保碱的代偿作用,使 HCO_3^- 含量增高,应该慎用碱性药物,特别是通气尚未改善前,错误地使用 $NaHCO_3$ 等可产生 CO_2 的碱性药物,则可引起代谢性碱中毒,并可增加 CO_2 潴留。

三、代谢性碱中毒

代谢性碱中毒是指细胞外液碱增多和/或 H^+ 丢失引起的 pH 升高,以血浆 HCO_3^- 原发性增多为特征。

（一）原因和机制

1. 酸性物质丢失过多　是引起代谢性碱中毒的最常见原因。

（1）经胃丢失:常见于剧烈呕吐及胃液引流使富含 HCl 的胃液大量丢失。正常情况下胃黏膜壁细胞富含碳酸酐酶,能将 CO_2 和 H_2O 催化生成 H_2CO_3,H_2CO_3 解离为 H^+ 和 HCO_3^-,然后 H^+ 与来自血浆中的 Cl^- 形成 HCl,进食时分泌到胃腔中,而 HCO_3^- 则返回血液,造成血浆中 HCO_3^- 一过性增高,称为"餐后碱潮",直到酸性食糜进入十二指肠后,在 H^+ 刺激下,十二指肠上皮细胞与胰腺分泌的大量 HCO_3^- 与 H^+ 中和。病理情况下,剧烈呕吐使胃液丢失所引起的代谢性碱中毒的机制有:①胃液中 H^+ 丢失,使来自肠液和胰腺的 HCO_3^- 得不到 H^+ 中和而被吸收入血,造成血浆浓度升高;②胃液中 Cl^- 丢失,可引起低氯性碱中毒;③胃液中 K^+ 丢失,可引起低钾性碱中毒;④胃液大量丢失引起有效循环血量减少,也可通过继发性醛固酮增多引起代谢性碱中毒。

（2）经肾丢失

1）利尿剂的大量应用:肾小管上皮细胞富含碳酸酐酶,使用髓袢利尿剂(呋塞米)或噻嗪类利尿剂时,抑制了肾髓袢升支对 Cl^- 的主动重吸收,使 Na^+ 的被动重吸收减少,到达远曲小管的尿液流量增加,NaCl 含量增高,促进远曲小管和集合管细胞泌 H^+、泌 K^+ 增加,以加强对 Na^+ 的重吸收,Cl^- 以氯化铵形式随尿排出。另外,由于肾小管远端流速增加,也有冲洗作用,使肾小管内 H^+ 浓度急剧降低,促进了 H^+ 的排泌。H^+ 经肾大量丢失使 HCO_3^- 大量被重吸收,以及因丧失大量含 Cl^- 的细胞外液形成低氯性碱中毒。

2）肾上腺皮质激素过多:肾上腺皮质增生或肿瘤可引起原发性肾上腺皮质激素分泌增多,细胞外液容量减少、创伤等刺激可引起继发性醛固酮分泌增多,这些激素(尤其是醛固酮)可通过刺激集合管泌氢细胞的 H^+-ATP 酶(氢泵),促进 H^+ 排泌,也可通过保 Na^+、排 K^+,促进 H^+ 排泌,而造成低钾性碱中毒。此外糖皮质激素过多(如 Cushing 综合征)也可发生代谢性碱中毒,因为皮质醇(糖皮质激素)也有盐皮质激素活性。

2. HCO_3^- 负荷过量　常为医源性,见于消化道溃疡病患者服用过多的 $NaHCO_3$;或矫正代谢性酸中毒时滴注过多的 $NaHCO_3$;摄入乳酸钠、乙酸钠之后或大量输入含柠檬酸盐抗凝剂的库存血,这些有机酸盐在体内氧化可产生 $NaHCO_3$(1L 库存血所含的柠檬酸盐可产生 30mmol HCO_3^-);脱水时只丢失 H_2O 和 NaCl 造成浓缩性碱中毒(contraction alkalosis),以上均可使血浆 $NaHCO_3$ 浓度升高。但应指出,肾具有较强的排泄 $NaHCO_3$ 的能力,正常人每天摄入 1 000mmol 的 $NaHCO_3$,两周后血浆内 HCO_3^- 浓度只是较轻微上升,只有当肾功能受损后服用大量碱性药物时才会发生代谢性碱中毒。

3. 低钾血症　低钾血症时因细胞外液 K^+ 浓度降低,引起细胞内 K^+ 向细胞外转移,同时细胞

外的 H^+ 向细胞内移动,可发生代谢性碱中毒,此时,肾小管上皮细胞内缺钾,K^+-Na^+ 交换减少,代之 H^+-Na^+ 交换增多,H^+ 排出增多,HCO_3^- 重吸收增多,造成低钾性碱中毒。一般代谢性碱中毒尿液呈碱性,但在低钾性碱中毒时,由于肾泌 H^+ 增多,尿液反而呈酸性,称为反常性酸性尿。

(二) 分类

目前通常按给予生理盐水后代谢性碱中毒能否得到纠正而将其分为两类。

1. **盐水反应性碱中毒**(saline-responsive alkalosis)　主要见于呕吐、胃液吸引及应用利尿剂时,由于伴随细胞外液减少、有效循环血量不足,也常有低钾和低氯存在,而影响肾排出 HCO_3^- 能力,使碱中毒得以维持,给予等张或半张的盐水来扩充细胞外液,补充 Cl^- 能促进过多的 HCO_3^- 经肾排出使碱中毒得到纠正。

2. **盐水抵抗性碱中毒**(saline-resistant alkalosis)　常见于全身性水肿、原发性醛固醇增多症、严重低血钾及 Cushing 综合征等,维持因素是盐皮质激素的直接作用和低 K^+,这种碱中毒患者给予盐水没有治疗效果。

(三) 机体的代偿调节

1. **血液的缓冲及组织细胞的代偿调节**　代谢性碱中毒时,H^+ 浓度降低,OH^- 浓度升高,OH^- 可被缓冲系统中弱酸(H_2CO_3、$HHbO_2$、HHb、HPr、$H_2PO_4^-$)所缓冲,使 HCO_3^- 及非 HCO_3^- 阴离子碱浓度升高。同时细胞内、外离子交换,细胞内 H^+ 逸出,而细胞外液 K^+ 进入细胞内,从而产生低钾血症。

2. **肺的代偿调节**　呼吸的代偿反应是较快的,往往数分钟即可出现,在 24 小时后即可达最大效应。这是由于 H^+ 浓度降低,呼吸中枢受抑制,呼吸变浅、变慢,肺泡通气量减少,$PaCO_2$ 或血浆 H_2CO_3 浓度继发性升高,以维持 $[HCO_3^-]/[H_2CO_3]$ 的比值接近正常,使 pH 有所降低。但这种代偿是有限度的,很少能达到完全的代偿,因为随着肺泡通气量减少,不但有 $PaCO_2$ 升高,还有 PaO_2 降低,PaO_2 降低可通过对呼吸的兴奋作用,限制 $PaCO_2$ 过度升高。因此即使在严重的代谢性碱中毒时,$PaCO_2$ 也极少能超过 55mmHg,即很少能达到完全代偿,难以使 pH 恢复正常。

3. **肾的代偿调节**　肾的代偿作用发挥较晚,血浆 H^+ 减少使肾小管上皮的碳酸酐酶和谷氨酰胺酶活性受到抑制,故泌 H^+ 和泌 NH_4^+ 减少,HCO_3^- 重吸收减少,使血浆 HCO_3^- 浓度有所下降,由于泌 H^+ 和泌 NH_4^+ 减少,HCO_3^- 排出增多。应注意的是在缺氯、缺钾和醛固酮分泌增多所致的代谢性碱中毒因肾泌 H^+ 增多,尿呈酸性,称为反常性酸性尿,肾的代偿作用受阻。肾在代谢性碱中毒时对 HCO_3^- 排出增多的最大代偿时限往往要 3~5 天,所以急性代谢性碱中毒时肾代偿不起主要作用。

代谢性碱中毒的血气分析参数变化规律如下:pH 升高,AB、SB 及 BB 均升高,AB>SB,BE 正值加大。由于呼吸抑制,通气量下降,使 $PaCO_2$ 继发性升高。

(四) 对机体的影响

轻度代谢性碱中毒患者通常缺乏特有的症状与体征,临床表现容易被原发疾病所掩盖。但是,严重的代谢性碱中毒则可出现许多功能代谢变化。

1. **中枢神经系统功能改变**　碱中毒时,患者有烦躁不安、精神错乱、谵妄、意识障碍等中枢神经系统等症状。其发生机制可能是:①因 pH 增高,γ-氨基丁酸转氨酶活性增强,而谷氨酸脱羧酶活性降低,故 γ-氨基丁酸分解加强而生成减少,对中枢神经系统抑制作用减弱,因而出现中枢神经系统兴奋症状。②血红蛋白氧解离曲线左移:血液 pH 升高可使血红蛋白与 O_2 的亲和力增强,以致相同氧分压下血氧饱和度可以增加,血红蛋白氧解离曲线左移,血红蛋白不易将结合的 O_2 释出,而造成组织供氧不足。脑组织对缺氧特别敏感,由此可出现精神症状,严重时还可以发生昏迷。

2. **神经、肌肉兴奋性增高**　碱中毒时,血 pH 升高,使血浆游离钙减少,即使血总钙量不变,只要血浆 Ca^{2+} 浓度下降,神经、肌肉的兴奋性就会增高,表现为腱反射亢进、面部和肢体肌肉抽动、手足搐搦。有学者认为碱中毒时发生惊厥,也可能与脑组织中 γ-氨基丁酸减少有关。此外,若患者伴有明显的低钾血症以致引起肌肉无力或麻痹时,则可暂不出现抽搐,但一旦低钾症状纠正后,抽搐症状即可发生。

3. 低钾血症 碱中毒往往伴有低钾血症。这是由于碱中毒时,细胞外 H^+ 浓度降低,细胞内 H^+ 与细胞外 K^+ 交换;同时,由于肾小管上皮细胞在 H^+ 减少时,H^+-Na^+ 交换减弱而 K^+-Na^+ 交换增强,使 K^+ 大量从尿中丢失,导致低钾血症。低钾血症除可引起神经、肌肉症状外,严重时还可以引起心律失常。

此外,代谢性碱中毒极易并发上消化道出血,可能与代谢性碱中毒时胃肠黏膜缺血、缺氧等因素有关。

(五)防治的病理生理学基础

纠正代谢性碱中毒的根本途径是促使血浆中过多的 HCO_3^- 从尿中排出。但是,即使是肾功能正常的患者,也不易完全代偿。因此,其治疗方针应该是在进行基础疾病治疗的同时去除代谢性碱中毒的维持因素。

1. 盐水反应性碱中毒

(1)生理盐水:对盐水反应性碱中毒患者,只要口服或静脉注射等张(0.9%)或半张(0.45%)的盐水即可恢复血浆 HCO_3^- 浓度。机制是:①由于扩充了细胞外液容量,消除了"浓缩性碱中毒"成分的作用;②生理盐水含 Cl^- 量高于血浆,通过补充血容量和补充 Cl^-,过多的 HCO_3^- 从尿中排出;③由于远曲小管液中 Cl^- 含量增加,则使皮质集合管分泌 HCO_3^- 增强。

(2)氯化钾:虽然盐水可以恢复血浆 HCO_3^- 浓度,但并不能改善缺钾状态。因此伴有严重缺钾时,应补充 K^+,补钾只有补充 KCl 才有效。其他阴离子如 HCO_3^-、醋酸根、柠檬酸根替代 Cl^-,均能促进 H^+ 排出,使碱中毒得不到纠正。

(3)补酸:严重代谢性碱中毒在治疗时可直接给予酸,例如用 0.1mol/L HCl 缓慢静脉注射。其机制是 HCl 在体内被缓冲后可生成 NaCl(HCl+NaHCO$_3$→NaCl+H$_2$CO$_3$)。

此外临床上也使用 NaCl、盐酸精氨酸和盐酸赖氨酸治疗。对游离钙减少的患者也可补充 $CaCl_2$,总之补氯即可排出 HCO_3^-。

2. 盐水抵抗性碱中毒 对全身性水肿患者,应尽量少用髓袢或噻嗪类利尿剂,以预防碱中毒的发生。碳酸酐酶抑制剂乙酰唑胺可抑制肾小管上皮细胞内的碳酸酐酶活性,因而排泌 H^+ 和重吸收 HCO_3^- 减少,增加 Na^+ 和 HCO_3^- 的排出,结果既达到治疗碱中毒的目的又减轻了水肿。盐水抵抗性碱中毒同盐水反应性碱中毒一样,也可以用尿 pH 变化判断治疗效果。

肾上腺皮质激素过多引起的碱中毒,须用抗醛固酮药物和补 K^+ 去除代谢性碱中毒的维持因素。

四、呼吸性碱中毒

呼吸性碱中毒是指肺通气过度引起的 $PaCO_2$ 降低、pH 升高,以血浆 H_2CO_3 浓度原发性减少为特征。

(一)原因和机制

肺通气过度是各种原因引起呼吸性碱中毒的基本发生机制。原因如下。

1. 低氧血症和肺疾病 初到高原地区吸入气氧分压过低以及许多肺疾病(如肺炎、肺梗死、间质性肺疾病、肺水肿、胸廓病变等),均可导致低氧血症,进而通过刺激牵张感受器和肺毛细血管旁感受器,导致肺过度通气,血液中 H_2CO_3 浓度下降。

2. 呼吸中枢受到直接刺激或精神性过度通气 中枢神经系统疾病如脑血管疾病、脑炎、脑外伤及脑肿瘤等均可刺激呼吸中枢引起过度通气;癔症发作时也可引起精神性过度通气;某些药物如水杨酸、铵盐类药物可直接兴奋呼吸中枢致通气增强;革兰氏阴性杆菌败血症也是引起过度通气的原因。

3. 机体代谢旺盛 见于高热、甲状腺功能亢进时,由于血液温度过高和机体分解代谢亢进可刺激引起呼吸中枢兴奋,通气过度使 $PaCO_2$ 降低。

4. 人工呼吸器使用不当 常因通气量过大而引起严重呼吸性碱中毒。

(二)分类

呼吸性碱中毒也可按发病时间分为急性和慢性两类。

1. **急性呼吸性碱中毒** 一般指 $PaCO_2$ 在 24 小时内急剧下降而导致 pH 升高,常见于人工呼吸器使用不当引起的过度通气,以及高热和低氧血症时。

2. **慢性呼吸性碱中毒** 指持久的 $PaCO_2$ 下降超过 24 小时而导致 pH 升高,常见于慢性颅脑疾病、肺部疾病、肝脏疾病、缺氧和氨兴奋呼吸中枢时。

(三) 机体的代偿调节

呼吸性碱中毒时,虽然 $PaCO_2$ 降低对呼吸中枢有抑制作用,但只要刺激肺通气过度的原因持续存在,肺的代偿调节作用就不明显。低碳酸血症导致的 H^+ 减少,可由血浆 HCO_3^- 浓度的降低而得到代偿。这种代偿作用包括迅速发生的细胞内缓冲和缓慢进行的肾排酸减少。

1. **细胞内、外离子交换和细胞内缓冲作用** 急性呼吸性碱中毒时,由于血浆 H_2CO_3 浓度迅速降低,故血浆 HCO_3^- 浓度相对增高,约在 10 分钟内,H^+ 从细胞内移出至细胞外并与 HCO_3^- 结合,因而血浆 HCO_3^- 浓度下降,H_2CO_3 浓度有所回升。一方面细胞内的 H^+ 与细胞外的 Na^+ 和 K^+ 交换;另一方面 HCO_3^- 进入红细胞,Cl^- 和 CO_2 逸出红细胞,促使血浆 H_2CO_3 回升,HCO_3^- 浓度下降(图 8-7)。进入血浆的 H^+ 来自细胞内缓冲物(如 HHb、$HHbO_2$、细胞内蛋白质和磷酸盐等),也可来自细胞代谢产生的乳酸,因为碱中毒能促进糖酵解使乳酸生成增多,其机制可能与碱中毒影响血红蛋白释放氧,从而造成细胞缺氧和糖酵解增强有关。

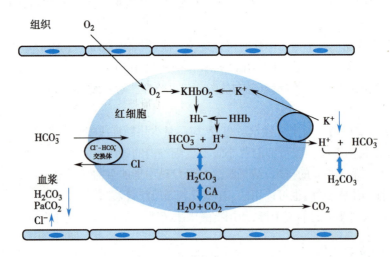

图 8-7 呼吸性碱中毒时血红蛋白缓冲作用和红细胞内、外离子交换

但细胞代偿能力有限,一般 $PaCO_2$ 每下降 10mmHg,血浆 HCO_3^- 浓度降低 2mmol/L。故急性呼吸性碱中毒常为失代偿性碱中毒。

2. **肾脏代偿调节** 慢性呼吸性碱中毒时才会发生肾脏的代偿调节,这是由于肾的代偿调节是个缓慢的过程,需几天时间,故急速发生的通气过度,可因时间短促而肾脏代偿调节作用来不及发挥。在持续较久的慢性呼吸性碱中毒时,低碳酸血症持续存在的情况下,$PaCO_2$ 的降低使肾小管上皮细胞代偿性泌 H^+、泌 NH_3 减少,而 HCO_3^- 随尿排出却增多,因此血浆中 HCO_3^- 代偿性降低。

慢性呼吸性碱中毒时,由于肾的代偿调节和细胞内缓冲,平均 $PaCO_2$ 每降低 10mmHg,血浆 HCO_3^- 浓度下降 5mmol/L,从而有效地避免了细胞外液 pH 发生大幅度变动。因此,慢性呼吸性碱中毒往往是代偿性的。

呼吸性碱中毒的血气分析参数变化如下:$PaCO_2$ 降低,pH 升高,AB<SB,代偿后,代谢性指标继发性降低,AB、SB 及 BB 均降低,BE 负值加大。

(四) 对机体的影响

呼吸性碱中毒对机体的影响与代谢性碱中毒相似,比代谢性碱中毒更易出现眩晕、四肢及口周围感觉异常、意识障碍及抽搐等,抽搐与低 Ca^{2+} 有关。神经系统功能障碍除与碱中毒对脑功能的损伤有关外,还与脑血流量减少有关,因为低碳酸血症可引起脑血管收缩。据报道 $PaCO_2$ 下降 20mmHg,脑血流量可减少 35%~40%。

(五) 防治的病理生理学基础

1. 防治原发病　防治原发病、消除引起肺通气过度的原因是防治呼吸性碱中毒的根本措施。如高热者应适当降温,呼吸机应用不当所致者应检查与调整吸入氧浓度、频率、潮气量等;对精神性过度通气患者进行心理治疗或酌情使用镇静剂。

2. 吸入含 CO_2 的气体　急性呼吸性碱中毒患者可吸入含 5% CO_2 的混合气体,或嘱患者反复屏气,或用塑料袋套于患者的口鼻上使其反复吸回呼出的 CO_2 以维持血浆 H_2CO_3 浓度,症状即可迅速得到控制。

3. 纠正低血钙　有手足搐搦者可静脉注射 10% 葡萄糖酸钙进行治疗。

各种酸碱平衡紊乱发病环节及检测指标的变化见表 8-3。

表 8-3　各种酸碱平衡紊乱发病环节及检测指标变化的比较

项目	代谢性酸中毒	呼吸性酸中毒	代谢性碱中毒	呼吸性碱中毒
原因	酸潴留或碱丧失	通气不足	碱潴留或酸丧失	通气过度
	$H^+\uparrow$/$NaHCO_3\downarrow$	$H_2CO_3\uparrow$	$H^+\downarrow$/$NaHCO_3\uparrow$	$H_2CO_3\downarrow$
原发环节	$\dfrac{[NaHCO_3]}{[H_2CO_3]}\downarrow\left(\leqslant\dfrac{20}{1}\right)$		$\dfrac{[NaHCO_3]}{[H_2CO_3]}\uparrow\left(\geqslant\dfrac{20}{1}\right)$	
血浆 pH	正常或↓		正常或↑	
$PaCO_2$	↓	↑↑	↑	↓↓
HCO_3^-	↓↓	↑(慢性)	↑↑	↓(慢性)
尿液 pH	↓或↑		↑或↓	

第五节 ｜ 混合型酸碱平衡紊乱

混合型酸碱平衡紊乱是指同一患者同时存在有两种或两种以上单纯型酸碱平衡紊乱,分为双重性酸碱失衡(double acid-base disorders)和三重性酸碱失衡(triple acid-base disorders)。

临床混合型酸碱失衡的主要类型见表 8-4。

表 8-4　临床混合型酸碱失衡的主要类型

双重性酸碱失衡	三重性酸碱失衡
呼酸合并代酸,呼酸合并代碱	呼酸合并高 AG 代酸 + 代碱
呼碱合并代酸,呼碱合并代碱	呼碱合并高 AG 代酸 + 代碱
高 AG 代酸合并代碱	

一、双重性酸碱失衡

双重性酸碱失衡可以有不同的组合形式。通常将两种酸中毒或两种碱中毒合并存在,使 pH 向同一方向移动的情况称为酸碱一致型或相加型酸碱平衡紊乱。如呼吸性酸中毒合并代谢性酸中毒、呼吸性碱中毒合并代谢性碱中毒。如果是一种酸中毒与一种碱中毒合并存在,使 pH 向相反方向移动时,称为酸碱混合型或相消型酸碱平衡紊乱。如呼吸性酸中毒合并代谢性碱中毒、代谢性酸中毒合并呼吸性碱中毒、代谢性酸中毒合并代谢性碱中毒。

（一）酸碱一致型

1. 呼吸性酸中毒合并代谢性酸中毒

（1）原因：常见于严重的通气障碍引起呼吸性酸中毒，同时因持续缺氧而发生代谢性酸中毒，为临床上常见的一种混合型酸碱平衡紊乱类型。例如：心搏和呼吸骤停；慢性阻塞性肺疾病合并心力衰竭或休克；糖尿病酮症酸中毒患者因肺部感染引起呼吸衰竭。

（2）特点：由于呼吸性和代谢性因素指标均朝向酸性方面变化，因此 HCO_3^- 浓度降低时呼吸不能代偿，$PaCO_2$ 增多时，肾也不能代偿，两者不能相互代偿，呈严重失代偿状态，pH 明显降低，并形成恶性循环。患者的 SB、AB 及 BB 均降低、AB>SB、血浆 K^+ 浓度升高，AG 增大。

2. 代谢性碱中毒合并呼吸性碱中毒

（1）原因：常见于高热伴呕吐患者，高热可引起通气过度而出现呼吸性碱中毒，又因呕吐，大量胃液丢失而出现代谢性碱中毒；肝衰竭、败血症和严重创伤的患者分别因高血氨、细菌毒素和疼痛刺激呼吸中枢而发生通气过度，加上利尿剂应用不当或呕吐而发生代谢性碱中毒。

（2）特点：因呼吸性和代谢性因素指标均向碱性方面变化，$PaCO_2$ 降低，血浆 HCO_3^- 浓度升高，两者之间看不到相互代偿的关系，病情呈严重失代偿，预后较差。血气指标 SB、AB、BB 均升高，AB<SB，$PaCO_2$ 降低，pH 明显升高，血浆 K^+ 浓度降低。

（二）酸碱混合型

1. 呼吸性酸中毒合并代谢性碱中毒

（1）原因：常见于慢性阻塞性肺疾病的患者引起慢性呼吸性酸中毒，如因呕吐或因心力衰竭而应用大量排钾利尿剂，都可引起 Cl^- 和 K^+ 的丧失而发生代谢性碱中毒。

（2）特点：$PaCO_2$ 和 HCO_3^- 浓度均升高且已超出彼此正常代偿范围，AB、SB、BB 均升高，BE 正值加大，pH 变动不大，略偏高或偏低，也可以在正常范围内。

2. 代谢性酸中毒合并呼吸性碱中毒

（1）原因：可见于糖尿病、肾衰竭或感染性休克及心肺疾病等危重患者伴有发热或机械通气过度时；慢性肝病、高血氨并发肾衰竭时；水杨酸或乳酸盐中毒、有机酸（水杨酸、酮体、乳酸）生成增多，水杨酸盐刺激呼吸中枢可发生典型的代酸合并呼碱的混合型酸碱平衡紊乱。

（2）特点：HCO_3^- 浓度和 $PaCO_2$ 均降低且小于正常代偿范围，pH 变动不大，甚至在正常范围。

3. 代谢性酸中毒合并代谢性碱中毒

（1）原因：常见于尿毒症或糖尿病患者因频繁呕吐而大量丢失 H^+ 和 Cl^-；严重胃肠炎时呕吐加严重腹泻并伴有低钾和脱水的患者。

（2）特点：由于导致血浆 HCO_3^- 升高和降低的原因同时存在，彼此相互抵消，常使血浆 HCO_3^- 浓度及血液 pH 在正常范围内，$PaCO_2$ 也常在正常范围内或略高、略低。对 AG 增高型的代谢性酸中毒合并代谢性碱中毒时，测量 AG 值对诊断该型有重要意义，若为单纯型代谢性酸中毒，AG 增大部分应与 HCO_3^- 浓度减少部分相等。但 AG 正常型代谢性酸中毒合并代谢性碱中毒则无法用 AG 及血气分析来诊断，应结合病史全面分析。

五种双重性酸碱平衡紊乱血气分析特点见图 8-8。

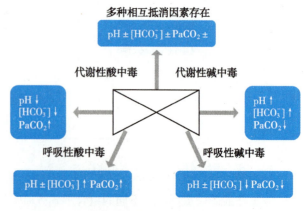

图 8-8　五种双重性酸碱平衡紊乱血气分析特点

二、三重性酸碱失衡

由于同一患者不可能同时存在呼吸性酸中毒和呼吸性碱中毒,因此三重性酸碱失衡只存在两种类型。

1. 呼吸性酸中毒合并 AG 增高型代谢性酸中毒和代谢性碱中毒

(1)原因:可见于Ⅱ型呼吸衰竭患者合并呕吐或利尿剂应用不当时。Ⅱ型呼吸衰竭患者,可因 CO_2 潴留发生呼吸性酸中毒,可因 PaO_2 降低,乳酸增多,引起 AG 增高型代谢性酸中毒。而呕吐或利尿剂应用不当可致代谢性碱中毒。

(2)特点:$PaCO_2$ 明显增高,AG>16mmol/L,HCO_3^- 浓度一般也升高,Cl^- 浓度明显降低。

2. 呼吸性碱中毒合并 AG 增高型代谢性酸中毒和代谢性碱中毒

(1)原因:肾衰竭患者在某些情况下,合并发生呕吐和发热时,有可能出现这种情况。

(2)特点:$PaCO_2$ 降低,AG>16mmol/L,HCO_3^- 浓度可高可低,Cl^- 浓度一般低于正常。

三重性酸碱失衡比较复杂,必须在充分了解原发病情的基础上,结合实验室检查进行综合分析后才能得出正确结论。

需要指出的是,无论是单纯型还是混合型酸碱平衡紊乱,都不是一成不变的,随着疾病的发展,治疗措施的影响,原有的酸碱失衡可能被纠正,也可能转变成或合并其他类型的酸碱平衡紊乱。因此,在诊治酸碱平衡紊乱时,一定要密切结合患者的病史,观测血 pH、$PaCO_2$ 及[HCO_3^-]的动态变化,综合分析,做出正确诊断并进行适当治疗。

(钱睿哲)

思考题

1. 当 pH 7.4 时,机体是否有酸碱平衡紊乱? 有哪些类型? 为什么?

2. 慢性阻塞性肺疾病患者常发生何种酸碱失衡? 其血气分析参数有何变化?

3. 剧烈呕吐易引起何种酸碱平衡紊乱? 分析其发生机制。

4. 试述钾代谢障碍与酸碱平衡紊乱的关系,并说明尿液的变化。

思考题解题思路

本章目标测试

本章思维导图

本章数字资源

第九章 | 糖脂代谢紊乱

糖脂代谢稳态是人体维持正常生理活动的重要基础。糖(碳水化合物)和脂质既是机体的主要能量来源,也是各种细胞结构的必需组分。各种原因引起的糖脂代谢紊乱可影响机体各个器官系统的生理功能;由于糖代谢和脂代谢之间存在相互转化和相互调节的关系,糖代谢紊乱和脂代谢紊乱之间常相互影响,甚至形成恶性循环。糖脂代谢紊乱引起的糖尿病、动脉粥样硬化、肥胖和代谢相关脂肪性肝病等代谢性疾病是心脑血管疾病的重要危险因素,也与肿瘤和阿尔茨海默病等其他慢性疾病密切相关。

第一节 | 糖代谢紊乱

人体中的糖不仅仅是机体的主要能量来源,也是结构物质的重要组成部分。血糖主要是指血液中的葡萄糖。全身各组织都从血液中摄取葡萄糖氧化供能,特别是脑、肾、视网膜、红细胞等组织和细胞合成、储存糖原能力极低,因此血液必须持续供应葡萄糖。胰岛素(insulin)和胰高血糖素(glucagon)等激素在维持血糖稳态中发挥关键性作用,正常空腹血糖介于 3.89~6.11mmol/L。当机体发生糖代谢紊乱时,可出现高糖血症(空腹血糖高于 6.9mmol/L 或餐后 2 小时血糖高于 11.1mmol/L)或低糖血症(空腹血糖低于 2.8mmol/L)。

一、高糖血症

高血糖包括生理性高血糖和病理性高血糖,当血糖超过肾糖阈 9.0mmol/L(160mg/dl)时,出现尿糖。生理性高血糖是指机体在应激及一次性摄入大量的糖时,引起血糖短暂升高及出现尿糖,不会对机体造成明显的损害。病理性高血糖是指血液中葡萄糖的浓度长期高于正常水平。高糖血症(hyperglycemia)最常见于糖尿病(diabetes mellitus),是以糖、脂、蛋白质代谢紊乱为主要特征的慢性代谢性疾病,可引起眼、肾、神经、心血管等组织器官的慢性进行性病变,组织脏器功能减退及衰竭,导致多系统损害。

(一)病因与发病机制

高糖血症常见于胰岛素质或量的缺陷、胰岛素抵抗、胰岛素拮抗激素分泌失调等。

1. 胰岛素质或量的缺陷 胰岛素由胰岛 β 细胞产生,其半衰期为 5~15 分钟,是体内唯一降低血糖的激素,也是体内唯一同时促进糖原、脂肪和蛋白质合成的激素。胰岛素质和量的缺陷往往是由胰岛素基因突变以及胰岛 β 细胞进行性损伤所导致。主要原因包括免疫因素、遗传因素及环境因素。

(1)免疫因素:胰岛 β 细胞进行性损伤是胰岛素生成或分泌不足的关键环节,包括胰岛 β 细胞免疫损伤、自身抗体形成以及胰岛 β 细胞凋亡。其中细胞免疫异常在胰岛 β 细胞自身免疫性损伤过程中发挥了重要作用,T 淋巴细胞、B 淋巴细胞、NK 细胞、巨噬细胞和粒细胞均参与了胰岛的炎症损伤反应。胰岛细胞自身抗体包括抗胰岛细胞抗体(anti-islet cells antibody,ICA)、胰岛素自身抗体(insulin autoantibody,IAA)、抗谷氨酸脱羧酶抗体(anti-glutamic acid decarboxylase antibody,GADA)、抗酪氨酸磷酸酶抗体(anti-tyrosine phosphatase antibody),这些抗体通过免疫反应破坏胰岛 β 细胞,并且可作为胰岛 β 细胞自身免疫性损伤的标记物。此外,胰岛 β 细胞凋亡也在糖尿病中起着重要作用,细胞因子 IL-1 是胰岛 β 细胞凋亡的重要效应因子。

(2)遗传因素:遗传易感性在胰岛素质或量的缺陷中起着重要作用,胰岛素基因的表达依赖十分复杂的网络式调控体系,其中任何一个环节的异常,均可导致胰岛素质或量的缺陷。如胰岛素基因点突变可引起胰岛素一级结构的改变、高级结构的异常,导致其与受体结合能力或生物活性的降低甚至丧失。此外,某些相关基因,如人白细胞抗原(human leukocyte antigen,HLA)、细胞毒性 T 淋巴细胞相关性抗原 4(cytotoxic T lymphocyte-associated antigen-4,CTLA-4)、叉头框(forkhead box,FOX)的突变可促发或加重胰岛 β 细胞自身免疫性损伤。

(3)环境因素:主要包括病毒感染、化学损伤和饮食等,以病毒感染最为重要。

2. 胰岛素抵抗　胰岛素抵抗(insulin resistance,IR)是指胰岛素作用的靶组织和靶器官(主要是肝、肌肉和脂肪组织)对胰岛素生物作用的敏感性降低,引起高糖血症,而血液中的胰岛素含量正常或高于正常。胰岛素抵抗与遗传缺陷高度相关,根据遗传缺陷相对于胰岛素受体的位置,可分为受体前、受体和受体后三个水平。

(1)受体前缺陷:主要是指胰岛素生物活性下降,失去对受体的正常生物学作用。最常见的原因是胰岛素抗体形成,包括内源性抗体和外源性抗体。内源性胰岛素抗体可能是由于胰岛 β 细胞被破坏所产生,外源性胰岛素抗体仅仅出现于接受过胰岛素治疗的患者,与胰岛素制剂的纯度有关。

(2)受体缺陷:是指细胞膜上胰岛素受体(insulin receptor,InsR)功能下降或者数量减少,胰岛素不能与其受体正常结合发挥降血糖作用。InsR 水平的胰岛素抵抗主要包括该受体结构和功能异常及其抗体的形成。InsR 结构异常多因该受体基因突变,功能异常表现为具有正常生物学功能的 InsR 数目减少及 InsR 的亲和力下降,已发现 30 种以上 InsR 基因点突变或片段缺失与严重的胰岛素抵抗有关。InsR 抗体不仅可与细胞膜上 InsR 结合,导致有生物学活性的 InsR 数量减少,还竞争性抑制胰岛素与其受体结合,导致受体后信号转导障碍。

(3)受体后缺陷:指胰岛素与受体结合后,蛋白质-蛋白质交联反应、磷酸化和去磷酸化、酶促级联反应等胞内信号转导异常,从而产生胰岛素抵抗。已知的胰岛素信号转导途径至少有两条,其中主要通过磷脂酰肌醇 3 激酶(phosphoinositide 3-kinase,PI3K)途径介导,可大致分为 4 个步骤:①胰岛素与靶细胞表面 InsR 的 α 亚基结合,β 亚基在蛋白酪氨酸激酶(protein tyrosine kinase,PTK)作用下引起受体磷酸化;②受体磷酸化激活 PTK,进一步磷酸化并激活胰岛素受体底物-1(insulin receptor substrate-1,IRS-1);③IRS-1 中磷酸化的酪氨酸与 PI3K 中的 SH_2 结构域(src homology 2 domain)结合,通过蛋白激酶及磷酸酶级联反应依次激活下游多个信号分子;④葡萄糖转运体 4(glucose transporter-4,GLUT4)从胞质转位至胞膜,促进葡萄糖摄取及糖原合成,发挥胰岛素的生理效应(图 9-1/文末彩插图 9-1)。

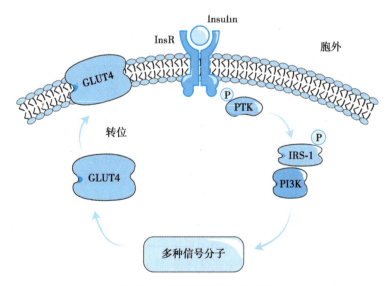

图 9-1　葡萄糖转运体 4 转位

Insulin,胰岛素;InsR,胰岛素受体;PTK,蛋白酪氨酸激酶;IRS-1,胰岛素
受体底物-1;PI3K,磷酸肌醇 3 激酶;GLUT4,葡萄糖转运体 4。

胰岛素信号转导障碍是胰岛素抵抗和高糖血症的主要发生机制,它主要发生在 IRS 家族、PI3K、蛋白激酶 B(protein kinase B,PKB)、糖原合成酶激酶 3(glycogen synthase kinase 3,GSK3)以及 GLUT4 环节。肥胖相关的慢性炎症是导致受体后胰岛素抵抗的主要原因。

3. 胰岛素拮抗激素失调 胰高血糖素、肾上腺素、糖皮质激素和生长激素等属于胰岛素拮抗激素,具有升高血糖的作用,其中胰高血糖素是维持血糖稳态最主要的胰岛素拮抗性激素。胰高血糖素的分泌受血糖浓度负反馈调节,胰岛素通过降低血糖而间接促进胰高血糖素分泌,也可通过旁分泌方式直接作用于胰岛 α 细胞,抑制其分泌。交感神经兴奋促进胰高血糖素分泌。高胰高血糖素血症导致肝糖原分解和糖异生过多,是高糖血症发病的重要环节。

(1)胰高血糖素分泌的抑制机制受损:胰岛素缺乏导致 IRS-1/PI3K 途径对胰高血糖素分泌的抑制作用减弱。

(2)胰岛 α 细胞对葡萄糖的敏感性下降:长时间高血糖可降低胰岛 α 细胞对血糖的敏感性,导致葡萄糖反馈抑制胰高血糖素分泌的能力下降或丧失。

(3)胰高血糖素对胰岛 β 细胞的作用异常:胰高血糖素通过胰高血糖素受体和胰高血糖素样肽-1(glucagon-like peptide-1,GLP-1)受体共同激活肝细胞内磷酸化酶、脂肪酶及糖异生相关的酶,加速糖原分解、脂肪分解及糖异生,同时减少胰岛素分泌。

(4)胰岛 α 细胞的胰岛素抵抗:胰岛 α 细胞胰岛素抵抗是由于胰岛素受体后信号转导通路受损,其原因可能与血中游离脂肪酸增加、脂毒性作用导致细胞的氧化应激反应有关。

4. 其他因素 其他因素包括肝源性高血糖、肾源性高血糖、应激性高血糖、内分泌性高血糖、妊娠性高血糖、药物性高血糖。此外,高脂血症、某些肌损伤、有机磷中毒等,也可引起高血糖。

(二)对机体的影响

1. 代谢紊乱

(1)高渗性脱水和糖尿:①高血糖引起细胞外液渗透压增高,水从细胞内转移至细胞外,导致细胞内液减少,引起细胞脱水。脑细胞脱水可引起高渗性非酮症糖尿病昏迷;②血糖浓度高于肾糖阈,葡萄糖在肾小球的滤过超过肾小管的重吸收,肾小管液中葡萄糖浓度升高、渗透压增高,阻止了肾小管对水的重吸收,细胞外液大量丢失,从而出现渗透性利尿和脱水,临床表现为糖尿、多尿、口渴。

(2)物质代谢紊乱:①高糖血症时糖代谢的变化特征:胰岛素质或量的缺陷和/或胰岛素生物学效应降低,肝、骨骼肌、脂肪组织等效应器官对葡萄糖的摄取、利用减少,肝糖原分解加强;②高糖血症时脂代谢的变化特征:脂肪组织从血液摄取甘油三酯减少,脂肪合成降低;脂蛋白酯酶活性降低,血游离脂肪酸和甘油三酯浓度升高;③高糖血症时蛋白质代谢的变化特征:蛋白质合成减少,分解加速,出现负氮平衡。临床表现为"三多一少",即多饮、多食、多尿和体重减轻。

(3)酮症酸中毒:高糖血症时,机体不能充分利用血液中的葡萄糖,各组织细胞处于糖和能量饥饿状态,引起脂肪分解加速,血中游离脂肪酸增加,酮体(丙酮、乙酰乙酸、β-羟丁酸)的生成超过了酮体的利用,大量酮体堆积在体内导致酮症,发展为酮症酸中毒和高钾血症。

2. 多器官系统损害 高血糖时,血红蛋白两条 β 链 N 端的缬氨酸可与葡萄糖共价结合生成糖化血红蛋白。长期高血糖患者由于血红蛋白及组织蛋白发生糖基化修饰,生成糖化终产物,引起相应的组织结构损伤,导致血管基底膜增厚、晶体浑浊变性和神经病变等病理变化,是多系统脏器损害的病理基础。此外,高血糖引起血管内皮细胞 DNA 碱基改变或 DNA 断裂,导致血管内皮细胞损伤,最终引起长期高血糖患者的眼、心、肾、神经等组织器官的并发症。

(1)心血管系统病变:高血糖引起的血管病变包括微血管病变和大血管病变。微血管典型改变是微循环障碍和微血管基底膜增厚,主要发生在视网膜、肾、神经和心肌组织,其中尤以高血糖肾病和视网膜病最为重要;而大血管病变可导致动脉粥样硬化的发生,主要侵犯主动脉、冠状动脉、脑动脉、肾动脉和肢体外周动脉等,引起冠心病、缺血性或出血性脑血管病、肾动脉硬化、肢体动脉硬化等。高血糖对心血管系统损害的机制:①引起心肌细胞凋亡,进而损害心功能。②引起血管渗透性及内皮细胞黏附性增加、炎症反应、血栓形成等,其损害程度与高血糖峰值成正比。高血糖还可通过诱导一氧化氮(nitric oxide,NO)化学性失活而直接损害血管内皮细胞功能。③增加血液黏滞度,提高心房钠尿肽水平。④微血管基底膜增厚。⑤糖基化终产物聚集,组织缺氧。

(2)神经系统病变:神经元的能量主要来自葡萄糖。高血糖所引起的神经病变包括外周神经病变和自主神经病变,其发生机制与高血糖所致的代谢或渗透压张力改变有关。高血糖是急性脑损伤的促发因素之一,在导致脑缺血的同时还可继发神经元损伤,增加脑血管意外的概率。高血糖导致脑缺血损伤的可能机制:①缺血、缺氧时,无氧代谢活动增强,血液中乳酸浓度明显升高,而高乳酸水平与神经元、星形胶质细胞及内皮细胞损伤密切相关;②高血糖可使细胞外谷氨酸盐在大脑皮质聚集,高谷氨酸盐水平也可继发神经元的损害;③高血糖可损伤脑血管内皮、减少脑血流、破坏血脑屏障,使严重低灌注缺血半暗带(缺血中心坏死区外的可逆性损害区)快速复极化及神经组织中超氧化物水平升高。

(3)免疫系统病变:高血糖对免疫系统的影响主要表现为吞噬细胞的功能降低。其发生机制:①高血糖减弱中性粒细胞和单核细胞的黏附、趋化、吞噬和杀菌作用;②高血糖升高血中超氧化物及硝基酪氨酸(nitrotyrosine,NT)水平,高浓度的超氧阴离子与 NO 发生快速非酶促化学反应,生成过氧亚硝基(peroxynitrite,ONOO⁻),该反应使 NO 失活的同时,还增加了 ONOO⁻ 的浓度。ONOO⁻ 是一种强氧化剂,是 NO 细胞毒效应的主要中介物质。此外,ONOO⁻ 还能衍生出多种其他氧化剂,在体内过量产生时可导致氧化损伤,介导多种病理过程。血液中高浓度的 NT 诱导心肌细胞、内皮细胞、神经元细胞的凋亡。

血糖增高使免疫系统功能降低时,机体易发生念珠菌和其他一些罕见的感染;长期尿糖阳性的女性易发生阴道炎。

(4)血液系统病变:高血糖引起血液凝固性增高,导致血栓形成。其发生机制是:①高血糖在增加血纤溶酶原激活物抑制物-1(plasminogen activator inhibitor-1,PAI-1)活性的同时,还降低血纤维蛋白及组织纤溶酶原激活物的活性。②糖是碳水化合物,具有高黏度、不易水解的特性,又带有少量电荷基团,容易吸附于红细胞表面,屏蔽红细胞表面部分电荷,从而导致表面电荷减少,红细胞与血浆之间的电位降低,全血黏滞度和血浆黏滞度增高。当血浆黏滞度增高时,血流量减少,造成组织缺血,易形成血栓性疾病,这是临床上高糖血症合并冠心病及其他慢性血管病变的重要病理基础之一。③高血糖时糖化血红蛋白与氧的亲和力升高,导致组织缺氧、血流减慢、血液黏滞度增高,促使血栓形成。④高血糖状态下,血液高渗,血液黏滞度升高,血液在流动过程中耗能增加;同时糖酵解过程中的关键限速酶活性明显降低,糖酵解异常,红细胞供能减少。能耗增加而供能减少,导致血流速度更加缓慢,微循环功能障碍,血栓形成及栓塞。

(5)晶状体与视网膜病变:长期高血糖,可导致晶状体肿胀,出现空泡,某些透明蛋白变性、聚合、沉淀,导致白内障,是高糖血症最常见的微血管并发症之一。其发生机制:①过多的葡萄糖进入晶状体后,形成的山梨醇和果糖不能再逸出晶状体,致使晶状体内晶体渗透压升高,水进入晶状体的纤维中,引起纤维积水,液化而断裂;山梨醇在视网膜毛细血管周围细胞中堆积,引起视网膜缺血性损伤。②代谢紊乱致使晶状体中 ATP 和还原型谷胱甘肽等化合物含量降低,晶状体蛋白糖基化;高血糖导致细胞内磷脂酰肌醇代谢等多种代谢紊乱,毛细血管收缩功能障碍,自身调节失常引起血液循环紊乱。③糖化血红蛋白增高,血液呈高凝状态,血液黏滞度增加,致使血流减慢、微血栓形成,导致视网膜淤血性损伤。高血糖可促进炎症反应、氧化应激反应、晚期糖基化终末产物以及血管内皮生长因子产生增加,视网膜血流动力学改变,视网膜通透性增加,视网膜渗漏,发展为糖尿病性视网膜病变(diabetic retinopathy,DR)。

(6)肾脏病变:长期高血糖导致肾脏血流动力学改变以及代谢异常,引起肾脏功能病变,主要表现为蛋白尿、水肿、电解质平衡紊乱、高血压和氮质血症。其发生机制为:①肾组织局部糖代谢紊乱,通过非酶糖基化形成糖基化终末代谢产物;②多元醇通路激活;③甘油二酯-蛋白激酶 C 途径激活;④己糖胺通路代谢异常。这些因素共同作用,引起肾小球基底膜增厚、细胞外基质增加、肾小球毛细血管扩张和通透性升高、多细胞损伤和纤维化。

（7）肢端坏疽：肢端坏疽（糖尿病足）是糖尿病最严重的并发症之一，主要表现为进行性肢端缺血、手足麻木及溃烂坏死。主要原因是肢端缺血、缺氧、水肿、营养物质匮乏、代谢产物堆积，容易感染细菌而发生干性坏疽。病理生理学基础是血管病变、周围神经病变合并感染。其发生机制：①高血糖引起代谢紊乱，导致周围神经损伤及动脉粥样硬化、毛细血管内皮细胞损伤并增生，基底膜增厚，血管狭窄或者阻塞，血流减少或者血供停止；②高血糖引起血液黏稠度增高，加重微循环障碍。

（8）高血糖对其他器官、系统的影响：高血糖时，由于组织蛋白糖基化增加以及血管病变，皮肤出现萎缩性棕色斑、皮疹样黄瘤。长期高血糖引起的代谢紊乱、血管病变可导致骨和关节病变，如关节活动障碍、骨质疏松等。

（三）防治的病理生理学基础

1. 高糖血症的预防　高糖血症的预防包括一级预防、二级预防以及三级预防三个层面。一级预防通过控制糖尿病的危险因素，预防糖尿病的发生。在人群中开展健康教育，倡导合理膳食、控制体重、适量运动、限盐、戒烟、限酒、心理平衡的健康生活方式，并加强筛查。二级预防主要是早期发现、早期诊断和早期治疗，通过降糖、降压、调脂、抗凝、控制体重和改善生活方式等手段，使血糖、血脂、血压等代谢指标正常。三级预防继续积极采取降糖、降压、调脂、抗凝等措施，缓解糖尿病并发症的发生、进展，降低致残率和死亡率，改善患者的生存质量。

2. 饮食疗法　合理的饮食有利于控制高血糖、减轻体重，改善代谢紊乱；同时可以减轻胰岛 β 细胞的负担，使胰岛组织结构和功能得到适当恢复，并可减少降糖药物剂量。优化生活方式是糖尿病管理的重要组成部分。建议糖尿病患者合理摄入蔬菜、水果、全谷物、脱脂乳制品和瘦肉，限制高糖和高脂肪食物的摄入。

3. 运动疗法　长期、合理地运动可减少机体儿茶酚胺的分泌，上调胰岛素及受体水平，提高骨骼肌等组织对胰岛素的敏感性和对葡萄糖的利用能力。同时，可以上调外周组织的脂蛋白脂肪酶活性，提高肌肉利用脂肪酸的能力，改善脂质代谢紊乱，降低血脂水平，控制体重。

4. 药物治疗

（1）降糖药物：口服降糖药物包括刺激胰岛素分泌或增加胰岛素敏感性的药物。磺脲类药物、二肽基肽酶Ⅳ抑制剂（DPP-4）可增加胰岛素分泌量和速度，适用于胰岛 β 细胞尚有一定功能的患者。双胍类药物减少肝糖产生并增加胰岛素敏感性，噻唑烷二酮类药物亦增加胰岛素敏感性，α-葡萄糖糖苷酶抑制剂抑制营养物质在消化道的吸收，钠-葡萄糖耦联转运体 2（sodium-glucose linked transporter-2，SGLT-2）抑制剂抑制肾脏对葡萄糖的重吸收。

（2）胰岛素治疗：胰岛素治疗是控制高血糖的重要手段，应用外源性的胰岛素可快速有效降低血糖浓度，控制高糖血症；或作为体内胰岛素绝对缺乏的终生替代治疗，延缓自身免疫对 β 细胞的损害。

在使用降糖药物尤其是胰岛素时，应密切监测患者血糖水平，防止因剂量过大而导致低血糖反应。由于胰岛素用量过大引起的低血糖，严重时可使中枢神经系统的代谢被抑制，进而引起昏迷和休克，即胰岛素休克（insulin shock）。

（3）其他治疗：胰腺移植、胰岛细胞移植、干细胞治疗等，以替代受损的胰岛 β 细胞分泌胰岛素。

二、低糖血症

低糖血症（hypoglycemia）是以血糖浓度过低（空腹血糖低于 2.8mmol/L）、交感神经兴奋和脑细胞缺氧为主要表现的临床综合征。

（一）病因与发病机制

低糖血症病因复杂，其中心发病环节为血糖的来源减少、去路增加。血糖来源减少主要是由于营养不良、肝衰竭、肾功能不全以及升高血糖的激素缺乏，其中营养不良是常见原因。血糖去路增加主要是由于血液中的胰岛素增加、胰岛素-葡萄糖耦联机制缺陷、药物性低血糖、葡萄糖消耗过多等。

（二）对机体的影响

低血糖对机体的影响以神经系统为主,尤其是交感神经和中枢神经系统。

低血糖刺激交感神经受体后,儿茶酚胺分泌增多,作用于β-肾上腺素受体而影响心血管系统。临床表现为患者烦躁不安、面色苍白、大汗淋漓、心动过速和血压升高等交感神经兴奋的症状,伴冠心病者常因低血糖发作而诱发心绞痛甚至心肌梗死。

中枢神经系统对低血糖最敏感,最初表现为智力、精神活动轻度受损,继而出现大脑皮质受抑制症状,随后皮质下中枢和脑干相继受累,最终将累及延髓而致呼吸系统、循环系统功能障碍。其主要原因:①神经细胞本身无能量储备,其所需能量几乎完全依赖于血糖提供;②脑细胞对葡萄糖的利用无须外周胰岛素参与。低糖血症时脑细胞能量来源减少,很快出现神经症状,称为神经低糖血症(neurohypoglycopenia)。

反复发作的低血糖可表现为相应的警觉症状的减少,促发无察觉性低糖血症。低血糖昏迷时,分泌物或异物误吸入气管可引发窒息或肺部感染,甚至诱发急性呼吸窘迫综合征。

（三）防治的病理生理学基础

临床上低糖血症常由药物引起,故应加强合理用药。反复严重低血糖发作且持续时间较长者,易引起不可恢复的脑损害,甚至死亡,应及早识别和防治。如,应积极寻找致病原因,定时、定量摄入足够碳水化合物,避免过度疲劳及剧烈运动,合理使用降血糖药物。在低血糖发作时,应迅速补充葡萄糖以恢复血糖水平。

第二节 ｜ 脂代谢紊乱

脂质(lipid)是脂肪酸和醇作用生成的酯及其衍生物的总称,是构成生物膜和参与细胞基础代谢的必需物质。体内脂质来源包括外源性摄取和内源性合成,它的利用包括构成生物膜、提供能量、转化为固醇类激素和生成胆汁酸等。脂代谢紊乱(lipid metabolism disorder)是指遗传因素和/或环境因素相互作用,影响正常脂代谢,导致血液及其他组织器官中脂质及其代谢产物的异常。

脂质必须经血液进行运输,因此常以血脂代谢反映全身脂代谢情况。血脂是血浆中脂质成分的总称,包括胆固醇(cholesterol)、胆固醇酯(cholesterol ester,CE)、甘油三酯(triglyceride,TG)、磷脂(phospholipid,PL)和游离脂肪酸(free fatty acid,FFA)等。脂质不溶于水,必须与载脂蛋白(apolipoprotein,Apo)结合形成脂蛋白(lipoprotein,LP)才能溶于血液并进行运输。血脂紊乱(dyslipidemia)是指各种因素造成血浆中一种或多种脂质成分增高或降低,或者脂蛋白量和质发生改变,主要表现为高脂血症(hyperlipidemia)和低脂血症(hypolipidemia)。脂代谢紊乱可引起多种危害人体健康的疾病,如动脉粥样硬化性心脑血管疾病、代谢相关脂肪性肝病和肥胖等。

一、概述

（一）脂蛋白的组成、分类和功能

成熟的脂蛋白是球形颗粒,由含胆固醇酯和甘油三酯的疏水性核及含胆固醇、磷脂、载脂蛋白的亲水性外壳组成。各类脂蛋白含有的蛋白质、胆固醇、甘油三酯、磷脂等成分比例和含量不同,使得脂蛋白的密度、颗粒大小、分子量和带电荷强度各不相同。应用超速离心法可将血浆脂蛋白分为5类:乳糜微粒(chylomicron,CM)、极低密度脂蛋白(very low-density lipoprotein,VLDL)、中间密度脂蛋白(intermediate density lipoprotein,IDL)、低密度脂蛋白(low-density lipoprotein,LDL)和高密度脂蛋白(high density lipoprotein,HDL)。此外,还有一种脂蛋白(a)[lipoprotein(a),Lp(a)],是载脂蛋白(a)通过二硫键与LDL形成的复合物。各类脂蛋白的组成及功能见表9-1。

（二）脂蛋白的正常代谢

1. 脂蛋白代谢相关的蛋白　脂蛋白颗粒中的蛋白质起到运载脂质的作用而被命名为载脂蛋白,

表9-1　脂蛋白分类、组成与功能

种类	主要脂质	主要载脂蛋白	功能
CM	TG	ApoB48、ApoA I、ApoA II	将食物中的 TG 和胆固醇从小肠转运至其他组织
VLDL	TG	ApoB100、ApoE、ApoCs	转运内源性 TG 至外周组织,经脂酶水解后释放游离脂肪酸
IDL	TG、CE	ApoB100、ApoE	属 LDL 前体,部分经肝脏代谢
LDL	CE、PL	ApoB100	胆固醇的主要载体,经 LDL 受体介导而被外周组织摄取和利用
HDL	PL、CE	ApoA I、ApoA II、ApoCs	促进胆固醇从外周组织移去,转运胆固醇至肝脏或其他组织再分布
Lp(a)	CE、PL	Apo(a)、ApoB100	与动脉粥样硬化性心血管病患病率正相关

目前已知有 20 余种,主要在肝和小肠黏膜细胞中合成,其中临床意义较为重要且认识比较清楚的有 ApoA、ApoB、ApoC、ApoD、ApoE 和 Apo(a)等。由于氨基酸组成的差异,每一型又可分为若干亚型,如 ApoA 包括 ApoA I、ApoA II、ApoA IV 和 ApoA V 等。载脂蛋白在脂蛋白功能和代谢等方面具有非常重要的作用,主要体现在:①与血浆脂质结合形成水溶性物质,成为转运脂质的载体;②作为配基与脂蛋白受体结合,使脂蛋白被细胞摄取和代谢;③是多种脂蛋白代谢酶的调节因子。

血浆中还存在着能将甘油三酯和胆固醇酯在脂蛋白间转移的蛋白质,包括:胆固醇酯转运蛋白(cholesteryl ester transfer protein,CETP)、磷脂转运蛋白(phospholipid transfer protein,PLTP)、微粒体甘油三酯转运蛋白(microsomal triglyceride transfer protein,MTTP)等。

2. 脂蛋白代谢相关的受体和酶　已知参与脂蛋白代谢的受体包括:LDL 受体(LDL receptor,LDLR)、LDL 受体相关蛋白(LDL receptor related protein,LRP)、VLDL 受体和清道夫受体(scavenger receptor,SR)等。调节脂代谢的酶包括:卵磷脂胆固醇酰基转移酶(lecithin cholesterol acyltransferase,LCAT)、脂蛋白脂肪酶(lipoprotein lipase,LPL)、肝脂酶(hepatic lipase,HL)、3-羟基-3-甲基戊二酸单酰辅酶 A 还原酶(3-hydroxy-3-methyl glutaryl coenzyme A reductase,HMG-CoAR)和酰基辅酶 A:胆固醇酰基转移酶(acyl-coenzyme A:cholesterol acyltransferase,ACAT)等。这些受体和酶的缺乏或活性降低都可能影响脂蛋白代谢,导致脂代谢紊乱。

3. 脂蛋白代谢相关的途径　脂蛋白的代谢途径可分为外源性代谢途径、内源性代谢途径和胆固醇逆转运(图 9-2)。

(1)外源性代谢途径:是指饮食摄入的胆固醇和甘油三酯在小肠中合成 CM 及其代谢的过程。食物中的脂质在小肠中形成新生的 CM,再经淋巴管进入体循环,通过脂蛋白交换成为成熟的 CM,后者在 LPL 的作用下甘油三酯被水解,释放出的游离脂肪酸被外周组织摄取利用,形成 CM 残粒并被肝细胞摄取代谢。

(2)内源性代谢途径:是指由肝脏合成 VLDL 后,VLDL 转变为 IDL 和 LDL,LDL 被肝脏或其他器官代谢的过程。肝脏合成 VLDL 并分泌入血,VLDL 在 LPL 水解的作用下转变成为 IDL(又称 VLDL 残粒),部分 IDL 被肝细胞摄取代谢,其余的 IDL 被 LPL 和 HL 进一步水解,转变为 LDL 运输到全身各组织,并与细胞膜表面的 LDL 受体结合,被组织细胞摄取和利用。

(3)胆固醇逆转运:HDL 能将肝外组织细胞中的胆固醇转运至肝脏进行分解代谢,即胆固醇逆转运(reverse cholesterol transportation,RCT)。它分为三个步骤:①细胞内游离胆固醇(free cholesterol,FC)从肝外组织细胞中移出,三磷酸腺苷结合盒转运子 A1(ATP-binding cassette transporter A1,ABCA1)介导 FC 转运到细胞膜上,HDL 中 ApoA I 作为细胞膜胆固醇移出的接受体;②HDL 接收的 FC 在 LCAT 的作用下生成胆固醇酯进入 HDL 的核心,形成成熟的 HDL,在 CETP 作用下,胆固醇酯由 HDL 转移到 CM、VLDL 和 LDL 颗粒中;③HDL 及这些接受了胆固醇酯的脂蛋白在代谢过程中被

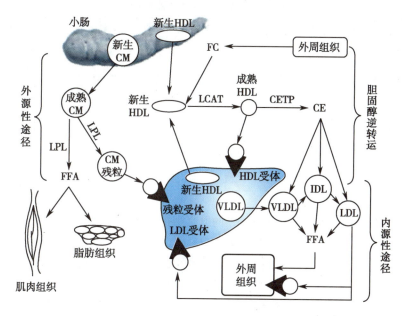

图 9-2　正常脂蛋白代谢过程示意图

肝脏摄取时,其中的胆固醇酯也就同时被运回肝脏,在肝脏转化为胆汁酸后排出。胆固醇的这种双向转运既保证了全身组织对胆固醇的需要,又避免了过量的胆固醇在外周组织的蓄积,具有重要的生理意义。

(三)脂代谢紊乱的分类

血脂水平高于正常上限即为高脂血症,我国一般以成人空腹血总胆固醇(total cholesterol,TC)≥6.2mmol/L(240mg/dl)和/或 TG≥2.3mmol/L(200mg/dl)为高脂血症的诊断标准。目前对低脂血症时血脂水平没有统一的标准,一般认为血浆 TC 低于 3.1mmol/L(120mg/dl)为有临床意义的判断标准。由于血脂在血中以脂蛋白的形式存在和运输,因此,高脂血症也表现为高脂蛋白血症(hyperlipoproteinemia),低脂血症表现为低脂蛋白血症(hypolipoproteinemia)。

1. 高脂血症　高脂血症的分类主要有病因分类、表型分类和临床分类。

(1)病因分类:按是否继发于全身系统性疾病进行分类,可分为原发性和继发性高脂血症。

1)原发性高脂血症:常由单个基因或多个基因突变所致。由于基因突变所致的高脂血症多具有家族聚集性和明显的遗传倾向,特别是单个基因突变者,故临床上通常称为家族性高脂血症(familial hyperlipidemia,FH)。

2)继发性高脂血症:是指由于某些全身系统性疾病引起的血脂异常。如肥胖、糖尿病、肾病综合征、甲状腺功能减退症、肾衰竭、肝脏疾病、系统性红斑狼疮、糖原贮积症、骨髓瘤、脂肪萎缩、急性间歇性卟啉病、多囊卵巢综合征等。此外,长期大量使用某些药物如利尿剂、非心脏选择性 β-受体阻滞剂、糖皮质激素等也能引起继发性血脂异常。

(2)表型分类:按各种血浆脂蛋白升高的程度不同进行分类,目前多采用 1970 年世界卫生组织修订的分类系统,将高脂蛋白血症分为 Ⅰ、Ⅱa、Ⅱb、Ⅲ、Ⅳ、Ⅴ 共六类,各类特点见表 9-2。

(3)临床分类:临床从实用角度出发,常将高脂血症分为 3 类,即高胆固醇血症、高甘油三酯血症和混合型高脂血症。因 HDL 减少引起的临床后果与高脂血症相似,故也将低高密度脂蛋白胆固醇(HDL-C)血症(HDL-C<1.0mmol/L 或 40mg/dL)与高脂血症并列。

2. 低脂血症　低脂血症分为原发性和继发性两种。原发性低脂血症主要由基因突变所引起,多为常染色体隐性遗传,纯合子可出现明显的临床表现,而杂合子则一般很少发病。按基因突变所导致脂蛋白减少的类型不同可分为两种:①影响含有 ApoB 的血浆脂蛋白如 LDL,包括家族性低 β-脂蛋白

表 9-2　表型分类中各型高脂血症特点

表型	脂质变化	脂蛋白变化	易患疾病	相当于临床分类
I	TC↑或正常,TG↑↑↑	CM↑	胰腺炎	高甘油三酯血症
IIa	TC↑↑	LDL↑	冠心病	高胆固醇血症
IIb	TC↑↑,TG↑↑	VLDL↑,LDL↑	冠心病	混合型高脂血症
III	TC↑↑,TG↑↑	β-VLDL↑	冠心病	混合型高脂血症
IV	TG↑↑	VLDL↑	冠心病	高甘油三酯血症
V	TC↑,TG↑↑↑	CM↑,VLDL↑	胰腺炎	混合型高脂血症

血症和无 β-脂蛋白血症等;②影响含有 ApoA 的血浆脂蛋白即 HDL,如家族性低 α-脂蛋白血症[也称丹吉尔(Tangier)病,特征为 HDL 的严重减少],LCAT 缺乏症等。继发性低脂血症影响因素众多,包括营养不良和消化不良、贫血、恶性肿瘤、感染和慢性炎症、甲亢、慢性严重肝胆和肠道疾病等。低脂血症主要发生机制包括:①脂质摄入不足;②脂质代谢增强;③脂质合成减少;④脂蛋白相关基因缺陷。低脂血症主要对机体的血液、消化和神经系统等有影响。

二、高脂血症

(一)病因及影响因素

高脂血症主要由遗传性因素、营养性因素和继发性因素引起。

1. 遗传性因素

(1)*LDLR* 基因突变:LDLR 能识别和结合含 ApoB100 和 ApoE 的脂蛋白残粒(如 CM 残粒、VLDL 残粒)及 LDL,摄取胆固醇进入细胞内进行代谢。*LDLR* 基因的各种类型突变引起的受体功能障碍均可导致血浆胆固醇水平明显增加,是家族性高胆固醇血症发生的主要原因。

(2)*LPL* 基因突变:LPL 是血液中主要的脂解酶,也是清除血浆脂蛋白中甘油三酯的限速酶。LPL 活性主要依赖于 ApoCII 的激活,*ApoCII* 基因突变与 *LPL* 基因突变都可导致甘油三酯水解障碍而引起高甘油三酯血症。

(3)*ApoB* 基因突变:ApoB 是 LDL 的主要载脂蛋白,也是 LDLR 的配体,其主要功能是结合和转运脂质,介导血浆 LDL 的降解与清除,在体内胆固醇代谢平衡中起重要作用。*ApoB* 基因突变及基因多态性与高脂血症关系密切,家族性载脂蛋白 B100 缺乏症(familial defective apolipoprotein B100,FDB)是由于 2 号染色体上的 *ApoB* 基因突变造成 ApoB100 上 3 500 位的精氨酸被谷氨酸所置换,使 LDL 与 LDLR 结合缺陷,因而影响了 LDL 的分解代谢。

(4)*ApoE* 基因突变:ApoE 在 CM 和 VLDL 残粒清除的过程中起关键作用。*ApoE* 基因突变或基因多态性可改变 ApoE 分子的结构、分泌速率、释放入血情况及其功能状态,进而影响 CM 和 VLDL 残粒的分解代谢,可引起家族性异常 β-脂蛋白血症等。

(5)前蛋白转化酶枯草溶菌素 9(proprotein convertase subtilisin/Kexin type 9,PCSK9)基因突变:PCSK9 能促进肝细胞表面 LDLR 降解进而影响血脂代谢。*PCSK9* 基因某些位点的突变会导致这种降解作用增强(功能获得型突变),从而使得肝脏清除血脂的能力降低,引起高脂血症。

此外,三磷酸腺苷结合盒转运子 G5(ATP-binding cassette transporter G5,ABCG5)、三磷酸腺苷结合盒转运子 G8(ATP-binding cassette transporter G8,ABCG8)、*LCAT* 等基因突变也可导致高脂血症。

2. 营养性因素
在影响血脂水平的诸多因素中,营养是最重要的环境因素。饮食中的胆固醇、饱和脂肪酸和反式脂肪酸含量高均可导致血浆胆固醇水平升高。高糖饮食一方面引起血糖升高,刺激胰岛素分泌进而促进肝脏合成甘油三酯和 VLDL 增加,升高血浆甘油三酯浓度;另一方面还可诱导 *ApoCIII* 基因的表达,导致血浆 ApoCIII 水平升高,后者是 LPL 的抑制因子,可造成 LPL 的活性降低,从而影响 CM 和 VLDL 中甘油三酯的水解,引起高甘油三酯血症。

3. 继发性因素

(1)糖尿病:糖尿病患者尤其是血糖水平控制不良者常有高甘油三酯血症。1 型糖尿病由于胰岛素缺乏,LPL 活性受到抑制,使 CM 在血浆中聚积,可伴有高甘油三酯血症。2 型糖尿病常有胰岛素抵抗,内源性胰岛素分泌过多,引起高胰岛素血症,继而减弱胰岛素对 LPL 的激活作用,引起甘油三酯水平升高。

(2)肾疾病:肾病综合征时发生高脂血症是由于脂蛋白合成增加和降解障碍的双重机制,主要表现为血浆 VLDL 和 LDL 升高;而肾衰竭、肾移植术后的患者常出现血浆甘油三酯升高和 HDL 降低。

(3)甲状腺功能减退症:甲状腺激素水平直接影响脂质代谢的各个环节,甲状腺功能减退时,LDLR 活性和 LPL 活性降低,脂代谢紊乱主要表现为高胆固醇血症及高甘油三酯血症等。

高脂血症还可见于肝胆系统疾病(如各种原因引起的胆道阻塞、胆汁性肝硬化)、胰腺炎、糖原贮积症(Ⅰ型)等。

4. 其他因素

女性绝经后雌激素减少、缺乏合理运动、长期心理应激、酗酒、吸烟、超重、老龄化以及长期服用某些药物等均可引起高脂血症。

(二)发生发展机制

高脂血症除小部分是由全身性疾病所致(继发性高脂血症),大部分是脂代谢相关基因突变和/或与环境因素相互作用引起(原发性高脂血症)。下面按照脂代谢环节的异常来阐述高脂血症的发病机制(图 9-3)。

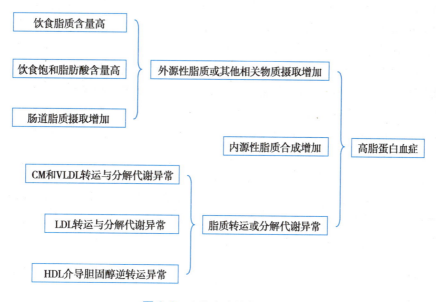

图 9-3 高脂血症的发生机制

1. 外源性脂质或其他相关物质摄取增加

(1)饮食脂质含量高:饮食中脂质主要包括甘油三酯、胆固醇和磷脂,食物源性胆固醇占机体胆固醇来源的三分之一。不同个体对食物源性脂质的摄取差别很大。机体可通过减少内源性胆固醇合成来平衡外源性胆固醇摄取的增加。长期的高脂饮食可从三方面导致血脂增高:①促使肝脏胆固醇含量增加,LDLR 合成减少,脂质代谢减少;②饮食中大量甘油三酯的摄取,使得小肠经外源性途径合成 CM 大量增加;③促使肝脏经内源性途径合成 VLDL 增加。

(2)饮食饱和脂肪酸含量高:一般认为饱和脂肪酸摄入量占摄入能量的百分比每增加一个单位,血液 TC 含量将增加 0.052mmol/L,其中主要为 LDL。饱和脂肪酸摄入增加引起胆固醇增高的机制:①降低细胞表面 LDLR 活性;②增加含 ApoB 脂蛋白的产生。饮食摄入反式脂肪酸具有与饱和脂肪酸类似的升高血脂的效果。

（3）肠道脂质摄取增加：肠道脂质摄取主要与肠黏膜上皮细胞表达的三种蛋白有关：尼曼-匹克C1型类似蛋白1（Niemann-Pick type C1-like 1，NPC1L1）、ABCG5和ABCG8。正常情况下，ABCG5和ABCG8可直接介导胆固醇的跨肠壁外排（transintestinal cholesterol excretion，TICE），是血浆胆固醇从肠道排出的重要形式。ABCG5和ABCG8能把吸收的几乎全部植物固醇重新排放回肠腔，使得谷固醇等植物固醇经肠道吸收很少（<5%），并促使肝脏优先分泌植物固醇到胆汁。当ABCG5或ABCG8发生基因突变时，植物固醇在肠腔的吸收成倍增加，胆固醇外排减少，胆固醇吸收中度增加，导致谷固醇血症发生，主要表现就是血液谷固醇含量显著增加，伴有LDL的增加。NPC1L1的作用是参与肠道脂质吸收，抑制肠道NPC1L1表达或活性能显著降低胆固醇的吸收和血液胆固醇水平。

2. 内源性脂质合成增加　肝脏是内源性脂质合成的主要部位，占机体三分之二的胆固醇、甘油三酯、大部分载脂蛋白如ApoB100、ApoC和ApoE等均在肝脏合成。肝脏脂蛋白合成增加的机制主要包括：①摄取高糖、高饱和脂肪酸膳食后，肝脏胆固醇合成限速酶HMG-CoAR活性增加，胆固醇合成增加；②血液中胰岛素及甲状腺激素增多时，能诱导肝HMG-CoAR表达增加，胆固醇合成增加；③血液中胰高血糖素及皮质醇减少时，对HMG-CoAR的活性的抑制作用减弱，胆固醇合成增加；④肥胖或胰岛素抵抗等因素导致脂肪动员时，大量游离脂肪酸释放进入血液循环，肝脏以其为底物合成VLDL增加。近来发现肠道也是内源性脂质尤其是HDL合成的重要部位，但其在高脂血症发生中的病理生理意义尚不清楚。

3. 脂质转运或分解代谢异常　血脂代谢的实质就是血液脂蛋白代谢，参与这一代谢过程的主要因素是载脂蛋白、脂蛋白受体和脂肪酶等。遗传或环境因素对这些蛋白表达或活性的影响最终都将导致脂质转运或分解代谢障碍。脂质转运和分解代谢过程中，CM和VLDL及其受体主要是转运和代谢甘油三酯，LDL及其受体主要是转运和代谢胆固醇，HDL则在胆固醇逆转运中起着关键作用。

（1）CM和VLDL转运与分解代谢异常：虽然CM和VLDL分别在肠道和肝脏合成，并有不同的转运与代谢途径，但由于两者都富含甘油三酯，所以在转运与分解代谢异常方面有些共同的机制：①LPL表达与活性异常。LPL是分解脂蛋白中所含甘油三酯的限速酶，是富含甘油三酯的CM和VLDL代谢的决定性因素。*LPL*基因突变可引起LPL活性降低或不能表达正常LPL，引起CM代谢障碍，导致高甘油三酯血症出现；同时CM和VLDL代谢障碍造成磷脂和载脂蛋白向HDL转移减少，HDL生成减少，含量降低；②ApoCⅡ表达与活性异常。ApoCⅡ是LPL发挥活性所必需的辅因子，ApoCⅢ则对LPL活性有一定抑制作用，ApoCⅡ/ApoCⅢ比值对LPL活性有着显著影响。基因突变造成ApoCⅡ表达减少或功能异常，LPL不能被充分激活，CM和VLDL中甘油三酯分解受阻，使得CM和VLDL水平上升；③*ApoE*基因多态性。ApoE有三个常见的等位基因*E2*、*E3*和*E4*，ApoE结合的受体包括ApoE受体和LDLR，其中ApoE2与两个受体的结合力都差，使得含有ApoE的脂蛋白CM和VLDL分解代谢障碍。

（2）LDL转运与分解代谢异常：①*LDLR*基因突变。*LDLR*基因突变通过不同的机制引起LDL代谢障碍（表9-3）；②*ApoB*基因突变。*ApoB*基因外显子26中单碱基置换G→A引起错义突变CGG（Arg3500）→CAG（Glu），此种突变使ApoB100受体结合域二级结构发生变化，与LDLR的结合能力显著下降，LDL经LDLR途径降解减少；③LDLR表达减少或活性降低。常由高胆固醇和高饱和脂肪酸饮食、肥胖、高龄以及女性绝经后雌激素水平减少等因素引起；④VLDL向LDL转化增加。肾病综合征时CETP活性上调催化了富含胆固醇酯的HDL和富含甘油三酯的VLDL残粒的脂质交换，加速了VLDL向LDL的转换。此外，LDLR活性下降，VLDL经LDLR途径分解代谢减少，使过多的VLDL转化为LDL。

（3）HDL介导胆固醇逆转运异常：参与胆固醇逆转运的蛋白主要有ABCA1、LCAT、CETP和B族Ⅰ型清道夫受体（scavenger receptor class B type Ⅰ，SR-BⅠ）等。编码这些蛋白的基因突变常导致胆固醇逆转运障碍。例如家族性CETP缺陷症，HDL中胆固醇酯转运到其他脂蛋白发生障碍，造成HDL

表9-3　*LDLR* 基因突变类型与代谢特点

突变类型	特点
Ⅰ型突变	细胞膜上无 LDLR 存在
Ⅱ型突变	LDLR 合成后不能转运到高尔基体修饰,细胞膜上 LDLR 明显减少
Ⅲ型突变	LDLR 不能与 LDL 结合
Ⅳ型突变	LDLR 与 LDL 结合后不能内移
Ⅴ型突变	LDLR 不能与 LDL 分离而循环使用

中胆固醇酯积聚,表现为 HDL 浓度明显升高而 LDL 浓度偏低,TC 浓度增加。LCAT 是参与脂质代谢的重要酶之一,主要作用是将卵磷脂 β 位脂肪酸与胆固醇 3-OH 作用,生成胆固醇酯。LCAT 缺乏症时因该酶基因突变导致上述功能异常,FC 不能转变为胆固醇酯,HDL 的成熟过程受阻,胆固醇逆转运出现障碍。丹吉尔(Tangier)病是由于 *ABCA1* 基因突变,外周组织胆固醇流出障碍,胆固醇逆转运受阻。

(三)对机体的影响

1. 动脉粥样硬化　动脉粥样硬化(atherosclerosis,As)是指在多种危险因素作用下,血管内膜结构或功能受损,导致通透性发生改变,血脂异常沉积到血管壁为主要特征的渐进性病变,伴随有炎性细胞浸润(单核巨噬细胞、T 淋巴细胞、肥大细胞等),中膜平滑肌细胞迁移增殖,泡沫细胞形成和细胞外基质合成增加,最终形成 As 斑块,病变中的脂质主要是胆固醇和胆固醇酯。As 危险因素众多,其中高脂血症是 As 发生的最基本的危险因素(表9-4)。

表9-4　动脉粥样硬化危险因素分类

危险因素类别	具体内容
可控危险因素	不合理的饮食结构:高脂肪、高热量等 不健康的生活方式:吸烟、酗酒、缺乏运动、心理应激等 疾病:高脂蛋白血症、糖尿病、肥胖、高血压、高同型半胱氨酸血症、感染等
不可控危险因素	遗传、性别、年龄、种族等

As 斑块从三个方面导致冠心病和脑卒中等动脉粥样硬化性心脑血管疾病急性临床事件的发生:①斑块表面出现溃疡、裂隙或斑块破裂,导致斑块部位或其下游血栓形成,即动脉粥样硬化血栓形成,部分或完全堵塞血管腔;②斑块体积过大,导致血管管腔堵塞,一般认为只有管腔截面积被堵塞达 50% 以上才出现临床症状;③斑块部位血管痉挛,使得本来因斑块存在而堵塞的血管更加狭窄。

2. 代谢相关脂肪性肝病　代谢相关脂肪性肝病(metabolic-associated fatty liver disease,MAFLD)是指明确排除酒精和其他肝损伤因素外发生的以肝细胞内脂质过度沉积为主要特征的临床病理综合征。肝脏中沉积的脂质主要是甘油三酯。高脂血症是 MAFLD 的主要危险因素之一,反之,MAFLD 也将促进高脂血症的发生。目前解释 MAFLD 发生机制的主要是"二次打击"学说。该学说认为各种致病因素导致肝脏脂代谢紊乱,引起肝细胞甘油三酯堆积是对肝脏的"第一次打击"。"第一次打击"之后,由于甘油三酯沉积导致了肝细胞脂肪变性,使得肝细胞对内、外源性损害因子的敏感性增强;二次打击主要为反应性氧化代谢产物增多,导致脂质过氧化伴线粒体解耦联蛋白 2 和 Fas 配体被诱导活化,进而引起脂肪变性的肝细胞发生炎症、坏死甚至纤维化。

3. 肥胖　肥胖是指由于食物能量摄入过多或机体代谢异常而导致体内脂质沉积过多,造成以体重过度增长为主要特征的并可能引起人体一系列病理、生理改变的一种状态。肥胖分为单纯性肥胖和继发性肥胖。单纯性肥胖主要与遗传因素和饮食营养过剩有关,除了有脂质沉积,还有脂肪细胞的增生与肥大。继发性肥胖主要由神经内分泌疾病所致,通常认为只有脂肪细胞的肥大而没有增生,但也有不同的观点;重度肥胖时,脂肪细胞不再进一步肥大而出现明显的增生。高脂血症时,脂质摄取或合成持续增加,使得脂肪组织中脂质贮存也相应增加,同时脂肪组织中脂质的动员分解降低,导致脂质在脂肪组织中的大量沉积,诱发肥胖。

高脂血症对机体的影响还包括对大脑和肾脏的损伤,以及脂质在真皮内沉积形成黄色瘤和在角膜周缘沉积形成角膜弓等。

(四)防治的病理生理学基础

高脂血症可导致多器官出现病变,其中很多病变的发生发展过程非常漫长。因此,积极早期干预高脂血症的病因学因素,可延缓或避免相应疾病的发生;针对性应用药物或其他方法展开治疗,可控制高脂血症的临床症状、体征和保护靶器官。

1. **一级预防**　建立合理的膳食结构、加强锻炼以及保持健康的生活方式是防止高脂血症的关键。

(1)建立合理的膳食结构,控制食物总热量摄入,适度限制胆固醇和脂肪的摄入,避免高脂饮食。

(2)积极参加体育运动,鼓励适当进行与年龄和身体状况相适应的高强度有氧运动,避免久坐不动。

(3)保持健康的生活方式,注意戒烟、限酒,保持充足睡眠和良好心态,保持合理体重,避免肥胖。

(4)根据不同的年龄以及是否合并心脑血管疾病,定期监测血脂。

2. **防治原发病**　众多的疾病可以影响胃肠道脂质的消化吸收、肝脏脂质合成与分解以及脂质在各个器官的分布。通过消除此类原发病病因,合理应用药物控制原发病临床表现,可极大降低高脂血症的发病风险。

3. **降脂治疗**　进行总体心血管危险评估,依据 As 性心血管疾病发病风险进行危险分层,采取不同强度干预降脂是高脂血症防治的核心策略。

(1)药物降脂:使用降脂药物是临床上治疗高脂血症的主要策略之一。针对体内脂质代谢的不同环节,可单独或联合使用药物。需要指出的是,降脂治疗极大地降低了脂代谢紊乱性疾病比如心血管疾病的危险,但过度降脂所引起的低脂血症可能带来的负面影响也必须引起足够重视。

(2)基因治疗:单基因突变是导致家族性高胆固醇血症的重要因素。矫正这些基因的异常表达,从而恢复正常的脂质代谢是家族性高胆固醇血症基因治疗的病理生理学基础。

此外,一级预防中的各项措施在降脂治疗中具有良好效果和重要意义,应积极推广。

4. **防止靶器官损伤**　促进胆固醇逆转运,减少脂质在靶器官的蓄积造成靶器官损伤。比如针对As 病变堵塞血管导致的所支配下游组织的缺血、缺氧,可采用血管内支架放置来恢复血流供应,保护组织免于损伤。脂质氧化修饰后对组织具有更强的损伤作用,可采用抗氧化剂保护组织免于或减轻损伤。

第三节 ｜ 代谢综合征

代谢综合征(metabolic syndrome,MS),是一组由遗传因素与环境因素共同决定的,以胰岛素抵抗为共同病理生理学基础,以多种代谢异常发生在同一个体为特征的病理状态。这些代谢异常包括糖代谢紊乱、脂代谢紊乱、高血压、腹部肥胖或超重、高尿酸血症、高凝状态、低纤溶血症、高同型半胱氨酸血症、促炎状态以及微量白蛋白尿等。其协同作用远大于各危险因素单独作用之和,常互为因果,形成恶性循环,严重影响患者健康和生存质量。尽早发现并干预 MS,对预防 2 型糖尿病(type-2 diabetes mellitus,T2DM)和心血管疾病等具有重要意义。

一、病因和机制

(一)病因

代谢综合征的危险因素包括年龄、种族、肥胖程度、不良的生活方式(如吸烟、过量饮酒、高热量饮食、久坐不动等)以及有糖尿病、高血压、心血管疾病和多囊卵巢综合征等疾病家族史的人群。一般说来,代谢综合征的患病率随年龄的增长而增加。20 岁人群患病率低于 10%,而 60 岁以上人群患病率则在 40% 以上。迄今为止,其病因尚不完全清楚,一般认为与遗传因素和环境因素有关。

(二) 发生发展机制

代谢综合征的发生发展机制主要包括遗传和环境因素、内脏脂肪积聚、胰岛素抵抗和慢性轻度炎症(图 9-4)。

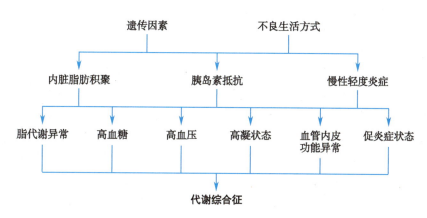

图 9-4　代谢综合征的发生发展机制

1. **遗传和环境因素**　代谢综合征具有明显的家族聚集性,同卵双生子中常有很高的发病一致性,在某些种族人群中有较高的发病率,这些都提示遗传因素的重要性。MS 属于多基因遗传病,多基因疾病遗传的是易感性,常需要多个易感基因共同作用,并需要环境因素的刺激才能表现出疾病性状。基因型和表型之间并不简单一一对应,其数量、性状关系取决于相关基因的外显率和环境因素的修饰。目前常用“节俭基因”假说和“胎源”假说来解释其遗传机制。

2. **内脏脂肪积聚**　内脏脂肪积聚是引起代谢综合征的关键因素,是代谢综合征发病的主要病理生理学基础,有学者称之为内脏脂肪综合征(visceral fat syndrome,VFS)或病态脂肪组织综合征(sick adipose tissue syndrome)。但是约 20% 肥胖患者的代谢是正常的,有些人虽存在代谢异常但不肥胖。由此可见,是脂肪组织体积异常扩张和功能异常共同导致了机体代谢异常的发生。

3. **胰岛素抵抗**　胰岛素抵抗可因胰岛素受体数量减少、活性降低和受体后信号转导异常而引起。它通过多个环节引起糖脂代谢异常、内皮功能异常、促炎症状态、高凝状态、高血压和动脉粥样硬化。

4. **慢性轻度炎症**　很多临床研究显示在代谢综合征诊断前 10 年就可以检测到亚临床炎症的存在。组织细胞产生的炎性细胞因子通过旁分泌、自分泌与内分泌作用,促进和维持了胰岛素抵抗、糖脂代谢紊乱、高血压、动脉粥样硬化等临床异常。

二、机体功能与代谢变化

(一) 代谢变化

出现以高血脂、高血糖、高胰岛素、高尿酸和低 HDL 为特征的代谢异常,可导致胰岛素抵抗、糖耐量受损或 2 型糖尿病。

1. **糖代谢异常**　早期的糖代谢变化是机体通过增加胰岛素的分泌,使血糖维持在正常水平,而出现高胰岛素血症;但胰岛素分泌增多后,靶器官对胰岛素越来越不敏感,血糖转化为肝糖原、肌糖原的作用减弱。一旦胰岛 β 细胞不能分泌足够的胰岛素来代偿,就会导致 2 型糖尿病的发生和发展。

2. **脂蛋白代谢异常**　主要表现为高甘油三酯血症、低 HDL 胆固醇、小颗粒致密的低密度脂蛋白增加等。

3. **高尿酸血症**　可能与高胰岛素血症、高血压、高血脂、2 型糖尿病有关,这些疾病可以加速动脉粥样硬化,造成肾脏对尿酸的清除率下降,继发血尿酸的清除率下降及血尿酸水平升高。由于高尿酸血症的发生,导致尿酸结晶在血管壁的沉积,直接损伤血管内膜,又进一步诱发和加重了动脉粥样硬化。

(二) 器官功能变化

1. 常伴有高血压、轻度炎症和血栓形成前状态。由于血管紧张素原生成增加导致血管张力增加,还因炎症、组织增生致血管病变,患者常出现轻重不等的高血压。由于内脏脂肪组织产生炎症因子和凝血因子增加,纤溶系统功能降低,内皮细胞抗凝血功能减低,患者会出现轻度炎症,并处于血栓形成前状态。

2. 存在发展为动脉粥样硬化、睡眠呼吸暂停综合征、心脑血管事件等疾病的风险。如果代谢综合征长期得不到纠正,心脑血管病事件是其主要后果,如冠心病、脑卒中等。随着异常代谢指标数量和严重程度增加,心脑血管疾病的发生率和死亡率也逐渐增加。由于肥胖造成胸壁增厚和腹腔扩大,呼吸时胸部扩张受影响,膈肌运动受限,导致肺活量下降,呼吸变浅。还因咽喉部脂肪肥厚,使支气管内空气流动不畅,CO_2无法充分排出,导致全身乏力、疲倦与昏睡,甚至发生睡眠呼吸暂停。

三、防治的病理生理学基础

代谢综合征的主要防治目标是阻止或延缓其向糖尿病、心血管疾病发展的进程。建立合理的生活方式是预防代谢综合征的最佳措施;控制体重是改善代谢综合征症状的重要措施;合理的药物治疗可延缓疾病进程。

(姜志胜　章卫平)

思考题

1. 高糖血症是如何发生的?
2. 临床诊断为高脂血症的患者,应该从哪些方面去考虑病因和发病机制?
3. 应采取什么样的生活方式来干预高糖血症、高脂血症、代谢综合征的发生发展?

思考题解题思路

本章目标测试

本章思维导图

第十章 缺 氧

本章数字资源

氧是地球大气的主要成分之一,也是人体代谢所必需的。组织氧供减少或不能充分利用氧,导致组织代谢、功能和形态结构异常变化的病理过程称为缺氧(hypoxia)。正常成人静息时的耗氧量约为 250ml/min,剧烈运动时可增加 8~9 倍,而人体内储氧量仅为 1 500ml,一旦呼吸、心跳停止,数分钟内大脑组织就可能死于缺氧。缺氧是慢性阻塞性肺疾病、急性呼吸窘迫综合征、严重急性呼吸综合征(severe acute respiratory syndrome,SARS)、心肌梗死、缺血性脑卒中、休克、氰化物中毒、CO 中毒等多种疾病共有的病理过程,也是高原、高空、坑道等特殊环境中存在的现象,是许多疾病引起死亡的最重要原因之一。

第一节 常用的血氧指标

人体发育过程中,随着循环系统在胚胎中形成并开始血液循环,气体运输体系有效支持了更加活跃的组织运动、代谢和分化。氧在体内主要经血液携带运输,临床上可通过血气分析测定血氧指标,反映组织的供氧和用氧情况。

组织的供氧量 = 动脉血氧含量 × 组织血流量。

组织耗氧量 =(动脉血氧含量 – 静脉血氧含量)× 组织血流量。

常用的血氧指标有血氧分压、血氧容量、血氧含量和血红蛋白氧饱和度等。

一、血氧分压

血氧分压(partial pressure of oxygen,PO_2)为物理溶解于血液中的氧所产生的张力,又称血氧张力(oxygen tension)。动脉血氧分压(PaO_2)正常约为 100mmHg,其高低主要取决于吸入气的氧分压和肺的通气与弥散功能。静脉血氧分压(PvO_2)正常约为 40mmHg,其变化反映组织、细胞对氧的摄取和利用状态。

二、血氧容量

血氧容量(oxygen capacity,CO_2max)是指在氧分压为 150mmHg,二氧化碳分压为 40mmHg,温度为 38℃时,在体外 100ml 血液中的血红蛋白(Hb)所能结合的氧量,即 Hb 充分氧合后的最大携氧量,取决于血液中 Hb 的含量及其与 O_2 结合的能力。1g Hb 充分氧合时可结合 1.34ml 氧,正常成人 Hb 为 15g/dl,血氧容量为 20ml/dl。

三、血氧含量

血氧含量(oxygen content,CO_2)为 100ml 血液中实际含有的氧量,包括物理溶解的和化学结合的氧量。正常时动脉血中物理溶解的氧量仅为 0.31ml/dl,混合静脉血中为 0.11ml/dl,可忽略不计。因此血氧含量取决于血氧分压和血氧容量。正常动脉血氧含量(CaO_2)约为 19ml/dl,静脉血氧含量(CvO_2)约为 14ml/dl。动-静脉氧含量差(CaO_2-CvO_2)反映组织的摄氧能力,正常时约为 5ml/dl。

四、血红蛋白氧饱和度

血红蛋白氧饱和度(oxygen saturation of hemoglobin,SO_2),简称血氧饱和度,是指血液中氧合 Hb 占总 Hb 的百分数,约等于血氧含量与血氧容量的比值。正常动脉血氧饱和度(SaO_2)为 95%~98%,静脉血氧饱和度(SvO_2)为 70%~75%。SO_2 主要取决于 PO_2,两者之间的关系曲线呈"S"形,称为氧合 Hb 解离曲线,简称氧解离曲线(图 10-1)。此外,SO_2 还与血液 pH、温度、CO_2 分压,以及红细胞内 2,3-二磷酸甘油酸(2,3-diphosphoglyceric acid,2,3-DPG)的含量有关。血液 pH 下降、温度升高、CO_2 分压升高或红细胞内 2,3-DPG 增多时,Hb 与氧的亲和力降低,氧解离曲线右移;反之,氧解离曲线左移,表示 Hb 与氧的亲和力增高。Hb 与氧的亲和力可用 P_{50} 来反映,P_{50} 是指血红蛋白氧饱和度为 50% 时的血氧分压,正常为 26~27mmHg。P_{50} 增大反映 Hb 与氧的亲和力降低,反之 Hb 与氧的亲和力增高。

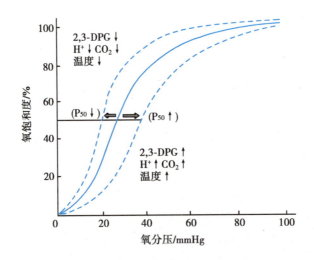

图 10-1　氧合 Hb 解离曲线及其影响因素

第二节 ｜ 缺氧的原因、分类和血氧变化的特点

大气中的氧顺呼吸建立的压力差进入肺泡,弥散入血,与血红蛋白结合,由血液循环输送到全身,被组织、细胞摄取利用。其中任一环节发生障碍都可引起缺氧。根据原因和血氧变化的特点,缺氧一般分为以下四种类型:低张性缺氧、血液性缺氧、循环性缺氧以及组织性缺氧。

一、低张性缺氧

以动脉血氧分压降低、血氧含量减少为基本特征的缺氧称为低张性缺氧(hypotonic hypoxia),又称乏氧性缺氧(hypoxic hypoxia)。

(一)原因

1. 吸入气氧分压过低 多发生于海拔 3 000m 以上的高原、高空,或通风不良的坑道、矿井,或吸入低氧混合气体等。体内供氧的多少,首先取决于吸入气的氧分压。在高原,随着海拔的升高,大气压下降,吸入气氧分压也相应降低,致使肺泡气氧分压降低,弥散进入血液的氧减少,动脉血氧饱和度降低(表 10-1)。

2. 外呼吸功能障碍 肺通气功能障碍可引起肺泡气氧分压降低;肺换气功能障碍时经肺泡弥散到血液中的氧减少,PaO_2 和血氧含量降低。外呼吸功能障碍引起的缺氧又称呼吸性缺氧(respiratory hypoxia)。

表 10-1　不同海拔高度大气压、吸入气与肺泡气氧分压、动脉血氧饱和度

海拔高度/m	大气压/mmHg	吸入气氧分压/mmHg	肺泡气氧分压/mmHg	动脉血氧饱和度/%
0	760	159	105	95
1 000	680	140	90	94
2 000	600	125	70	92
3 000	530	110	62	90
4 000	460	98	50	85
5 000	405	85	45	75
6 000	355	74	40	70
7 000	310	65	35	60
8 000	270	56	30	50

3. 静脉血分流入动脉　多见于存在右向左分流的先天性心脏病患者,如房间隔或室间隔缺损伴有肺动脉狭窄或肺动脉高压,或法洛四联症,由于右心的压力高于左心,未经氧合的静脉血掺入左心的动脉血中,导致 PaO_2 和血氧含量降低。

(二)血氧变化的特点及缺氧的机制

低张性缺氧血氧变化的特点主要是:①PaO_2 降低:进入血液的氧减少或静脉血掺入动脉血中;②血氧容量多为正常或增高:急性低张性缺氧时,因血红蛋白无明显变化,故血氧容量一般在正常范围;但慢性缺氧者可因红细胞和血红蛋白代偿性增多而使血氧容量增加。③动脉血氧含量降低:动脉血氧分压下降,血液中与血红蛋白结合的氧量减少。④动脉血氧饱和度降低:氧分压在 60mmHg 以上时,氧饱和度的变化幅度较小,当 PaO_2 降至 60mmHg 以下时,动脉血氧含量和氧饱和度显著降低,引起组织、细胞缺氧;⑤动-静脉血氧含量差降低或正常:驱使氧从血液向组织弥散的动力是两者之间的氧分压差。低张性缺氧时,PaO_2 降低,氧弥散的驱动力减小,血液向组织弥散的氧量减少,动-静脉血氧含量差降低。但在慢性缺氧时,由于组织利用氧的能力代偿性增强,则动-静脉血氧含量差的变化可不明显。

正常毛细血管血液中去氧血红蛋白浓度约为 2.6g/dl。低张性缺氧时,动、静脉血中的去氧血红蛋白浓度增高。当毛细血管血液中去氧血红蛋白浓度达到或超过 5g/dl 时,皮肤和黏膜呈青紫色,称为发绀(cyanosis)。对于血红蛋白正常的患者,发绀与缺氧往往同时存在,可根据发绀的程度大致估计缺氧的程度。但当血红蛋白过多或过少时,发绀与缺氧常不一致。例如重度贫血患者,血红蛋白可降至 5g/dl 以下,出现严重缺氧,但不会出现发绀。红细胞增多者,血中去氧血红蛋白超过 5g/dl,出现发绀,但可无缺氧症状。

二、血液性缺氧

由于血红蛋白含量减少,或血红蛋白性质改变,使血液携氧能力降低或与血红蛋白结合的氧不易释出引起的缺氧,称为血液性缺氧(hemic hypoxia)。血液性缺氧时,血液中物理溶解的氧量不变,PaO_2 正常,故又称等张性缺氧(isotonic hypoxia)。

(一)原因

1. 血红蛋白含量减少　见于各种原因引起的严重贫血。

2. 一氧化碳中毒　一氧化碳(CO)可与血红蛋白结合形成碳氧血红蛋白(carboxyhemoglobin,HbCO)。CO 与 Hb 的亲和力是氧的 210 倍。当吸入气中含有 0.1% 的 CO 时,约有 50% 的血红蛋白与之结合形成 HbCO 而失去携氧能力。当 CO 与 Hb 分子中的某个血红素结合后,将增加其余 3 个血红素对氧的亲和力,使 Hb 结合的氧不易释放,氧解离曲线左移。同时,CO 还可抑制红细胞内糖酵解,

使 2,3-DPG 生成减少,也可导致氧解离曲线左移,进一步加重组织缺氧。

3. **高铁血红蛋白血症**　血红素中的二价铁可在氧化剂的作用下氧化成三价铁,形成高铁血红蛋白(methemoglobin,$HbFe^{3+}OH$),导致高铁血红蛋白血症。生理情况下,机体的氧化-还原处于动态平衡状态,血液中不断形成极少量的高铁血红蛋白,又不断被血液中的 NADH、维生素 C、还原型谷胱甘肽等还原剂还原为二价铁。所以正常成人血液中的高铁血红蛋白含量不超过血红蛋白总量的 2%。当食用大量含硝酸盐的腌菜等食物后,硝酸盐经肠道细菌作用还原为亚硝酸盐,吸收入血后使大量血红蛋白被氧化,导致高铁血红蛋白血症,皮肤、黏膜可出现青紫色,称为肠源性发绀(enterogenous cyanosis)。高铁血红蛋白中的 Fe^{3+} 因与羟基结合牢固,失去结合氧的能力,而且当血红蛋白分子中的四个 Fe^{2+} 中有一部分被氧化成 Fe^{3+} 后,剩余的 Fe^{2+} 虽能结合氧,但不易解离,导致氧解离曲线左移,使组织缺氧。过氯酸盐及磺胺衍生物等氧化剂也可引起高铁血红蛋白血症,若高铁血红蛋白含量超过血红蛋白总量的 10%,就可出现缺氧表现。达到 30%~50%,则发生严重缺氧,全身青紫、头痛、精神恍惚、意识不清甚至昏迷。高铁血红蛋白血症也可见于某些遗传缺陷性疾病,如先天性高铁血红蛋白血症,由先天缺乏 NADH-高铁血红蛋白还原酶所引起,属于常染色体隐性遗传病。

4. **血红蛋白与氧的亲和力异常增高**　某些因素可增强血红蛋白与氧的亲和力,使氧解离曲线左移,氧不易释放,引起组织缺氧。如输入大量库存血,由于库存血中 2,3-DPG 含量低,可使氧解离曲线左移;输入大量碱性液体时,血液 pH 升高,可通过波尔(Bohr)效应增强 Hb 与 O_2 的亲和力;此外,已发现 30 多种血红蛋白病,由于肽链中发生氨基酸替代,使 Hb 与 O_2 的亲和力成倍增高,从而使组织缺氧。

(二)血氧变化的特点及缺氧的机制

血液性缺氧血氧变化的特点主要是:①PaO_2 正常:外呼吸功能正常,氧的摄入和弥散正常。②血氧容量和血氧含量可正常或降低:贫血以及高铁血红蛋白血症引起缺氧时,由于血红蛋白数量减少或携氧能力下降,因此其血氧容量和血氧含量均降低;由于血氧容量是在体外用氧充分饱和后测得的 Hb 最大携氧量,因此 CO 中毒时,在体外测得的血氧容量虽可正常,但此时患者血液中的部分 Hb 已与 CO 结合形成 HbCO,故其体内实际血氧含量降低;Hb 与 O_2 亲和力增强引起缺氧时,血氧容量和血氧含量均无下降。③SaO_2 正常或降低:CO 中毒时,SaO_2 降低,其余类型血液性缺氧的 SaO_2 均正常;CO 中毒时,在体外测得的血氧容量虽可正常,但此时患者体内实际血氧含量降低,故 SaO_2 降低。④动-静脉血氧含量差小于正常:贫血患者,毛细血管床中的平均血氧分压较低,血管-组织间的氧分压差减小,氧向组织弥散的驱动力减小,动-静脉血氧含量差减小;CO 中毒以及高铁血红蛋白血症引起的缺氧,其血氧含量均下降,同时由于血红蛋白性质的改变,与 Hb 结合的氧又不易释放,因此其动-静脉血氧含量差减小;Hb 与 O_2 亲和力增强引起缺氧时,由于 Hb 与 O_2 的亲和力较大,结合的氧不易释出,其动-静脉血氧含量差小于正常。

贫血患者皮肤、黏膜苍白;CO 中毒患者,当 HbCO 增至 50% 时,皮肤、黏膜呈樱桃红色;高铁血红蛋白血症患者,皮肤、黏膜呈棕褐色(咖啡色)或类似发绀的颜色;Hb 与 O_2 的亲和力异常增高时,皮肤、黏膜呈鲜红色。

三、循环性缺氧

循环性缺氧(circulatory hypoxia)是指因组织血流量减少使组织供氧量不足所引起的缺氧,又称为低血流性缺氧或低动力性缺氧(hypokinetic hypoxia)。其中,因动脉血灌流不足引起的缺氧称为缺血性缺氧(ischemic hypoxia),因静脉血回流障碍引起的缺氧称为淤血性缺氧(congestive hypoxia)。

(一)原因

1. **全身性循环障碍**　常见于心力衰竭和休克。心力衰竭患者心排血量减少,向全身各组织器官运送的氧量减少,同时又可因静脉回流受阻,引起组织淤血和缺氧。全身性循环障碍引起的缺氧,易致酸性代谢产物蓄积,发生酸中毒,使心肌收缩力进一步减弱,心排血量降低,加重组织缺氧,形成恶性循环。

2. **局部性循环障碍**　见于动脉硬化、血管炎、血栓形成和栓塞、血管痉挛或受压等。因血管阻塞或受压,引起局部组织缺血或淤血性缺氧。

(二)血氧变化的特点及缺氧的机制

循环性缺氧血氧变化的特点主要是:①PaO_2和动脉血氧饱和度均正常:外呼吸功能正常,氧的摄入和弥散也正常;②血氧容量和血氧含量正常:血红蛋白的质和量没有改变;③动-静脉血氧含量差增大:循环障碍使血液流经组织毛细血管的时间延长,细胞从单位容量血液中摄取的氧量增多,同时由于血流淤滞,二氧化碳含量增加,使氧解离曲线右移,释氧增加,静脉血氧含量下降。但单位时间内流经毛细血管的血流量是减少的,因而弥散至组织细胞的总氧量仍是不足,组织细胞实际获得的氧量是减少的,最终导致组织细胞缺氧。缺血性缺氧时,组织器官苍白。淤血性缺氧时,组织器官呈暗红色。由于细胞从血液中摄取的氧量较多,毛细血管中去氧血红蛋白含量增加,易出现发绀。

四、组织性缺氧

进入细胞内的氧 80%~90% 在线粒体内参与由呼吸链电子传递和磷酸化相互耦联的生物氧化反应。在这一过程中,代谢物脱下的成对氢原子由呼吸链上多种酶和辅酶所催化的连锁反应逐步传递,最终与氧结合生成水,同时耦联 ADP 磷酸化生成 ATP。在组织供氧正常的情况下,因组织、细胞氧利用障碍,引起 ATP 生成减少,该现象称为组织性缺氧(histogenous hypoxia)或氧利用障碍性缺氧(dysoxidative hypoxia)。

(一)原因

1. **线粒体氧化磷酸化受抑制**　氧化磷酸化是细胞生成 ATP 的主要途径,而线粒体是氧化磷酸化的主要场所。任何影响线粒体电子传递或氧化磷酸化的因素都可引起组织性缺氧。①呼吸链受抑制:许多药物或毒物可抑制或阻断呼吸链中某一部位的电子传递,使氧化磷酸化过程受阻,引起组织性缺氧,ATP 生成减少(图 10-2)。例如,氰化物中毒时,CN^-与氧化型细胞色素氧化酶中的 Fe^{3+} 结合,形成氰化高铁细胞色素氧化酶,使之不能被还原为还原型细胞色素氧化酶,失去传递电子的功能,呼吸链中断,组织细胞利用氧障碍。②氧化磷酸化解耦联:2,4-二硝基苯酚等解耦联剂虽不抑制呼吸链的电子传递,但可使呼吸链电子传递过程中泵出的 H^+ 不经 ATP 合酶的 F_0 质子通道回流,而通过线粒体内膜中其他途径返回线粒体基质,从而使底物氧化产生的能量不能用于 ADP 的磷酸化,使氧化磷酸化解耦联,ATP 生成减少。

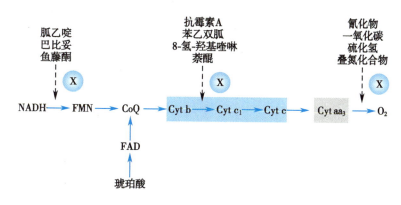

图 10-2　呼吸链及氧化磷酸化抑制剂作用环节示意图

2. **呼吸酶合成减少**　维生素 B_1 是丙酮酸脱氢酶的辅酶成分,维生素 B_1 缺乏患者可因细胞丙酮酸氧化脱羧和有氧氧化障碍而发生脚气病。维生素 B_2(核黄素)是呼吸链的递氢体黄素酶的组成成分,维生素 PP(烟酰胺)是烟酰胺腺嘌呤二核苷酸(辅酶Ⅰ)和烟酰胺腺嘌呤二核苷酸磷酸(辅酶Ⅱ)的组成成分,这些维生素的严重缺乏可影响氧化磷酸化过程。

3. **线粒体损伤**　高温、大剂量放射线照射、缺血-再灌注和细菌毒素等可损伤线粒体,引起线粒体功能障碍和结构损伤,导致细胞生物氧化障碍,ATP 生成减少。

(二) 血氧变化的特点及缺氧的机制

组织性缺氧血氧变化的特点是:①动脉血氧分压、血氧容量、血氧含量和血氧饱和度均正常,其缺氧原因主要是细胞对氧的利用障碍;②动-静脉血氧含量差减小:由于组织对氧的利用减少,静脉血氧分压、血氧含量和血氧饱和度都高于正常。细胞用氧障碍,毛细血管中氧合血红蛋白较正常时为多,患者皮肤可呈红色或玫瑰红色。

各种类型缺氧的特点见表 10-2。

表 10-2　各型缺氧的血氧变化特点

缺氧类型	动脉血氧分压(PaO$_2$)	动脉血氧容量(CaO$_2$max)	动脉血氧含量(CaO$_2$)	动脉血氧饱和度(SaO$_2$)	动-静脉血氧含量差(CaO$_2$-CvO$_2$)
低张性缺氧	↓	N 或↑	↓	↓	N 或↓
血液性缺氧	N	N 或↓	N 或↓	N 或↓	↓
循环性缺氧	N	N	N	N	↑
组织性缺氧	N	N	N	N	↓

注:↓,降低;↑,升高;N,不变。

在临床上有些患者常发生混合性缺氧。例如,失血性休克患者,因血液循环障碍有循环性缺氧,又可因大量失血加上复苏过程中大量输液使血液过度稀释,引起血液性缺氧,若并发急性呼吸窘迫综合征,则还可出现低张性缺氧。

第三节 | 缺氧时机体的功能与代谢变化

缺氧可对机体多个系统组织器官产生广泛的、非特异性的影响,其影响的程度与后果,取决于缺氧发生的速度、程度、部位、持续的时间以及机体对缺氧的耐受性。缺氧时机体的功能代谢改变既有代偿性反应,也有损伤性反应。轻度缺氧主要引起机体代偿性反应,严重缺氧而机体代偿不全时,可导致各系统出现功能代谢障碍,引起组织细胞损伤。

一、组织、细胞的变化

缺氧时组织、细胞可出现一系列功能、代谢和结构的改变。其中有的起代偿作用,有的是缺氧所致的损害性改变。

(一) 代偿适应性变化

缺氧时,机体除了通过增加通气量、心排血量、血红蛋白含量等器官系统水平的机制进行代偿外,还可在组织、细胞层面发生一系列代偿适应性反应,以维持正常的生命活动。

1. **细胞利用氧的能力增强**　慢性缺氧可使线粒体数量增多,表面积增大,从而有利于氧的弥散和利用。同时,线粒体呼吸链中的酶如细胞色素氧化酶、琥珀酸脱氢酶的含量增多,活性增强,提高细胞对氧的利用能力。

2. **糖酵解增强**　磷酸果糖激酶是糖酵解的限速酶。缺氧时,ATP 生成减少,ATP/ADP 比值降低,使磷酸果糖激酶活性增强,糖酵解过程加强。糖酵解通过底物磷酸化,在不消耗氧的情况下生产 ATP,以补偿能量的不足。

3. **携氧蛋白表达增加**　细胞中存在有多种携氧蛋白(oxygen carrying protein),如肌红蛋白(myoglobin, Mb)、脑红蛋白(neuroglobin, NGB)和胞红蛋白(cytoglobin, CGB)等。慢性缺氧时含量增多,组织、细胞对氧的摄取和储存能力增强。其中,Mb 是一种广泛存在于肌细胞中的携氧蛋白,它与氧的亲和力显著高于血红蛋白。Mb的P_{50}为1mmHg,而血红蛋白的P_{50}约为26mmHg。当PO_2为10mmHg时,血红蛋白的氧饱和度约为10%,而肌红蛋白的氧饱和度可达70%(图10-3)。因此,肌红蛋白能有效促进氧从血液、组织间液向细胞内转移,同时具有储存氧的作用,并直接介导氧向线粒体的传递。

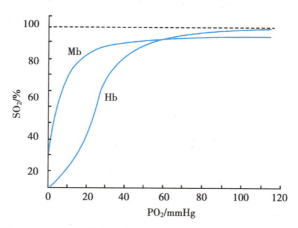

图10-3 血红蛋白与肌红蛋白在标准状态下的氧解离曲线

4. 低代谢状态 缺氧时机体通过一系列调整机制,使细胞的耗能过程减弱,如糖、蛋白质合成减弱等,减少氧的消耗,以维持氧的供需平衡。

缺氧时在细胞水平发生的一系列代偿适应性反应多是通过基因水平的改变来实现的。目前已知,缺氧可诱导上百种基因的表达,这些基因统称为缺氧相关基因(hypoxia related gene),所编码蛋白质的功能涉及红细胞生成、血管增生、血管张力调节、糖酵解、细胞增殖、凋亡、自噬以及能量代谢等,在介导细胞缺氧反应中发挥重要作用。缺氧相关基因的表达受转录因子的调控,其中以低氧诱导因子-1(hypoxia inducible factor-1,HIF-1)的作用最为重要。HIF-1由α和β两个亚基组成。常氧时,HIF-1α第402和564位的脯氨酸在脯氨酸羟化酶的作用下被羟化,进而经泛素化途径降解,使胞质中的HIF-1α保持在较低水平,HIF-1的功能受抑制。缺氧时,脯氨酸羟化酶的羟化作用减弱,HIF-1α的降解减少,胞质中的含量增高。HIF-1α进入细胞核与HIF-1β形成二聚体,成为有活性的转录因子,与缺氧相关基因启动子中的特异序列结合,通过调控血管内皮生长因子(vascular endothelial growth factor,VEGF)、诱生型一氧化氮合酶(inducible nitric oxide synthase,iNOS)、促红细胞生成素(erythropoietin,EPO)、糖酵解酶、葡萄糖转运体等一系列基因的表达,提高血液流量及ATP的产生,进而促进细胞适应缺氧环境(图10-4)。各种类型的缺氧所引起的变化既相似,又不同。下面以低张性缺氧为例说明缺氧对机体的影响。

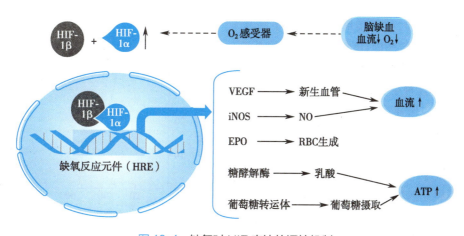

图10-4 缺氧时HIF表达的调控机制

(二) 损伤性变化

缺氧可引起细胞膜、线粒体以及溶酶体等发生一些损伤性变化。

1. **细胞膜损伤** 缺氧时 ATP 生成减少,细胞膜上 Na$^+$-K$^+$-ATP 酶功能降低,加上缺氧时细胞内乳酸增多,pH 降低,使细胞膜通透性升高,细胞内 Na$^+$、水增多,细胞水肿;细胞内 Na$^+$ 增多和 K$^+$ 减少,还可使细胞膜电位负值变小,影响细胞功能。严重缺氧时,细胞膜对 Ca^{2+} 的通透性增高,Ca^{2+} 内流增多,同时因为细胞膜钙泵和肌质网对钙的摄取均是主动转运过程,需水解 ATP,由于缺氧时 ATP 减少使 Ca^{2+} 的外流和被肌质网摄取减少,使肌质 Ca^{2+} 浓度增加。Ca^{2+} 可抑制线粒体的呼吸功能,激活磷脂酶,使膜磷脂分解。此外,Ca^{2+} 还可激活钙依赖的蛋白水解酶,使黄嘌呤脱氢酶转变为黄嘌呤氧化酶,从而增加氧自由基的形成,加重细胞的损伤。

2. **线粒体损伤** 急性缺氧时,线粒体氧化磷酸化功能降低,ATP 生成减少。严重缺氧可引起线粒体结构损伤,表现为线粒体肿胀、线粒体嵴断裂、溶解,外膜破裂和基质外溢等。缺氧引起线粒体损伤的机制在于:缺氧时产生大量氧自由基诱发脂质过氧化反应,破坏线粒体膜的结构和功能;缺氧时细胞内 Ca^{2+} 超载,线粒体摄取钙增多,并在线粒体内聚集形成磷酸钙沉积,抑制氧化磷酸化,ATP 生成减少。

3. **溶酶体损伤** 酸中毒和钙超载可激活磷脂酶,分解膜磷脂,使溶酶体膜的稳定性降低,通透性增高,严重时溶酶体可以破裂。溶酶体内蛋白水解酶逸出引起细胞自溶,溶酶体酶进入血液循环可破坏多种组织、细胞,造成广泛的损伤。

二、呼吸系统的变化

(一) 肺通气量增大

PaO$_2$ 降低可刺激颈动脉体和主动脉体化学感受器,反射性兴奋呼吸中枢,使呼吸加深、加快,肺通气量增加,称为低氧通气反应(hypoxic ventilatory response,HVR),这是对急性缺氧最重要的代偿反应,其意义在于:①呼吸加深、加快可把原来未参与换气的肺泡调动起来,增大呼吸面积,提高氧的弥散,同时更多的新鲜空气进入肺泡,提高肺泡气氧分压、PaO$_2$ 和 SaO$_2$;②呼吸深快时胸廓活动幅度增大,胸腔负压增加,促进静脉回流,回心血量增多,促使肺血流量和心排血量增加,有利于气体在肺内的交换和氧在血液的运输。低氧通气反应是人类生来就有的特性,个体间有较大差异。低氧通气反应高者对低氧环境的适应能力强。反之,低氧通气反应低者的适应能力弱,进入高原后易患高原病,高原病是由高原低压缺氧引起的一种高原特发性疾病。

低氧通气反应的强度与缺氧程度和缺氧持续的时间有关。肺泡气氧分压维持在 60mmHg 以上时,肺通气量变化不明显;肺泡气氧分压低于 60mmHg 时,肺通气量随肺泡气氧分压降低而显著增加(图 10-5)。

由平原进入高原后,人体肺通气量立即增加(初抵 4 000m 高原时肺通气量较平原水平约高 65%),4~7 天后达到高峰(可达平原水平的 5~7 倍),久居高原后,肺通气量逐渐回降,仅较平原高 15% 左右。这种变化的机制在于,进入高原初期肺通气反应增强是由低 PaO$_2$ 刺激外周化学感受器引起的,但此时的过度通气可导致低碳酸血症和呼吸性碱中毒,脑脊液中 CO$_2$ 分压降低,pH 增高,对脑干化学感受器的刺激减弱,部分抵消外周化学感受器兴奋呼吸的作用。数日后,通过肾脏代偿性排出 HCO$_3^-$,HCO$_3^-$ 也逐渐通过血脑屏障进入血液,使脑组织中 pH 逐渐恢复正常,解

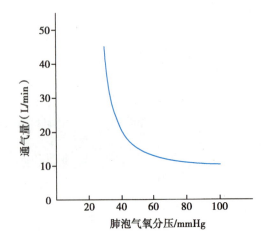

图 10-5 肺泡气氧分压与通气量之间的关系

除对中枢化学感受器的抑制作用,外周化学感受器兴奋呼吸的作用得以充分发挥,肺通气量显著增加。在高原停留一段时间后或久居高原的人,由于外周化学感受器对低氧的敏感性降低,通气反应逐渐减弱,这也是一种慢性适应性反应,因为肺通气量增加时呼吸肌耗氧量增加,可加剧机体氧的供需矛盾。

血液性缺氧、循环性缺氧及组织性缺氧时,由于动脉血氧分压正常,肺通气量无明显变化。

(二)高原肺水肿

少数人从平原快速进入 2 500m 以上高原时,可因低压缺氧而发生一种高原特发性疾病,即高原肺水肿(high-altitude pulmonary edema,HAPE),临床表现为呼吸困难、严重发绀、咳粉红色泡沫痰或白色泡沫痰、肺部有湿啰音等。高原肺水肿的发生机制尚不十分明了,可能与下列因素有关:①缺氧引起肺血管收缩,肺动脉压增高,肺毛细血管内压增高,血浆、蛋白和红细胞经肺泡-毛细血管壁漏出至间质或肺泡;②缺氧可引起肺血管内皮细胞通透性增高,液体渗出增加;③缺氧时外周血管收缩,肺血流量增多,液体容易外漏;④肺水清除障碍。肺泡上皮具有主动转运清除肺泡内液体的功能。缺氧时肺泡上皮的钠水主动转运系统相关蛋白表达降低,对肺泡内钠和水的清除能力降低。

(三)中枢性呼吸衰竭

当 $PaO_2<30mmHg$ 时,可严重影响中枢神经系统的能量代谢,直接抑制呼吸中枢,导致肺通气量减少。中枢性呼吸衰竭表现为呼吸抑制,呼吸节律和频率不规则,出现周期性呼吸甚至呼吸停止。周期性呼吸(periodic breathing)表现为呼吸加强与减弱减慢甚至暂停交替出现,常见的有潮式呼吸和间停呼吸两种形式。潮式呼吸又称陈-施呼吸(Cheyne-Stokes respiration),其特点是呼吸逐渐增强、增快,再逐渐减弱、减慢,与呼吸暂停交替出现;间停呼吸又称比奥呼吸(Biot breathing),其特点是在一次或多次强呼吸后继以长时间呼吸停止,之后再次出现数次强的呼吸。

三、循环系统的变化

(一)心脏功能和结构变化

1. **心率** 急性轻度或中度缺氧时,低氧通气反应增强,呼吸运动增强刺激肺牵张感受器,反射性兴奋交感神经,使心率加快,有利于增加血液循环对氧的运输,是机体对缺氧的一种代偿性反应。严重缺氧可直接抑制心血管运动中枢,并引起心肌能量代谢障碍,使心率减慢。

2. **心肌收缩力** 缺氧初期,交感神经兴奋,作用于心脏 β-肾上腺素能受体,使心肌收缩力增强。以后,若心肌细胞本身发生了缺氧,则可降低心肌的舒缩功能,使心肌收缩力减弱。极严重的缺氧可直接抑制心血管运动中枢,并引起心肌的能量代谢障碍和心肌收缩蛋白破坏,使心肌收缩力减弱。

3. **心排血量** 进入高原初期,心排血量增加,久居高原后,心排血量逐渐回降。低张性缺氧时,心排血量增加的机制主要是交感神经兴奋使心率加快、心肌收缩力增强,以及因呼吸运动增强导致的回心血量增加。心排血量增加有利于增加对器官组织的血液供应,是急性缺氧时的重要代偿机制。极严重的缺氧可因心率减慢、心肌收缩力减弱以及回心血量减少,使心排血量降低。

4. **心律** 严重缺氧可引起窦性心动过缓、期前收缩,甚至发生心室颤动。PaO_2 过度降低可经颈动脉体反射性地兴奋迷走神经,引起窦性心动过缓。缺氧时细胞内、外离子分布改变,心肌细胞内 K^+ 减少,Na^+ 增多,静息膜电位降低,心肌兴奋性和自律性增高,传导性降低,易发生异位心律和传导阻滞。

5. **心脏结构改变** 久居高原或慢性阻塞性肺疾病患者,由于持久的肺动脉压升高和血液黏滞度增加,使右心室负荷加重,右心室肥大,严重时发生心力衰竭。

(二)血流分布改变

缺氧时,全身各器官的血流分布发生改变,心和脑的血流量增多,而皮肤、胃肠道、骨骼肌和肾脏等组织的血流量减少。例如,到达 3 000m 高原 12 小时后,脑血流量可增加33%。缺氧时血流重新分布的机制是:①不同器官血管的 α-肾上腺素受体密度不同,对儿茶酚胺的反应性不同。皮肤、胃肠道和肾脏等的血管 α-肾上腺素受体密度高,对儿茶酚胺的敏感性较高,缺氧时交感神经兴奋、儿茶酚胺释放增多,这些部位的血管收缩明显,血流量减少。②局部代谢产物对血管的调节。心脏和脑组织缺氧时产生大量的乳酸、腺苷、前列环素(PGI_2)等代谢产物,这些代谢产物可引起局部组织血管扩张,从而使组织血流量增多。③不同器官血管对缺氧的反应性不同。缺氧引起心、脑血管平滑肌细胞膜的 Ca^{2+} 激活钾通道(K_{Ca})和 ATP 敏感性钾通道(K_{ATP})开放,钾外流增多,细胞膜超极化,Ca^{2+} 内流减少,血管平滑肌松弛,血管扩张。与之相反,缺氧引起肺血管平滑肌细胞膜钾离子通道关闭,细胞膜去极化,Ca^{2+} 内流增多,肺血管收缩。

　　缺氧时血液重新分布有利于保证重要生命器官氧的供应,具有重要的代偿意义。但如果反应过于强烈,则可产生不利的影响。例如,在平原生活的人进入高原后,脑血流量增多,有利于保证脑的血氧供应,但如果脑血流量增加过多,超过脑室和脊髓腔的缓冲能力,则可引起颅内压显著增高,成为剧烈头痛等高原反应症状发生的重要机制。

(三) 肺循环的变化

　　急性缺氧引起肺血管收缩,慢性缺氧在引起肺血管收缩的同时还可引起以管壁增厚、管腔狭窄为特征的肺血管结构改建,导致持续的肺动脉高压。

　　1. 缺氧性肺血管收缩　肺循环的特点是流量大、压力低、阻力小、容量大,有利于使流经肺的血液充分氧合。肺泡气 PO_2 降低可引起该部位肺小动脉收缩,称为缺氧性肺血管收缩(hypoxic pulmonary vasoconstriction,HPV)。HPV 的生理学意义在于减少缺氧肺泡周围的血流,使这部分血流转向通气充分的肺泡,有利于维持肺泡通气与血流的适当比例,从而维持较高的 PaO_2。正常情况下,由于重力的作用,肺尖部的血流量相对不足,该部位肺泡气中的氧不能充分被血液运走。当缺氧引起较广泛的肺血管收缩导致肺动脉压升高时,肺尖部的血流相对增加,使这部分的肺泡通气得到更充分的利用。由此可以看出,HPV 是对缺氧的一种代偿性反应。但过强的 HPV,则是高原肺水肿发生的重要机制。临床研究发现,高原肺水肿患者的 HPV 和肺动脉压显著高于同海拔健康人。

　　2. 缺氧性肺动脉高压　慢性缺氧不仅使肺小动脉长期处于收缩状态,还可引起肺血管结构改建,表现为无肌型微动脉肌化,小动脉中层平滑肌增厚,管腔狭窄,同时肺血管壁中胶原和弹性纤维沉积,血管硬化,顺应性降低,形成持续的缺氧性肺动脉高压(hypoxic pulmonary hypertension,HPH)。持久的肺动脉高压,可因右心室后负荷增加而导致右心室肥大以致衰竭。缺氧性肺动脉高压是肺源性心脏病和高原性心脏病发生的中心环节。

　　急性缺氧引起的肺动脉压升高在解除缺氧后可迅速恢复正常,而慢性缺氧导致的肺动脉高压在解除缺氧后仅有部分恢复,达不到正常水平,说明 HPH 的发生机制包括血管收缩和结构改建两个方面,主要机制有:①长期缺氧可选择性抑制肺动脉 K_V 通道 α 亚单位的表达,使外向性 K^+ 电流减少,细胞膜去极化,Ca^{2+} 内流增加,在引起血管收缩的同时促进平滑肌细胞增殖;②缺氧可引起缩血管物质产生增多,舒血管物质产生减少,它们在引起血管收缩的同时,可促进血管平滑肌细胞、成纤维细胞增殖,以及细胞外基质沉积;③缺氧时细胞内 ROS 增多,可激活 RhoA、Rho 激酶进而提高肌球蛋白轻链的磷酸化水平(MLC-P),引起平滑肌持续收缩,同时,RhoA 可与低氧诱导因子-1 一起,上调多种增殖相关基因的表达,促进细胞增殖;④肺血管持续收缩,可通过细胞骨架应力变化等途径促进细胞增殖。

(四) 组织毛细血管增生

　　慢性缺氧可引起组织中毛细血管增生,尤其是心脏和脑的毛细血管增生更为显著。缺氧时毛细血管增生的机制主要在于:缺氧时 HIF-1 表达增多,上调血管内皮生长因子(VEGF)等基因的表达,进而促进毛细血管增生。另外,缺氧时 ATP 生成减少,腺苷增多,也可刺激血管生成。组织中毛细血管增生、密度增大,缩短了氧从血管向组织细胞弥散的距离,增加了组织供氧量,具有代偿意义。

四、血液系统的变化

缺氧可使骨髓造血增强、红细胞增多及氧合 Hb 解离曲线右移,从而增加氧的运输和释放,在缺氧的代偿中有重要意义。

(一)红细胞和血红蛋白增多

由平原进入高原后,人体红细胞和血红蛋白均显著增加,缺氧程度越重,持续时间越长,红细胞和血红蛋白增加越显著。慢性缺氧时红细胞增多主要是由骨髓造血增强所致,其机制是:缺氧引起肾小管旁间质细胞内 HIF-1 表达增多,活性增高,进而促进促红细胞生成素(erythropoietin,EPO)基因表达,使 EPO 合成释放增多。EPO 主要通过调节红系的增生和分化、抑制原红细胞和早幼红细胞凋亡等途径,使红细胞生成增加。

红细胞和血红蛋白含量增多可增加血氧容量和血氧含量,增加组织的供氧量,是机体对慢性缺氧的一种重要代偿性反应。大多数人进入高原后红细胞增加到一定程度后即趋于稳定,但有少数人的红细胞会过度增多(Hb 可达 210~280g/L,血细胞比容可达 60%~90%)。此时,因血液黏滞度和血流阻力显著增加,导致微循环障碍,加重组织细胞缺氧,并易导致血栓形成等并发症,出现头痛、头晕、失眠等多种症状,称为高原红细胞增多症。

(二)红细胞内 2,3-DPG 增多、红细胞释氧能力增强

从平原进入高原后,红细胞内 2,3-DPG 含量迅速增高,返回平原后迅速恢复。2,3-DPG 的功能主要是调节血红蛋白与氧的亲和力:①2,3-DPG 与去氧血红蛋白(HHb)结合,使其空间结构稳定,从而导致结合氧的能力降低;②2,3-DPG 本身为酸性,2,3-DPG 增多,使红细胞内 pH 降低,通过波尔(Bohr)效应降低血红蛋白与氧的亲和力。缺氧时,红细胞中的 2,3-DPG 含量增多,氧解离曲线右移,有利于红细胞释放出更多的氧,供组织、细胞利用。

红细胞内 2,3-DPG 是在糖酵解支路中产生的,其含量多少取决于糖酵解速度、二磷酸甘油酸变位酶(DPGM)和 2,3-DPG 磷酸酶(DPGP)的活性,以及 2,3-DPG 与血红蛋白的结合量。DPGM 催化它的合成,DPGP 促进它的分解。缺氧时,2,3-DPG 增多的机制是:①生成增多。低张性缺氧时氧合血红蛋白(HbO$_2$)减少,HHb 增多。HbO$_2$ 的中央孔穴小,不能结合 2,3-DPG,而 HHb 的中央孔穴大,可结合 2,3-DPG(图 10-6)。HHb 增多,对 2,3-DPG 的结合增加,红细胞内游离的 2,3-DPG 减少,使 2,3-DPG 对磷酸果糖激酶(PFK)和 DPGM 的抑制作用减弱,从而使糖酵解增强,2,3-DPG 生成增多。另外,缺氧时代偿性过度通气引起呼吸性碱中毒,以及由于 HHb 稍偏碱性,致使 pH 增高,激活磷酸果糖激酶(PFK)使糖酵解增强,同时增强 DPGM 的活性,2,3-DPG 合成增加。②分解减少。pH 增高可抑制 DPGP 的活性,使 2,3-DPG 分解减少(图 10-7)。

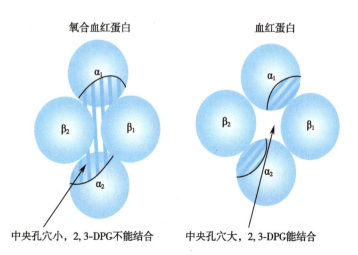

图 10-6　2,3-DPG 与 HHb 结合的孔穴示意图

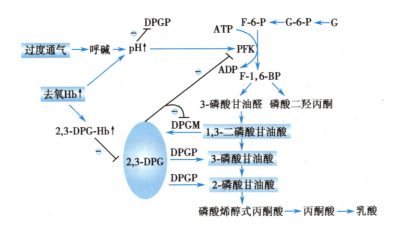

图 10-7　缺氧时红细胞 2,3-DPG 增多的机制

五、中枢神经系统的变化

脑的重量仅为体重的 2%~3%,而脑血流量却占心排血量的 15%,脑的氧耗量占机体总氧耗量的 23%。脑组织的能量主要来源于葡萄糖的有氧氧化,而脑内葡萄糖和氧的储备量很少,因此脑组织对缺氧极为敏感。一般情况下,脑组织完全缺氧 15 秒,即可引起昏迷;完全缺氧 3 分钟以上,可致昏迷数日;完全缺氧 8~10 分钟,常致脑组织发生不可逆损害。

急性缺氧可引起头痛、思维能力降低、情绪激动及动作不协调等。严重者可出现惊厥或意识丧失。慢性缺氧时神经精神症状较为缓和,表现为注意力不集中,记忆力减退,易疲劳,轻度精神抑郁等。缺氧引起的脑组织形态学变化主要是脑细胞肿胀、变形、坏死及间质脑水肿。

缺氧引起中枢神经系统功能障碍的机制较复杂。神经细胞膜电位的降低,神经递质的合成减少、ATP 的生成不足、酸中毒、细胞内游离 Ca^{2+} 增多、溶酶体酶的释放以及细胞水肿等,均可导致神经系统的功能障碍,甚至神经细胞结构的破坏。极少数人进入 3 000m 以上高原后,可发生脑水肿,表现为剧烈头痛,共济失调和昏迷,救治不及时易致死亡。

第四节 | 缺氧治疗的病理生理学基础

缺氧治疗的主要原则是针对病因治疗、纠正缺氧,调整组织氧供需平衡。

一、去除病因

去除病因或消除缺氧的原因是缺氧治疗的前提和关键。对高原脑水肿患者应尽快脱离高原缺氧环境;对慢性阻塞性肺疾病、支气管哮喘、严重急性呼吸综合征等患者应积极治疗原发病,改善肺的通气和换气功能;对先天性心脏病患者,应及时进行手术治疗,对各类中毒引起缺氧的患者,应及时解毒。

二、氧疗

气体疗法中常用气体有氧气、氢气、二氧化碳、氮气等。通过吸入氧分压较高的空气或纯氧治疗疾病的方法称为氧疗(oxygen therapy)。临床上常在综合判断组织供氧、需氧的平衡后,选择合适的混合气体或纯氧进行氧疗,达到提高血氧、改善氧供、降低呼吸功和减少心肌做功的目的,是治疗缺氧的首要措施。

(一) 不同类型缺氧的治疗

氧疗对各种类型的缺氧均有一定的疗效,但对不同类型缺氧的疗效不尽相同。吸氧能有效提高肺泡气氧分压,促进氧在肺中的弥散与交换,提高动脉血氧分压、血氧含量和血氧饱和度,因而对高原、高空缺氧以及因肺通气功能和/或换气功能障碍等引起的低张性缺氧是非常有效的。大多数急性高原病患者经吸氧、休息后,症状缓解,甚至痊愈。常压氧疗对由右向左分流所致的缺氧作用较小,因为吸入的氧无法对经动-静脉短路流入左心的血液起氧合作用。但吸入纯氧可使血浆中物理溶解的氧量从 0.3ml/dl 增至 2.0ml/dl,从而使动脉血氧含量增加 10% 左右。高压氧疗(3 个大气压)可使血浆中物理溶解的氧增至 6ml/dl。血液性缺氧和循环性缺氧患者氧疗的作用主要是提高动脉血氧分压、增加血液中物理溶解的氧量,同时加快氧向组织、细胞的弥散速度,改善组织供氧。此外,CO 中毒患者吸入纯氧(特别是高压氧)不仅可使血氧分压增高,还可通过氧与 CO 竞争和血红蛋白的结合促使碳氧血红蛋白解离,治疗效果较好。组织性缺氧时组织的供氧是正常的,此时的主要问题是细胞对氧的利用障碍,氧疗的效果不及其他类型的缺氧。近年来,将氢气和氧气混合进行治疗,获得了较好的临床效果,其机制尚未完全明确,可能是氢氧混合气体密度低,氧气更容易弥散到组织细胞;氢气能够有选择地清除过量的活性氧等。另外,临床上降低组织氧代谢需求,增加组织缺氧耐受性也十分重要,如低温麻醉能降低机体耗氧率,脑损伤时用冰帽降温等降低脑组织代谢等。

(二)防止氧中毒

氧疗虽然对治疗缺氧十分重要,但其有氧中毒、肺不张、呼吸抑制(多见于Ⅱ型呼吸衰竭)等副作用。长时间吸入氧分压过高的气体可引起组织、细胞损害,称为氧中毒(oxygen intoxication)。氧中毒的发生主要取决于吸入气氧分压。吸入气氧分压(PiO_2)与吸入气体的压力(PB)和氧浓度(FiO_2)成正比,$PiO_2 = (PB-47) \times FiO_2$(其中 47 为水蒸气压力,单位是 mmHg)。在高气压环境下(高压舱、潜水),以及长时间、高流量、吸入纯氧时容易发生氧中毒。尤其早产儿长时间吸入高浓度氧可导致晶状体后纤维增生等多种疾病。氧中毒的发生与活性氧的毒性作用有关。正常情况下,进入组织、细胞的氧有少部分在代谢过程中产生活性氧(包括超氧阴离子、过氧化氢、羟自由基和单线态氧等),并不断被清除。当供氧过多时,活性氧的产生增多,超过机体的清除能力,就会引起组织、细胞损伤。临床工作中氧中毒可使动脉血氧分压进一步下降,加重缺氧,造成难以调和的治疗矛盾,故须严防氧中毒的发生。

(李 聪 闫庆峰)

? 思考题

1. 什么是缺氧?引起各型缺氧的原因分别有哪些?
2. 试比较四种类型缺氧的血氧变化特点并分析其原因。
3. 什么是发绀?发绀患者是否一定有缺氧发生?为什么?
4. 请分析氧疗对不同类型缺氧患者的疗效。

思考题解题思路

本章目标测试

本章思维导图

本章数字资源

第十一章 | 发 热

正常生理情况下,人的体温调节系统通过调控机体产热和散热间的平衡维持体温的相对稳定,以适应新陈代谢和正常生命活动的需要。正常成人体温维持在37℃左右,一昼夜波动范围不超过1℃。即使当人处在严寒或酷热的极端气温时,体温变化也很少超过0.6℃。体温调节受到高级中枢和次级中枢的调控,体温调节的高级中枢位于视前区下丘脑前部(preoptic anterior hypothalamus,POAH),延髓、脊髓等部位作为体温调节的次级中枢。另外,大脑皮质也参与体温的行为性调节。"调定点"(set point,SP)学说认为体温调节中枢设定有一个体温调节点即调定点,当体温偏离调定点时,体温调节系统通过调控机体产热和散热把中心温度维持在与调定点相适应的水平。

临床上,机体由于致热原的作用使体温调定点上移而引起调节性体温升高,超过0.5℃,称为发热(fever)。发热不是体温调节障碍,其体温调节功能正常,只是由于调定点上移,将体温调节到较高水平。体温升高可分为调节性体温升高和非调节性体温升高,前者即发热。非调节性体温升高时,调定点并未发生移动,而是由于体温调节障碍(如体温调节中枢损伤),或散热障碍(皮肤鱼鳞病和环境高温所致的中暑等)及产热器官功能异常(甲状腺功能亢进)等,体温调节中枢不能将体温控制在与调定点相适应的水平上,是被动性体温升高,故把这类体温升高称为过热(hyperthermia)。除上述病理性原因导致体温升高,某些生理情况也会出现体温升高,如剧烈运动、月经前期、心理性应激等。人赛跑时体温可升高3℃,这主要是肌肉产热过多所致。它们属于生理性反应,故称为生理性体温升高(图11-1),但也有学者称其为非病理性发热。

发热虽然不是独立的疾病,但在整个病程中的体温变化往往可反映病情的进程。所以,了解发热的特点,对判断病情、评价疗效和估计预后,均有重要参考意义。

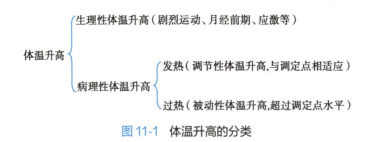

图 11-1 体温升高的分类

第一节 | 病因和发病机制

一、发热激活物

发热由发热激活物作用于机体,激活产内生致热原细胞,使其产生和释放内生致热原(endogenous pyrogen,EP),再经一些后续环节引起体温升高。发热激活物又称 EP 诱导物,包括外致热原(exogenous pyrogen)和某些体内产物。

(一)外致热原

来自体外的致热物质称为外致热原。

1. 细菌及其毒素

（1）革兰氏阳性菌：此类细菌感染是常见的发热原因。主要有葡萄球菌、链球菌、肺炎球菌，白喉杆菌和枯草杆菌等。这类细菌全菌体、菌体碎片及释放的外毒素均是重要的致热物质，如葡萄球菌释放的可溶性外毒素、A族链球菌产生的致热外毒素以及白喉杆菌释放的白喉毒素等。此外，葡萄球菌和链球菌的细胞壁中的肽聚糖（peptidoglycan），具有致热性。

（2）革兰氏阴性菌：典型菌群有大肠埃希菌、伤寒杆菌、淋球菌、脑膜炎球菌、志贺菌等。这类菌群的致热性除全菌体和细胞壁中所含的肽聚糖外，其细胞壁中所含的内毒素（endotoxin，ET）是主要的致热成分。ET的主要成分为脂多糖（lipopolysaccharide，LPS），具有高度水溶性，是效应很强的发热激活物。LPS分子包含O-多糖（或O-特异侧链）、R-核心（或核心多糖）和脂质A（lipid A）3个基本亚单位，其中脂质A是引起发热的主要成分。

ET是最常见的外致热原，耐热性高（一般需干热160℃ 2h才能灭活），是血液制品和输液过程中的主要污染物。ET无论是体内注射或是在体外与产EP细胞一起培养，都可刺激EP的产生和释放。反复注射ET可致动物产生耐受性，发热反应逐渐减弱。

（3）分枝杆菌：典型菌群为结核分枝杆菌。其全菌体及细胞壁中所含的肽聚糖、多糖和蛋白质都具有致热作用。结核病是伴有发热的典型临床疾病。结核分枝杆菌活动性感染者多数有明显发热和盗汗，且往往在其他临床症状之前出现。结核病时EP可能有3种来源：①细菌与单核巨噬细胞相互作用；②反应性肉芽肿；③对分枝杆菌产物的反应。

2. 病毒 病毒感染是常见的人体传染病致病途径。常见病毒有流感病毒、冠状病毒、麻疹病毒、柯萨奇病毒等。流感等病毒感染的最主要症状就是发热。给动物静脉内注射病毒，在引起发热的同时，循环血中出现EP；将白细胞与病毒在体外一起培育，可产生EP。病毒以其全病毒体和其所含的血细胞凝集素致热。病毒反复注射也可导致动物产生耐受性。

3. 真菌 许多真菌感染引起的疾病也伴有发热。如白念珠菌感染所致的鹅口疮、肺炎、脑膜炎；组织胞浆菌、球孢子菌和副球孢子菌引起的深部感染；新型隐球菌所致的慢性脑膜炎等。真菌的致热因素是全菌体及菌体内所含的荚膜多糖和蛋白质。

4. 螺旋体 螺旋体感染也是引起发热的原因之一。常见的有钩端螺旋体、回归热螺旋体和梅毒螺旋体。钩端螺旋体感染后，主要表现是发热、头痛、乏力，钩体内含有溶血素和细胞毒因子等。回归热螺旋体感染可导致回归热，表现为周期性高热，其代谢裂解产物入血后引起高热。梅毒螺旋体感染后可伴有低热，可能是螺旋体内所含的外毒素所致。

5. 疟原虫 疟原虫感染人体后，其潜隐子进入红细胞并发育成裂殖子，当红细胞破裂时，大量裂殖子和代谢产物（疟色素等）释放入血，引起高热。

（二）体内产物

1. 抗原抗体复合物 抗原抗体复合物对产EP细胞有激活作用。用牛血清白蛋白致敏家兔，然后将其血清转移给正常家兔，再用特异性抗原攻击受血动物，可引起其发生明显的发热反应。但牛血清白蛋白对正常家兔无致热作用。这表明抗原抗体复合物可能是发热的激活物。

2. 类固醇 体内某些类固醇（steroid）产物有致热作用，睾酮的中间代谢产物——本胆烷醇酮（etiocholanolone）是其典型代表。某些周期性发热的患者，血浆中的本胆烷醇酮的浓度有所增高，与发热的发生有关。人体白细胞与本胆烷醇酮一起培育，经几小时激活也能产生和释放EP。石胆酸也有类似作用。此外，尿酸结晶等对产EP细胞也有一定的激活作用。

3. 体内组织的大量破坏 严重的心脏病急性发作、大手术后、X线或核辐射等导致机体组织大量破坏，均可引起发热，严重者可持续数天。

二、内生致热原

产内生致热原细胞在发热激活物的作用下，产生和释放的能引起体温升高的物质，称为内生致热原。

(一)内生致热原的种类

产 EP 细胞在发热激活物的作用下所释放的产物统称 EP,现分述如下。

1. 白细胞介素-1(interleukin-1,IL-1) 是由单核细胞、巨噬细胞、内皮细胞、星状细胞、胶质细胞及肿瘤细胞等多种细胞在发热激活物的作用下所产生的多肽类物质,目前已发现两种亚型:IL-1α 和 IL-1β。IL-1α 是酸性蛋白质,IL-1β 是中性蛋白质,其基因编码的多肽前体分子的分子量均是 31kDa,成熟型分子量分别为 17kDa 和 17.5kDa。IL-1α 和 IL-1β 二者虽然仅有 26% 的氨基酸序列相同,但作用于相同的受体,有相同的生物学活性。IL-1 受体广泛分布于脑内,密度最大的区域位于最靠近体温调节中枢的下丘脑外侧。将提纯的 IL-1 导入脑室或静脉注射后,均可引起发热(体温升高 0.5℃ 以上),大剂量可引起双相热。这些反应可被水杨酸钠(解热药)阻断。在 ET 引起发热的动物,循环血内也有大量 IL-1 出现。IL-1 不耐热,70℃ 30 分钟即丧失活性。

2. 肿瘤坏死因子(tumor necrosis factor,TNF) 也是重要的 EP 之一。据报道,多种外致热原,如葡萄球菌、链球菌、内毒素等都可诱导巨噬细胞、淋巴细胞等产生和释放 TNF。TNF 也有两种亚型:TNF-α 和 TNF-β,TNF-α 由 157 个氨基酸组成,分子量为 17kDa;TNF-β 由 171 个氨基酸组成,分子量为 25kDa。二者有相似的致热活性。TNF 也不耐热,70℃ 30 分钟失活。将提纯的 TNF 经静脉注射或脑室导入,均可引起发热(体温升高),大剂量可引起双相热。这些反应可被环加氧酶抑制剂布洛芬阻断。另外,TNF-α 在体内和体外都能刺激 IL-1β 的产生,IL-1β 也可诱导 TNF-α 的产生。

3. 干扰素(interferon,IFN) 是一种具有抗病毒、抗肿瘤作用的蛋白质,主要由单核细胞和淋巴细胞产生,有 IFN-α、IFN-β 和 IFN-γ 三种类型,均与发热有关。IFN-α 与 IFN-β 有明显的氨基酸同源性,但 IFN-β 对人体的致热性低于 IFN-α。IFN-γ 不同于 IFN-α,两者只有大约 17% 的同源性,均对人体有致热性,但作用方式可能不同。IFN 反复注射可产生耐受性。IFN 不耐热,60℃ 40 分钟可灭活。

4. 白细胞介素-6(interleukin-6,IL-6) 是一种由 184 个氨基酸组成的蛋白质,分子量为 21kDa,是由单核细胞、纤维细胞和内皮细胞等分泌的细胞因子,ET、病毒、IL-1、TNF、血小板生长因子等都可诱导其产生和释放。

由于 IL-6 能引起各种动物的发热反应,也被认为是 EP 之一,但作用弱于 IL-1 和 TNF。主要证据:给大鼠腹腔注射致热剂量的 LPS,可引起血浆和脑脊液中 IL-6 浓度明显增高;静脉或脑室内注射 IL-6,可致体温明显升高,布洛芬或吲哚美辛可阻断其作用;TNF-α 和 IL-1β 都能诱导 IL-6 的产生,而 IL-6 则下调 TNF-α 和 IL-1β 的表达。

5. 巨噬细胞炎症蛋白-1(macrophage inflammatory protein-1,MIP-1) 是内毒素作用于巨噬细胞所诱生的肝素结合蛋白。它包括两种类型,即 MIP-1α 和 MIP-1β,两者同源性很高。已证明用纯化 MIP-1 给家兔静脉注射可引起剂量依赖性单相热。

此外,白细胞介素-2(interleukin-2,IL-2)、睫状神经营养因子(ciliary neurotrophic factor,CNTF)、白细胞介素-8(interleukin-8,IL-8),以及内皮素(endothelin)等也被认为与发热有一定的关系。

(二)内生致热原的产生和释放

内生致热原的产生和释放是一个复杂的细胞信息传递和基因表达调控的过程。这一过程包括产 EP 细胞的激活、EP 的产生和释放。

所有能够产生和释放 EP 的细胞都称为产 EP 细胞,包括单核细胞、巨噬细胞、内皮细胞、淋巴细胞、星状细胞以及肿瘤细胞等。当这些细胞与发热激活物如 LPS 结合后,即被激活,从而启动 EP 的合成。经典的产 EP 细胞活化方式主要包括以下两种。

1. Toll 样受体(Toll-like receptor,TLR)**介导的细胞活化** 首先 LPS 与血清中 LPS 结合蛋白(lipopolysaccharide binding protein,LBP)结合,形成复合物。接着,LBP 将 LPS 转移给可溶性 CD14(sCD14),形成 LPS-sCD14 复合物,再作用于上皮细胞和内皮细胞上的受体,使细胞活化。对于单核巨噬细胞,LPS 与 LBP 形成复合物后,再与细胞表面 CD14(mCD14)结合,形成三重复合物,从而启动细胞内激活机制。较大剂量的 LPS 可不通过 CD14 途径直接激活单核巨噬细胞产生 EP。

LPS 信号转入细胞内可能尚需另一种跨膜蛋白 TLR 参与。TLR 将信号通过类似 IL-1 受体活化的信号转导途径,激活核因子(NF-κB),启动 IL-1、TNF、IL-6 等细胞因子的基因表达,合成内生致热原。EP 在细胞内合成后即可释放入血。

2. T 细胞受体(T cell receptor,TCR)**介导的 T 淋巴细胞活化途径**　主要为革兰氏阳性菌的外毒素如金黄色葡萄球菌肠毒素(staphylococcal enterotoxin,SE)和中毒休克综合征毒素-1(toxic shock syndrome toxin-1,TSST-1),以超抗原(super antigen,SAg)形式活化细胞,此种方式亦可激活 B 淋巴细胞及单核巨噬细胞。SAg 与淋巴细胞的 TCR 结合后导致多种蛋白酪氨酸激酶(protein tyrosine kinase,PTK)的活化,胞内多种酶类及转录因子参与这一过程。在 T 淋巴细胞活化过程中,磷脂酶 C(phospholipase C,PLC)和鸟苷酸结合蛋白 P21ras(Ras)途径具有重要作用:①PLC 途径:PTK 活化促进 PLC 磷酸化后激活,分解细胞膜上的磷脂酰肌醇二磷酸(phosphatidylinositol diphosphate,PIP_2)生成三磷酸肌醇(inositol triphosphate,IP_3)和甘油二酯(diacylglycerol,DAG);IP_3 可促使胞外 Ca^{2+} 内流及肌质网 Ca^{2+} 释放进而活化核因子(NF-AT);DAG 可激活蛋白激酶 C(PKC)进而促使多种核因子如 NF-κB 等活化。②Ras 途径:活化的 PTK 使 Ras 转化为活性形式后,可经 Raf-1 激活 MAPK,使 Fos 和 JUN 家族转录因子活化。以上这些转录因子活化入核后即可启动 T 淋巴细胞活化与增殖,并大量合成和分泌 TNF、IL-1 和 IFN 等。

三、发热时的体温调节机制

(一)体温调节中枢

体温调节中枢位于 POAH,该区含有温度敏感神经元,对来自外周和深部温度信息起整合作用。损伤该区可导致体温调节障碍。另外一些部位,如中杏仁核(medial amydaloid nucleus,MAN)、腹中膈区(ventral septal area,VSA)和弓状核则对发热时的体温产生负向影响。当前,基于李楚杰提出的发热体温正负调节学说,认为发热体温调节中枢可能由两部分组成,一个是正调节中枢,主要包括 POAH 等,另一个是负调节中枢,主要包括 VSA、MAN 等。当外周致热信号传入中枢后,启动体温正负调节机制,一方面通过正调节介质使体温上升,另一方面通过负调节介质限制体温升高。正负调节相互作用的结果决定调定点上移的水平及发热的幅度和时程。

(二)致热信号传入中枢的途径

外周血中 EP 进入脑内到达体温调节中枢的途径可能主要涉及以下几点。

1. EP 通过血脑屏障转运入脑　这是一种较直接的信号传递方式。研究中观察到,在血脑屏障的毛细血管床部位分别存在有 IL-1、IL-6、TNF 的可饱和转运机制,推测其可将相应的 EP 特异性地转运入脑。另外,作为细胞因子的 EP 也可能从脉络丛部位渗入或者易化扩散入脑,通过脑脊液循环分布到 POAH。但这些推测还缺乏有力的证据,待进一步证实。

2. EP 通过终板血管器作用于体温调节中枢　终板血管器(organum vasculosum of lamina terminalis,OVLT)位于视隐窝上方,紧靠 POAH,是血脑屏障的薄弱部位。该处存在有孔毛细血管,对大分子物质有较高的通透性。EP 可能由此入脑。但也有学者认为,EP 并不直接进入脑内,而是被分布在此处的相关细胞(巨噬细胞、神经胶质细胞等)的膜受体识别结合,产生新的信息介质,将致热原的信息传入 POAH。

(三)发热中枢调节介质

研究证实,进入脑内的 EP 不是引起调定点上升的最终物质,EP 可能首先作用于体温调节中枢,引起发热中枢介质的释放,从而使调定点改变。发热中枢介质可分为两类:正调节介质和负调节介质。

1. 正调节介质

(1)前列腺素 E(prostaglandin E,PGE):作为中枢介质的主要依据:EP 诱导的发热期间,下丘脑合成和释放 PGE,动物脑脊液(cerebrospinal fluid,CSF)中 PGE 水平明显升高;使用 PGE 合成抑制剂如阿司匹林、布洛芬等在降低体温的同时,也降低了CSF中PGE浓度;将PGE直接注射进动物脑室内,引起明显发热,可知其致热敏感点在POAH。

但有学者认为PGE的前体花生四烯酸也是发热介质,其致热作用不受PGE拮抗剂和水杨酸类药物的影响。事实证明,多种动物脑室内给予花生四烯酸可以引起明显发热。

（2）环磷酸腺苷（cAMP）:作为重要的发热介质,主要依据:外源性cAMP（二丁酰cAMP,Db-cAMP）注入动物静脉或脑室内迅速引起发热,潜伏期明显短于EP性发热;其致热作用可被磷酸二酯酶抑制剂（减少cAMP分解）ZK62711和茶碱所增强,或被磷酸二酯酶激活剂（加速cAMP分解）烟酸减弱。ET和EP双相热期间,CSF中cAMP含量与体温呈同步性双相变化,下丘脑组织中的cAMP含量也在两个高峰期明显增多。因此,许多学者认为cAMP可能是更接近终末环节的发热介质。

（3）Na^+/Ca^{2+}比值:早在20世纪20年代,学者们就已注意到某些无机离子注入脑内能影响动物体温。20世纪70年代以来,研究主要集中在Na^+和Ca^{2+}两种离子。动物脑室内灌注Na^+可使体温很快升高,灌注Ca^{2+}则使体温很快下降;钙离子螯合剂脑室内灌注也引起体温升高。这些研究资料表明:Na^+/Ca^{2+}比值改变在发热机制中可能担负着重要中介作用。李楚杰等的研究进一步发现:用乙二醇双（2-氨基乙基醚）四乙酸（EGTA）灌注家兔侧脑室引起发热时,CSF中cAMP含量明显升高;预先灌注$CaCl_2$可阻止EGTA的致热作用,同时也抑制CSF中cAMP的增高,而且CSF中cAMP含量升高被抑制的程度与体温上升被抑制的程度呈明显正相关。因此指出:EP→下丘脑Na^+/Ca^{2+}↑→cAMP↑→调定点上移,可能是多种致热原引起发热的重要途径。

（4）促肾上腺皮质激素释放:促肾上腺皮质激素释放素（corticotrophin-releasing hormone,CRH）是一种41肽的神经激素,主要分布于室旁核和杏仁核。在应激时,它刺激垂体合成释放促肾上腺皮质激素（adrenocorticotropic hormone,ACTH）、β-内啡肽及黑素细胞刺激素等。同时,中枢CRH也具有垂体外生理功能,它是发热体温中枢正调节介质。主要证据:IL-1、IL-6等均能刺激离体和在体下丘脑释放CRH,中枢注入CRH可引起动物脑温和结肠温度明显升高;CRH单克隆抗体或CRH受体拮抗剂阻断CRH的作用,可完全抑制IL-1β、IL-6等EP的致热性。但也有实验证实,TNF-α和IL-1α诱导的发热并不依赖于CRH,在发热的动物的脑室内注射CRH使已升高的体温下降。因此,目前倾向于认为,CRH是一种双向调节介质。

（5）一氧化氮（nitric oxide,NO）:作为新型的神经递质,广泛分布于中枢神经系统。在大脑皮质、小脑、海马、下丘脑视上核、室旁核、OVLT和POAH等部位均含有一氧化氮合酶（nitric oxide synthase,NOS）。NO与发热有关,其机制可能涉及:NO作用于POAH、OVLT等部位,介导发热时的体温上升;增加棕色脂肪组织的代谢活动导致产热增加;抑制发热时负调节介质的合成与释放。

2. **负调节介质**　由于各种感染性疾病引起的发热很少超过41℃。因此,发热时体温上升的幅度被限制在特定范围内的现象称为热限（febrile limit）。热限是机体的自我保护功能和自稳调节机制,具有重要的生物学意义。现已证实,体内存在对抗体温升高的物质,主要包括精氨酸升压素、α-黑素细胞刺激素及其他一些发现于尿中的发热抑制物。

（1）精氨酸升压素:20世纪70年代,Cooper等人发现在妊娠后期妇女的血液中有一种发热抑制物质,后被证明为精氨酸升压素（arginine vasopressin,AVP）,即抗利尿激素（antidiuretic hormone,ADH）。AVP是由下丘脑神经元合成的神经垂体肽类激素,也是一种与多种中枢神经系统功能（如心血管中枢和学习记忆功能）有关的神经递质,其解热作用主要依据为:多种动物实验证实AVP脑内微量注射后,可降低LPS、PGE等诱导的发热反应;应用AVP拮抗剂或其受体阻断剂能阻断AVP的解热作用或加强致热原的发热效应。不同的环境温度中,AVP的解热作用对体温调节的效应器产生不同的影响:在外环境温度25℃时,AVP的解热效应主要表现在加强散热,而在4℃中,则主要表现在减少产热,表明AVP通过中枢机制影响效应器控制中心体温。

（2）α-黑素细胞刺激素（α-melanocyte-stimulating hormone,α-MSH）:是由腺垂体分泌的多肽激素,由13个氨基酸组成,其有解热或降温作用的依据为:在EP诱导发热期间,脑室腹中膈区α-MSH

含量升高,而且将 α-MSH 注射于此区可使发热减弱,说明其作用位点可能在腹中膈区;其解热作用与增强散热有关。在使用 α-MSH 解热时,兔耳皮肤温度增高,说明散热加强(兔主要依靠调整耳郭皮肤血流量来控制散热);内源性 α-MSH 能够限制发热的程度和持续时间:将 α-MSH 抗血清预先给家兔注射(以阻断内源性 α-MSH 的作用),再给予 IL-1 致热,其发热程度明显增加,持续时间显著延长。

（3）膜联蛋白 A1（annexin A1）:又称脂皮质蛋白-1（lipocortin-1）是 20 世纪 80 年代发现的一种钙依赖性磷脂结合蛋白。它在体内分布十分广泛,但主要存在于脑、肺等器官之中。目前的研究发现,糖皮质激素发挥解热作用依赖于脑内膜联蛋白 A1 的释放。研究中观察到,向大鼠中枢内注射膜联蛋白 A1,可明显抑制 IL-1β、IL-6、IL-8、CRH 诱导的发热反应。

（4）白细胞介素-10（interleukin-10,IL-10）:其分子量为 35~40kDa,主要是由 T 淋巴细胞产生,也可由单核细胞、胶质细胞和活化的 B 细胞产生。IL-10 能够抑制活化的 T 细胞产生细胞因子,因此曾被称为细胞因子合成抑制因子。IL-10 能抑制 LPS 诱导的各种动物的发热反应,也被认为是发热体温调节的负调节介质。其主要证据:给动物脑室或静脉内注射 IL-10,可明显抑制 LPS 引起的发热所产生的 IL-1β、TNF 和 IL-6 的增高。

（四）发热时体温调节的方式及发热的时相

调定点的正常设定值在 37℃左右。发热时,来自体内、外的发热激活物作用于产 EP 细胞,引起 EP 的产生和释放,外周 EP 入脑后,在 POAH 或 OVLT 附近,引起中枢发热介质的释放,后者相继作用于相应的神经元,使调定点上移。此时由于调定点高于中心温度,体温调节中枢对相应效应器发出指令,对产热和散热进行调整,从而把体温升高到与调定点相适应的水平。在体温上升的同时,负调节中枢也被激活,产生负调节介质,进而限制调定点的上移和体温的上升。正、负调节相互作用的结果决定体温上升的水平(图 11-2)。发热持续一定时间后,随着激活物被控制或消除,EP 及增多的介质被清除或降解,调定点迅速或逐渐恢复到正常水平,体温也相应被调控下降至正常。这个过程大致分为三个时相。

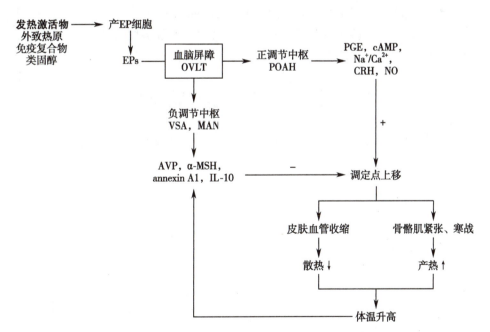

图 11-2　发热发病学示意图

1. 体温上升期　在发热的开始阶段,由于正调节占优势,调定点上移,此时原来的正常体温变成了"冷刺激",中枢接收并整合"冷"信息后,发出指令经交感神经到达散热器官,引起皮肤血管收缩和血流减少,导致皮肤温度降低和散热减少,同时指令到达产热器官,引起寒战和物质代谢加强,产热随之增加。

寒战是骨骼肌不随意的节律性收缩,由于是屈肌和伸肌同时收缩,所以不表现外功,肢体不发生伸屈运动,但产热率可比正常增加 4~5 倍。有学者认为,寒战是由寒战中枢的兴奋引起的,此中枢位于下丘脑后部,靠近第三脑室壁,正常时它被来自 POAH 的热敏神经元的神经冲动所抑制,当 POAH 受冷刺激时,这种抑制被解除,随即发生寒战。皮肤温度的下降也可刺激冷感受器通过传入途径兴奋寒战中枢。中枢发出的冲动沿两侧传导通路到达红核,再由此经脑干下降至脊髓侧索,经红核脊髓束和网状脊髓束传导到脊髓前角运动神经元,由此发出冲动到运动终板,进而引起肌肉节律性收缩。此外,由于交感神经兴奋,各种物质代谢加快,特别是棕色脂肪细胞内脂质分解和氧化增强,产热增加。

此期热代谢特点:机体一方面减少散热,另一方面增加产热,结果使产热大于散热,体温因而升高。

临床表现:由于皮肤温度的下降,患者感到发冷或恶寒(其实此时的中心温度已经开始上升)。另外,因立毛肌收缩,皮肤可出现"鸡皮疙瘩"。

2. **高温持续期(高峰期)** 当体温升高到调定点的新水平时,便不再继续上升,而是在这个与新调定点相适应的高水平上波动,所以称高温持续期,也称高峰期或极期(fastigium)。由于此期中心体温已与调定点相适应,所以寒战停止并开始出现散热反应。

热代谢特点:产热与散热在高水平保持相对平衡。

临床表现:患者有酷热感,因散热的反应皮肤血管扩张、血流量增加,皮温高于正常,患者不再感到寒冷,皮肤的"鸡皮疙瘩"也消失。此外,皮肤温度的升高加强了皮肤水分的蒸发,因而皮肤和口唇比较干燥。此期持续时间因病因不同而异,从几小时(如疟疾)、几天(如大叶性肺炎)到 1 周以上(如伤寒)。

3. **体温下降期(退热期)** 经历了高温持续期后,由于激活物、EP 及发热介质的消除,体温调节中枢的调定点返回到正常水平。这时由于血温高于调定点,POAH 的热敏神经元发放频率增加,通过调节作用使交感神经的紧张性活动降低,皮肤血管进一步扩张。

热代谢特点:散热增强,产热减少,体温开始下降,逐渐恢复到与正常调定点相适应的水平。

临床表现:大量出汗,严重者可致脱水,此期由于高血温及皮肤温度感受器传来的热信息对发汗中枢的刺激,汗腺分泌增加。退热期持续几小时或一昼夜(骤退),甚至几天(渐退)。

第二节 │ 代谢与功能的改变

除了各原发病所引起的改变,发热时的体温升高、EP 以及体温调节效应可引起一系列代谢和功能变化。

一、物质代谢的改变

体温升高时物质代谢加快。体温每升高 1℃,基础代谢率提高 13%,所以发热患者的物质消耗明显增多。如果持久发热,营养物质没有得到相应的补充,就会消耗体内的能量物质,导致消瘦和体重下降。

1. **糖代谢** 发热时由于产热的需要,能量消耗大大增加,因而对糖的需求增多,糖的分解代谢加强,糖原贮备减少。尤其在寒战期糖的消耗更大,乳酸的产量也大增。在正常情况下,肌肉主要依靠糖和脂肪的有氧氧化供给能量。寒战时肌肉活动量加大,对氧的需求大幅度增加,超过机体的供氧能力,以致产生氧债(oxygen debt),此时肌肉活动所需的能量大部分依赖无氧代谢供给。当肌肉剧烈活动时,从有氧氧化得到的能量只及糖酵解供给能量的 20% 左右,因而产生大量乳酸。当寒战停止后,由于氧债的偿还,乳酸又被逐渐消除。

2. **脂肪代谢** 发热时因能量消耗的需要,脂肪分解也明显加强。由于糖原贮备不足,加上发热患者食欲较差,营养摄入不足,机体动员脂肪贮备。另外,交感-肾上腺髓质系统兴奋性增高,脂解激素分泌增加,也促进脂肪加速分解。

棕色脂肪组织(brown adipose tissue,BAT)参与非寒战性产热。多数哺乳类动物含有 BAT,其含量不足体重的 2%,但其血管丰富,受交感神经支配和去甲肾上腺素调控,后者作用于肾上腺素受体而引起 BAT 产热。人体也含有 BAT,尤其是在婴儿期,但随年龄增长其功能逐渐减退。有资料表明,恶性疾病或死于严重烧伤伴有高代谢和发热的儿童,其肾周围的 BAT 代谢比对照者高 100%~300%。

3. 蛋白质代谢　正常成人每日须摄入约 30~45g 蛋白质才能维持总氮平衡。发热时由于高体温和 EP 的作用,促进骨骼肌蛋白分解,患者尿氮比正常人增加约 2~3 倍。此时如果未能及时补充足够的蛋白质,将产生负氮平衡。蛋白质分解加强可为肝提供大量游离氨基酸,用于急性期反应蛋白的合成和组织修复。

4. 水、盐及维生素代谢　在发热的体温上升期,由于肾血流量的减少,尿量也明显减少,Na^+ 和 Cl^- 的排泄也减少;高温持续期的皮肤和呼吸道水分蒸发的增加及退热期的大量出汗可导致水分的大量丢失,严重者可引起脱水;退热期因尿量的恢复和大量出汗,Na^+、Cl^- 排出增加。因此,高热患者高温持续期与退热期应及时补充水分和适量的电解质。

发热尤其是长期发热患者,由于糖、脂肪和蛋白质分解代谢加强,各种维生素的消耗也增多,应注意及时补充上述能量与营养物质。

二、生理功能的变化

1. 中枢神经系统功能　发热使神经系统兴奋性增高,特别是高热(40~41℃)时,患者可能出现烦躁、谵妄、幻觉,有些患者可能出现头痛。在小儿,高热比较容易引起抽搐(热性惊厥),可能与小儿中枢神经系统尚未发育成熟有关。有些高热患者神经系统可处于抑制状态,出现淡漠、嗜睡等症状,可能与 IL-1 的作用有关。

2. 循环系统功能　发热时心率加快,体温每上升 1℃,心率约增加 18 次/分,儿童可增加得更快。心率加快主要是由于血温升高刺激窦房结所致。LPS 导致的发热引起血浆中 IL-1 和 TNF 升高,它们可直接增加外周交感神经的兴奋引起心率加快。此外,下丘脑的 PGE 水平增加诱导 CRH 的分泌,CRH 可引起内侧视前区(medial preoptic area,MPO)的交感神经兴奋性增加导致心率加快。另外,代谢加强,耗 O_2 量和 CO_2 生成量增加也是影响因素之一。在一定限度内(150 次/分)心率加快可增加心排血量,但如果超过此限度,心排血量反而下降。在寒战期间,心率加快和外周血管的收缩,可使血压轻度升高;高温持续期和退热期因外周血管舒张,血压可轻度下降。少数患者可因大汗而致虚脱,甚至循环衰竭,应及时预防。

3. 呼吸功能　发热时血温升高可刺激呼吸中枢并提高呼吸中枢对 CO_2 的敏感性,再加上代谢加强、CO_2 生成增多,共同促使呼吸加深、加快,从而有更多的热量从呼吸道散发。

4. 消化功能　发热时消化液分泌减少,各种消化酶活性降低,因而产生食欲减退、口腔黏膜干燥、腹胀、便秘等临床征象。这些可能与交感神经兴奋、副交感神经抑制以及水分蒸发较多有关。也有实验证明 IL-1 和 TNF 能引起食欲减退。

三、防御功能的改变

发热对机体防御功能的影响,既有有利的一面,也有不利的一面。

1. 抗感染能力的改变　一些研究表明,有些致病微生物对热比较敏感,一定高温可将其灭活。如淋球菌和梅毒螺旋体,就可被人工发热所杀灭。一定高温也可抑制肺炎球菌。许多微生物生长、繁殖需要铁,EP 可使循环内铁的水平降低,从而使微生物的生长、繁殖受到抑制。已有实验证明,EP 能降低大鼠血清铁并增加其抗感染能力。有些研究者证明,将用天然病原感染的蜥蜴分别放置于不同的环境温度(35~42℃)中,结果在 40℃或 42℃环境中的动物都存活,而在较低温度中的动物大部分都死亡,说明发热可能提高动物的抗感染能力。

发热时,某些免疫细胞功能加强。人淋巴细胞在 39℃孵育比在 37℃孵育有更强的代谢能力,能摄取更多的胸腺核苷。人和豚鼠的白细胞最大吞噬活性分别在 38~40℃和 39~41℃。发热还可促进白细胞趋向感染局部并包裹病灶。中性粒细胞功能在 40℃时加强;巨噬细胞的氧化代谢在 40℃时明显增加。

然而,也有资料表明,持续发热也可降低免疫细胞功能和降低机体抗感染能力。例如,发热可抑制自然杀伤细胞(NK 细胞)的活性,降低感染了沙门菌的大鼠的生存率,提高内毒素中毒动物的死亡率等。

2. 对肿瘤细胞的影响　发热时产 EP 细胞所产生的大量 EP(IL-1、TNF、IFN 等)除引起发热外,大多具有一定程度的抑制或杀灭肿瘤细胞的作用。另外,肿瘤细胞长期处于相对缺氧状态,对高温比正常细胞敏感,当体温升高到 41℃左右时,正常细胞尚可耐受,肿瘤细胞则难以耐受,其生长受到抑制并可被部分灭活。因此,目前发热疗法已被用于肿瘤的综合治疗,尤其是那些对放疗或化疗产生抵抗的肿瘤,发热疗法仍能发挥一定的作用。

3. 急性期反应　急性期反应(acute phase response)是机体在细菌感染和组织损伤时所出现的一系列急性时相的反应。EP 在诱导发热的同时,也引起急性期反应。主要包括急性期蛋白的合成增多(详见第六章"应激")、血浆微量元素浓度的改变及白细胞计数的改变。急性期反应是机体防御反应的一个组成部分。

综上所述,发热对机体防御功能的影响是利弊并存,有学者认为这可能与发热程度有一定的关系。中等程度的发热可能有利于提高宿主的防御功能,但高热就有可能产生不利的影响。例如多核白细胞和巨噬细胞在 40℃条件下的化学趋向性、吞噬功能及耗氧量都增加,但在 42℃或 43℃下反而降低。因此,发热对防御功能的影响不能一概而论,应全面分析,具体对待。

第三节 ┃ 防治的病理生理学基础

一、治疗原发病

多数发热与自限性感染有关,最常见的是病毒感染,在这种情况下,发热的原因很容易确定。因此,应针对其原发病进行治疗。

二、一般性发热的处理

对于体温低于 40℃且不伴有其他严重疾病的发热患者,可不急于解热。一方面是因为发热能增强机体的某些防御功能,另一方面,发热还是疾病的信号,体温曲线的变化可以反映病情和转归。特别是某些有潜在病灶的病例,除了发热,其他临床征象不明显(如结核病早期),若过早予以解热,便会掩盖病情,延误原发病的诊断和治疗。因此,对于一般性发热的病例,应主要针对物质代谢的加强和大汗脱水等情况,补充足够的营养物质、维生素和水。

三、必须及时解热的病例

对于发热能够加重病情或促进疾病的发生发展,或威胁生命的病例,应及时解热。

1. 高热(＞40℃)病例　高热病例,尤其是达到 41℃以上者,中枢神经系统和心脏可能受到较大的影响。已有实验证明,正常动物在极度高热的情况下,可导致心力衰竭。高热引起昏迷、谵妄等中枢神经系统症状也是常见的。因而,对于高热病例,无论有无明显的原发病,都应尽早解热。

小儿高热,容易诱发惊厥,更应及早预防。

2. 心脏病患者　心率过快和心肌收缩力加强(交感神经和肾上腺素的作用)还会增加心脏负担,在心肌劳损或心脏有潜在病灶的人容易诱发心力衰竭,应特别注意。因而,对心脏病患者及有潜在的心肌损害者也须及早解热。

3. 妊娠期妇女　妊娠期妇女如有发热应及时解热：①妊娠早期的妇女如发热或人工过热可诱发畸胎的风险；②妊娠中、晚期，循环血量增多，心脏负担加重，发热会进一步增加心脏负担，有诱发心力衰竭的可能性。

四、解热措施

1. 药物解热

（1）化学药物：水杨酸盐类。解热机制为作用于 POAH 附近使中枢神经元的机能复原，阻断 PGE 合成。

（2）类固醇解热药：以糖皮质激素为代表。主要原理可能是：①抑制 EP 的合成和释放；②抑制免疫反应和炎症反应；③中枢效应。

（3）清热解毒中草药也有很好的解热作用，可适当选用。

2. 物理降温　在高热或病情危急时，可采用物理方法降温。如用冰帽或冰带冷敷头部、在四肢大血管处用温水擦浴以促进散热等。也可将患者置于较低的环境温度中，加强空气流通，以增加对流散热。

（王小川　张伟华）

思考题

1. 发热、过热、生理性体温升高如何区别？
2. 以革兰氏阴性菌感染引起发热为例，阐明发热的基本机制。
3. 试述体温上升期的体温变化及其机制。
4. 以发热时机体主要功能代谢变化为基础，阐述发热对机体影响的两面性。

思考题解题思路

本章目标测试

本章思维导图

本章数字资源

第十二章 | 缺血-再灌注损伤

　　充足的血液灌注对于机体组织细胞的氧及营养物质的供应至关重要。由于各种原因造成组织血液灌注减少而使细胞发生损伤，称为缺血性损伤（ischemic injury）。随着缺血时间延长，细胞可能出现不可逆损伤而导致器官、系统功能障碍。因此，尽快恢复器官血流灌注是缺血性损伤最重要的治疗策略。

　　实验研究及临床证据表明，恢复某些缺血组织、器官的血液灌注及氧供反而会加重组织损伤，此现象称为缺血-再灌注损伤（ischemia-reperfusion injury）。缺血-再灌注损伤可继发于许多病理过程，例如心肌梗死（myocardial infarction）、缺血性卒中（ischemic stroke）、循环骤停和睡眠呼吸暂停（sleep apnea）等；此外，溶栓疗法（thrombolytic therapy）、经皮冠状动脉介入治疗（percutaneous coronary intervention）、体外循环（cardiopulmonary bypass）、器官移植（organ transplantation）、断肢再植后血流恢复也可引起心、脑、肝、肾及多器官损伤。缺血-再灌注损伤发生发展的具体机制尚未完全阐明，阐释缺血-再灌注损伤的病因及发病机制对于预防与减轻缺血-再灌注损伤至关重要。

第一节 | 病因和影响因素

　　缺血组织、器官的血液再灌注都可能成为缺血-再灌注损伤的发生原因。值得注意的是，并非所有缺血的器官在血流恢复后都会发生缺血-再灌注损伤，许多因素可以影响其发生及进展的严重程度。

一、常见病因

1. 组织器官缺血后恢复血液供应，如休克时微循环的疏通，断肢再植和器官移植等。
2. 某些医疗技术的应用，如溶栓疗法、冠状动脉搭桥术以及经皮冠状动脉介入治疗等。
3. 体外循环条件下的心脏手术、肺血栓剥脱术、心肺复苏、脑复苏等。

二、影响因素

　　1. **缺血时间**　再灌注损伤与缺血时间密切相关。缺血时间短，恢复血流后可无明显的再灌注损伤。缺血时间长，恢复血供则易导致再灌注损伤。若缺血时间过长，缺血器官发生不可逆性损伤，甚至坏死，观察不到再灌注损伤。另外，不同器官发生再灌注损伤所需的缺血时间不同，如冠状动脉一般为15~45分钟，肝一般为45分钟，肾和小肠大约为60分钟，骨骼肌甚至为4小时。不同动物再灌注损伤所需的缺血时间也不同，如小动物相对较短，大动物相对较长。

　　2. **侧支循环**　缺血后侧支循环容易形成者，因缺血时间缩短和缺血程度减轻，故不易发生再灌注损伤。

　　3. **需氧程度**　心、脑等需氧量高的器官易发生缺血-再灌注损伤。

　　4. **再灌注的条件**　再灌注液的压力、温度、pH以及电解质的浓度都与再灌注损伤密切相关。降低再灌注液的速度、压力、温度、pH及Ca^{2+}、Na^+含量，能减轻再灌注损伤；或适当增加灌注液K^+、Mg^{2+}含量，有利于减轻再灌注损伤。

NOTES

第二节 ｜ 发生发展机制

目前认为自由基增多、钙超载和炎症反应过度激活是缺血-再灌注损伤的重要发病机制。

一、自由基增多

自由基（free radical）是指在外层电子轨道上具有单个不配对电子的原子、原子团或分子。在形成分子时，化学键中电子必须成对出现，而自由基在化学反应中必须夺取其他物质的一个电子才能形成稳定结构，因此其化学性质非常活泼，具有极强的氧化性。

生物体系中自由基主要有：①氧自由基：由于特殊的电子排列结构，氧分子（O_2）极易形成自由基，这些由氧分子形成的自由基统称为氧自由基（oxygen free radical，OFR），如超氧阴离子（superoxide anion，O_2^-）、羟自由基（hydroxyl radical，OH·）和一氧化氮自由基（NO·）等。体内还有其他的化学性质活泼的含氧化合物，如过氧化氢（hydrogen peroxide，H_2O_2）、单线态氧（singlet oxygen，$^1O_2$）、臭氧等，这些化合物与含氧自由基统称为活性氧（reactive oxygen species，ROS）。②其他自由基：由氧自由基与多价不饱和脂肪酸作用后生成的中间代谢产物为脂性自由基，如烷自由基（L·）、烷氧自由基（LO·）、烷过氧自由基（LOO·），还有氯自由基（Cl·）、甲基自由基（CH_3·）等。

自由基及其衍生物犹如一把"双刃剑"，参与许多生理和病理过程。例如，适量 O_2^- 和 H_2O_2 作为生理功能的信号转导分子，调节血管张力，抑制血小板黏附，诱导血红素加氧酶基因表达，激活核因子κB（nuclear factor-κB，NF-κB）等转录因子，参与细胞增殖和分化等。然而，活性氧浓度过高可致氧化应激（oxidative stress）损伤，参与许多疾病和病理过程的发生，如心脑血管疾病、神经退行性疾病、免疫性疾病、炎症和缺血-再灌注损伤等。

自由基的代谢包括自由基的生成和清除：①自由基的生成：在生理情况下，O_2 主要通过线粒体细胞色素氧化酶系统接受 4 个电子还原成水，只有 1%~2% 的 O_2 在线粒体通过单电子还原形成氧自由基，氧获得一个电子时还原生成 O_2^-，获得两个电子时生成 H_2O_2，获得三个电子时生成 OH·。O_2^-+H_2O_2→O_2+OH·+OH^-，这是 Haber-Weiss 反应，OH· 是体内最活跃的氧自由基，对机体危害最大（图 12-1）。O_2^- 是其他自由基和活性氧产生的基础。此外，在血红蛋白、肌红蛋白、儿茶酚胺及黄嘌呤氧化酶等氧化过程中，也可生成 O_2^-。②自由基的清除：自由基的清除剂主要由小分子自由基清除剂和酶性自由基清除剂组成，如维生素 E、维生素 C、谷胱甘肽等，以及超氧化物歧化酶（superoxide dismutase，SOD）、过氧化氢酶（catalase，CAT）、过氧化物酶（peroxidase）、谷胱甘肽过氧化物酶（glutathione peroxidase，GSH-Px）等。

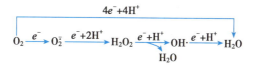

图 12-1　自由基的生成

（一）缺血-再灌注导致自由基增多的机制

1. 线粒体损伤　线粒体是细胞氧化磷酸化反应的主要场所，当缺血、缺氧时细胞内氧分压降低、线粒体氧化磷酸化功能障碍，ATP 生成减少，Ca^{2+} 进入线粒体增多，细胞色素氧化酶系统功能失调，电子传递链受损，SOD 和 CAT 等抗氧化酶类活性下降，导致再灌注阶段进入细胞内的氧经单电子还原形成的活性氧增多，特别是线粒体内 H_2O_2 及 OH· 生成增多（图 12-2）。

2. 吞噬细胞聚集及激活　具有吞噬、杀伤功能的中性粒细胞、嗜酸性粒细胞、单核细胞、巨噬细胞等称为吞噬细胞。吞噬细胞在短时间内耗氧量迅速增加，这一现象称为呼吸爆发（respiratory burst）或氧爆发（oxygen burst）。吞噬细胞在吞噬活动时耗氧量显著增加，所摄取的 O_2 绝大部分经细胞内

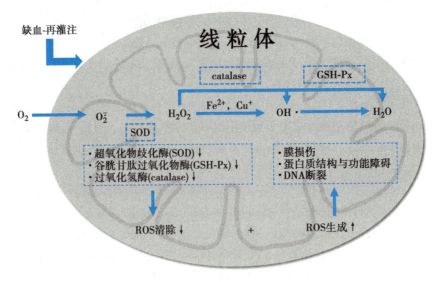

图 12-2　缺血-再灌注引起线粒体内 ROS 生成增多及清除减少的机制

NADPH 氧化酶和 NADH 氧化酶的催化，O_2 接受电子转变为 O_2^-（图 12-3）。机体缺血-再灌注过程中，通过炎症介质介导、补体系统激活等机制，大量中性粒细胞、嗜酸性粒细胞、单核细胞和巨噬细胞等向缺血组织趋化、浸润，同时细胞内 NADPH/NADH 氧化酶系统被激活，当再灌注时涌入大量 O_2 分子，呼吸爆发产生大量 ROS，造成组织、细胞损伤。

$$NADPH+2O_2 \xrightarrow{\text{NADPH氧化酶}} 2O_2^-+NADP^++H^+$$

$$NADH+2O_2 \xrightarrow{\text{NADH氧化酶}} 2O_2^-+NAD^++H^+$$

图 12-3　NADPH 氧化酶和 NADH 氧化酶催化氧自由基生成

3. 黄嘌呤氧化酶形成增多　黄嘌呤氧化酶（xanthine oxidase，XO）的前身是黄嘌呤脱氢酶（xanthine dehydrogenase，XD），这两种酶主要存在于毛细血管内皮细胞内。正常时只有 10% 以 XO 的形式存在，90% 为 XD。缺血时，由于 ATP 减少，钙泵功能障碍，Ca^{2+} 进入细胞激活钙依赖性蛋白水解酶使 XD 大量转变为 XO；另外，因氧分压降低，ATP 依次降解为 ADP、AMP 和次黄嘌呤，以致缺血组织内次黄嘌呤大量堆积。再灌注时，大量分子氧随血液进入缺血组织，黄嘌呤氧化酶催化次黄嘌呤转变为黄嘌呤，进一步催化黄嘌呤转变为尿酸，这两步反应中，都以分子氧为电子接受体，从而产生大量的尿酸和 H_2O_2。因此，再灌注时组织内 $OH\cdot$、H_2O_2 等活性氧大量增加（图 12-4）。

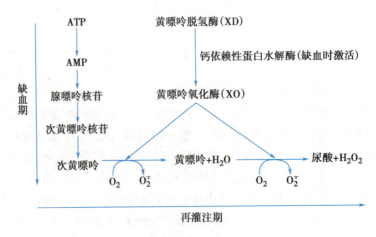

图 12-4　黄嘌呤氧化酶催化 ROS 生成增多

4. 儿茶酚胺自身氧化增加 缺血-再灌注也是一种应激反应,交感-肾上腺髓质系统兴奋产生大量儿茶酚胺。一方面具有代偿调节作用;另一方面,在单胺氧化酶的作用下自氧化产生大量活性氧,加重组织损伤。

(二)自由基增多引起机体损伤的机制

自由基性质极为活泼,可与其他物质反应,甚至相互反应形成二聚体或多聚体。自由基可破坏多糖,氧化蛋白质,使不饱和脂肪酸过氧化,造成细胞结构、功能障碍,甚至水解(图 12-5)。

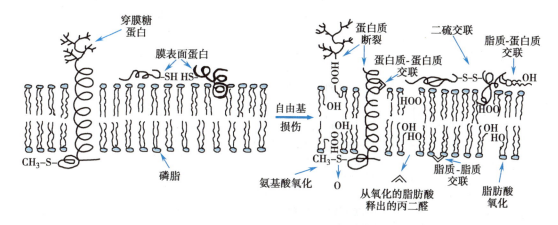

图 12-5 自由基对生物膜的损伤作用

1. 膜脂质过氧化 细胞膜脂质双分子层对于维持膜结构完整及功能正常至关重要。自由基与不饱和脂肪酸作用引发脂质过氧化(lipid peroxidation)反应,使膜结构受损、功能障碍,引起以下损伤。

(1)细胞及细胞器膜结构破坏:脂质过氧化使膜不饱和脂肪酸减少,以致不饱和脂肪酸/蛋白质的比例失调;细胞膜及线粒体、溶酶体等细胞器膜的液态性、流动性降低及通透性升高,可使细胞外 Na^+ 与 Ca^{2+} 内流增加,引起细胞水肿及钙超载。

(2)生物活性物质生成增多:膜脂质过氧化可激活磷脂酶 C 和磷脂酶 D,进一步分解膜磷脂,催化花生四烯酸代谢反应,生成多种生物活性物质如前列腺素、血栓素 A_2(thromboxane A_2,TXA_2)、白三烯(leukotriene,LT)等,加重再灌注损伤。

(3)ATP 生成减少:线粒体膜脂质过氧化导致线粒体功能抑制,ATP 生成减少,细胞能量代谢障碍加重。

2. 蛋白质功能抑制 自由基可将细胞结构蛋白和酶的巯基氧化形成二硫键,使氨基酸残基氧化,胞质及膜蛋白和某些酶交联形成二聚体或更大的聚合物,直接损伤蛋白质的功能,如离子通道蛋白或转运体功能抑制。同时膜磷脂微环境的改变导致跨膜离子梯度异常,Na^+、Ca^{2+} 内流,导致细胞肿胀与 Ca^{2+} 超载。脂质过氧化可抑制膜受体、G 蛋白与效应器的耦联,引起细胞信号转导功能障碍。

3. 核酸破坏与 DNA 链断裂 DNA 链断裂也是自由基引起 DNA 损伤的主要表现之一。在 OH·的攻击下,脱氧核糖遭到破坏,引起磷酸二酯键断裂或碱基破坏、脱落,从而使 DNA 链发生断裂。

总之,缺血-再灌注会使自由基生成增多,特别是活性氧,从而加重细胞损伤。由于氧化物质增多而抗氧化防御机制降低之间的不平衡导致的损伤,又被称为氧化应激。

二、钙超载

生理情况下,细胞内游离 Ca^{2+} 浓度约为 $0.1\mu mol/L$,细胞外游离 Ca^{2+} 浓度约为 $1.0mmol/L$,细胞膜内外 Ca^{2+} 浓度相差 1 万倍,细胞内 Ca^{2+} 约 44% 存在于线粒体和内质网。正常情况下,细胞通过一系列转运机制维持细胞内、外 Ca^{2+} 巨大的浓度梯度,保持细胞内低钙的状态,称为钙稳态。钙稳态的维持是由于：①细胞膜对 Ca^{2+} 的低通透性；②钙与特殊配基形成可逆性复合物；③细胞膜钙泵（Ca^{2+}-Mg^{2+}-ATP 酶）逆电化学梯度将 Ca^{2+} 主动转运至细胞外；④通过细胞器膜上的 Ca^{2+} 泵和 Na^+-Ca^{2+} 交换将胞质 Ca^{2+} 贮存至内质网和线粒体内；⑤通过细胞膜 Na^+-Ca^{2+} 交换，将胞质 Ca^{2+} 转运到细胞外等（图 12-6）。

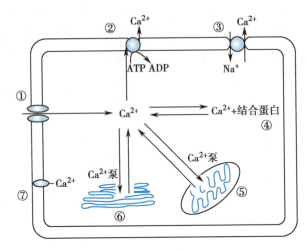

图 12-6 细胞 Ca^{2+} 转运模式图

①电压依赖性钙通道；②细胞膜 Ca^{2+} 泵；③Na^+-Ca^{2+} 交换；
④胞质结合钙；⑤线粒体；⑥内质网；⑦细胞膜结合钙。

当各种原因引起细胞 Ca^{2+} 转运机制异常、细胞内 Ca^{2+} 含量增多，导致细胞结构损伤和功能代谢障碍，称为钙超载（calcium overload）。

（一）缺血-再灌注导致钙超载的机制

细胞内钙超载主要发生在再灌注期，主要原因是钙内流增加，而不是钙外流减少。再灌注时钙超载的发生机制目前尚未完全清楚，可能与下列因素有关。

1. **Na^+-Ca^{2+} 交换异常** Na^+/Ca^{2+} 交换蛋白（Na^+/Ca^{2+} exchange protein）是心肌细胞膜钙转运蛋白之一，在跨膜 Na^+、Ca^{2+} 梯度和膜电位驱动下对细胞内、外 Na^+、Ca^{2+} 进行双向转运，交换比例为 $3Na^+:1Ca^{2+}$。生理条件下，Na^+/Ca^{2+} 交换蛋白以正向转运的方式将细胞内 Ca^{2+} 转移至细胞外，与内质网和细胞膜钙泵共同维持细胞静息状态时的低钙浓度。病理条件下，如细胞内 Na^+ 明显升高或膜内正电位等，Na^+/Ca^{2+} 交换蛋白则以反向转运的方式将细胞内 Na^+ 排出，细胞外 Ca^{2+} 进入细胞。现已证实，Na^+/Ca^{2+} 交换蛋白的反向转运增强是导致缺血-再灌注时钙超载的主要途径。

（1）直接激活：缺血时 ATP 生成减少，导致钠泵活性降低，细胞内 Na^+ 含量明显升高。再灌注时缺血细胞重新获得氧及营养物质供应，细胞内高 Na^+ 直接激活钠泵，同时迅速激活 Na^+/Ca^{2+} 交换蛋白，以反向转运的方式加速 Na^+ 向细胞外转运，同时将大量 Ca^{2+} 运入胞质，从而导致细胞内 Ca^{2+} 浓度增加引起细胞损伤。

（2）间接激活：缺血时无氧代谢增强使 H^+ 生成增多，组织间液和细胞内酸中毒，pH 降低。再灌注时，组织间液 H^+ 浓度迅速下降，而细胞内 H^+ 浓度仍然很高，细胞内、外形成显著的 pH 梯度差，由此激活细胞膜的 H^+-Na^+ 交换蛋白，促进细胞内 H^+ 排出，细胞外 Na^+ 内流，间接引起细胞内 Na^+ 增多。再灌注后，由于恢复了能量供应和 pH，从而促进 Na^+-Ca^{2+} 交换，引起胞外 Ca^{2+} 大量内流，加重细胞内钙超载。

2. **肾上腺素能受体引起细胞内钙超载** 缺血和再灌注过程中，儿茶酚胺释放增多，心肌细胞上 α_1 和 β 肾上腺素能受体密度增大：①去甲肾上腺素与 α_1 受体结合，激活磷脂酶 C（phospholipase C，PLC）介导的细胞信号转导通路，促进磷脂酰肌醇二磷酸（phosphatidylinositol diphosphate，PIP_2）分解，生成三磷酸肌醇（inositol triphosphate，IP_3）和甘油二酯（diacylglycerol，DAG）。其中，IP_3 促进肌质网释

放 Ca^{2+}；DAG 经激活蛋白激酶 C（protein kinase C，PKC）促进 H^+-Na^+ 交换，进而增加 Na^+-Ca^{2+} 交换，导致细胞内 Ca^{2+} 浓度增高；②去甲肾上腺素与 β 受体结合，激活受体门控性钙通道和 L 型电压门控性钙通道的开放，促进胞外 Ca^{2+} 内流，进一步加重细胞内钙超载（图 12-7）。

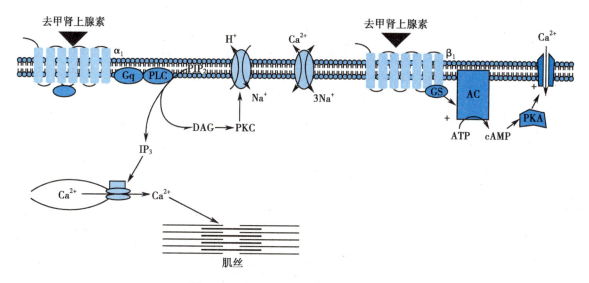

图 12-7　肾上腺素能受体引起细胞内钙的增加

3. 生物膜损伤　细胞膜和细胞器膜性结构是维持细胞内、外以及细胞内各区间离子平衡的重要结构。生物膜损伤可使其通透性增强，细胞外、线粒体及内质网中 Ca^{2+} 顺浓度差进入细胞质，使细胞内钙超载。

（1）细胞膜损伤：正常情况下，细胞膜外板与外层的糖被（glycocalyx）由 Ca^{2+} 紧密连接在一起。缺血-再灌注细胞膜损伤引起钙超载的机制是：①细胞膜正常结构被破坏，对 Ca^{2+} 通透性增强；②再灌注时生成大量的自由基，使细胞膜的脂质过氧化，加重膜结构的破坏；③细胞内 Ca^{2+} 增加激活磷脂酶，使膜磷脂降解，进一步增加细胞膜对 Ca^{2+} 的通透性，共同促使胞质 Ca^{2+} 浓度升高。

（2）线粒体膜损伤：正常时线粒体内 Ca^{2+} 含量为胞质的 500 倍，因此将线粒体称为细胞的"钙库"。缺血-再灌注线粒体膜损伤导致钙超载的机制是：①由于细胞膜损伤，膜功能障碍，Ca^{2+} 内流增多，大量钙盐沉积于线粒体，可造成呼吸链中断、氧化磷酸化障碍，ATP 合成减少，耗能离子泵功能抑制；②缺血-再灌注使线粒体呼吸链酶类活性降低，通过单电子还原生成自由基及活性氧物质，进一步损伤线粒体膜；③自由基的作用及膜磷脂的降解可使线粒体膜受损，抑制氧化磷酸化，使 ATP 生成进一步减少，加重膜损伤，线粒体内的钙释放入胞质，引起钙超载。

（3）内质网膜损伤：内质网钙摄取是依赖水解 ATP 的主动转运过程。自由基的作用及膜磷脂的降解可造成内质网膜损伤，使其钙泵功能障碍，对 Ca^{2+} 摄取减少，引起胞质 Ca^{2+} 浓度升高。

（二）钙超载引起机体损伤的机制

细胞内钙超载引起再灌注损伤的机制目前尚未完全阐明，可能与以下因素有关（图 12-8）。

1. 促进 ROS 产生　细胞内 Ca^{2+} 增多，使黄嘌呤脱氢酶迅速转变成黄嘌呤氧化酶，催化黄嘌呤氧化过程，导致 ROS 产生增多。在缺血-再灌注损伤中，自由基产生增多与钙超载是一对互为因果的损伤因素。黄嘌呤氧化酶主要存在血管内皮细胞中，因而，快速增加的 ROS 首先损伤血管内皮细胞，导致微血管结构和功能障碍，血液复流障碍。

2. 能量代谢障碍　聚集于胞质内 Ca^{2+} 被线粒体摄取时可消耗大量 ATP，同时进入线粒体的 Ca^{2+} 与含磷酸根的化合物结合，形成不溶性磷酸钙，既干扰线粒体的氧化磷酸化，使 ATP 生成减少，又损伤线粒体膜而加重细胞能量代谢障碍。

3. 细胞膜及结构蛋白分解　细胞内 Ca^{2+} 增加可激活磷脂酶类，促使膜磷脂降解，造成细胞膜结

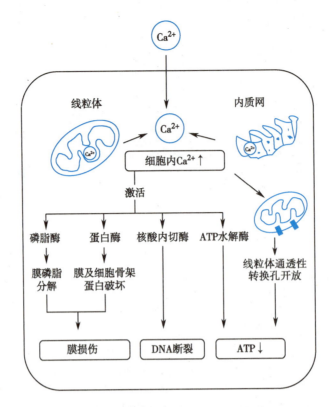

图 12-8   钙超载引起缺血-再灌注损伤

构受损;激活钙依赖性蛋白酶活性,促进细胞膜和结构蛋白的分解;激活核酸内切酶,引起染色体的损伤。

缺血-再灌注促进线粒体通透性转换孔(mitochondrial permeability transition pore,mPTP)开放,引起线粒体呼吸功能抑制,导致细胞色素 c(cytochrome c,Cyt c)释放及凋亡蛋白酶激活,启动细胞凋亡途径。缺血-再灌注可使溶酶体膜破裂,溶酶体内蛋白水解酶逸出引起细胞自溶。

4. 加重酸中毒   细胞能量代谢障碍,有氧氧化生成 ATP 减少,无氧酵解增强,乳酸增多,细胞酸中毒;细胞内 Ca^{2+} 浓度升高可激活某些 ATP 酶,导致细胞高能磷酸盐水解,释放出大量 H^+,加重细胞内酸中毒。

综上所述,钙超载既是缺血-再灌注的结果,又是缺血-再灌注细胞损伤的原因。细胞内 Ca^{2+} 聚积不仅激活磷脂酶,使膜磷脂降解,又进一步增加细胞膜对 Ca^{2+} 的通透性,促进钙超载。

三、炎症反应过度激活

一般认为,缺血-再灌注引起的细胞无菌性坏死引发的炎症反应与微生物感染后血管反应类似。缺血-再灌注可使体内免疫反应被激活,特别是无菌性炎症反应,主要通过固有及适应性免疫系统的免疫细胞聚集与活化,补体系统激活。其中,中性粒细胞聚集、激活介导的微血管损伤在脏器缺血-再灌注损伤的发生中起重要作用(图 12-9)。

(一) 缺血-再灌注引起炎症反应过度激活的机制

实验研究和临床观察证明,缺血-再灌注时,中性粒细胞明显增加。以犬心肌缺血为例,再灌注仅 5 分钟,心内膜中性粒细胞即增加 25%,而缺血较轻的组织中性粒细胞集聚较少。组织缺血-再灌注时白细胞浸润增加的机制尚不十分清楚,可能与以下机制有关。

1. 细胞黏附分子生成增多   细胞黏附分子又称为黏附分子(adhesion molecule),指细胞合成、可促进细胞与细胞之间、细胞与细胞外基质之间黏附的一类大分子物质的总称,如整合素(integrin)、选择素(selectin)、细胞间黏附分子、血管细胞黏附分子等,在维持细胞结构完整和细胞信号转导中起重

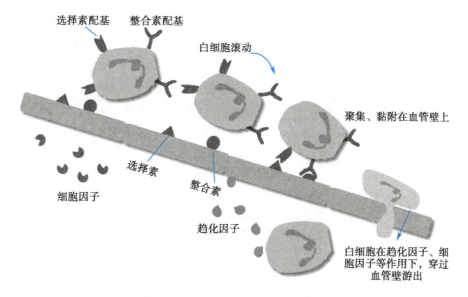

选择素配基　整合素配基

白细胞滚动

聚集、黏附在血管壁上

选择素

整合素

细胞因子

趋化因子

白细胞在趋化因子、细胞因子等作用下，穿过血管壁游出

图 12-9　中性粒细胞聚集、黏附与游出

要作用。缺血损伤可刺激血管内皮细胞表面多种黏附分子表达增强,引起中性粒细胞沿内皮细胞表面滚动,甚至聚集、黏附在血管内皮细胞上。炎症反应引起大量趋化因子(chemokine)释放,可增加整合素的亲和力,促使中性粒细胞牢固黏附于血管壁上。临床观察发现,体外循环手术后,患者血管内皮细胞选择素、细胞间黏附分子的表达增强;经皮腔内冠状动脉成形术术后再灌注后中性粒细胞整合素的表达增加,并与球囊扩张持续时间呈明显正相关。

2. 趋化因子与细胞因子生成增多　组织损伤时,血细胞穿过血管壁迁移到感染或损伤区域,称为游出(emigration)。内皮细胞与白细胞分泌的趋化因子、选择素与整合素等可促进中性粒细胞与巨噬细胞的游出。同时,细胞膜磷脂降解,花生四烯酸代谢产物[如白三烯(leukotriene,LT)]、血小板活化因子(platelet activating factor,PAF)、补体 C5a 片段及激肽等细胞因子增多,这些物质具有很强的趋化作用,吸引大量白细胞黏附于血管内皮或游出到损伤组织区域。

近年的研究发现,缺血-再灌注还可激活病原识别相关受体 Toll 样受体(Toll-like receptor,TLR)以及丝裂原活化蛋白激酶(mitogen-activated protein kinase,MAPK)家族的信号转导通路等,继发炎症反应,使其过度激活。

(二)炎症反应引起机体损伤的机制

1. 微血管损伤

(1)微血管血液流变学改变:正常情况下,血细胞在血管中心流动,与血管内皮细胞基本不接触,以保证血液的高速流动。缺血-再灌注损伤可引起大量中性粒细胞聚集、黏附在血管内皮细胞上,而且不易分离,极易嵌顿、堵塞微循环血管;加之内皮细胞肿胀、血小板黏附、微血栓形成和组织水肿等,更易形成无复流(no-reflow)现象,加重组织缺血、缺氧。无复流现象是指恢复血液灌注后,缺血区依然得不到充分的血液灌注的现象。

(2)微血管通透性增高:缺血可损伤内皮细胞,使间隙增大,同时激肽等炎症因子可使微血管通透性增高,引发组织水肿,又可导致血液浓缩,加重无复流现象。中性粒细胞自血管内游出并释放细胞因子,又使微血管通透性进一步增高。

2. 微血管收缩-舒张功能失调　在缺血-再灌注时,血管收缩物质和扩张物质释放失衡与微血管结构破坏导致微血管收缩-舒张功能失衡。主要表现:①大量缩血管物质释放,如激活的中性粒细胞和血管内皮细胞可释放内皮素、血管紧张素Ⅱ、血栓素 A_2(thromboxane A_2,TXA_2)等;②扩血管物质合成、释放减少:血管内皮细胞受损而致 NO、前列环素(prostacyclin,PGI_2)等扩血管物质合成、释放减少。此外,在缺血-再灌注损伤早期,细胞内 Na^+ 等离子增加及离子泵功能障碍,引起细胞内渗透压升

高,使血管内皮细胞肿胀,除了导致微血管管径狭窄,也致使血管内皮细胞对血管收缩物质和扩张物质的敏感性下降。

3. 周围组织细胞损伤 在缺血损伤区,细胞释放的酶性颗粒成分导致组织进一步损伤。中性粒细胞可释出多种蛋白酶,包括含丝氨酸蛋白酶的弹性蛋白酶(elastase)、胶原酶(collagenase)和明胶酶(gelatinase)。弹性蛋白酶能降解细胞外基质成分、免疫蛋白和凝血因子,并攻击完整的未受损的细胞。胶原酶和明胶酶降解各种细胞外的胶原成分。此外,再灌注后,磷脂酶 A_2 被激活,细胞膜磷脂降解,游离出花生四烯酸,导致瀑布反应,产生许多血管活性物质如白三烯和血小板活化因子等,使血管内皮细胞通透性增加,血管收缩,促进白细胞的附壁黏附,加重组织损伤。

综上所述,缺血-再灌注损伤发生的基本机制,主要是缺血-再灌注的过程中自由基增多、钙超载及炎症反应过度激活,三者相互作用、协同作用,最终引起细胞、机体损伤。

第三节 | 功能代谢变化

缺血-再灌注损伤是机体缺血后恢复血液灌流时发生的现象,主要表现为再灌注组织、器官的功能代谢障碍及结构损伤。如心脏血供阻断后的溶栓、介入等治疗可能会导致心肌缺血-再灌注损伤,脑缺血性卒中后的溶栓治疗也可引起脑缺血-再灌注损伤;肺缺血-再灌注损伤可发生在肺栓塞、肺梗死治疗之后,肾缺血-再灌注损伤常见于肾移植、休克治疗后,其他如肝、胃肠、肢体和皮肤在缺血-再灌注后都可能发生损伤,甚至发生多器官功能障碍。其中心肌及脑对氧需求高,易发生缺血-再灌注损伤。

一、心肌缺血-再灌注损伤

(一) 再灌注性心律失常

缺血心肌再灌注过程中出现的心律失常,称为再灌注性心律失常(reperfusion arrhythmia)。此类心律失常通常发生在再灌注早期,发生率较高,其特点主要表现为:①再灌注区功能上可恢复的心肌细胞越多,心律失常的发生率越高;②缺血心肌数量多、缺血程度重、再灌注速度快,心律失常的发生率就高;③心律失常以室性心律失常居多,如室性心动过速和心室颤动等。

再灌注性心律失常发生的可能机制如下。

1. 再灌注心肌之间动作电位时程的不均一性 实验研究发现,再灌注的最初 30 秒,心肌动作电位迅速恢复,但缺血区心肌与正常区心肌动作电位的恢复有明显不同,即使是缺血细胞,动作电位的恢复也不相同。有的幅度高,持续时间长;有的幅度低,持续时间短。再灌注心肌之间动作电位时程的不均一性增强了心肌兴奋折返,可能是导致心律失常的主要原因。

2. 再灌注心肌细胞钙超载引起动作电位短暂除极 再灌注时细胞内高 Na^+ 激活 Na^+/Ca^{2+} 交换蛋白进行反向转运,使动作电位平台期进入细胞内的 Ca^{2+} 增加,出现一个内向电流,在心肌动作电位后形成短暂除极,分为早期后除极(early after-depolarization,EAD)和延迟后除极(delayed after-depolarization,DAD)。早期后除极是发生在动作电位 2 期的膜电位升高,动作电位时程延长,这种升高可触发一次除极,快 Na^+ 通道失活,K^+ 离子外流减少和 Ca^{2+} 内流增多。延迟后除极是发生在动作电位 4 期的电位波动,由细胞内游离钙负荷过度所致,可造成传导减慢,触发多种心律失常。

3. 再灌注时内源性儿茶酚胺增多 再灌注时产生的儿茶酚胺激活心肌细胞膜 α-肾上腺素能受体,Ca^{2+} 进入细胞,自律性增高。

(二) 心肌舒缩功能障碍

1. 再灌注性心肌顿抑(myocardial stunning) 缺血心肌在恢复血液灌注后,心肌舒缩功能要经过较长的一段时间(数天到数周)才能恢复,为可逆性的心肌功能障碍,称为心肌顿抑。其与心肌梗死引起的收缩功能异常不同,此时心肌并未发生坏死,经过抗损伤或修复后收缩功能最终可以完全恢复正常。目前认为,自由基增多、钙超载及炎症反应过度激活是心肌顿抑的主要发生机制。当心肌发生顿抑,可引发心力衰竭。

2. 微血管阻塞　动物实验显示缺血-再灌注可引起心肌微血管发生阻塞,发生严重的肿胀与内皮细胞损伤,腔内血栓形成,供血障碍,ATP 合成减少,引起心肌舒缩功能障碍。在临床上,ST 段抬高心肌梗死(ST segment elevation myocardial infarction,STEMI)患者血管成功再通之后,仍有 10%~30% 的患者由于微血管阻塞,而出现无复流现象,造成心肌舒缩功能障碍。

(三)心肌结构变化

再灌注损伤心肌结构的变化:基底膜部分缺失,质膜破坏,损伤迅速扩展到整个细胞,使肌原纤维结构破坏(出现严重收缩带,肌丝断裂、溶解),线粒体损伤(极度肿胀,嵴断裂、溶解,空泡形成,基质内致密物增多)。再灌注还可造成不可逆性损伤,出现心肌出血、坏死。

二、脑缺血-再灌注损伤的变化

脑是对缺氧最敏感的器官,它的活动主要依靠葡萄糖有氧氧化提供能量。一旦缺血、缺氧,线粒体呼吸链功能障碍,ATP 合成减少,无氧酵解增强,乳酸增多,细胞内酸中毒,离子分布异常,Na^+ 和 Ca^{2+} 内流,细胞水肿,神经元功能障碍。另外,再灌注又会引起自由基增多、兴奋性氨基酸生成增多、钙超载及炎症反应过度激活而引起继发性损伤,脑组织形态学最明显的改变是脑水肿和脑细胞坏死。临床表现为感觉、运动或意识等脑功能障碍,严重时甚至死亡。

缺血-再灌注引起脑损伤的机制如下。

1. 兴奋性氨基酸毒性作用　兴奋性氨基酸是中枢神经系统中兴奋性突触的主要神经递质,主要包括谷氨酸和天冬氨酸。脑缺血-再灌注可引起兴奋性氨基酸过度激活,对中枢神经系统造成兴奋毒性作用,主要机制为:①代谢障碍:缺血-再灌注时,突触前谷氨酸释放增多和/或再摄取减少,超过了突触后受体的结合能力,从而引起谷氨酸聚集;②AMPA 受体激活:谷氨酸与 α-氨基-3-羟基-5-甲基-4-异噁唑丙酸(α-Amino-3-hydroxy-5-methyl-4-isoxazolpropanoic acid,AMPA)受体结合,可引起 Na^+ 通道开放引起去极化,Na^+ 和水内流,导致神经元急性肿胀;③NMDA 受体激活:当谷氨酸与其另一种受体 N-甲基-D-天冬氨酸(NMDA)结合时,可促使细胞外 Ca^{2+} 大量内流,导致细胞内钙超载。

2. 自由基、活性氧与炎症介质增多　缺血时神经元细胞聚集了大量代谢物质,如 AMP、黄嘌呤、次黄嘌呤等,一旦供氧得到改善,电子的不稳定传递致使活性氧生成增多(包括 $OH\cdot$、H_2O_2),细胞膜脂质过氧化,同时生成花生四烯酸,又产生更多的氧自由基和炎症介质,使细胞进一步损伤,加重脑水肿、颅内高压。

3. 钙超载　钙超载可激活多种蛋白酶从而降解细胞骨架;磷脂酶可产生氧自由基,发生强烈的脂质过氧化反应,使膜结构破坏,造成细胞膜和线粒体损伤,最终导致细胞破坏。

三、其他器官缺血-再灌注损伤的变化

除了心肌梗死与缺血性卒中,缺血-再灌注损伤还可继发于一系列病理过程,如创伤、急性肾损伤、循环骤停、睡眠呼吸暂停、镰状细胞贫血等。缺血-再灌注损伤也是器官移植、心肺复苏、血管外科手术治疗的挑战之一。

(一)肺缺血-再灌注损伤的变化

肺缺血-再灌注期间,光镜下可见肺不张伴不同程度肺气肿,肺间质增宽、水肿,炎症细胞浸润,肺泡内较多红细胞渗出。电镜下观察到肺内毛细血管内皮细胞肿胀,核染色质聚集并靠核膜周边分布,胞核固缩倾向,核间隙增大;Ⅰ型肺泡上皮细胞内吞饮小泡较少;Ⅱ型肺泡上皮细胞表面微绒毛减少,线粒体肿胀,板层小体稀少,出现较多空泡;肺泡隔水肿,肺泡隔及毛细血管内炎症细胞附壁,以中性粒细胞为主。黄嘌呤氧化酶产生的氧自由基,是引起肺缺血-再灌注损伤的主要介质;内皮细胞收缩,肺微血管通透性增加,引起细胞渗出、肺水肿。

(二)肝缺血-再灌注损伤的变化

肝移植和阻断血管的肝切除术等,可导致肝缺血-再灌注损伤。此时,血清丙氨酸氨基转移酶(谷丙转氨酶)、天冬氨酸氨基转移酶(谷草转氨酶)及乳酸脱氢酶活性明显增高,肝功能受损。再灌注时肝组织损伤较单纯缺血时明显加重,主要表现为:光镜下,肝细胞肿胀、脂肪变性、空泡变性及点状坏死;电镜下,线粒体高度肿胀、变形、嵴减少、排列紊乱甚至崩解,空泡形成等,内质网明显扩张,毛细胆管内微绒毛稀少等。

(三)肾缺血-再灌注损伤的变化

肾缺血-再灌注时,血清肌酐浓度明显增高,肾功能严重受损。再灌注时肾组织损伤较单纯缺血时明显加重,表现为线粒体高度肿胀、变形、嵴减少、排列紊乱甚至崩解,空泡形成等,再灌注激活 TNF 转录因子,TNF 和受体结合可激活 NF-κB,后者上调 TNF 和其他致炎因子表达,形成炎症反应级联反应。TNF 能诱导肾细胞凋亡,引起肾小球纤维蛋白沉积、细胞浸润和血管收缩,导致肾小球滤过率降低。

(四)肠缺血-再灌注损伤的变化

肠套叠、血管外科手术和失液性休克等,可伴有胃肠道缺血-再灌注损伤,其特征为黏膜损伤和屏障功能障碍,表现为广泛上皮与绒毛分离,上皮坏死,大量中性粒细胞浸润,固有层破损,出血及溃疡形成。小肠缺血时,液体通过毛细血管滤出而形成间质水肿;缺血-再灌注时,肠壁毛细血管通透性更高,肠黏膜损伤加重,并出现广泛上皮和绒毛分离,上皮坏死,肠壁出血及溃疡形成。

第四节 | 防治的病理生理学基础

再灌注损伤的防治尚处于实验研究和临床试验观察阶段,近年来一些研究进展为缺血-再灌注损伤提供了创新性的治疗策略。

一、尽早恢复血流,控制再灌注条件

针对缺血原因,采取有效措施,尽可能在再灌注损伤发生前恢复血流,以减轻损伤。

低压、低流速灌注可避免原缺血组织中氧和液体量急剧增高而产生大量自由基及引起组织水肿;适当低温灌注有助于降低缺血组织代谢率,减少耗氧量和代谢产物的堆积;低钙液灌注可减轻钙超载所致的细胞损伤;低钠液灌注有利于减轻细胞肿胀;高钾液灌注能减轻再灌注引起的原缺血组织的大量钾丢失。

二、清除与减少自由基,减轻炎症过度激活

1. **自由基清除剂**　主要有:①抗氧化物质:辅酶Q、维生素 E、β-胡萝卜素、维生素 C、谷胱甘肽等,这些物质能提供电子使自由基还原而清除自由基;②抗氧化酶:SOD 可歧化 O_2^- 生成 H_2O_2,CAT 可清除 H_2O_2。

2. **减少自由基生成**　转铁蛋白(transferrin)、铜蓝蛋白(ceruloplasmin)等可结合游离 Fe^{2+}、Cu^{2+} 而减少自由基的生成。

3. **减轻炎症反应**　全身炎症反应失控是缺血-再灌注损伤引起细胞损伤,尤其是 MODS 的重要机制。因此,选用非甾体抗炎药,前列环素及抑制中性粒细胞黏附的单克隆抗体,抑制白细胞激活和炎症介质的释放,可明显减轻缺血-再灌注损伤。

三、应用细胞保护剂与抑制剂

某些药物不是通过改变器官、组织的血流量,而是增强组织及细胞对内环境紊乱的耐受力、抑制缺血-再灌注的继发损伤环节而起到细胞保护作用。补充糖酵解底物如磷酸己糖有保护缺血组织

的作用;外源性 ATP 可使细胞膜蛋白磷酸化,有利于细胞膜功能恢复,避免严重的再灌注损伤;环孢素 A(cyclosporine A)可抑制线粒体通透性转换孔开放,从而减轻缺血-再灌注损伤。阿昔单抗-糖蛋白Ⅱb/Ⅲa(abciximab-glycoprotein Ⅱb/Ⅲa)抑制剂通过阻滞血小板-白细胞聚集而减少缺血-再灌注损伤。

四、激活内源性保护机制

长时间或永久缺血之前、之后或远端肢体的适应性缺血与再灌注的反复实施,可激活内源性保护机制,提高机体缺氧耐受性,减轻缺血-再灌注损伤。

(一) 缺血预适应

缺血预适应(ischemic precondition)是指在长时间缺血前,实施多次短暂缺血与再灌注的循环可减轻损伤。尽管缺血是不可预知的事件,限制了预适应在临床实践中的应用,但是对于择期心脏手术等具有应用的可能性。

(二) 缺血后适应

缺血后适应(ischemic postcondition)与缺血预适应相反,是指在长时间缺血后,实施多次短暂缺血与再灌注的循环可减轻损伤。将缺血预适应与缺血后适应加以比较,不难发现,两者的区别主要在于施加额外缺血的时机不同,缺血预适应不易为临床所接受,而缺血后适应则不然。

(三) 远程缺血预适应

远程缺血预适应(remote ischemic precondition,RIPC)是指对心脏和脑以外的非重要器官进行重复缺血或缺氧,从而改善血管功能状态,提高远隔重要器官对严重缺血或缺氧的耐受能力,如对双上肢进行加压与压力解除的缺血与再灌注的循环。临床研究表明 RIPC 对心、脑缺血-再灌注损伤均有保护作用。

综上所述,难以界定缺血-再灌注损伤究竟是缺血本身造成的损伤,还是缺血后再灌注造成的继发性损伤。因此,治疗既要尽早恢复缺血组织的血流,又要减轻或防止再灌注继发损伤的发生,这是缺血-再灌注损伤防治中亟待解决的重要课题。

(张伟华 姜志胜)

思考题

1. 简述缺血-再灌注过程中,缺血组织中产生大量自由基的基本机制。
2. 简述钙超载导致再灌注组织、细胞损伤的机制。
3. 简述缺血组织再灌注后,缺血组织的微循环会出现无复流现象的机制。

思考题解题思路

本章目标测试

本章思维导图

第十三章 | 休 克

　　休克（shock）是指机体在严重失血、失液、感染、创伤等强烈致病因子的作用下，有效循环血量急剧减少，微循环血液灌流量严重不足，引起细胞代谢异常和结构损伤，以致各重要器官功能障碍的全身性危重病理过程。

　　"休克"原意为震荡或打击。自 1731 年法国医师 Le Dran 首次使用法语 secousseuc 一词描述创伤引起的危重临床状态并译成英语 shock 以来，医学界对休克的认识和研究已有近 300 年的历史，其间经历了症状描述阶段、急性循环衰竭认识阶段、微循环学说创立阶段、细胞分子水平研究阶段等四个主要发展阶段。

第一节 | 病因及分类

　　引起休克的病因很多，主要包括失血、失液、烧伤、创伤、感染、过敏、心泵功能障碍和强烈的神经刺激等。微循环灌流不足是多数休克发生的共同基础。维持微循环灌流量的因素有三个，分别是：①足够的血容量；②正常的血管床容量；③正常的心泵功能。各种病因均可通过这三个因素中的一个或几个，影响有效循环血量，使微循环灌流量减少导致组织细胞缺血、缺氧而引起休克。因此，将血容量减少、血管床容量增加、心泵功能障碍这三个因素称为休克的始动环节。基于不同的始动环节或是不同的病因可将休克分为不同的类型。

一、血容量减少

　　由于血容量减少引起的休克称为低血容量性休克（hypovolemic shock），其典型临床表现为三低一高：中心静脉压（central venous pressure，CVP）、心排血量（cardiac output，CO）及动脉血压降低，外周阻力（peripheral resistance，PR）增高。常见病因为失血、失液、烧伤、创伤等。

（一）失血和失液

　　1. 失血　大量失血引起的休克，称为失血性休克（hemorrhagic shock）。常见于创伤失血、胃溃疡出血、食管静脉出血、异位妊娠、产后大出血和弥散性血管内凝血（DIC）等。

　　2. 失液　剧烈呕吐或腹泻、肠梗阻、大汗淋漓以及多尿等均可导致大量体液丢失，使有效循环血量锐减而引起休克，过去也称为虚脱（collapse）。

（二）烧伤

　　严重的大面积烧伤常伴有血浆大量渗出丢失，可造成有效循环血量减少，使微循环灌流量不足而引起休克，称为烧伤性休克（burn shock）。其早期与低血容量和疼痛有关，晚期则常因继发感染而发展为脓毒症休克。

（三）创伤

　　严重的创伤可因剧烈的疼痛、大量失血和失液、组织坏死而引起休克，称为创伤性休克（traumatic shock）。

二、血管床容量增加

　　机体的血管床总量很大，血管全部舒张开放时的容量远远大于血液总量。正常时机体毛细血管仅有 20% 开放,80% 呈闭合状态,各部分开放、闭合交替进行,因此不会因血管床容量大于血液总量而出现有效循环血量不足的现象。严重感染、过敏等引起外周血管扩张,血管床容量增加,大量血液淤滞在扩张的小血管内,使有效循环血量减少,导致微循环灌流量减少。这种由血液分布异常引起的休克,称为分布性休克(distributive shock),也称血管源性休克(vasogenic shock)。常见病因为感染、过敏以及强烈的神经刺激等。

(一) 感染

感染是指微生物侵入正常组织,并在体内定植和产生炎性病灶的病理过程。临床上,与感染有关的名词术语较多,如循环血液中存在活体细菌,且血培养呈阳性时称为菌血症;宿主对感染的反应失调,产生危及生命的器官功能障碍,称为脓毒症。细菌、病毒、真菌、立克次体等病原微生物引起的严重感染导致的脓毒症,如伴有严重的微循环灌流障碍、细胞功能代谢异常也可引起休克,称为感染性休克(infective shock)或脓毒症休克(septic shock),是目前临床最为常见的休克类型。

(二) 过敏

某些过敏体质的人可因注射某些药物(如青霉素)、血清制剂或疫苗,甚至进食某些食物或接触某些物品(如花粉)后,发生 I 型变态反应而引起休克,称为过敏性休克(anaphylactic shock)。

(三) 强烈的神经刺激

剧烈疼痛、脊髓损伤或高位脊髓麻醉、中枢镇静药过量等均可抑制交感神经的缩血管功能,使阻力血管扩张,血管床容量增大,有效循环血量减少而引起休克,称为神经源性休克(neurogenic shock)。

三、心泵功能障碍

大面积急性心肌梗死、急性心肌炎、心室壁瘤破裂、严重心律失常等心脏病变影响血液回流和心脏射血功能,均可导致心排血量急剧减少、有效循环血量严重不足而引起休克,称为心源性休克(cardiogenic shock)。此外,急性心脏压塞、张力性气胸,以及心脏射血受阻如肺动脉栓塞、肺动脉高压等阻塞性或压力性的疾病,导致血液回流受阻,心舒张期充盈减少,心排血量急剧下降,微循环灌流量减少,称为阻塞性休克(obstructive shock)。

第二节 │ 分期及发生发展机制

休克发病机制的核心是微循环灌流量减少和细胞缺氧损伤相互促进形成的恶性循环。虽然休克的病因和始动环节不同,但急剧减少的微循环灌流量和逐步加重的细胞缺氧损伤是大多数休克发生的共同基础。微循环灌流不足引起组织细胞缺氧,进而造成细胞代谢、功能和结构的改变,而细胞损伤及炎症反应又可加重微循环灌流障碍,形成恶性循环,最终导致不可逆的器官功能障碍或衰竭直至死亡。基于微循环灌流障碍和细胞缺氧损伤的变化,以典型的失血性休克为例,将休克病程分为三期:缺血缺氧期、淤血缺氧期和衰竭期(图 13-1)。

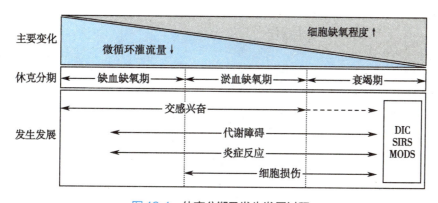

图 13-1　休克分期及发生发展过程

一、缺血缺氧期

(一)主要特征

此期微循环血液灌流量减少,组织细胞缺氧,故称缺血缺氧期(ischemic anoxia stage)。病因引起的强烈交感神经兴奋导致全身小血管,包括小动脉、微动脉、后微动脉、毛细血管前括约肌和微静脉、小静脉都发生收缩痉挛,口径变小,大量真毛细血管网关闭,血流主要通过直捷通路或动静脉短路回流,真毛细血管有效灌流明显减少。由于微动脉、后微动脉和毛细血管前括约肌对儿茶酚胺的敏感性大于微静脉,所以微循环血管流入端收缩程度大于流出端。此期微循环灌流特点是:少灌少流,灌少于流,组织呈缺血缺氧状态(图 13-2B)。

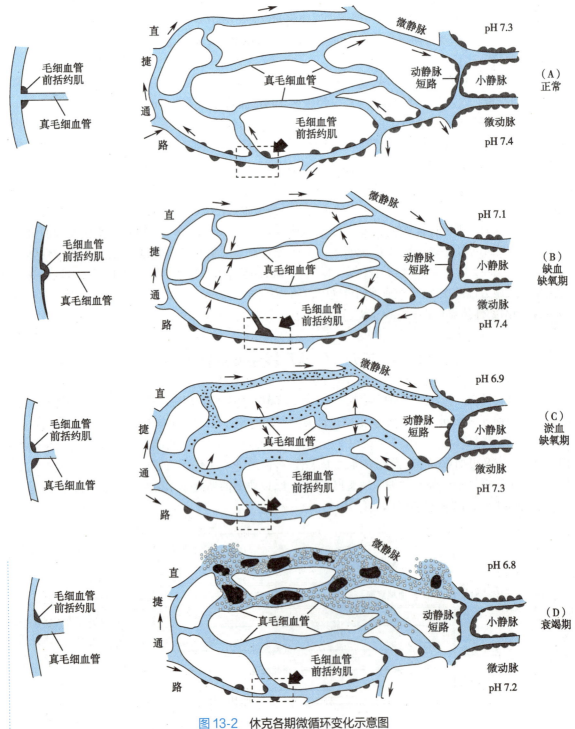

图 13-2　休克各期微循环变化示意图

尽管此时微循环灌流减少,细胞有氧氧化减弱,但糖酵解显著增强,依旧能够维持组织细胞的代谢稳态和能量供给,在临床上属于休克代偿期(compensatory stage of shock),又称休克早期。此期细胞通过无氧酵解补充能量,局部酸性代谢产物增加,动脉血乳酸含量增加,如果不及时处理可进一步加重微循环灌流障碍,促使休克进入失代偿期。

(二)变化机制

此期微循环变化的主要机制是休克病因导致交感神经强烈兴奋,以及缩血管物质增多,在发挥代偿作用的同时也进一步加重微循环灌流障碍。

1. 交感神经兴奋　当血容量急剧减少、疼痛以及内毒素等各种致休克病因作用于机体时,机体最早、最快的反应是交感-肾上腺髓质系统激活,儿茶酚胺大量释放入血。现已证明,各种休克时血中儿茶酚胺含量比正常高几十倍,甚至几百倍。儿茶酚胺主要发挥以下作用:①α受体效应:皮肤、腹腔脏器和肾脏的小血管收缩,外周阻力升高,微循环灌流量减少,组织器官缺血缺氧。②β受体效应:微循环动静脉短路开放,血液绕过真毛细血管网直接进入微静脉,使组织缺血缺氧;肺微循环的动静脉短路大量开放,部分静脉血未经氧合混入动脉血,加重组织缺氧。

2. 其他缩血管体液因子释放　①血管紧张素Ⅱ(angiotensin Ⅱ,AngⅡ):交感-肾上腺髓质系统兴奋和血容量减少,可激活肾素-血管紧张素系统,产生大量血管紧张素,发挥强烈缩血管作用。②血管升压素(vasopressin,VP):又称抗利尿激素(antidiuretic hormone,ADH),在血容量减少及疼痛等因素的刺激下分泌增加,对内脏小血管有收缩作用。③血栓素A_2(thromboxane A_2,TXA_2):是细胞膜磷脂的分解代谢产物,具有强烈的缩血管作用。④内皮素(endothelin,ET):由血管内皮细胞产生,具有强烈而持久的收缩小血管和微血管的作用。⑤白三烯类物质:为细胞膜磷脂分解时由花生四烯酸在脂加氧酶作用下生成,具有收缩腹腔内脏小血管的作用。

(三)对机体的影响

休克早期交感神经强烈兴奋及缩血管物质的大量释放,有助于动脉血压的维持,进而保证了心、脑等重要脏器的血液供应,具有重要的代偿意义。

1. 有助于动脉血压的维持　动脉血压的维持主要通过回心血量增加、心排血量增加以及外周血管阻力增高三方面机制来实现。

(1)回心血量增加:静脉血管属于容量血管,可容纳总血量的60%~70%。上述缩血管反应,构成休克时增加回心血量的两道防线:①肌性微静脉、小静脉和肝、脾等储血器官的收缩,可减少血管床容量,容量血管内的血液快速补充有效循环血量和回心血量,起到“自身输血”的作用。②由于毛细血管前阻力血管比微静脉收缩强度更大,以及动静脉短路开放,致使毛细血管中流体静压下降,组织液生成减少、回流增加,补充有效循环血量和回心血量,起到“自身输液”的作用。研究发现,中度失血的患者,进入毛细血管的组织液每小时达50~120ml,成人24小时最多可有1 500ml的组织液进入血液。

(2)心排血量增加:在回心血量增加的基础上,交感神经兴奋,儿茶酚胺释放增多可使心率加快,心肌收缩力加强,心排血量增加。

(3)外周阻力增高:在回心血量和心排血量增加的基础上,全身小动脉痉挛收缩,可使外周阻力增高,血压相对稳定。

2. 有助于心、脑血液供应　不同器官血管对交感神经兴奋和儿茶酚胺增多的反应性是不一致的。皮肤、骨骼肌以及内脏血管的α受体分布密度高,对儿茶酚胺的敏感性较高,收缩明显;冠状动脉以β受体为主,激活时引起冠状动脉舒张;脑动脉主要受局部扩血管物质影响。这种不同器官血管对儿茶酚胺反应的差异,导致血液的重新分布,在增加回心血量维持动脉血压的同时,保证了心、脑血液供应(图13-3)。

(四)主要表现

此期患者可出现脸色苍白,四肢湿冷,出冷汗,脉搏加快,脉压减小,尿量减少,烦躁不安等交感-肾上腺髓质系统强烈兴奋的表现。由于心、脑灌流量此时仍可维持正常,患者神志一般是清楚的,

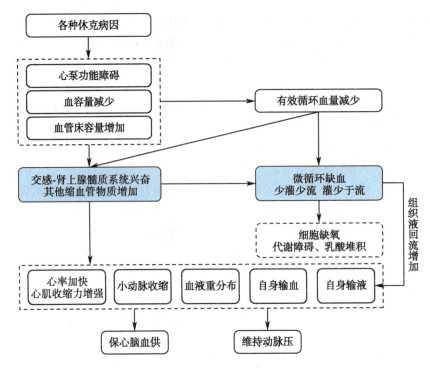

图 13-3　缺血缺氧期的变化机制及其代偿意义

但常显得烦躁不安。基于不同病因和休克持续时间的长短,患者血压可骤降(如大失血),也可略降,甚至因代偿作用可正常或轻度升高,但是脉压会明显缩小。此期应尽早去除休克病因,及时补充血容量,恢复有效循环血量,防止休克向失代偿的淤血缺氧期发展。

二、淤血缺氧期

如果休克病因不能及时去除,组织缺血缺氧持续存在,休克将继续发展进入淤血缺氧期(stagnant anoxia stage)。

(一)主要特征

淤血缺氧期又称为休克失代偿期(decompensatory stage of shock)、休克进展期(progressive stage of shock)或休克期。持续的缺氧、酸中毒导致微动脉、后微动脉和毛细血管前括约肌收缩性减弱甚至扩张,大量血液涌入真毛细血管网,微静脉虽也表现为扩张,但因白细胞滚动、贴壁、嵌塞,红细胞和血小板聚集,使得血液流速减慢,黏滞度增大,微循环流出道阻力增加。因此,毛细血管后阻力大于前阻力,导致血液淤滞于微循环中,回心血量减少,组织灌流量进一步减少,缺氧更为严重。此期微循环灌流特点是:灌而少流,灌大于流,组织呈淤血性缺氧状态(图 13-2C)。

持续严重的缺氧引起细胞代谢异常,ATP 生成显著减少,酸性代谢产物堆积,从而导致细胞水肿、高钾血症,以及炎症细胞活化和炎症介质表达增多,并进一步引起细胞结构损伤。其损伤首先发生在生物膜(包括细胞膜、线粒体膜、溶酶体膜等),继而细胞器发生功能障碍或结构破坏,直至细胞凋亡或坏死。

1. **细胞膜的变化**　细胞膜是休克时细胞最早发生损伤的部位。缺氧、ATP 减少、酸中毒、高血钾、溶酶体酶、氧自由基以及其他炎症介质等都可损伤细胞膜,引起细胞内、外物质交换障碍。

2. **线粒体的变化**　休克时最先发生变化的细胞器是线粒体,表现为肿胀、致密结构和嵴消失,钙盐沉着,甚至膜破裂。由于线粒体是细胞进行氧化磷酸化的细胞器,其损伤可使 ATP 合成减少,细胞能量生成严重不足,进一步影响细胞功能。

3. **溶酶体的变化**　休克时缺血缺氧和酸中毒等,可致溶酶体肿胀、空泡形成并释放溶酶体酶,引起细胞自溶。溶酶体酶进入血液循环后,可损伤血管内皮细胞,消化基底膜,增加毛细血管通透性;可激活激肽系统、纤溶系统,并促进组胺等炎症介质的释放,加重微循环灌流障碍和组织细胞损伤。

(二) 变化机制

此期微循环改变的主要机制是组织细胞长时间缺氧,导致酸中毒、扩血管物质生成增多和白细胞黏附的改变。

1. **微血管扩张**　持续严重缺氧引起细胞无氧酵解进一步增强,腺苷等局部代谢产物堆积。一方面酸中毒抑制微血管对儿茶酚胺反应性,导致血管收缩性减弱;另一方面肥大细胞释放组胺增多,腺苷在局部堆积,以及激肽系统激活,使缓激肽生成增多等导致微血管扩张。在酸中毒与上述扩血管物质联合作用下,尽管交感-肾上腺髓质系统持续激活,血浆儿茶酚胺浓度进一步增高,但微血管却无法继续有效收缩,甚至开始扩张,血压进行性下降,全身各脏器缺血缺氧的程度加重。

2. **血液淤滞**　在缺氧、酸中毒、感染等因素的刺激下,炎症细胞活化,细胞表面黏附分子(cell adhesion molecule, CAM)大量表达,白细胞黏附于微静脉,增加了微循环流出通路的血流阻力,导致毛细血管中血流速度减慢;组胺、激肽、降钙素基因相关肽等物质生成增多,可导致毛细血管通透性增高,血浆外渗,血液浓缩,红细胞和血小板聚集,血液黏滞度增加,进一步减慢微循环血流速度,加重血液泥化淤滞。

(三) 对机体的影响

微循环灌流障碍与细胞缺氧损伤相互促进,导致整个循环系统功能恶化,形成恶性循环。

1. **回心血量急剧减少**　小动脉、微动脉扩张,真毛细血管网大量开放,血液被分隔并淤滞在微循环内,以及细胞嵌塞、静脉回流受阻等,均可使回心血量急剧减少。

2. **有效循环血量减少**　由于毛细血管后阻力大于前阻力,血管内流体静压升高,且毛细血管通透性增高,均使得血浆渗出到组织间隙增多,导致血液浓缩,红细胞聚集,血液黏滞度增加,微循环淤滞加重,有效循环血量减少。

3. **心、脑血液灌流量减少**　由于回心血量及有效循环血量逐步减少,动脉血压呈现进行性下降。当平均动脉血压低于 50mmHg 时,冠状动脉和脑血管血液灌流量严重减少(图 13-4)。

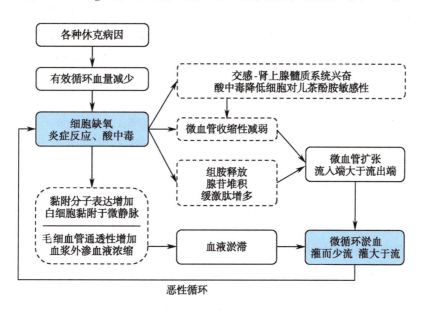

图 13-4　淤血缺氧期的变化机制及恶性循环形成

(四) 主要表现

此期患者主要表现为:①血压进行性下降,脉搏细速,浅表静脉塌陷。②大脑血液灌流明显减少,导致中枢神经系统功能障碍,患者神志淡漠,甚至昏迷。③肾血流量严重不足,出现少尿甚至无尿。④微循环淤血,去氧血红蛋白增多,皮肤、黏膜发绀或出现花斑。

三、衰竭期

衰竭期(failure stage)微循环淤滞更加严重,细胞损伤也进一步加重,可并发 DIC,造成多个重要器官功能障碍,使休克治疗十分困难,尽管采取输血补液等多种抗休克措施,仍难以纠正休克状态,因此又称难治期(refractory stage)。

(一)主要特征

此期微血管发生麻痹性扩张,毛细血管大量开放,微循环中可有微血栓形成,血流停止,甚至可出现毛细血管无复流现象(no-reflow phenomenon),即在输血补液治疗后,血压虽可一度回升,但微循环灌流量仍无明显改善,毛细血管中淤滞停止的血流也不能恢复流动。此期微循环灌流特点是:不灌不流,组织细胞几乎不能进行物质交换(图 13-2D)。

在持续的缺血缺氧、严重酸中毒、代谢障碍、能量不足、溶酶体酶释放、炎症介质产生等因素的综合作用下细胞严重受损,出现焦亡、凋亡、坏死。细胞死亡是休克时器官功能障碍或衰竭的共同病理基础。

(二)变化机制

严重的酸中毒、炎症反应和局部代谢产物的释放,进一步加重血管内皮细胞和血管平滑肌的损伤等,导致微血管麻痹性扩张及 DIC 形成。

1. 微血管麻痹性扩张 在持续的缺氧、酸中毒以及局部代谢产物和炎性细胞因子的作用下,微循环血管内皮细胞和平滑肌细胞发生严重的功能障碍和结构损伤,微血管对神经体液调节的反应性严重降低,甚至丧失,以致血管张力严重降低,微血管发生麻痹性扩张。

2. DIC 形成 ①进入衰竭期后血液进一步浓缩、血细胞聚集使血液黏滞度增高,血液处于高凝状态。②严重缺氧、酸中毒或脂多糖(lipopolysaccharide,LPS)等损伤血管内皮细胞,受损内皮细胞释放组织因子,启动外源性凝血途径。此外,受损内皮细胞还可暴露胶原纤维,激活凝血因子Ⅻ,启动内源性凝血途径。③在严重创伤、烧伤等引起的休克中,组织细胞大量破坏,可导致大量组织因子释放入血,启动外源性凝血途径。④各种休克病因导致红细胞破坏,释放 ADP,可启动血小板的释放反应,促进凝血。

(三)对机体的影响

微循环的无复流现象及微血栓形成,导致全身器官的持续低灌流,内环境受到严重破坏,特别是溶酶体酶的释放以及大量炎性细胞因子、活性氧等的产生,造成组织器官和细胞结构功能的损伤,严重时可导致多器官功能障碍或衰竭甚至死亡。

(四)主要表现

本期病情危重,患者濒临死亡,其临床表现主要体现在三个方面。

1. 循环衰竭 患者出现进行性顽固性低血压,采用升压药难以改善;心音低弱,脉搏细速;中心静脉压下降,浅表静脉塌陷,静脉输液十分困难。

2. 并发 DIC 本期常可并发 DIC,出现出血、贫血、皮下瘀斑等典型临床表现。由于休克的原始病因和机体自身反应性的差异,并非所有休克患者都会发生 DIC。患者一旦发生 DIC,则会使休克进一步恶化。

3. 重要器官功能障碍 持续严重低血压及 DIC 引起微循环灌流停止,进一步加重细胞损伤,使心、脑、肺、肝、肾等重要器官功能障碍加重,可出现呼吸困难、少尿或无尿、意识模糊甚至昏迷等多器官功能障碍或多器官功能衰竭的临床表现(图 13-5)。

由于引起休克的病因和始动环节不同,休克各期的进程并不完全遵循循序渐进的发展规律。上述典型的三期变化,常见于失血、失液性休克。其他休克虽有微循环灌流障碍,但不一定遵循以上典型的三期变化。如严重过敏性休克的微循环灌流障碍可从淤血缺氧期开始;严重感染或烧伤引起的休克,可直接进入衰竭期,很快发生 DIC 或多器官功能障碍。

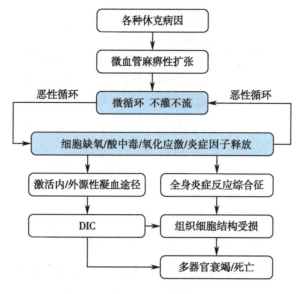

图 13-5　休克衰竭期的变化机制及主要表现

第三节 | 机体的功能代谢变化

休克时,由于微循环灌流障碍,能量生成减少,神经内分泌功能紊乱和炎症介质的泛滥等,可使机体发生多方面的代谢与功能紊乱。

一、物质代谢紊乱

休克时物质代谢变化一般表现为糖酵解加强,糖原、脂肪和蛋白分解代谢增强,合成代谢减弱。1996 年,Michie 将脓毒症休克时出现的这种现象,称为"脓毒性自身分解代谢"(septic autocatabolism)。休克早期由于休克病因引起的应激反应,可出现一过性高血糖和糖尿,这与血浆中胰高血糖素、皮质醇及儿茶酚胺浓度升高有关。上述激素促进脂肪及蛋白质分解,导致血中游离脂肪酸、甘油三酯、极低密度脂蛋白和酮体增多,血中氨基酸特别是丙氨酸水平升高,尿氮排出增多,出现负氮平衡。特别在脓毒症休克、烧伤性休克时,骨骼肌蛋白分解增强,氨基酸从骨骼肌中溢出向肝脏转移,促进急性期蛋白合成。

氧债(oxygen debt)指机体所需的氧耗量与实测氧耗量之差。休克过程中机体因高代谢状态,能量消耗增加,所需氧耗量增大而导致组织氧债增大。主要原因有:①组织供氧障碍:微循环内微血栓形成使血流中断,组织水肿导致氧弥散到细胞的距离增大,使细胞摄取氧受限。②能量生成减少:休克时由于线粒体的结构和功能受损,使氧化磷酸化发生障碍,ATP 生成减少。

二、电解质及酸碱平衡紊乱

(一)代谢性酸中毒

休克时的微循环灌流障碍及组织缺氧,使线粒体氧化磷酸化受抑,葡萄糖无氧酵解增强及乳酸生成增多。同时,由于肝功能受损不能将乳酸转化为葡萄糖,肾功能受损不能将乳酸排出,导致高乳酸血症及代谢性酸中毒。酸中毒可抑制心脏功能,损伤血管内皮,激活溶酶体酶,诱发 DIC,进一步降低微循环灌流量,导致器官功能障碍。

(二)呼吸性碱中毒

在休克早期,创伤、出血、感染等刺激可引起呼吸加深、加快,通气量增加,$PaCO_2$ 下降,导致呼吸性碱中毒。呼吸性碱中毒一般发生在血压下降和血乳酸增高之前,可作为早期休克的诊断指标之一。

但应注意,休克后期由于休克肺的发生,患者因通气、换气功能障碍,又可出现呼吸性酸中毒。

(三) 高钾血症

休克时的缺血缺氧使 ATP 生成明显减少,进而使细胞膜上的钠泵运转障碍,细胞内 Na^+ 泵出减少,导致细胞内水钠潴留,细胞外 K^+ 增多,引起高钾血症。酸中毒可通过细胞内、外 H^+-K^+ 交换加重高钾血症。

三、器官功能障碍

休克过程中由于微循环功能障碍及全身炎症反应综合征(SIRS),常引起肺、肾、肝、胃肠、心、脑等器官损伤,甚至导致多器官功能障碍综合征(MODS)或多器官衰竭(见第二十章)。

第四节 │ 几种常见休克的特点

各种休克的发生,虽有共同规律,但由于休克的病因不同,始动环节各异,各种休克还有各自的特点。

一、脓毒症休克

脓毒症休克是指病原微生物(如细菌、病毒、真菌、立克次体等)感染所引起的休克,是临床上最为常见的休克类型之一,约占休克患者总数的 62%,其死亡率高达约 60%。G^- 菌感染引起的脓毒症休克在临床最为常见,表现为在充分液体复苏的情况下仍需要缩血管药物才能将平均动脉压维持在 65mmHg 以上。脓毒症休克的发生机制十分复杂,与休克的三个始动环节均有关。感染灶中的病原微生物及其释放的各种毒素均可刺激单核巨噬细胞、中性粒细胞、肥大细胞及内皮细胞等,表达释放大量的炎症介质和血管活性物质,一方面增加毛细血管通透性,使大量血浆外渗,导致血容量减少;另一方面可引起血管扩张,使血管床容量增加,导致有效循环血量的相对不足。此外,细菌毒素及炎症介质可直接损伤心肌细胞,造成心泵功能障碍,促进休克发生发展。脓毒症休克一般首先表现为高动力型休克,可继续发展为低动力型休克。

(一) 高动力型休克

高动力型休克(hyperdynamic shock)指病原体或其毒素侵入机体后,引起高代谢和高动力循环状态,表现为发热、心排血量增加、外周阻力降低、脉压增大等特点,又称为高排低阻型休克或暖休克(warm shock)。其发生主要与下列因素有关:①β 受体激活:脓毒症休克时交感-肾上腺髓质系统兴奋,儿茶酚胺分泌增多,后者作用于 β 受体使心收缩力增强,动静脉短路开放,回心血量增多,心排血量增加。②外周血管扩张:脓毒症休克时机体产生大量一氧化氮或其他扩血管性物质(如 PGE_2、PGI_2、缓激肽等),使外周血管扩张,外周阻力下降。高动力型休克时,虽然心排血量增加,但由于动静脉短路开放,真毛细血管网血液灌流量仍然减少,组织仍然缺血缺氧。

(二) 低动力型休克

低动力型休克(hypodynamic shock)具有心排血量减少、外周阻力增高、脉压明显缩小等特点,又称低排高阻型休克或冷休克(cold shock)。临床上表现为皮肤苍白、四肢湿冷、尿量减少、血压下降及乳酸酸中毒,类似于低血容量性休克。其发生与下列因素有关:①病原体毒素、酸中毒及某些炎症介质,一方面可直接抑制或损伤心肌,使心肌收缩力减弱;另一方面可加重微循环血液淤滞,减少回心血量,最终导致心排血量下降。②严重感染使交感-肾上腺髓质系统强烈兴奋,缩血管物质生成增多,而扩血管物质生成减少,致使外周阻力增加。

二、心源性休克

心源性休克的始动环节是心泵功能障碍导致的心排血量减少。此型休克特点表现为血压在休克早期就显著下降,其微循环变化发展过程基本与低血容量性休克相同,死亡率高达80%。根据血流动力学的变化,心源性休克亦可分为两型:①低排高阻型:大多数患者表现为外周阻力增高,与血压下降、减压反射受抑而引起交感-肾上腺髓质系统兴奋和外周小动脉收缩有关。②低排低阻型:少数患者表现为外周阻力降低,这可能是由于心肌梗死或心室舒张末期容积增大和压力增高,刺激了心室壁的牵张感受器,反射性抑制了交感中枢,导致外周阻力降低。

三、过敏性休克

过敏性休克又称变应性休克,属Ⅰ型变态反应即速发型超敏反应,常伴有荨麻疹以及呼吸道和消化道的过敏症状,发病急骤,血容量和回心血量急剧减少,动脉血压迅速而显著地下降,如不紧急使用缩血管药,可导致死亡。当过敏原(如青霉素或异种蛋白等)进入机体后,可刺激机体产生IgE。IgE能持久地吸附在微血管周围的肥大细胞,以及血液中嗜碱性粒细胞和血小板等靶细胞表面,使机体处于致敏状态。当同一过敏原再次进入机体时,可与上述吸附在细胞表面的IgE结合形成抗原抗体复合物,引起靶细胞脱颗粒反应,释放大量组胺、5-羟色胺(5-HT)、激肽、补体C3a/C5a、慢反应物质、前列腺素等血管活性物质,一方面可导致后微动脉、毛细血管前括约肌舒张,外周阻力明显降低,真毛细血管大量开放,血管床容量增大;另一方面可增加血管通透性,使血浆外渗,血容量减少。

四、神经源性休克

神经源性休克是由于血管张力丧失所致。此类休克常见于脑损伤、脑缺血、深度麻醉,脊髓高位麻醉或脊髓损伤,交感神经传出通路被阻断。在正常情况下,血管运动中枢不断发出冲动,通过负责传出的交感缩血管神经纤维,到达全身小血管,维持血管一定的张力。当血管运动中枢发生抑制或负责传出的交感缩血管纤维被阻断时,小血管张力丧失,血管扩张,外周阻力降低,大量血液聚集在血管床,回心血量减少,血压下降。

第五节 | 防治的病理生理学基础

休克的防治应针对病因和发病学环节,以增加微循环灌流量、减轻细胞损伤和恢复重要器官功能为目的,采取综合措施。

一、病因学防治

积极处理造成休克的原始病因,具体措施包括止血、镇痛、补液和输血、修复创伤、控制感染、抗过敏、强心等。

二、发病学防治

改善微循环,提高组织灌流量,增加细胞能量供应,减轻细胞损伤是发病学防治的中心环节。

(一)增加微循环灌流量

1. **扩充血容量**　微循环灌流量减少是各种休克发病的共同基础。除心源性休克之外,补充血容量是提高心排血量、增加有效循环血量和微循环灌流量的根本措施。在缺血缺氧期要强调尽早和尽快补液,以降低交感-肾上腺髓质系统兴奋性,减少儿茶酚胺释放量,缓解微循环前阻力血管收缩程度,提高微循环灌流量,防止休克加重。在淤血缺氧期输液的原则是"需多少,补多少"。除了可以计算的体外失液量,由于微循环淤血,血浆外渗,还有一部体内失液量无法准确计算,因此补液量应大于体外失液量;脓毒症休克和过敏性休克时,虽然无明显的失液,但由于血管床容量增加,有效循环血量明显减少,也应根据实际需要来补充血容量。补充血容量应适度,过量输液会导致肺水肿。因此,正确估计需要补液的总量至关重要,必须动态观察静脉充盈程度、尿量、血压和脉搏等指标,作为监护输液量是否足够的参考依据。此外,在补充血容量时,还应根据血细胞比容决定输血和输液的比例,正确选择全血、胶体或晶体溶液,使血细胞比容控制在 35%~40% 的范围内。

2. 纠正酸中毒　休克常因缺血缺氧引起的乳酸堆积或肾衰竭而发生代谢性酸中毒。酸中毒是加重微循环障碍、抑制心肌收缩、降低血管对儿茶酚胺的反应性、导致 DIC 形成和高钾血症发生的重要原因。同时,因为酸中毒降低了血管对儿茶酚胺的反应性,所以会影响血管活性药物的治疗效果。因此,必须根据酸中毒的程度,及时补碱纠酸。

3. 合理使用血管活性药物　使用缩血管或扩血管药物的目的是提高微循环灌流量。对低排高阻型休克患者,应在充分扩容的基础上,使用低剂量多巴胺以提高组织的血液灌流量。对过敏性休克、神经源性休克、高排低阻型休克和血压过低的患者,应使用缩血管药物以升高血压,保证心、脑等重要器官的血液灌流。

(二) 抑制过度炎症反应

阻断炎症细胞信号通路的活化、拮抗炎症介质的作用或采用血液净化疗法去除患者体内过多的毒素和炎症介质,均能减轻 SIRS 和 MODS,提高患者生存率。

(三) 细胞保护

休克时细胞损伤可原发,亦可继发于微循环灌流障碍之后。去除休克病因,增加微循环灌流量是防止细胞损伤的根本措施。此外,还可采用葡萄糖-胰岛素-钾（GIK）液、ATP-MgCl$_2$ 等改善细胞能量代谢,稳定溶酶体膜;采用自由基清除剂、钙通道阻滞剂等减轻细胞损伤。

三、器官支持疗法

应密切监控各器官功能的变化,及时采取相应支持疗法。如发生休克肾时,应尽早利尿和透析;发生休克肺时,应保持呼吸道通畅,并正压给氧;发生急性心力衰竭时,应减少或停止输液,并强心利尿,适当降低前、后负荷等。

四、营养与代谢支持

保持正氮平衡是对严重创伤、感染等休克患者进行代谢支持的基本原则。在摄入的营养物中,应提高蛋白质和氨基酸的量,尤其是提高支链氨基酸的比例。如条件许可,应鼓励经口摄食,尽可能缩短禁食时间,以促进胃肠蠕动,维持肠黏膜屏障功能。临床实践表明,经胃肠适当补充谷氨酰胺,可提高机体对创伤和休克的耐受力。

（刘进军　张晓鲁）

思考题

1. 简述休克发生发展过程中,微循环灌流障碍和细胞损伤的关系。
2. 分析休克各期细胞代谢、功能及形态的变化。
3. 分析休克由代偿走向失代偿的相关因素。
4. 试述休克防治的病理生理学基础对休克患者临床治疗的意义。

思考题解题思路

本章目标测试

本章思维导图

第十四章 | 凝血与抗凝血平衡紊乱

血液沿着血管系统在机体内循环流动,当血管受损时,机体将通过血管收缩、血小板血栓形成和血液凝固三个过程使出血停止,从而避免血液的大量丢失;在凝血激活的同时,机体也将激活抗凝系统和纤溶系统,适时溶解凝血块以恢复血管的再通,使止血反应局限在损伤局部,保持全身血液的流动性。正常机体的凝血、抗凝和纤溶系统之间处于动态平衡。当凝血系统、抗凝系统和纤溶系统的功能发生障碍、血管结构或功能出现异常以及血细胞特别是血小板的质或量发生改变时,凝血与抗凝血的平衡发生紊乱,从而导致出血或血栓形成性疾病。

第一节 | 凝血与抗凝血平衡及其紊乱

一、凝血与抗凝血平衡

在机体维持正常血液循环或生理性止血的过程中,凝血系统、抗凝系统、纤溶系统、血管以及血细胞(尤其是血小板)构成了调节凝血与抗凝血平衡的五个基本环节。

(一)凝血系统

血液凝固是一系列凝血因子相继酶解激活的级联反应,包括外源性凝血途径、内源性凝血途径和共同凝血途径(图 14-1/文末彩插图 14-1)。外源性凝血途径由组织因子(tissue factor,TF)暴露于血液而启动。组织因子在血管受损后结合并激活 F Ⅶ,TF-F Ⅶa 复合物进一步促进 FX 生成 FXa,同时

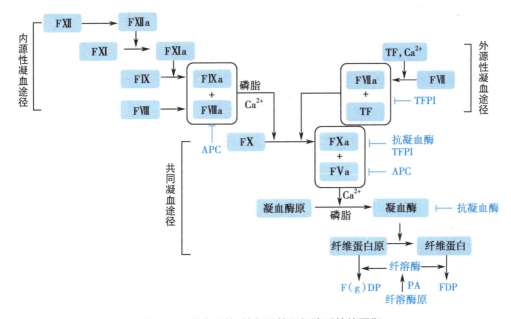

图 14-1 凝血系统、抗凝系统和纤溶系统的平衡

黑色字体为凝血系统,蓝色字体为抗凝系统和纤溶系统。

TFPI(tissue factor pathway inhibitor),组织因子途径抑制物;APC(activated protein C),活化的蛋白 C;
PA(plasminogen activators),纤溶酶原激活物;FDP(fibrin degradation products),纤维蛋白降解产物;
F(g)DP(fibrinogen degradation products),纤维蛋白(原)降解产物。

也促进 FIX 的活化,从而启动外源性凝血途径。内源性凝血途径由活化的 FXII 启动。当血液与异常的血管内皮或者其他带负电荷的异物表面接触时,FXII 活化为 FXIIa,FXIIa 激活 FXI 继而活化 FIX,FIXa 与 FVIIIa 在活化的血小板膜磷脂表面结合成复合物,进一步活化 FX,从而启动内源性凝血途径。

外源性凝血途径和内源性凝血途径的交汇点是 FXa 的形成,FXa 随后与 FVa、磷脂及 Ca^{2+} 形成凝血酶原激活物,使凝血酶原转变为凝血酶,进而将纤维蛋白原(fibrinogen,Fbg)酶切为纤维蛋白单体(fibrin monomer,FM),单体聚集形成纤维蛋白(fibrin,Fbn)。从 FX 的活化到凝血酶、纤维蛋白生成的过程称为共同凝血途径。凝血酶形成后,正反馈激活 FV、FVIII 和 FXI 等,增强凝血过程的级联反应,同时凝血酶也促进血小板的聚集。因此,凝血酶是凝血系统激活过程中关键的酶。

(二)抗凝系统

机体中主要存在三类生理性抗凝物质,包括蛋白 C(protein C,PC)系统、组织因子途径抑制物(tissue factor pathway inhibitor,TFPI)、丝氨酸蛋白酶抑制物(serine protease inhibitor)等,调节凝血系统的活化(图 14-1/文末彩插图 14-1)。

1. 蛋白 C 系统 蛋白 C 系统主要由蛋白 C、蛋白 S、凝血酶调节蛋白(thrombomodulin,TM)和蛋白 C 抑制物(protein C inhibitor,PCI)等组成。来自肝脏的蛋白 C 在凝血酶-凝血酶调节蛋白复合物的作用下发生活化,活化蛋白 C(activated protein C,APC)以蛋白 S 为辅因子,促使 FVa 或 FVIIIa 的灭活,从而抑制 FX 和凝血酶原的激活,发挥抗凝作用。此外,蛋白 C 系统的活性亦受 APC 的天然抑制物——PCI 的调控。

2. 组织因子途径抑制物 血管内皮细胞来源的 TFPI 存在于内皮细胞表面或者与循环中脂蛋白结合,在 Ca^{2+} 参与下,TFPI 能够结合并灭活 FXa。TFPI、Ca^{2+} 和 FXa 结合后又能与 TF-FVIIa 结合,进而抑制 FVIIa 的活性,是外源性凝血途径的特异性抑制物。

3. 丝氨酸蛋白酶抑制物 主要有抗凝血酶(antithrombin,AT)、肝素辅因子 II 等。肝细胞合成的抗凝血酶与凝血酶、FXa 等结合而抑制其活性,发挥抗凝作用。生理状态下,抗凝血酶的活性较弱,通过与内皮细胞表面的硫酸肝素结合而增强其抗凝活性。当血液中肝素含量增加,抗凝血酶与肝素结合后,其抗凝作用可增强 2 000 倍以上。

4. 细胞抗凝作用 单核巨噬细胞系统吞噬和清除活化的凝血因子以及纤维蛋白降解产物。肝细胞合成主要的抗凝物质如蛋白 C、抗凝血酶,能灭活活化的凝血因子。

(三)纤溶系统

纤溶系统全称为纤维蛋白溶解系统。纤溶系统由纤溶酶原(plasminogen,PLg)、纤溶酶(plasmin,PLn)、纤溶酶原激活物(plasminogen activator,PA)、纤溶酶原激活物抑制物(plasminogen activator inhibitor,PAI)和纤溶酶抑制物(plasmin inhibitor,PI)(如 α_2-抗纤溶酶、α_2-巨球蛋白)等组成。生理状态下,内皮细胞释放的组织型纤溶酶原激活物(tissue plasminogen activator,t-PA)激活纤溶酶原生成纤溶酶,纤溶酶水解 Fbg 和 Fbn,产生纤维蛋白(原)降解产物[fibrin(ogen)degradation product,F(g)DP],防止局部血管内血栓形成(图 14-1/文末彩插图 14-1)。

F(g)DP 包括较大的 X 和 Y 片段,较小的 D 和 E 片段以及小肽 A、B 等,其中许多成分具有很强的抗凝血和抗血小板聚集作用:①X、Y 片段可与 FM 形成可溶性 FM 复合物,阻止纤维蛋白单体相互交联形成可溶性纤维蛋白;②Y、E 片段有抗凝血酶作用;③D 片段对 FM 交联聚集有抑制作用;④大多数降解片段具有抑制血小板黏附和聚集的作用。当凝血系统激活时,生成的凝血酶刺激内皮细胞释放 t-PA 增多,促进血栓的溶解。

(四)血管内皮细胞在凝血与抗凝血平衡中的作用

生理情况下,血管内皮细胞通过以下机制发挥抗凝、抗血栓、促纤溶的功能(图 14-2):①内皮细胞生成和释放 PGI_2 和 NO 等活性物质,且其膜上存在 ADP 酶,从而抑制血小板黏附与聚集;②正常的内皮细胞不表达组织因子,但可分泌 TFPI,抑制外源性凝血途径;③内皮细胞表面的凝血酶调节蛋白与凝血酶形成复合物,可以降低凝血酶的活性,也可以活化蛋白 C,起到抗凝的作用;④内皮细胞表

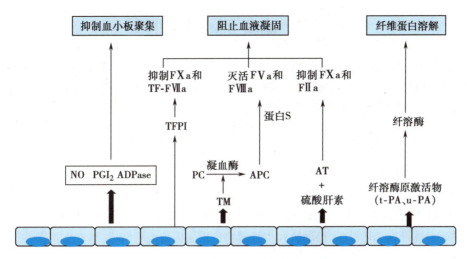

图 14-2　血管内皮细胞的抗凝作用

面的硫酸肝素与抗凝血酶结合而增强内皮细胞的抗凝功能;⑤内皮细胞释放 t-PA,有很强的促纤溶作用。

(五) 血小板在凝血与抗凝血平衡中的作用

血小板通过黏附、聚集、释放、收缩及吸附等生理特性发挥止血和凝血作用。当血管受损时,血小板膜上的糖蛋白Ib/IX(GPIb/IX)通过血管性血友病因子(von Willebrand factor,vWF)与暴露的内皮下胶原结合,使血小板黏附到内皮细胞。血小板黏附后活化并释放 α 颗粒和致密体,这些颗粒中的化学介质结合并激活邻近的血小板。致密体释放的 ADP 与胶原共同导致血小板合成和释放血栓素 A_2(thromboxane A_2,TXA_2),从而促进血小板的聚集。TXA_2 还上调血小板膜上糖蛋白IIb/IIIa(GPIIb/IIIa)的表达,GPIIb/IIIa 进一步结合纤维蛋白原促进血小板的聚集,形成血小板栓子。活化的血小板膜磷脂外翻,提供凝血过程重要的磷脂吸附表面。

二、凝血与抗凝血功能的常用检测指标

临床上评价止血、凝血、抗凝血、纤溶的指标包括血小板计数、凝血酶原时间(prothrombin time,PT)、活化部分凝血活酶时间(activated partial thromboplastin time,APTT)、D-二聚体(D-dimer,DD)含量、纤维蛋白原或纤维蛋白含量、纤维蛋白(原)降解产物[F(g)DP]含量等。

1. **凝血酶原时间(PT)** 在被测血浆中加入组织因子和 Ca^{2+},测定血浆凝固时间,即为 PT。PT主要用于检测外源性凝血途径因子 FVII、FV、FX 和相关因子抑制物。

2. **活化部分凝血活酶时间(APTT)** 在被测血浆中加入接触因子激活剂、部分磷脂和 Ca^{2+},测定血浆凝固时间,即为 APTT。它是筛查内源性凝血途径的敏感和常用指标。

3. **D-二聚体测定** D-二聚体是纤溶酶降解交联的纤维蛋白后生成的特异性降解产物,它的升高特异性地提示患者体内存在继发性纤溶亢进。

三、凝血与抗凝血平衡紊乱的分类

当凝血系统、抗凝系统和纤溶系统的功能发生障碍、血管结构或功能出现异常以及血小板的质或量发生异常时,机体的凝血与抗凝血平衡发生紊乱,可为原发性或继发性的、局部或全身性的,按其临床特征可以分为两种基本类型:①血栓形成,特点是血液凝固性增高和/或抗凝功能减弱;②止血与凝血功能障碍,引起出血倾向,特点是血液凝固性降低和/或抗凝功能增强。值得注意的是,上述两种类型的凝血与抗凝血平衡紊乱有时单独发生,但有时也可以在同一个体上先后或同时发生,如弥散性血管内凝血(disseminated intravascular coagulation,DIC)过程中出现的广泛微血栓形成和止血、凝血功能障碍,就体现了这种凝血与抗凝血平衡紊乱的动态改变。

第二节 │ 止血与凝血功能障碍

在先天性/遗传性或获得性因素作用下,血管壁结构异常或损伤、血小板数量减少或功能缺陷、凝血因子缺乏或活性降低、纤溶功能亢进以及循环中出现病理性抗凝物质,机体的止血与凝血功能降低和/或抗凝功能异常增强,表现为皮肤、黏膜和内脏的自发性出血或轻微损伤后出血不止。

一、血管壁结构异常或损伤

当先天性/遗传性或获得性的血管壁结构异常或损伤,或血管周围支撑性组织功能异常或损伤,可引起止血与凝血功能障碍,导致出血。

1. 先天性血管壁异常　遗传性出血性毛细血管扩张症是一种常染色体显性遗传病,患者因小血管先天性缺乏弹性纤维和平滑肌,小动脉和小静脉均由单层内皮细胞构成,易产生自发性或轻微外伤后的反复出血。

2. 获得性血管损伤　细菌或病毒感染、异种蛋白、某些药物或者花粉等所致的 I 型和 III 型变态反应造成血管损伤,血管壁通透性和脆性增加,引起过敏性紫癜(anaphylactoid purpura)。此外,维生素 C 缺乏时,由于血管胶原合成障碍导致出血。老年人由于代谢因素出现结缔组织的退行性变化,血管壁脆性增加,易发生出血和老年性紫癜。

二、血小板数量减少或功能缺陷

血小板在止血和凝血过程中都发挥了重要作用,因此,血小板数量减少和功能缺陷可引起机体止血与凝血功能障碍。

1. 血小板数量减少　导致血小板数量减少的常见原因有:①生成障碍:遗传因素导致骨髓再生能力低下或先天性巨核细胞生成不良,血小板生成减少;再生障碍性贫血、急性白血病、放/化疗后的骨髓抑制、巨幼细胞贫血等导致血小板生成障碍。②破坏或消耗增多:如特发性血小板减少性紫癜、系统性红斑狼疮、血栓性血小板减少性紫癜、新生儿血小板减少症及 DIC 等。③分布异常:常见于脾功能亢进,如肝硬化、班蒂(Banti)综合征等,此外还可见于输入大量库存血或血浆等情况。

2. 血小板功能缺陷　与血小板黏附、聚集、释放、促凝功能相关的基因发生突变或缺失导致遗传性血小板功能缺陷;慢性肾脏疾病、慢性肝脏疾病、DIC、慢性骨髓增生性疾病、异常蛋白血症等则引起获得性血小板功能缺陷,表现为皮肤瘀斑、黏膜出血及拔牙等手术后过量出血。

三、凝血因子缺乏或活性降低

由遗传变异、维生素 K 缺乏、肝功能严重障碍以及消耗增多所引起的凝血因子数量减少可导致机体的凝血功能障碍,产生出血倾向。

1. 遗传性血浆凝血因子缺乏或者活性降低　编码凝血因子 FVIII、FIX 的基因发生突变,导致这些凝血因子缺乏或者活性降低,凝血功能出现异常,产生出血倾向,引起血友病。血管性血友病因子(vWF)与 FVIII 在循环中形成复合体,有助于维持 FVIII 的稳定性,并且介导血小板与受损血管内皮的黏附。编码 vWF 的基因发生突变,导致 vWF 缺乏或者活性降低,血小板黏附障碍,引起出血倾向,从而导致血管性血友病。

2. 获得性血浆凝血因子减少

(1)凝血因子生成障碍:①维生素 K 缺乏:FII、FVII、FIX 及 FX 的生成需要维生素 K 的参与。维生素 K 缺乏可导致上述凝血因子生成减少,引起出血倾向。②肝功能严重障碍使凝血因子合成减少,并影响抗凝、纤溶等功能,引起出血倾向。

(2)凝血因子消耗增多:DIC 时广泛微血栓形成消耗了大量凝血因子,这是 DIC 导致出血的重要原因之一。

四、纤溶功能亢进

先天性纤溶亢进见于编码 PAI-1 的 *SERPINE1* 基因发生纯合突变所致的常染色体隐性遗传病，当患者血液中的 PAI-1 水平明显降低时，创伤、手术后易发生出血增多。而获得性纤溶亢进主要见于以下情况：①富含 PA 的器官如子宫、卵巢、前列腺、心、肺、脑等进行大手术或遭受严重损伤时，可释放大量 PA，引起纤溶亢进；②恶性肿瘤如急性早幼粒细胞白血病等可释放大量 t-PA 入血，引起纤溶亢进；③肝硬化、肝癌和肝叶切除等严重肝功能障碍时，PAI-1 合成减少或 t-PA 灭活减少引起纤溶亢进；④DIC 时可产生继发性纤溶亢进；⑤采用溶栓疗法时，溶栓药物等可引起纤溶亢进，甚至引起出血。

五、出现病理性抗凝物质

循环中出现病理性抗凝物质大多是获得性的，包括抗凝血因子抗体、肝素样抗凝物质和 F(g)DP 等。反复输注 FⅧ或 FⅨ 制剂的患者，体内可产生抗 FⅧ和抗 FⅨ 抗体。循环内出现肝素样抗凝物质可见于严重肝脏疾病、流行性出血热、急性白血病、系统性红斑狼疮、过敏性休克、恶性肿瘤、服用某些药物或无明显疾病的老年人。DIC 时产生大量 F(g)DP，则是引起止血与凝血功能障碍的主要原因。

第三节 | 血栓形成

血栓形成是指血液在活体心脏或血管内发生凝集，形成病理性固体团块的过程，可引起血管的局部或完全堵塞，影响血液的流动及脏器的血液供应，进而造成组织细胞缺血缺氧、结构和功能损害。血栓形成常常与血管内皮细胞损伤、血小板增多或功能增强、凝血因子增多或活性增高、抗凝物质减少、纤溶功能抑制及血液流变学异常有关。

一、血管内皮细胞损伤

生理情况下，血管内皮细胞发挥抗凝、抗血栓、促纤溶的功能。病理情况下，血管内皮细胞对于血液中的各种刺激极为敏感，包括：①机械刺激：压力、切应力、张力等；②生化刺激：激素、细胞因子、血小板活化因子、可溶性黏附分子等；③免疫性刺激：内毒素、补体、活化的白细胞、氧化变性的低密度脂蛋白、糖化蛋白等。这些刺激可损伤血管内皮细胞，使凝血、抗凝和纤溶平衡发生紊乱，导致血栓形成。

二、血小板增多或功能增强

1. **血小板增多** 血小板增多包括原发性增多和继发性增多，原发性增多常见于骨髓增生性疾病，如慢性粒细胞白血病、真性红细胞增多症、早期骨髓纤维化、原发性血小板增多症等。原发性血小板增多时，若伴有血小板功能缺陷可引起出血；若伴有血小板活化功能增强易导致血栓形成。血小板继发性增多常见于急性感染、溶血等，某些癌症患者也可有轻度增多。

2. **血小板功能增强** 血小板功能增强常见于血栓前状态、血栓性疾病、糖尿病、妊娠期高血压、口服避孕药、妊娠晚期、高脂血症和人工心瓣膜移植术等。

三、凝血因子增多或活性增高

1. **获得性凝血因子增多或活性增高** 获得性凝血因子增多或活性增高往往是多种病理因素影响的结果，其中 Fbg 浓度增高对血栓形成，尤其对心肌缺血性病变的发生具有重要意义。Fbg 浓度增高见于糖尿病、肥胖、高脂血症、高血压和吸烟等。恶性肿瘤、糖尿病伴微血管病变、吸烟、酗酒和口服避孕药等情况下可存在 FⅦ活性增高。

2. **遗传性凝血因子结构异常** 遗传性凝血因子结构异常见于异常 Fbg 血症和 FV 基因突变。遗传性异常 Fbg 血症呈高度异质性,其中 20% 有反复血栓栓塞症,25% 有出血,7% 两者皆有。FV基因的莱登(Leiden)突变(R506Q)可引起 APC 对 FVa 的灭活明显减弱,造成血液高凝和血栓形成。

四、抗凝物质减少

血浆抗凝因子减少或缺乏,或者血浆中出现干扰抗凝因子作用的异常物质,可导致血栓形成倾向。

1. **遗传性抗凝因子减少或功能降低**　编码抗凝血酶、蛋白 C 和蛋白 S 的 *SERPINC1* 基因、*PROC* 基因和 *PROS1* 基因发生变异,导致相应抗凝因子的水平明显降低或者活性减弱,可反复发生静脉(多见)或动脉的血栓或栓塞。

2. **获得性抗凝因子减少或功能降低**　肝炎、肝硬化、伴有大量蛋白尿的肾病患者,以及 DIC 和肝素治疗等导致抗凝血酶的合成减少、丢失过多和消耗过多。蛋白 C 在肝脏合成,以酶原形式存在于血液中。严重肝病、维生素 K 缺乏或使用抗维生素 K 药物,可造成蛋白 C 的合成减少;DIC、大手术和深静脉血栓形成时蛋白 C 消耗过多。严重广泛血管内皮细胞损伤时,可由于凝血酶调节蛋白减少使蛋白 C 活化障碍。妊娠、口服避孕药、急性炎症和维生素 K 缺乏等导致蛋白 S 缺乏。

五、纤溶功能抑制

1. **遗传性纤溶功能降低**　遗传性纤溶功能降低的原因有:①PA 释放异常:家族性 PA 释放障碍引起纤溶功能降低,约半数以上家族成员发生静脉血栓和/或肺栓塞。②PAI 过多:遗传性 PAI 过多可能与 PAI 合成增多或代谢清除机制缺陷有关,表现为患者的血浆 PAI 蛋白水平和活性都增高,常引起静脉血栓。

2. **获得性纤溶功能降低**　临床上常见于血栓前状态、动/静脉血栓形成、高脂血症、缺血性脑卒中及口服避孕药等。这类患者的血浆中往往有 t-PA 降低及 PAI-1 增高等纤溶功能降低的变化,与血栓形成密切相关。

六、血液流变学异常

血液黏滞度(blood viscosity)是反映血液流变性最重要的物理指标。当血液黏滞度异常增高时,血液在血管内流动变慢,因而是血栓形成的重要因素。

1. **红细胞异常使血液黏滞度增高**　红细胞异常使血液黏滞度增高与下列因素有关:①流动性降低:见于血细胞比容增高、红细胞变大和形态异常;②变形能力下降:常因血红蛋白浓度增高和性质改变引起;③红细胞聚集性增加:与红细胞膜上负电性降低、血浆中 Fbg 等大分子蛋白质增多、血液流经微静脉和毛细血管静脉端时作用于红细胞的切应力减小等因素有关。

2. **血浆纤维蛋白原、脂类增多导致血液黏滞度增高**　Fbg 是不对称大分子蛋白质,能通过桥联作用使红细胞聚集性增强,故血浆中 Fbg 增多能使血液黏滞度明显增高。血浆中脂类与脂蛋白增多使血液黏滞度增高,红细胞变形性和聚集性改变也与脂类增多有关。

3. **血液流场改变**　血管的形状和走向的突然改变,如血管狭窄、分叉、弯曲甚至内膜有微小突起及静脉瓣部位,都构成血流的特殊流场。血管狭窄部的血流切变应力增高,使血液中血小板易于聚集,但因切变应力的作用时间短,血小板只形成不稳定的聚集块。在狭窄部的前方,血流可产生涡流,血细胞通过狭窄部后,细胞间碰撞机会增多,红细胞和血小板容易发生聚集或黏附于血管壁,这也是动脉粥样硬化病灶及静脉瓣膜囊深部容易形成血栓的原因之一。

第四节 │ 弥散性血管内凝血

弥散性血管内凝血(disseminated intravascular coagulation,DIC)是继发于基础疾病的、因凝血系统

异常激活和微血管广泛损伤导致弥散性微血栓形成,继而凝血因子大量消耗并伴有继发性纤溶亢进,从而引起以出血、循环衰竭、器官功能障碍及溶血性贫血等临床表现为特征的临床综合征。由于引起DIC的基础疾病各异,故其发生发展的机制相当复杂,临床表现亦形式多样,因此常常给临床诊断与治疗带来较大的难度。DIC预后较差,如不及时救治常危及生命。

一、DIC 的病因

DIC 不是一个独立的疾病,而是继发于多种基础疾病。DIC 的病因分为感染性或者非感染性因素(表 14-1),其中常见的是严重感染或脓毒症、广泛组织损伤、恶性肿瘤和产科意外等。此外,疾病过程中并发的缺氧、酸中毒以及相继激活的纤溶系统、激肽系统和补体系统等也可促进 DIC 的发生与发展。

表 14-1　DIC 的常见病因

分类	主要疾病或病理过程
感染性疾病	脓毒症,严重感染,内毒素血症等
广泛组织损伤	多发性创伤,大面积烧伤,大手术,脂肪栓塞
恶性肿瘤	各种实体瘤,血液/淋巴肿瘤(急性早幼粒细胞白血病)
产科意外	羊水栓塞,胎盘早剥,宫内死胎
肝、胰、肾疾病	严重肝损伤,急性胰腺炎,急进性肾小球肾炎
休克	失血性、过敏性或内毒素性休克
血管疾病	卡-梅(Kasabach-Merritt)综合征,心室或大动脉瘤
免疫疾病	SLE,新生儿硬肿症,移植物抗宿主病(GVHD)
代谢性疾病	糖尿病,高脂血症
血管内溶血	血型不合引起的溶血性输血反应
其他	主动脉内气囊装置,体外循环,动物毒素等

二、影响 DIC 发生发展的因素

(一)单核巨噬细胞系统功能受损

单核巨噬细胞具有非特异性抗凝功能。当其吞噬功能受损或吞噬了大量坏死组织、细菌等,使其功能"封闭"时,可促进 DIC 发生。长期大量使用糖皮质激素、反复感染、脾切除术后或严重肝脏疾病时,单核巨噬细胞系统功能明显受损,可能成为 DIC 的诱因。

(二)肝功能严重障碍

抗凝物质如蛋白 C、抗凝血酶和纤溶酶原以及凝血因子等均在肝脏合成,而活化的凝血因子如FIXa、FXa、FXIa 等在肝脏灭活。当肝功能严重障碍时,抗凝物质的合成和活化的凝血因子灭活减少,血液处于高凝状态,易诱发 DIC;而凝血因子合成减少也造成 DIC 患者的出血倾向。此外,肝细胞大量坏死时可释放组织因子等,启动凝血系统,促进 DIC 的发生。

(三)血液高凝状态

血液高凝状态(hypercoagulable state)是指在某些生理或病理条件下,血液凝固性增高,有利于血栓形成的一种状态。原发性高凝状态见于遗传性抗凝血酶、蛋白 C 和蛋白 S 缺乏症。继发性高凝状态见于各种血液和非血液疾病,如妊娠、酸中毒、肾病综合征、恶性肿瘤等。孕妇血液中血小板及凝血因子逐渐增多,而 AT、t-PA 降低,胎盘产生的 PAI-1 增多,血液处于高凝状态,妊娠末期最明显。故当产科意外如胎盘早剥、宫内死胎、羊水栓塞等发生时,易发生 DIC。酸中毒一方面损伤血管内皮细胞,启动凝血系统,引起 DIC 的发生;另一方面,它导致多个凝血因子活性增高及肝素的抗凝活性减弱,并促进血小板的聚集,这些均使血液处于高凝状态,促进 DIC 的发生发展。

(四) 微循环障碍

休克所致的微循环障碍,血流缓慢、血液黏滞度增高、血液淤滞,局部产生酸中毒和血管内皮细胞损伤,或白细胞活化释放炎症介质引起组织因子表达,从而启动凝血反应,促进 DIC 的发生。

三、DIC 的发生发展机制

DIC 的发生发展过程可因基础疾病不同而异,其机制也十分复杂。以往认为,DIC 的病理过程依次经历高凝期、消耗性低凝期及继发性纤溶亢进期,血液先处于高凝状态,出现广泛的微血栓形成,然后转入低凝状态,出现出血。目前认为,凝血系统广泛激活是 DIC 的起始环节,随后凝血过程活化、凝血因子消耗、抗凝功能减弱及纤溶失调往往同时发生,血栓形成与出血也可同时存在(图 14-3)。

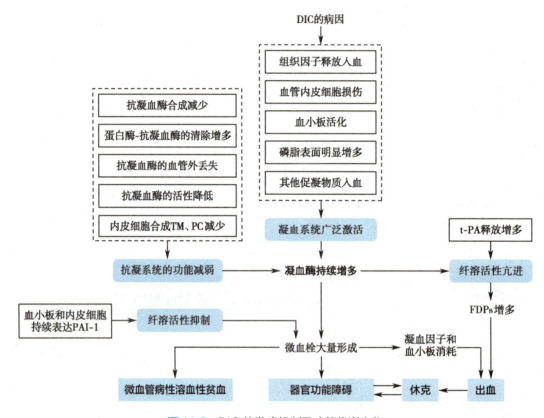

图 14-3　DIC 的发病机制及功能代谢变化

(一) 凝血系统广泛激活

DIC 的起始环节是大量促凝物质入血,如大量组织因子进入循环,或血管内皮细胞损伤、白细胞激活使组织因子表达明显增加,导致 FⅦa 和凝血酶大量生成,通过凝血反应的正反馈和/或抗凝作用的相对或绝对降低,广泛激活凝血系统,凝血酶持续增多,机体的血液凝固性异常增高(图 14-3)。

1. 组织因子释放入血　严重的创伤、烧伤、大手术、产科意外等所致的损伤组织、坏死的肿瘤组织、放疗/化疗破坏的白血病细胞等暴露大量的组织因子,TF-FⅦa 复合物激活 FⅨ和 FⅩ,启动外源性凝血途径,产生的凝血酶又可以正反馈促进 FⅤ、FⅧ和 FⅪ的激活,从而加速凝血反应,促进 DIC 的发生。脓毒症或严重创伤所致的全身炎症反应导致单核细胞和血管内皮细胞的组织因子表达增加,促进凝血系统的活化,凝血酶大量产生。

2. 血管内皮细胞损伤　严重感染、创伤、烧伤、缺氧、酸中毒、抗原-抗体复合物等原因,均可损伤或者激活血管内皮细胞,产生如下作用:①炎症介质诱导血管内皮细胞表面表达组织因子增多,激活外源性凝血途径;②血管内皮细胞表达 TFPI、凝血酶调节蛋白减少,抗凝作用减弱;③血管内皮细胞产生 t-PA 减少,PAI-1 增多,使纤溶活性降低;④血管内皮细胞损伤使 NO、PGI$_2$、ADP 酶等产生减少,其抑制血小板黏附、聚集的功能降低,同时由于血管内皮细胞损伤,基底膜胶原暴露,引起血小板黏附、聚集和释放反应,加剧凝血反应及血栓形成;⑤内皮下胶原暴露后,可激活 FXⅡ,启动内源性凝血系统。在上述机制的作用下,血管内皮细胞表面由抗凝状态转变为促凝状态,促进 DIC 的发生发展。

3. **血小板活化** 病原微生物及其代谢产物,以及促炎介质如血小板活化因子(platelet-activating factor,PAF),引起血小板活化;受损的血管内皮造成血小板黏附、活化和释放;持续增多的凝血酶也促进血小板聚集和活化。血小板的活化通过以下机制促进 DIC 的进程:①活化的血小板提供磷脂表面,加速 FX 和凝血酶原的活化;②血小板活化启动花生四烯酸代谢,产生 TXA$_2$,导致血管收缩及血小板聚集反应加强;③血小板释放反应中产生的 ADP 和 5-羟色胺等,具有引起血小板聚集和收缩血管的作用。因此,血小板活化导致广泛的微血栓形成,在 DIC 的发生发展中发挥重要作用。

4. **磷脂表面明显增多** 带负电荷的磷脂表面促进凝血级联反应的发生和放大。DIC 的各种病因导致细胞活化或者死亡,细胞膜外翻暴露更多的带负电荷的磷脂;受损的内皮细胞、单核细胞和血小板等释放微粒入血,增加循环中的磷脂表面,有助于凝血反应的发生;循环中的极低密度脂蛋白可升高数倍,也促进凝血酶的持续增多。

5. **其他促凝物质入血** 在某些病理条件下,其他促凝物质入血,促进 DIC 的发生发展:①当异型输血、恶性疟疾、输入过量库存血等因素造成红细胞大量破坏时,可以释放出大量 ADP。ADP 促进血小板聚集。红细胞膜磷脂可浓缩并局限 FⅦ、FIX、FX 及凝血酶原等,生成大量凝血酶,促进 DIC 的发生。②许多肿瘤细胞能生成、释放 TF 类物质激活凝血系统。例如,急性早幼粒细胞白血病(acute promyelocytic leukemia,APL)患者由于早幼粒白血病细胞质中含有大量 TF 样的促凝物质,这些促凝物质在白血病细胞崩解时大量释放入血,从而启动凝血过程而导致 DIC。③急性出血性胰腺炎时,胰蛋白酶大量入血,可直接激活凝血酶原,因而导致大量微血栓形成。④羊水栓塞时,羊水中大量 TF 样成分能够激活凝血系统。⑤蜂毒、蛇毒等外源性促凝物质能直接激活 FX、凝血酶原或直接使纤维蛋白原转变为纤维蛋白,启动凝血过程而导致 DIC。

(二)抗凝系统的功能减弱加剧凝血系统的活化

在严重感染、创伤等致病因素作用下,机体的抗凝系统发生程度不同的抑制或受损,功能减弱,促进 DIC 的发生发展:①各种致病因素导致抗凝血酶的合成减少、蛋白酶-抗凝血酶复合物的清除增多,以及血管通透性增高导致抗凝血酶的血管外丢失,同时炎症介质减少蛋白聚糖的合成,导致内皮细胞表面的硫酸肝素减少,削弱抗凝血酶的活性,从而不能抑制凝血系统的广泛激活。②血管内皮细胞受损或者活化时,其表达和合成凝血酶调节蛋白减少,蛋白 C 系统的抗凝作用受到抑制,加剧凝血系统的激活。

(三)纤溶功能紊乱

在不同病因所致的 DIC 中,机体的纤溶活性可出现抑制,也可出现亢进。严重感染所致的全身炎症反应促使内皮细胞释放纤溶酶原激活物,使纤溶酶原大量生成纤溶酶,随后炎症介质诱导血小板和血管内皮细胞持续表达纤溶酶原激活物抑制物(PAI-1),机体的纤溶功能在凝血酶活性最强的时候出现明显的抑制,大量的纤维蛋白栓子不能被纤溶酶降解,从而在各组织器官的微血管沉积,导致微循环障碍和器官功能障碍。随后,机体可出现继发性纤溶功能亢进,在溶解微血栓的同时,机体存在止血与凝血功能障碍,从而加速出血的发生。

继发性纤溶功能增强的机制为:①凝血活化时产生的凝血酶、FXⅡa 能使纤溶酶原转化为纤溶酶。②凝血系统活化使微血管内相对正常的血管内皮细胞分泌纤溶酶原激活物,作用于纤溶酶原生成纤溶酶。③各组织器官形成广泛的微血栓,器官血流减少,造成缺血性损伤,富含纤溶酶原激活物的组织受损后释放大量纤溶酶原激活物,增强纤溶活性,患者出现明显的出血倾向或症状。

(四) 凝血因子的大量消耗

由于凝血系统异常活化,凝血酶和纤维蛋白大量生成并形成广泛微血栓,从而导致各种凝血因子和血小板被大量消耗,纤溶系统产生的 F(g)DP 也明显增多,血液凝固性逐步降低,患者有明显的出血倾向或症状。

四、机体的功能代谢变化

(一) 出血

出血常为 DIC 患者最初的症状,可有多部位出血,轻者只有伤口或注射部位渗血不止等,严重者可同时多部位大量出血。DIC 导致出血的机制可能与下列因素有关。

1. **凝血物质被消耗而减少**　在 DIC 发生发展过程中,大量血小板和凝血因子被消耗,虽然肝脏和骨髓的代偿性产生增多,但若其消耗过多,代偿不足,则使血液中纤维蛋白原、凝血酶原、FV、FⅧ、FX 及血小板明显减少,使凝血过程发生障碍,导致出血。

2. **纤溶系统激活**　凝血活化时产生的凝血酶、FⅫa 能使纤溶酶原转化为纤溶酶。有些器官富含纤溶酶原激活物,如子宫、前列腺、肺等,当大量微血栓形成,导致这些器官缺血、缺氧、变性坏死时,可释放大量纤溶酶原激活物,从而激活纤溶系统,导致大量纤溶酶生成。血管内皮细胞损伤使纤溶酶原激活物释放增多,激活纤溶系统。纤溶酶是活性较强的蛋白酶,除可使纤维蛋白降解外,还可水解凝血因子,使凝血物质进一步减少,加剧凝血功能障碍,引起出血。

3. **纤维蛋白(原)降解产物形成**　F(g)DP 具有强大的抗凝血和抗血小板聚集作用,使机体止血与凝血功能明显降低,是 DIC 时引起出血的重要原因。

4. **微血管损伤**　DIC 发生发展过程中,各种原发病因或继发性因素引起的缺氧、酸中毒、炎症介质和自由基的产生等可引起微血管的损伤,导致微血管壁通透性增高,这也是 DIC 出血的机制之一。

(二) 器官功能障碍

广泛微血栓形成是 DIC 的基本病理改变,可引起各组织器官的缺血缺氧,导致缺血性损伤、局灶性坏死。由于 DIC 发生原因各异,受累脏器中形成微血栓的严重程度不同,故不同器官发生代谢、功能障碍或缺血性坏死的程度也不相同。如果合并严重出血或者休克,更容易造成器官功能障碍。轻者仅表现出个别器官功能的异常,但重症者常会同时或相继出现两种或两种以上器官功能障碍,形成多器官功能障碍综合征(multiple organ dysfunction syndrome,MODS),MODS 是 DIC 引起患者死亡的重要原因。

(三) 休克

引起 DIC 的常见病因如脓毒症、严重创伤亦容易导致休克的发生。DIC 和休克可互为因果,休克可促进 DIC 发生,而 DIC 易诱发并加重微循环障碍与休克的发生,形成恶性循环。DIC 导致休克的机制如下:①大量微血栓形成,阻塞微血管,使回心血量明显减少。②广泛出血可使血容量降低。③心肌损伤使心排血量减少;肺内微血栓形成导致肺动脉高压,增加右心后负荷;DIC 时组织器官缺血、缺氧,引起代谢性酸中毒,使心肌舒缩功能发生障碍。④F(g)DP 的某些成分可增强组胺、激肽的作用,促进微血管的扩张。以上因素使血容量减少、回心血量降低、外周阻力下降以及心泵功能降低,最终导致动脉血压明显下降及严重的微循环障碍,促进休克的发生发展。

(四) 微血管病性溶血性贫血

DIC 患者可出现一种特殊类型的贫血,即微血管病性溶血性贫血(microangiopathic hemolytic anemia)。除具有溶血性贫血的一般特点外,外周血涂片中可见各种形态特殊的变形红细胞以及呈盔形、星形、多角形或小球形等形态的红细胞碎片,称为裂红细胞(schistocyte)。这些红细胞及细胞碎片的脆性明显增高,容易破裂发生溶血,多因微血管异常变化而引起,故称为微血管病性溶血性贫血。

DIC 时纤维蛋白丝在微血管腔内形成细网,当红细胞随血流通过网孔时,被黏着、滞留或挂在纤维蛋白丝上,这些红细胞在血流不断的冲击下发生破裂。当微循环受阻时,红细胞还可通过血管内皮细胞间的裂隙,被挤压到血管外,出现扭曲、变形、破碎。微血管病性溶血性贫血并非 DIC 独有,也可在急性肾衰竭、血栓性血小板减少性紫癜、广泛癌转移和恶性高血压等疾病中出现。

(五)凝血与抗凝血功能指标的变化

DIC 时,患者的凝血与抗凝血功能指标会发生明显变化,如血小板减少,Fbg 含量降低,PT 和 APTT 延长以及 D-二聚体增多等。2017 年中华医学会血液学分会血栓与止血学组提出中国 DIC 的诊断积分系统(Chinese DIC scoring system,CDSS),该积分系统根据病史、临床表现以及血小板计数、Fbg 和 D-二聚体的含量、PT、APTT 等指标对 DIC 进行诊断。

五、DIC 的分型

由于 DIC 的病因、机体的反应性及病情发展速度不同,DIC 的临床表现也可明显不同,一般按病情发展速度和机体的反应状况对 DIC 进行分型。2001 年,国际血栓与止血学会(International Society on Thrombosis and Haemostasis,ISTH)的 DIC 专业委员会根据机体内环境稳态调节功能紊乱情况,将 DIC 分为两类:非显性 DIC(non-overt DIC)和显性 DIC(overt DIC)。按 DIC 发生发展的速度分为急性、亚急性和慢性。

1. **急性**　见于严重感染、创伤、羊水栓塞、异型输血、急性移植排斥反应等,DIC 可在数小时或 1~2 天内发生。临床表现以休克和出血为主,病情迅速恶化,实验室检查明显异常。此型占 DIC 80% 以上。

2. **亚急性**　见于恶性肿瘤转移、宫内死胎等患者。可于数天内逐渐形成 DIC,临床表现介于急性型与慢性型之间。

3. **慢性**　见于恶性肿瘤、结缔组织病、慢性溶血性贫血等。发病缓慢、病程较长,由于肝脏和骨髓有充足的时间补充凝血因子和血小板,因此以血栓形成为主,常以某器官功能不全为主要表现。有时仅有实验室检查异常,尸检时才被证实存在慢性 DIC。

六、DIC 防治的病理生理学基础

去除原发病、维护器官功能、纠正凝血与抗凝血(纤溶)功能紊乱是 DIC 防治的病理生理学基础。

1. **早期诊断和治疗**　早期治疗需以早期诊断为基础。及早诊断和早期合理治疗是提高急性 DIC 救治率的根本保证。

2. **积极防治原发病**　预防和迅速去除引起 DIC 的病因是防治 DIC、提高治愈率的重要措施之一。

3. **抗凝治疗**　DIC 发病机制的起始环节是凝血系统激活,故使用 AT、低分子肝素、肝素或其他新型抗凝剂等阻断凝血反应的恶性循环,并从根本上抑制继发性纤溶,成为 DIC 的主要治疗手段之一。严重创伤及创伤性休克伴严重出血的患者出现 DIC 时,不推荐用抗凝治疗。

4. **器官功能的维持**　严重 DIC 患者发生死亡常与 MODS 有关,故 DIC 防治需注意重要脏器的功能保护。补充血容量、解除血管痉挛、应用阿司匹林稳定血小板等可以改善脏器微循环。发生器官功能衰竭时,则应采用适当的人工辅助装置,如血液透析、人工心肺机等来维持其功能。

5. **替代疗法**　在充分抗凝血治疗、阻断凝血反应恶性循环的基础上,应用新鲜全血或血浆、浓缩血小板血浆、冷沉淀物(补充纤维蛋白原)或各种凝血因子制剂,有助于恢复机体凝血与抗凝血之间的平衡状态。

6. **抗纤溶治疗**　抗纤溶药物一般用于有致命性大出血的 DIC 患者,并且必须在使用抗凝剂(抗凝血酶)和/或肝素治疗的基础上应用,否则将引起 DIC 恶化和器官功能衰竭。但在急性早幼粒细胞白血病患者,由于其出血常与血浆纤溶酶原激活物水平增高引起的原发性纤溶有关,所以用抗纤溶疗法常能取得较好的效果。

(张华莉　黄莺)

思考题

1. 凝血酶在 DIC 发生中发挥怎样的作用?

2. 血管内皮细胞如何参与 DIC 的发生?

3. 严重感染如何导致 DIC 的发生?

思考题解题思路

本章目标测试

本章思维导图

第十五章 心功能不全

本章数字资源

心脏是循环系统的主要动力泵,由心脏传导系统、心肌细胞、非心肌细胞(包括心脏成纤维细胞、内皮细胞和血管平滑肌细胞等)及细胞外基质组成。心脏的泵血过程可分为收缩和舒张两部分。心排血量(cardiac output)= 每搏输出量(stroke volume)× 心率(heart rate),而每搏输出量的影响因素为心室前负荷(preload)、心室后负荷(afterload)及心肌收缩性(myocardial contractility)。生理状态下,在心泵功能储备(cardiac reserve)范围内,心排血量可及时满足机体静息或运动时代谢变化的需求,高效维护机体的稳态。此外,心脏的细胞可分泌多种生物活性物质发挥调节自身和器官功能的作用,从而维护心脏和机体的稳态平衡。

心功能不全(cardiac insufficiency)是指各种病因引起心脏结构和功能的改变,使心排血量不能满足机体组织代谢需求的病理生理过程,临床上常表现为呼吸困难、水肿及静脉压升高等静脉淤血和心排血量减少的综合征。心功能不全包括代偿期和失代偿期。代偿期是指经过心脏和心外组织器官代偿,心排血量仅能满足日常机体代谢需求,此时机体无明显症状,可由心脏专项检查发现。心力衰竭(heart failure)是心功能不全的失代偿期,心排血量已无法满足机体日常代谢需求,常出现体循环和/或肺循环静脉淤血等综合征。心力衰竭时,机体组织、器官呈现低层次稳态平衡,患者常需住院治疗。目前,随着人类疾病谱的变化,心功能不全的防治已成为重要的关系人口健康的公共卫生问题。

第一节 病因和诱因

一、病因

心功能不全主要病因可归纳为心肌收缩性降低、心室负荷过重、心室舒张及充盈受限和心律失常。

(一)心肌收缩性降低

心肌收缩性是指不依赖心脏前负荷与后负荷变化的心肌本身的收缩特性。心肌收缩性降低是心功能不全最主要的原因。例如:心肌梗死、心肌炎和心肌病导致心肌细胞发生变性、坏死及组织纤维化;心肌缺血和缺氧首先引起心肌细胞能量代谢障碍,后期合并有结构异常;多柔比星等药物和乙醇也可以损害心肌的代谢和结构;交感神经、儿茶酚胺、电解质(特别是 Ca^{2+} 和 K^+)等变化均可导致心肌收缩性降低。

(二)心室负荷过重

心室负荷增加可引起心肌发生适应性改变,使心排血量满足机体组织代谢需求,如增加静脉回心血量可短时间内增加心排血量。但长期心室负荷过重,超过心肌代偿能力时,会导致心肌结构和代谢变化,引起心脏泵血功能降低。

1. 前负荷过重 心室的前负荷是指心脏收缩前所承受的负荷,又称容量负荷(volume load)。凡引起心室舒张末期容量或压力长期增高的疾病均可导致心室前负荷过重。二尖瓣或主动脉瓣关闭不全常引起左心室前负荷过重;三尖瓣或肺动脉瓣关闭不全、房室间隔缺损出现的左向右分流常引起右心室前负荷过重;严重贫血、甲状腺功能亢进、维生素 B_1 缺乏引起的脚气性心脏病、动-静脉瘘等均可使回心血量增加,左、右心室前负荷都过重。

2. 后负荷过重　后负荷是指心室射血时所要克服的阻力,又称压力负荷(pressure load)。高血压和主动脉瓣狭窄常引起左心室后负荷过重;肺动脉高压、肺动脉瓣狭窄和慢性阻塞性肺疾病(chronic obstructive pulmonary disease)增加肺循环阻力,可引起右心室后负荷过重。

(三) 心室舒张及充盈受限

在静脉回心血量无明显减少的情况下,因心脏本身的病变引起的心脏舒张或充盈障碍,称为心室舒张及充盈受限,其常由心肌能量代谢障碍或心脏舒张相关结构异常引起。例如:心肌缺血可引起能量依赖性舒张功能异常;左心室肥厚、纤维化,限制型心肌病使心肌的顺应性减退;二尖瓣狭窄导致左心室充盈减少;三尖瓣狭窄导致右心室充盈减少;急性心包炎因心包腔内大量炎性液体渗出限制心室充盈;慢性缩窄性心包炎时心包与心脏间形成大量瘢痕粘连和钙化使心室充盈受限。

(四) 心律失常

心脏电活动形成和传导异常导致心脏搏动的频率和/或节律异常,称为心律失常。严重心律失常,如严重心动过速或过缓、频发期前收缩、房室传导阻滞、心房或心室颤动等,常造成心脏舒缩活动紊乱,可影响心脏排血量。长期心律失常还可引起心肌变性。心律失常突然发作,是心源性猝死的常见病因。

二、诱因

凡能加强心功能不全病因的作用而促进疾病发生发展的因素皆能成为心力衰竭的诱因。心功能不全代偿期的患者常在诱因作用下,病情加重到心力衰竭程度。其相关机制多与增加心脏负荷,损伤心肌结构和影响代谢相关。临床常见的诱因有:感染(最常见)、妊娠与分娩、水电解质紊乱与酸碱平衡失调、洋地黄中毒、过快过量的输液、体力活动过度、情绪过度激动、贫血、酗酒、高血压控制不良、糖尿病、使用负性肌力药物等。及时识别和去除诱因对预防心力衰竭和减缓心功能恶化有重要医疗和社会价值。

第二节 | 分 类

根据临床患者住院治疗的需要,按照心肌受损的部位、发生速度、病变程度和舒缩特性,心功能不全有多种分类方法。

一、按发生部位分类

1. 左心衰竭(left heart failure)　左心衰竭是指左心室泵血功能不能满足机体代谢需求。临床上,左心衰竭以肺循环淤血和心排血量减少为特征,常见于冠心病、高血压、主动脉瓣狭窄及关闭不全等。

2. 右心衰竭(right heart failure)　右心衰竭是指右心室泵血功能不能满足机体代谢需求。其常继发于慢性阻塞性肺疾病、肺动脉狭窄、肺动脉高压、法洛四联症和房室间隔缺损等。因右心室不能将体循环回流的血液充分输送至肺循环,临床常表现出体循环淤血、静脉压升高、下肢甚至全身性水肿等体征。

3. 全心衰竭(whole heart failure)　左、右心室都发生衰竭,称为全心衰竭。病变同时侵犯左、右心室,如心肌炎、心肌病等;或因一侧心力衰竭波及另一侧,最终导致全心衰竭。

二、按左室射血分数分类

射血分数是每搏输出量占心室舒张末容积的百分比,是反映心肌收缩能力的指标。

1. 射血分数降低的心力衰竭(heart failure with a reduced ejection fraction,HFrEF)　左室射血分数

（left ventricular ejection fraction, LVEF）是每搏输出量占左心室舒张末容积的百分比,用来评价左心室射血效率,在静息状态下为 55%~70%。HFrEF 常见于冠心病和心肌病等引起的心肌收缩力降低,其特点是 LVEF<40%,左心室舒张末容积扩大,心腔扩大。

2. 射血分数中间范围的心力衰竭(heart failure with mid-range ejection fraction, HFmrEF)　LVEF 在 40%~49% 的心力衰竭为 HFmrEF,患者可能主要为轻度收缩功能不全,但也有舒张功能不全的特点。

3. 射血分数保留的心力衰竭(heart failure with preserved ejection fraction, HFpEF)　指心肌收缩功能损伤不明显,因心肌舒张功能异常而造成的心室充盈量减少,需要提高心室充盈压才能达到正常的心排血量。HFpEF 常见于肥厚型心脏病和高血压伴左心室肥厚,临床特点是 LVEF ≥ 50%。

三、按心排血量分类

1. 低排血量性心力衰竭(low output heart failure)　心排血量低于正常群体的平均水平,常见于冠心病、高血压、心脏瓣膜性疾病和心肌炎等引起的心功能不全。由于外周血管阻力增加,患者可有血管收缩、四肢发冷、苍白、脉压减小和动-静脉血氧含量差增大的临床表现。

2. 高排血量性心力衰竭(high output heart failure)　主要见于妊娠、甲状腺功能亢进、维生素 B_1 缺乏症、严重贫血、动-静脉瘘等。上述疾病时因外周血管阻力降低,血容量扩大或循环速度加快,静脉回流增加,心脏过度充盈,代偿阶段其心排血量明显高于正常,处于高动力循环状态,即在全身代偿和心脏代偿共同作用下,机体稳态得以维持。由于心脏容量负荷长期过重,供氧相对不足,能量消耗过多,一旦发展至心功能不全失代偿阶段,心排血量较心功能不全代偿阶段有所下降,不能满足上述病因造成的机体高水平代谢的需求,但患者的心排血量仍高于或不低于正常群体的平均水平。临床上,由于心功能失代偿阶段机体代谢性酸中毒,乳酸缓慢升高,导致心肌细胞兴奋-收缩耦联障碍,易突发心搏骤停,危及生命。

四、按病变程度分类

在临床上,为了更好地判断患者的病情轻重和指导治疗,常按心功能不全的严重程度进行分类。纽约心脏学会(New York Heart Association, NYHA)提出按照患者症状的严重程度将慢性心功能不全分为四级。

心功能 I 级:无心力衰竭的症状,体力活动不受限。

心功能 II 级:静息时无症状,体力活动轻度受限,日常活动可引起呼吸困难、疲乏和心悸等症状。

心功能 III 级:在静息时无症状,轻度活动即感不适,体力活动明显受限。

心功能 IV 级:在静息时也有症状,任何活动均严重受限。

此外,按心力衰竭发生的速度又可分为急性心力衰竭(acute heart failure)和慢性心力衰竭(chronic heart failure)。急性心力衰竭指因急性的严重心肌损害、心律失常或突然加重的心脏负荷,或慢性心力衰竭急剧恶化,心脏在短时间内发生衰竭,常危及生命。

第三节 | 机体的代偿反应

心脏有很强的代偿储备功能,心排血量可随着机体代谢需求的增加而增加,这种稳态主要是通过对心率,心室前、后负荷和心肌收缩性的调控来实现。当心脏泵血功能受损无法满足机体组织、器官代谢需求时,机体往往通过各种代偿反应提高心排血量,维持动脉血压在一定水平以保证组织灌注。这些代偿反应包括:神经-体液调节机制的激活、心脏本身及心脏以外的适应性变化与代偿。这些代偿反应可改善心脏泵血功能、血流动力学稳态和重要器官的血流灌注。但这些代偿机制的作用均有限,且长期过度代偿也导致心肌损伤加重、心脏泵血功能进一步降低,最终可发展为失代偿阶段。神经-体液调节机制的激活是心功能不全发生发展的关键途径,也是临床药物作用的重要靶点。

一、神经-体液调节机制激活

神经-体液调节机制激活是心功能减退时调节心脏和心脏以外代偿与适应反应的基本机制。在初始的心肌损伤发生后,患者循环血或组织中儿茶酚胺、血管紧张素 Ⅱ(angiotensin Ⅱ,Ang Ⅱ)、醛固酮、内皮素、肿瘤坏死因子等的含量或活性升高。这些神经-体液因子的增加在早期有一定的代偿意义,可引起心脏本身以及心外组织器官的一系列代偿与适应性变化,其中既有迅速启动的功能性代偿,又有缓慢持久的结构性代偿。但神经-体液因子长期升高会导致心功能不全进一步发展恶化,其中最重要的是交感-肾上腺髓质系统和肾素-血管紧张素-醛固酮系统(renin-angiotensin-aldosterone system,RAAS)的激活。

(一) 交感-肾上腺髓质系统激活

心功能不全时,心排血量减少可以激活颈动脉窦和主动脉弓的压力感受器,进而激活交感-肾上腺髓质系统,表现为交感神经活性升高,血浆儿茶酚胺浓度升高。在短期内,交感神经兴奋不但可使心肌收缩性增强、心率增快、心排血量增加,提高心脏本身的泵血功能,而且通过对外周血管的调节在血流动力学稳态及重要器官的血流灌注中起着极为重要的作用。例如,腹腔内脏等阻力血管收缩有助于维持动脉血压,保证重要器官的血液灌注,静脉血管的收缩有助于提高回心血量。但交感神经系统长期过度兴奋也会对心脏泵血功能产生许多不利影响。例如:全身血管广泛收缩,增加心脏前、后负荷,导致心肌耗氧量增大;心率过快使心肌耗氧量增大,舒张期缩短,冠脉灌流量减少并影响心室充盈;过量儿茶酚胺使心肌细胞膜离子转运异常,易引发心律失常。因此,目前临床上应用 β 受体拮抗剂抑制交感神经系统过度激活,可减缓慢性心功能不全的发生发展,取得良好的疗效。

(二) 肾素-血管紧张素-醛固酮系统激活

心功能不全时,肾脏低灌流和灌注压降低,肾入球小动脉受到的牵张刺激减弱,激活肾素分泌;去甲肾上腺素、交感神经系统兴奋激活 RAAS,促进肾素释放;低钠血症使近端小管对 Na^+ 重吸收增加,到达远端小管致密斑的 Na^+ 量减少,激活致密斑感受器,使肾素分泌增加。肾素能催化血浆中的血管紧张素原生成血管紧张素 Ⅰ,再经肺等部位的转换酶作用生成 Ang Ⅱ,后者具有促进血管收缩和增加醛固酮分泌的作用。Ang Ⅱ可以升高肾灌注压,通过肾内血流重分布维持肾小球血流量,从而维持肾小球滤过率。醛固酮增加可引起钠潴留,通过维持循环血量保持心排血量正常。所以,心功能不全时循环血浆中的肾素、Ang Ⅱ和醛固酮水平增高,其对增加回心血量、提高心排血量和维持动脉血压有代偿意义。但是,RAAS 的过度激活也有明显的副作用。例如:Ang Ⅱ增加心室前、后负荷,使心肌耗氧量增加,Ang Ⅱ还促进心肌细胞肥大、成纤维细胞增殖和引起冠脉血管收缩,激活心室重塑;醛固酮除引起水钠潴留外,还作用于心脏成纤维细胞,促进胶原合成和心室纤维化。

(三) 钠尿肽系统激活

心房肌主要合成和分泌心房钠尿肽(atrial natriuretic peptide,ANP),心室肌主要合成和分泌 B 型钠尿肽(B-type natriuretic peptide,BNP),它们均是钠尿肽家族的成员。钠尿肽类激素具有利钠排尿、扩张血管和抑制肾素及醛固酮的作用。心肌细胞产生的 B 型钠尿肽原由 134 个氨基酸残基组成,经过细胞分泌和血液中蛋白水解酶裂解两个过程,形成由 32 个氨基酸残基组成的有生物活性的 BNP 和由 76 个氨基酸残基组成的无生物活性的 N 末端 B 型钠尿肽原(N-terminal pro-B-type natriuretic peptide,NT-proBNP)。因 NT-proBNP 比 BNP 具有更长的半衰期和更高的稳定性,其浓度可反映短时间内新合成的而不是贮存的 BNP 释放程度,因此能更好地反映 BNP 通路的激活。心功能不全时,心肌细胞受牵拉而合成并释放 BNP/NT-proBNP 入血,血浆 BNP/NT-proBNP 含量升高,并与心功能分级呈显著正相关。目前,动态检测血中 BNP/NT-proBNP 浓度已成为心功能不全诊断和鉴别诊断、风险分层以及预后评估的重要生化指标。

心功能不全还会激活肿瘤坏死因子等炎性介质的释放;引起内皮素和一氧化氮等血管活性物质的改变。这些因素都在不同程度上参与了心功能不全的代偿和失代偿过程。

二、心脏本身的代偿

心排血量可随机体代谢需求而增加的能力,称为心泵功能储备,可用心脏每分钟能射出的最大血量来表示。心泵功能储备包括搏出量储备和心率储备。搏出量储备增加与心肌收缩能力增强正相关。心脏本身的代偿形式包括心率加快、心脏紧张源性扩张、心肌收缩性增强和心室重塑(ventricular remodeling)。心率加快、心脏紧张源性扩张和心肌收缩性增强属于功能性调整,可以在短时间内被动员起来;而心室重塑是指心室在长期负荷过重时,心室出现的结构、代谢和功能明显改变的慢性综合性代偿适应性反应。

(一)心率加快

心排血量是每搏输出量与心率的乘积。在一定范围内,心率加快可提高心排血量,对维持动脉血压、保证重要器官的血流供应有积极意义。尤其是当损伤的心脏每搏输出量相对固定难以增加时,心率加快成为决定心排血量的主要因素。心率加快是一种维持心排血量的快速代偿反应,代价是心肌耗氧量增大。但是,心率过快不仅增加心肌耗氧量,并且缩短心脏舒张期进而影响心室充盈量和冠状动脉灌流,使心肌缺血缺氧加重,心排血量反而降低。

心率主要受交感和副交感神经系统的调控,心功能不全时,心率加快的机制主要是:①压力感受器调控:由于心排血量减少,主动脉弓和颈动脉窦压力感受器的刺激减弱,经窦神经传到中枢的抑制性冲动减少,交感神经兴奋,心率加快。②容量感受器变化:心脏泵血减少使心腔内剩余血量增加,心腔舒张末期容积和压力升高,可刺激位于心房和心室的容量感受器,经迷走神经传入纤维至中枢,使迷走神经抑制,交感神经兴奋,心率加快;同时,慢性心功能不全时伴有心室、心房和肺循环大血管壁的容量感受器重塑和对牵张刺激的敏感性降低,使房室和腔静脉淤血所引起的抑制交感神经兴奋性的效应降低,交感神经兴奋性增高,心率加快。③焦虑、恐惧、应激、创伤和发热等刺激激活交感神经,加快窦房结自律细胞舒张期去极化速率,使心率加快;其中,慢性心力衰竭的交感神经过度激活机制与心交感神经传入反射病理性增强相关。④化学感受器调控:如果肺淤血合并缺氧,也可刺激主动脉体和颈动脉体化学感受器,反射性引起心率加快。临床上,心率加快往往贯穿于心功能不全发生发展的全过程,故常用药物减慢心功能不全患者过快的心率来改善心功能。

(二)心脏紧张源性扩张

根据 Frank-Starling 定律,心肌肌节长度在 $1.7\sim2.2\mu m$ 的范围内,粗肌丝和细肌丝接近最佳重叠状态,且细肌丝对 Ca^{2+} 敏感性增加,心肌收缩能力和每搏输出量随心脏前负荷(心肌纤维初长度)的增加而增加,这种伴有心肌收缩力增强的心腔扩大称为心脏紧张源性扩张。这是心脏对每搏输出量的微小变化进行的精细调节,使心室排血量与静脉回心血量之间保持平衡的代偿方式。每搏输出量降低,使心室舒张末期容积增加,前负荷增加导致心肌纤维初长度增大(肌节长度不超过 $2.2\mu m$)时,心肌收缩力增强。例如,在心功能不全时的体位变动、动脉血压突然升高时和左、右心室搏出量不平衡等情况下,心室的充盈量也发生与之相应的微小变化。但心脏紧张源性扩张的代偿能力有限,当肌节初长度超过 $2.2\mu m$ 时,有效横桥的数目减少,心肌收缩力下降,每搏输出量减少。前负荷过重引起心力衰竭或扩张型心肌病时,肌节过度拉长,心腔明显扩大。这种心肌过度拉长并伴有心肌收缩力减弱的心腔扩大称为肌源性扩张。过度扩张的心室还会增加心肌耗氧量,加重心肌损伤。

(三)心肌收缩性增强

心肌收缩性主要取决于心肌的收缩蛋白、ATP 含量和胞质游离钙浓度。急性心功能不全时,心脏泵血功能无法满足机体需求,由于交感-肾上腺髓质系统兴奋,儿茶酚胺增加,通过激活心肌 β-肾上腺素受体,导致胞质内 Ca^{2+} 浓度迅速升高,从而使心肌收缩力增强,心排血量增加。而慢性心功能不全时,心肌 β-肾上腺素受体敏感性降低,血浆中虽存在大量儿茶酚胺,但儿茶酚胺的正性变力作用显著减弱。

(四)心室重塑

心室重塑是心肌损伤或负荷增加作用于心脏细胞,通过不同的信号转导通路导致相应基因表达发生改变,使心室的结构、代谢和功能发生改变的慢性综合性代偿适应性反应。心室重塑过程中基因表达的动态改变使心肌结构和功能蛋白的分子表型发生改变,同时一些在胚胎发育阶段表达而在出生后已静止的基因被诱导重新表达。所以,心肌细胞的结构性适应不仅有量的增加,即心肌肥大(myocardial hypertrophy),还有质的变化,即细胞表型(phenotype)改变,其功能与代谢均有别于正常心肌细胞。另外,非心肌细胞和细胞外基质也会发生明显的变化。心室重塑常见于慢性心功能不全,早期起到增加心脏泵血功能的作用,但最终将走向失代偿。

1. 心肌细胞重塑　心肌细胞重塑包括心肌细胞肥大和心肌细胞表型的改变。

(1)心肌肥大:心肌肥大在细胞水平是指心肌细胞体积增大,在器官水平表现为心室重量增加,心室壁增厚。临床上可用超声心动图检测心室壁厚度。心肌肥大可由多种原因引起。当部分心肌细胞丧失时,残余心肌可以发生反应性肥大(reactive hypertrophy)。长期负荷过重可引起心室壁应力增加,心肌出现的适应性变化即超负荷性肥大(overloading hypertrophy),按照超负荷原因和心肌反应形式的不同又可将超负荷性心肌肥大分为以下两种。

1)向心性肥大(concentric hypertrophy):心脏在长期过度的后负荷作用下,收缩期心室壁张力持续增加,心肌肌节呈并联性增生,心肌细胞增粗。其特征是心室壁显著增厚而心腔容积正常或减小,使室壁厚度与心腔半径之比增大,常见于高血压心脏病及主动脉瓣狭窄。

2)离心性肥大(eccentric hypertrophy):心脏在长期过度的前负荷作用下,舒张期心室壁张力持续增加,心肌肌节呈串联性增生,心肌细胞增长,心腔容积扩大;而心腔增大又使收缩期室壁应力增大,进而刺激肌节并联性增生,使室壁有所增厚。其特征是心腔容积显著增大与室壁轻度增厚并存,室壁厚度与心腔半径之比基本保持正常,常见于二尖瓣或主动脉瓣关闭不全。

心肌肥大可在两方面发挥代偿作用:①心肌肥大使心肌收缩蛋白总量增多,心脏总体收缩功能提高,增加心排血量;②心室壁增厚,可降低室壁应力,从而降低心肌耗氧量。但过度肥大的心肌中心肌细胞体积的增大超过神经、血管和细胞器的生长速度,导致其交感神经末梢、毛细血管、线粒体分布的密度相对下降,进而发生不同程度的缺血缺氧、能量代谢障碍和心肌舒缩能力减弱等,推动心功能由代偿转为失代偿。

(2)心肌细胞表型改变:是指心肌所合成的蛋白质的种类发生变化导致心肌细胞"质"的改变。在引起心肌肥大的机械信号和化学信号刺激下,可使成年心肌细胞中处于静止状态的胎儿期基因被激活,合成胎儿型蛋白质增加;而另一些成年型基因的表达则受到限制。表型转变的心肌细胞在不同部位(如细胞膜、线粒体、肌质网、肌原纤维及肌细胞骨架等)发生了蛋白质水平的变化,从而导致代谢与功能的改变。转型的心肌细胞分泌活动增强,还可以通过分泌细胞因子和局部激素,进一步促进细胞生长、增殖及凋亡,从而改变心肌的舒缩能力。

2. 非心肌细胞及细胞外基质的变化　成纤维细胞占人心脏细胞总数的60%~70%,是细胞外基质的主要来源。细胞外基质是存在于细胞间隙、肌束之间及血管周围的结构糖蛋白、蛋白多糖及糖胺聚糖的总称,其中最主要的是Ⅰ型和Ⅲ型胶原纤维。

胶原纤维的量和成分是决定心肌伸展(顺应性)及回弹性能(僵硬度)的重要因素。Ⅰ型胶原是与心肌束平行排列的粗大胶原纤维的主要成分,Ⅲ型胶原主要包绕心肌细胞并构成心肌细胞之间及肌束之间纤细的侧向连接,其伸展和回弹性较好。它们与少量的其他胶原(Ⅳ、Ⅴ、Ⅵ型)组成三维网络,使心肌细胞、血管及神经末梢能有序组合,为心肌提供了高强度的抗牵拉能力,同时又将心肌收缩和舒张时伴随的张力变化传递至心肌的各个部分。许多导致心肌肥大的因素如AngⅡ、去甲肾上腺素和醛固酮等都可促进非心肌细胞的活化或增殖,分泌大量不同类型的胶原,同时又合成降解胶原的间质胶原酶和明胶酶等,通过对胶原的合成和降解的调控,使胶原网络结构的生物化学组成和空间结构都发生改变,引起心肌间质的增生和重塑。不适当的非心肌细胞增殖与基质重塑(如Ⅰ型/Ⅲ型胶原的比值增大),一方面会使室壁的顺应性降低、僵硬度增加,影响心脏舒张功能;另一方面冠状动脉周围的纤维增生和管壁增厚,使冠状循环的储备能力和供血量降低。同时,心肌间质的增生和重塑还会影响心肌细胞间的信息传递和舒缩的协调性,影响心肌细胞的血氧供应,促进心肌细胞的凋亡。

三、心脏以外的代偿

心功能降低时,除心脏本身发生功能和结构的代偿外,机体还会启动心外的多种代偿机制,以适应心排血量的降低。

(一)血容量增加

慢性心功能不全时的主要代偿方式之一是增加血容量,其发生机制有:①交感神经兴奋:心功能不全时,心排血量和有效循环血量减少,可使交感神经兴奋,肾血流量下降,使近曲小管重吸收水钠增多,血容量增加。②RAAS激活:有效循环血量减少及交感神经兴奋均可导致RAAS激活,醛固酮促进远曲小管和集合管对水钠的重吸收。③抗利尿激素(antidiuretic hormone,ADH)释放增多:随着钠的重吸收增加,以及AngⅡ的刺激,ADH的合成和释放增多;加上淤血的肝脏对ADH的灭活减少,使血浆ADH水平增高,促进远曲小管和集合管对水的重吸收。④抑制水钠重吸收的激素减少:前列腺素E_2和心房钠尿肽可促进水钠排出。心功能不全时前列腺素E_2和心房钠尿肽的合成和分泌减少,促进水钠潴留。一定范围内的血容量增加可提高心排血量和组织灌流量,但长期过度的血容量增加可加重心脏负荷,使心排血量下降而加重心功能不全。

(二)血流重新分布

心功能不全时,交感-肾上腺髓质系统激活,释放儿茶酚胺类物质,使外周血管选择性收缩,引起全身血流重新分布,主要表现为心、脑血流量不变或略增加,其他器官血流量减少,以肾血流量减少最明显。但是,外周器官长期灌流不足,可导致该脏器功能减退。

(三)红细胞增多

慢性心功能不全时,体循环淤血和血流速度缓慢可引起循环性缺氧,肺淤血和肺水肿又可引起低张性缺氧。慢性缺氧刺激肾间质细胞分泌促红细胞生成素(erythropoietin),进而促进骨髓造血,使红细胞和血红蛋白生成增多,以提高血液携氧的能力。

(四)组织利用氧能力增加

慢性心功能不全时,组织灌流量长期不足,引起细胞一系列代谢、功能和结构的变化,使细胞利用氧的能力增加。细胞的代偿表现为:线粒体增多,细胞色素氧化酶活性增强,磷酸果糖激酶活性增强。此外,肌肉中肌红蛋白的含量增多,可改善肌肉组织对氧的储存和利用。

综上所述,当机体组织代谢的需求增加或心脏泵血功能下降时,在神经-体液机制的调节下,机体动员心脏本身和心脏以外的多种代偿机制来维护心脏泵血功能和机体组织代谢需求间的平衡稳态。这种代偿贯穿于心功能不全的全过程,决定心功能不全是否发生,以及发生发展的快慢和程度。

第四节 ｜ 发生发展机制

心功能不全的发生发展机制复杂,迄今尚未完全阐明。但正常的心脏结构、充足的能量供给和心肌兴奋-收缩耦联是心脏泵血功能的关键三环节。当病因及其引发的神经-体液机制过度激活和心室重塑的不良作用对此三环节产生严重影响时,心脏从适应性代偿发展为失代偿,发生心力衰竭。

一、正常心肌舒缩的分子基础

心肌组织中的心肌细胞通过闰盘相互连接。心肌细胞内有成束的肌原纤维,肌原纤维由多个肌节连接组成。肌节是心肌舒缩的基本单位,由粗、细肌丝构成。粗肌丝由肌球蛋白(myosin)组成,细肌丝由肌动蛋白(actin)、原肌球蛋白(tropomyosin)和肌钙蛋白(troponin)组成。

当心肌细胞兴奋时,肌膜上的电位变化激活肌膜中L型钙通道开放,细胞外Ca^{2+}顺浓度梯度进入细胞,进一步激活肌质网内储备Ca^{2+}的释放,使胞质内Ca^{2+}浓度迅速升到10^{-5}mol/L。胞质内Ca^{2+}

和肌钙蛋白结合,改变了原肌球蛋白的位置,暴露了肌动蛋白上的结合位点,使肌动蛋白与肌球蛋白头部结合,心肌细胞收缩,完成了化学能向机械能的转化,形成一次兴奋-收缩耦联。

当心肌细胞复极化时,胞质内的大部分 Ca^{2+} 经肌质网的钙泵活动而被回收,尚有小部分 Ca^{2+} 由肌膜的钠-钙交换蛋白和钙泵排至胞外。胞质中 Ca^{2+} 浓度迅速降低,Ca^{2+} 与肌钙蛋白解离,肌动蛋白的结合位点又被掩盖,心肌舒张。

二、发生发展机制

(一)心肌收缩功能降低

心肌细胞的舒缩是心脏泵血功能的基础。心肌收缩相关蛋白改变、心肌能量代谢障碍和心肌兴奋-收缩耦联障碍等导致的心肌收缩功能降低,是心脏泵血功能低下的主要原因。

1. 心肌收缩相关的蛋白改变

(1)心肌细胞数量减少:多种心肌损害(如心肌梗死、心肌炎及心肌病)可导致心肌细胞变性、萎缩,严重者因心肌细胞死亡而使有效收缩的心肌细胞数量减少,造成原发性心肌收缩力降低。心肌细胞死亡可分为坏死(necrosis)与凋亡(apoptosis)等形式。

(2)心肌结构改变:①在分子水平上,肥大心肌的表型改变,胎儿期基因过表达;而一些参与细胞代谢和离子转运的蛋白质,如肌质网钙泵蛋白和肌膜 L 型钙通道蛋白等合成减少,心肌细胞收缩力降低。②在细胞水平上,心肌肥大的初期,心肌的组织结构基本正常,可见一定程度的线粒体数目增多、表面积增大,肌原纤维增多和细胞核增大。这些变化可改善细胞的内呼吸功能,使细胞利用氧的能力增强,以克服供氧不足带来的不利影响。但心肌过度肥大时,尤其是增粗时,肌丝与线粒体会不成比例地增加,肌节不规则叠加,加上显著增大的细胞核对邻近肌节的挤压,导致肌原纤维排列紊乱,心肌收缩力降低。③在组织水平上,损伤和重塑晚期心肌细胞减少伴成纤维细胞增生,细胞外基质增多,间质与心肌细胞比值增大,发生间质纤维化,导致总收缩力降低。④在器官水平上,心力衰竭时的心室表现为心腔扩大而室壁变薄,心室横径的增加使心脏由正常的椭圆形变成球状,心壁整体收缩合力减弱。心室扩张使乳头肌不能锚定房室瓣,主动脉和肺动脉瓣环扩大,可造成功能性瓣膜反流,导致心室泵血功能进一步降低,而血流动力学紊乱进一步加重并参与心室重塑的进展。衰竭期的心脏在多个层次和水平出现的不均一性改变是造成心脏收缩能力降低和心律失常的结构基础。

2. 心肌能量代谢障碍 心肌能量代谢包括能量的生成、存储和利用三个环节,其中任何环节发生障碍都可导致心功能不全。

(1)心肌能量生成障碍:心脏是绝对需氧器官,心脏活动或代谢所需的 ATP 主要来自线粒体的氧化磷酸化。在有氧条件下,正常心肌优先利用脂肪酸,心肌约 2/3 的 ATP 来源于脂肪酸的 β-氧化,仅 1/3 由葡萄糖和乳酸等分解产生。心功能不全时,心肌脂肪酸氧化明显下调,底物代谢从优先利用脂肪酸向利用葡萄糖转变,而缺氧或损伤的心肌线粒体的结构与功能发生改变,有氧氧化障碍,糖酵解加速,造成心肌能量生成减少。

心脏是一个高耗氧器官。心肌细胞从动脉血中摄取 75% 的氧,冠状动静脉血氧含量差可达 14ml/dl,这意味着当心肌需氧量增加时,主要依赖增加心肌的血液供应来保证,而一旦缺血能量生成即相应减少。因此,冠心病引起的心肌缺血是造成心肌能量生成不足的最常见原因,而休克和严重贫血等也可减少心肌的供血供氧,引起能量生成障碍。除了直接缺血,心肌肥大时,毛细血管数量增加不足,线粒体含量相对不足,细胞内氧化磷酸化水平降低,这些均导致肥大心肌产能减少。此外,维生素 B_1 缺乏引起的丙酮酸氧化脱羧障碍,也使心肌细胞有氧氧化障碍,导致能量生成不足。

(2)心肌能量储备减少:心肌能量主要以磷酸肌酸(creatine phosphate,CP)的形式储存。当心肌产生足够的 ATP 时,在磷酸肌酸激酶(creatine phosphate kinase)的催化下,ATP 将高能磷酸键转给肌酸,生成磷酸肌酸。这一过程使线粒体中产生的高能磷酸键迅速以能量贮存的形式转移至胞质。随着心肌肥大的发展和心肌损伤的加重,产能减少而耗能增加,尤其是磷酸肌酸激酶同工型发生转换,

· NOTES

导致磷酸肌酸激酶活性降低,使磷酸肌酸含量减少,作为能量储备指数的 CP/ATP 比值明显降低。

（3）心肌能量利用障碍:心肌对能量的利用是指把 ATP 储存的化学能转化成机械能的过程。在收缩期,Ca^{2+} 与肌钙蛋白 C 结合,横桥形成与滑动需要位于肌球蛋白头部的 Ca^{2+}-Mg^{2+}-ATP 酶水解 ATP。Ca^{2+}-Mg^{2+}-ATP 酶活性是决定心肌细胞对 ATP 进行有效利用的物质基础。导致心肌细胞能量转化效率降低的常见原因包括:肌球蛋白轻链-1(myosin light chain-1,MLC-1)的胎儿型同工型增多;肌钙蛋白 T 亚单位的胎儿型同工型(TnT4)增多等,使肥大心肌肌球蛋白头部的 Ca^{2+}-Mg^{2+}-ATP 酶活性降低,利用 ATP 产生机械功障碍,心肌收缩性降低。

3. 心肌兴奋-收缩耦联障碍 心肌的兴奋是电活动,而收缩是机械活动。Ca^{2+} 在把心肌兴奋的电信号转化为收缩的机械活动中发挥了极为重要的中介作用。任何影响 Ca^{2+} 转运和分布的因素都会影响心肌的兴奋-收缩耦联,进而影响心肌的收缩与舒张。

（1）胞外 Ca^{2+} 内流障碍:长期心脏负荷过重或心肌缺血、缺氧时,都会出现细胞外 Ca^{2+} 内流受阻,其机制为:心肌组织内去甲肾上腺素含量下降;过度肥大的心肌细胞肌膜上 β-肾上腺素受体密度相对减少且对去甲肾上腺素的敏感性降低,这些都使肌膜上 L 型钙通道开放减少。此外,细胞外液的 K^+ 与 Ca^{2+} 在心肌细胞膜上有竞争作用,因此在高钾血症时 K^+ 可阻止 Ca^{2+} 的内流。

（2）肌质网钙转运功能障碍:肌质网通过摄取、储存和释放三个环节维持胞质内 Ca^{2+} 浓度的动态变化,从而调节心肌的收缩功能。心功能不全时,肌质网 Ca^{2+} 摄取和释放能力明显降低,导致心肌兴奋-收缩耦联障碍。其机制是:①过度肥大或衰竭的心肌细胞中,肌质网钙释放蛋白的含量或活性降低,Ca^{2+} 释放量减少。②肌质网钙泵含量或活性降低,使肌质网摄取 Ca^{2+} 减少,一方面胞质内 Ca^{2+} 浓度不能迅速降低,使心肌舒张延缓;另一方面肌质网贮存的 Ca^{2+} 量减少,供给心肌收缩的 Ca^{2+} 不足,心肌收缩性受到抑制。

（3）肌钙蛋白与 Ca^{2+} 结合障碍:心肌兴奋-收缩耦联的关键是 Ca^{2+} 与肌钙蛋白 C 结合。心肌细胞缺氧酸中毒时,由于 H^+ 与肌钙蛋白的亲和力比 Ca^{2+} 大,H^+ 占据了肌钙蛋白上的 Ca^{2+} 结合位点,此时即使胞质 Ca^{2+} 浓度已上升到收缩阈值,也无法与肌钙蛋白结合,心肌的兴奋-收缩耦联因而受阻。酸中毒还可引起高钾血症,减少 Ca^{2+} 内流;H^+ 浓度升高使肌质网中钙结合蛋白与 Ca^{2+} 亲和力增大,使肌质网在心肌细胞收缩时不能释放足量的 Ca^{2+}。

（二）心肌舒张功能障碍

心脏舒张是保证心室有足够血液充盈的基本因素。舒张功能障碍的确切机制目前尚不完全清楚。任何使心室充盈量减少、弹性回缩力降低和心室僵硬度(ventricular stiffness)增加的疾病都可以引起心室舒张功能降低。例如,高血压心脏病时可因心室壁增厚(向心性肥大)降低心室充盈量。心肌负荷过重和衰老时都可伴有心肌纤维化,造成心室僵硬度增加,使心脏的被动充盈受损。

1. 主动性舒张功能减弱 肥大和衰竭的心肌细胞由于缺血、缺氧,ATP 供应不足,肌质网或肌膜上的钙泵活性降低,胞质内 Ca^{2+} 的浓度不能迅速降低并与肌钙蛋白解离,导致心室舒张迟缓和不完全,从而使心肌舒张功能降低。缺血心肌的舒张功能障碍可以出现在收缩功能障碍之前。另外,肌球-肌动蛋白复合体的解离也是一个需要消耗 ATP 的过程。损伤的心肌由于 ATP 缺乏及 Ca^{2+} 与肌钙蛋白亲和力增加,使肌球-肌动蛋白复合体解离困难,肌动蛋白难以恢复原有的构型,影响心室的舒张和充盈。

2. 被动性舒张功能减弱 是指心室顺应性(ventricular compliance)降低及充盈障碍。心室顺应性是指心室在单位压力变化下所引起的容积改变(dV/dp),其倒数 dp/dV 即为心室僵硬度。心室舒张末期压力-容积(P-V)曲线可反映心室的顺应性和僵硬度。当顺应性下降(僵硬度增大)时,压力-容积曲线左移(图 15-1)。在人类衰竭的心肌细胞中,Ca^{2+}-Mg^{2+}-ATP 酶活性降低,其机制主要与肌原纤维上的蛋白改变有关。如肌球蛋白转变引起心室壁成分改变,导致心室的顺应性下降,心室充盈明显受限,心肌舒张能力明显降低,也降低了心肌收缩能力,导致心排血量减少。此外,心肌细胞骨架的改变、后负荷过大、心率过快、心室显著扩张及左右心室的相互作用也会影响心室舒张功能。心室壁增厚、心肌炎症、纤维化及间质增生等均可引起心室壁成分改变，导致心室顺应性下降，心室在舒张末期容量减少，每搏输出量减少，而心室收缩末期容量无明显变化。此时，须提高心室的充盈压以维持心室的充盈量。当左室舒张末期压力过高时，肺静脉压随之上升，从而出现肺淤血、肺水肿等左心衰的临床表现。此时，心肌的收缩功能尚无明显损伤，心排血量无明显降低。

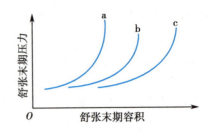

图 15-1 心室舒张末期压力-容积（P-V）曲线
a. 顺应性降低；b. 顺应性正常；c. 顺应性升高。

（三）心脏各部分舒缩活动不协调

心脏泵血功能的稳定依赖心脏各部、左-右心之间、房-室之间以及心室（或心房）本身各区域的舒缩活动处于高度协调的状态，形成血液流动方向指向瓣膜的喷射向量，推动心室的血液冲入动脉。一旦心脏舒缩活动的协调性被破坏，将会引起心脏泵血功能紊乱而导致心排血量下降。在心肌炎、甲状腺功能亢进、严重贫血、高血压心脏病、肺心病时，由于病变呈区域性分布，病变轻的区域心肌舒缩活动减弱，病变重的心肌完全丧失收缩功能，非病变心肌功能相对正常，甚至代偿性增强，整个心脏的舒缩活动不协调，导致心排血量下降。特别是心肌梗死患者，心肌各部分的供血是不均一的，梗死区、边缘缺血区和非病变区的心肌在兴奋性、自律性、传导性、收缩性方面都存在差异，使心脏各部分舒缩活动的协调性遭到破坏，心排血量下降。心肌梗死的急性期过后，坏死心肌被纤维组织取代，该处室壁变薄，收缩时可向外膨出，形成室壁瘤，致使心室喷射向量的合力降低和/或方向偏移，心排血量降低。心室颤动是最严重的心室壁舒缩不协调，在这种情况下，心排血量减少甚至为零，因此心室颤动是心源性猝死的重要原因。另外，无论是房室活动不协调（如房室传导阻滞），还是两侧心室不同步舒缩（如左右束支传导阻滞），心排血量均有明显的下降。

第五节 | 功能代谢变化的病理生理学基础

心功能不全失代偿时，心脏泵血功能障碍和机体代偿反应可引起患者出现多种表现，主要以心排血量降低引起的组织器官灌流量减少和循环静脉淤血的一系列症状为特征。

一、心排血量减少

（一）心脏泵血功能降低

1. **心排血量减少和心脏指数降低** 心排血量是评价心脏泵血功能的重要指标之一，但在不同个体之间横向可比性较差。心脏指数（cardiac index，CI）是心排血量经单位体表面积标准化后的心脏泵血功能指标，横向可比性较好，故临床多用。

2. **左室射血分数降低** 左室射血分数（left ventricular ejection fraction，LVEF）是每搏输出量占左心室舒张末容积（left ventricular end diastolic volume，LVEDV）的百分比，在静息状态下正常值为55%~65%。心功能不全时，每搏输出量降低而左心室舒张末容积增大，左室射血分数降低。但因射血分数易受到心室压力负荷和容量负荷的影响，故现临床上从多方面判断心肌舒缩性能和左心室收缩功能状态。

3. **心室充盈受损** 通常以肺毛细血管楔压（pulmonary capillary wedge pressure，PCWP）反映左心房压和左心室舒张末压（left ventricular end diastolic pressure，LVEDP）；以中心静脉压（central venous pressure，CVP）反映右心房压和右心室舒张末压（right ventricular end diastolic pressure，RVEDP）。由于射血分数降低、心室射血后剩余血量增多，使心室收缩末容积（ventricular end systolic volume，VESV）增多，心室容量负荷增大，心室充盈受限。在心功能不全早期即可出现心室舒张末压升高。

4. **心率增快** 由于交感神经兴奋，心功能不全患者早期阶段即有明显的心率增快。因此，心悸常是心功能不全患者最早、最明显的症状。过快的心率不但可使心排血量转而降低,且可造成心肌缺血、缺氧而加重心肌损害。

(二) 器官血流重新分配

1. **动脉血压的变化**　心功能不全时,心脏和心脏以外的代偿均对血压有重要的影响。急性心力衰竭(如急性心肌梗死)时,由于心排血量锐减,导致动脉血压下降,甚至可发生心源性休克。慢性心力衰竭时,由于交感-肾上腺髓质系统兴奋,外周阻力增大,心率加快以及水钠潴留等,动脉血压可维持在正常范围。而在因慢性心力衰竭出现心功能急剧恶化而入院的患者中,由于神经-体液调节机制的过度激活,约 50% 的患者出现动脉血压升高。

2. **器官血流重新分配**　器官血流量取决于灌注压和灌注阻力。心功能不全时,各组织器官的灌注压降低及阻力血管的收缩程度不一,导致器官血流量重新分配。

(1) 肾血流量减少:心功能不全时,心排血量减少通过对压力感受器和肾球旁装置的刺激使肾血流量减少,肾小球滤过率减少和肾小管重吸收增加,患者尿量减少,出现水钠潴留,也可伴有氮质血症。

(2) 骨骼肌血流量减少:心功能不全患者的早期症状之一是易疲乏(fatigue),运动耐受力(exercise intolerance)降低,在体力活动时表现明显。这是通过减少骨骼肌耗氧量以适应肌组织的低灌流状态。然而,长期骨骼肌低灌注,可导致骨骼肌局部炎症因子升高、细胞凋亡等,引起骨骼肌萎缩、肌纤维表型由氧化型(Ⅰ型)向糖酵解型(Ⅱ型)转变,氧化代谢酶活性降低以及线粒体数量及氧化能力下降等,这是心功能不全患者运动耐力降低、易疲劳的主要机制。

(3) 脑血流量减少:当心排血量明显减少时,脑血流量也可减少。脑供血不足可引起头晕、头痛、失眠、记忆力减退和烦躁不安等表现。部分患者在变换体位时出现头晕、晕厥等直立性低血压的表现。当心排血量急剧减少时,可导致脑缺血发生短暂性意识丧失,称为心源性晕厥(cardiogenic syncope)。严重者晕厥发作可持续数秒并伴有四肢抽搐、呼吸暂停、发绀等临床表现,称为阿-斯综合征(Adams-Stokes syndrome),危及生命。

(4) 皮肤血流量减少:心功能不全时,皮肤血流量减少,表现为皮肤苍白、皮肤温度降低。

二、静脉淤血

心力衰竭时,神经-体液调节机制过度激活,血容量增加和容量血管收缩导致前负荷增加,由于心排血量降低和充盈压升高而造成静脉淤血,表现为静脉淤血综合征。根据静脉淤血的主要部位分为体循环淤血和肺循环淤血。

(一) 体循环淤血

当右心衰竭及全心衰竭时,常表现为体循环静脉系统的过度充盈、静脉压升高、内脏和组织的充血和水肿。

1. **静脉淤血和静脉压增高**　全心衰竭或右心衰竭时因水钠潴留及右室舒张末期压力增高,使上、下腔静脉回流受阻,表现为下肢和内脏的淤血,严重时出现颈静脉充盈或怒张(jugular vein engorgement or distension)。静脉淤血和交感神经兴奋引起的容量血管收缩,可使静脉压升高。

2. **肝肿大及肝功能损害**　由于下腔静脉回流受阻,肝静脉压升高,肝淤血、肿大,局部有压痛,甚至造成心源性肝硬化。按压肝脏后颈静脉异常充盈,称为肝颈静脉反流征(hepatojugular reflux sign)阳性,提示右心或全心衰竭,其有极大的临床鉴别意义。

3. **胃肠功能改变**　心功能不全时,由于胃肠道淤血和动脉血液灌流不足,可出现消化系统功能障碍,表现为食欲缺乏、恶心、腹泻等。

4. **水肿**　右心衰竭及全心衰竭的主要临床表现之一为水肿,称为心源性水肿(cardiac edema)。心源性水肿早期多表现为下肢水肿,严重时伴有胸腔积液和腹腔积液。毛细血管静水压增高是心源性水肿的始发因素。此外,肾血流量减少引起肾小球滤过率降低和醛固酮增加造成的水钠潴留;胃肠道淤血引起的食物消化不良,肝功能受损造成低蛋白血症;以及心室内压增高引起淋巴回流障碍等,也在心性水肿的发生发展中起一定作用。

(二) 肺循环淤血

心力衰竭时肺毛细血管楔压升高后出现肺循环淤血,严重时出现肺水肿(pulmonary edema)。肺水肿、肺淤血的共同表现是呼吸困难(dyspnea),为患者气短及呼吸费力的主观感觉,具有一定的限制体力活动的保护意义,也是判断肺淤血程度的指标。

1. 呼吸困难发生的基本机制　①肺淤血、肺水肿导致肺顺应性降低,要吸入同样量的空气,需要增加呼吸肌做功,消耗更多的能量,故患者感到呼吸费力;②支气管黏膜充血、肿胀及气道内分泌物增多导致气道阻力增大;③肺毛细血管压增高和间质水肿使肺间质压力增高,刺激肺毛细血管旁感受器(juxtapulmonary capillary receptor),引起反射性浅快呼吸。

2. 呼吸困难的表现形式　在排除肺等疾病后确诊心力衰竭的患者,可根据呼吸困难的不同表现形式,初步判断肺淤血和肺水肿的严重程度。

(1) 劳力性呼吸困难:轻度左心衰竭患者仅在体力活动时出现呼吸困难,休息后消失,称为劳力性呼吸困难(exertional dyspnea)。其机制是:①体力活动时四肢血流量增加,回心血量增多,肺淤血加重;②体力活动时心率加快,舒张期缩短,左心室充盈减少,肺循环淤血加重;③体力活动时机体需氧量增加,但衰竭的左心室不能相应地提高心排血量,因此机体缺氧进一步加重,刺激呼吸中枢,使呼吸加快加深,出现呼吸困难。

(2) 夜间阵发性呼吸困难:夜间阵发性呼吸困难(paroxysmal nocturnal dyspnea)是指患者夜间入睡后(多在入睡1~2小时后)因突感气闷、气急而惊醒,被迫坐起,可伴有咳嗽或泡沫样痰,发作较轻者在坐起后有所缓解,经一段时间后自行消失;严重者可持续发作,咳粉红色泡沫样痰,甚至发展为急性肺水肿。临床上需要与呼吸暂停综合征等鉴别。夜间阵发性呼吸困难的发生机制是:①患者入睡后由端坐位改为平卧位,下半身静脉回流增多,水肿液吸收入血液循环也增多,加重肺淤血;②入睡后迷走神经兴奋性增高,使小支气管收缩,气道阻力增大;③膈肌上移,胸腔容积减少,肺活量下降;④熟睡后中枢对传入刺激的敏感性降低,只有当肺淤血程度较为严重,动脉血氧分压降低到一定程度时,方能刺激呼吸中枢,使患者感到呼吸困难而惊醒。若患者在气促咳嗽的同时伴有哮鸣音,则称为心源性哮喘(cardiac asthma)。

(3) 端坐呼吸:患者在静息时已出现呼吸困难,平卧时加重,故须被迫采取端坐位或半卧位以减轻呼吸困难,称为端坐呼吸(orthopnea)。其机制是:①端坐时下肢血液回流减少,肺淤血减轻;②膈肌下移,胸腔容积增大,肺活量增加,通气改善;③端坐位可减少下肢水肿液的吸收,使血容量降低,减轻肺淤血。端坐呼吸是严重肺淤血的表现,提示左心衰竭十分严重,危及生命。

(4) 急性肺水肿:临床上,肺部疾病和急性左心衰竭等均能引起急性肺水肿。在急性左心衰竭时,由于突发左心室排血量减少,引起肺静脉和肺毛细血管压力急剧升高,毛细血管通透性增大,血浆渗出到肺间质与肺泡而引起急性肺水肿。此时,患者常出现发绀、气促,严重危及生命时出现端坐呼吸、咳粉红色(或无色)泡沫样痰等症状和体征。

左心衰竭引起长期肺淤血,肺循环阻力增加,使右心室后负荷增加,久之可引起右心衰竭。当病情发展到全心衰竭时,由于部分血液淤积在体循环,肺淤血可较单纯左心衰竭时有所减轻。

第六节 ｜ 防治的病理生理学基础

目前认为,心功能不全是一种进行性发展的病理生理学过程,现有的治疗均只能延缓而不能阻止,最终心脏泵血功能将丧失。心功能不全的防治为综合措施,主要包括:践行健康的生活方式,平稳情绪,有效防治导致心功能不全的病因,消除诱因,非药物治疗,规范化的药物治疗及随访等。这些措施使用的策略强调预防:在心功能不全未发生时针对病因或危险因素采取一级预防措施,防止心功能不全的发生;对心功能不全代偿期的患者应预防心肌损伤的发生发展,延缓病情进展;对心功能不全失代偿期的患者应缓解其症状、减缓病情进展、提高生活质量。临床上,充分评估患者机体各个脏器的功能水平,全面细致分析心功能不全加重时全身和心脏结构、功能及代谢的变化,分析疾病未来可能的发展趋势,及时辨别威胁患者生命的关键环节,合理使用以上治疗措施,扩大患者机体与心脏结构和功能的安全范围。

心功能不全的治疗策略具有长期性、修复性的特点,其治疗目标是通过减轻心脏负荷,改善心肌泵血功能,抑制神经-体液系统的过度激活,防止和延缓心室重塑的发展,从而改善临床表现,降低心功能不全的死亡率和住院率。

一、调整神经-体液系统失衡及干预心室重塑

神经-体液系统的功能紊乱在心室重塑和心功能不全的发生和发展中起重要作用。临床上,β-肾上腺素受体拮抗剂常用于防止交感神经对衰竭心肌的恶性刺激,减轻儿茶酚胺的毒性作用,延缓和逆转肾上腺素能受体介导的心室重塑,提高患者生存质量,降低病死率;血管紧张素转换酶抑制剂(angiotensin converting enzyme inhibitor,ACEI)或血管紧张素受体拮抗剂(angiotensin receptor blocker,ARB)常用于抑制 RAAS,延缓心室重塑,缓解心力衰竭症状,降低患者死亡率;醛固酮拮抗剂螺内酯也有减轻心室重塑的心脏保护作用。但在使用这三种药物时常需要评估药物的副作用,以防打破机体其他器官的稳态,引起严重的不良后果。

二、改善心脏泵血功能

(一)调整心脏前负荷

适当的前负荷是心脏泵血功能满足机体组织细胞代谢需求,维护心脏稳态和机体整体稳态的前提。临床上常先评估心脏和全身各器官的稳态水平,根据各器官功能障碍的病理生理学机制,选择减少心脏前负荷或短时间增加心脏前负荷(适用于无心室流出道狭窄的被动性心室舒张功能减弱),达到维持机体稳态的目的。临床常根据患者的电解质水平和肾功能水平选择不同类的利尿剂,以消除体内过量的水钠负荷,减轻心脏前负荷和静脉淤血症状,但在使用后常须检测血电解质水平,及时维护电解质稳态。另外,静脉扩张剂(如硝酸甘油)能扩张静脉系统,减少回心血量,降低心肌耗氧,改善心脏泵血功能。

(二)降低心脏后负荷

适当的心脏后负荷对维持正常心脏泵血功能,以及全身各组织器官的供血十分重要。心功能不全时,在对全身各器官组织功能评估的基础上,合理使用药物(如硝普钠、ACEI)适当降低动脉血压,可达到降低心脏后负荷和增加心排血量的目的。

三、改善心室的收缩和舒张功能

心功能不全时,先评估心脏收缩和舒张功能,据此从结构、功能、代谢角度选用相应的药物、手术或机械辅助方式来改善心脏泵血功能。常用改善心肌收缩功能的药物:心肌能量底物、维生素、曲美他嗪、洋地黄类、肾上腺能受体激动剂、磷酸二酯酶抑制剂(米力农)等。改善心肌舒张功能的药物,除了心肌能量底物外,氧气、葡萄糖、维生素和氯化钾等均可改善心肌代谢。另外,对于严重血流动力学障碍的心脏结构改变,可考虑心脏手术或介入治疗改善心脏泵血功能。对于心律失常的患者,若药物治疗效果不佳,可根据心脏具体病理生理学变化,选择心脏再同步疗法来改善心脏泵血功能。主动脉内球囊反搏可有效改善心肌灌注,降低心肌耗氧量和增加心排血量。体外膜式氧合装置可以部分或全部暂时替代心肺功能,显著改善心力衰竭患者的预后。心室机械辅助装置通过提高心室泵血功能改善等待心脏移植患者的机体稳态水平,降低因心力衰竭恶化而死亡的风险。最后,人工心脏或心脏移植常用于终末期心力衰竭的患者。

(闫庆峰 刘进军)

思考题

1. 简述夜间阵发性呼吸困难的概念和其需要鉴别的疾病。

2. 心功能不全的概念及其引出的治疗方向是什么？

思考题解题思路

本章目标测试

本章思维导图

第十六章 | 肺功能不全

本章数字资源

肺的主要功能是与外界进行气体交换,通过外呼吸功能不断为机体提供 O_2,并排出代谢产生的 CO_2,以维持机体血气平衡和内环境稳态。肺还具有屏障防御、免疫、代谢、分泌等非呼吸功能。许多病理性因素可导致肺的功能改变,从而引起呼吸困难、PaO_2 降低,甚至 $PaCO_2$ 升高等肺功能不全的表现,严重时可出现呼吸衰竭。

呼吸衰竭(respiratory failure)指由各种原因引起肺通气和/或换气功能严重障碍,以致在海平面、静息呼吸状态吸入空气时,产生低氧血症(PaO_2 降低),伴有或不伴有二氧化碳潴留($PaCO_2$ 增高),从而引起机体一系列病理生理改变和临床表现的综合征。呼吸衰竭缺乏特异性临床表现,其诊断主要依赖动脉血气分析:在海平面、静息状态、呼吸空气的条件下,PaO_2 低于 60mmHg,伴有或不伴有 $PaCO_2$ 高于 50mmHg,而且排除外呼吸功能外的原因(如心内解剖分流和原发性心排血量降低等因素),可诊断为呼吸衰竭;当吸入气氧浓度分数(fraction concentration of inspired oxygen,FiO_2)不足 20% 时,用呼吸衰竭指数(respiratory failure index,RFI)作为呼吸衰竭的诊断指标。RFI=PaO_2/FiO_2,如 RFI≤300 可诊断为呼吸衰竭。正常人 PaO_2 随年龄、运动及所处海拔高度而异,成年人在海平面静息时 PaO_2 的正常范围为[(100-0.32×年龄)±4.97]mmHg,$PaCO_2$ 极少受年龄影响,正常范围为(40±5)mmHg。

呼吸衰竭根据动脉血气特点可以分为:Ⅰ型呼吸衰竭,即低氧血症型呼吸衰竭(hypoxemic respiratory failure),血气特点为 PaO_2<60mmHg,$PaCO_2$ 降低或正常;Ⅱ型呼吸衰竭,即高碳酸血症型呼吸衰竭(hypercapnic respiratory failure),血气特点为 PaO_2<60mmHg,同时伴有 $PaCO_2$>50mmHg。根据发病机制,分为通气性和换气性呼吸衰竭。根据发病缓急,分为慢性和急性呼吸衰竭。

第一节 | 病因和发病机制

外呼吸包括肺通气和肺换气,前者指肺泡与外界气体的交换过程,后者是肺泡与血液之间的气体交换过程。呼吸衰竭则是肺通气和/或肺换气出现严重功能障碍的结果。

一、肺通气功能障碍

正常成人在静息时有效通气量约为 4L/min。当肺通气功能障碍使肺泡通气不足时可发生呼吸衰竭,肺通气障碍包括限制性通气不足和阻塞性通气不足。

(一) 肺泡通气不足

1. 限制性通气不足(restrictive hypoventilation) 指由于吸气时肺泡扩张受限引起的肺泡通气不足。吸气过程是一系列主动耗能的过程,依赖于呼吸中枢发放冲动、神经传导、呼吸肌收缩、横膈下移、胸廓扩大以及肺泡的扩张。正常平静呼气则是肺泡弹性回缩和肋骨与胸骨借重力作用复位的被动过程。主动过程更易发生障碍,其主要原因包括:①呼吸肌活动障碍:中枢或周围神经的器质性病变,如脑外伤、脑血管意外、脑炎、脊髓灰质炎、多发性神经炎等;由过量镇静药、安眠药、麻醉药所引起的呼吸中枢抑制;呼吸肌本身的收缩功能障碍,如由长时间呼吸困难和呼吸运动增强所引起的呼吸肌疲劳、由营养不良所致呼吸肌萎缩;重症肌无力、有机磷中毒、低钾血症、缺氧、酸中毒等可累及呼吸肌,造成呼吸肌无力、收缩功能降低而引起限制性通气不足。②胸廓的顺应性降低:严重的脊柱畸形、胸廓畸形、胸膜纤维化等可限制胸部的扩张。③肺的顺应性降低:严重的肺纤维化或肺泡表面活性物

NOTES

195

质减少可降低肺的顺应性,使肺泡扩张的弹性阻力增大而导致限制性通气不足。④胸腔积液和气胸:胸腔大量积液或张力性气胸压迫肺,使肺扩张受限。

2. 阻塞性通气不足(obstructive hypoventilation)　指气道狭窄或阻塞所致的通气障碍。成人气道阻力正常约为 0.75~2.25mmHg·s/L,呼气时略高于吸气时。影响气道阻力的因素有:气道内径、长度和形态、气流速度和形式等,其中最主要的是气道内径。气管痉挛、管壁肿胀或纤维化,管腔被黏液、渗出物、异物等阻塞,肺组织弹性降低以致对气道管壁的牵引力减弱等,均可使气道内径变窄或不规则而增加气流阻力,从而引起阻塞性通气不足。生理情况下,直径大于 2mm 的支气管与气管产生的气道阻力占 80% 以上,不足 20% 气道阻力产生于直径小于 2mm 的外周小气道。

根据阻塞部位不同,气道阻塞可分为中央性与外周性:①中央性气道阻塞:指气管分叉处以上的气道阻塞。阻塞若位于胸外(如声带麻痹、炎症、水肿等),吸气时气体流经病灶引起的压力降低,可使气道内压明显低于大气压,导致气道狭窄加重;呼气时则因气道内压大于大气压而使阻塞减轻,故患者表现为吸气性呼吸困难(inspiratory dyspnea)。如阻塞位于中央气道的胸内部位,吸气时胸膜腔内压降低,使气道内压大于胸膜腔内压,故气道阻塞减轻;呼气时胸膜腔内压升高而压迫气道,使气道狭窄加重,患者表现为呼气性呼吸困难(expiratory dyspnea)(图 16-1)。②外周性气道阻塞:直径小于 2mm 的小支气管软骨为不规则的块片,细支气管无软骨支撑,管壁薄,又与管周围的肺泡结构紧密相连,因此随着吸气与呼气而伸缩,其内径也随之扩大和缩小。吸气时随着肺泡的扩张,细支气管受周围弹性组织牵拉,其口径变大、管道伸长;呼气时则小气道缩短变窄。慢性阻塞性肺疾病主要侵犯小气道,不仅可使管壁增厚或痉挛和顺应性降低,还可产生分泌物堵塞管腔,肺泡壁的损坏还可降低对细支气管的牵引力,因此小气道阻力大大增加,患者主要表现为呼气性呼吸困难。

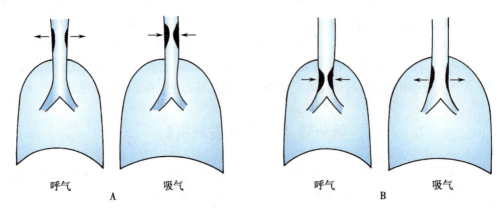

呼气　　　A　　　吸气　　　　　呼气　　　B　　　吸气

图 16-1　不同部位气道阻塞所致呼吸困难的特征
左侧两张图表示阻塞位于中央气道胸外段,右侧两张图表示阻塞位于中央气道胸内段。
A. 吸气性呼吸困难;B. 呼气性呼吸困难。

正常人用力呼气时,胸膜腔内压和气道内压均高于大气压,在呼出气道上,压力由肺泡、小气道至中央气道逐渐下降,通常将气道内压与胸膜腔内压相等的气道部位称为"等压点"(equal pressure point)。正常人气道的等压点位于有软骨环支撑的大气道,即使气道外压力大于气道内压力,也不会使大气道闭合。

慢性支气管炎时,大支气管内黏液腺增生,小气道管壁炎性充血水肿、炎性细胞浸润、上皮细胞与成纤维细胞增生、细胞间质增多,两者均可引起气道管壁增厚狭窄;气道高反应性和炎症介质可引起支气管痉挛;炎症累及小气道周围组织,引起组织增生和纤维化可压迫小气道;气道炎症使肺泡表面活性物质减少,表面张力增加使小气道缩小而加重阻塞;黏液腺及杯状细胞分泌炎性渗出物增多,可形成黏痰堵塞小气道。由于小气道的阻塞,患者在用力呼气时,气体通过阻塞部位形成的压差较大,使阻塞部位以后的气道内压低于正常,以致等压点由大气道上移至无软骨支撑的小气道,用力呼气可使小气道闭合。

肺气肿时,由于蛋白酶与抗蛋白酶失衡,如炎性细胞释放的蛋白酶过多或抗蛋白酶不足,可导致细支气管与肺泡壁中弹性纤维降解,肺泡弹性回缩力下降,此时胸膜腔内负压降低(即胸膜腔内压升高),可压迫小气道,导致小气道阻塞;肺气肿患者肺泡扩大而数量减少,使细支气管壁上肺泡附着点减少,肺泡壁通过密布的附着点牵拉支气管壁是维持细支气管的形态和口径的重要因素,附着点减少则牵拉力减少,可引起细支气管缩小变形,阻力增加,气道阻塞;由于上述因素造成肺气肿患者肺泡回缩力降低,胸膜腔内压力增高,导致等压点上移至小气道,引起小气道闭合而出现呼气性呼吸困难(图 16-2)。

(二)肺泡通气不足时的血气变化

总肺泡通气量不足会使肺泡气氧分压(alveolar PO_2,P_AO_2)下降和肺泡气二氧化碳分压(alveolar PCO_2,P_ACO_2)升高,因而流经肺泡毛细血管的血液不能充分氧合,导致 PaO_2 降低和 $PaCO_2$ 升高,最终出现Ⅱ型呼吸衰竭。此时,$PaCO_2$ 的增值与 PaO_2 降值成一定比例关系,其比值相当于呼吸商(respiratory quotient,R)。在呼吸空气的条件下,P_ACO_2 与肺泡通气量(V_A)和体内每分钟产生的二氧化碳量(carbon dioxide production,VCO_2,mL/min)的关系,可以用下式表示(图 16-3)。

$$PaCO_2 = P_ACO_2 = \frac{0.863 \times VCO_2}{V_A(L/min)}$$

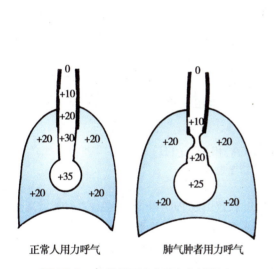

图 16-2　气道等压点上移与气道闭合

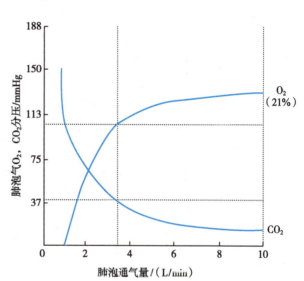

图 16-3　肺泡通气量与肺泡气氧和二氧化碳分压的关系

由此可见,$PaCO_2$ 是反映总肺泡通气量变化的最佳指标。

二、肺换气功能障碍

肺换气功能障碍包括弥散障碍、肺泡通气血流比例失调以及解剖分流增加。

(一)弥散障碍(diffusion disorder)

指由肺泡膜面积减少或肺泡膜异常增厚和弥散时间缩短引起的气体交换障碍。肺泡气与肺泡毛细血管血液之间的气体交换是一个物理弥散过程。气体弥散的程度取决于肺泡膜两侧的气体分压差、气体的分子量和溶解度、肺泡膜的面积和厚度以及血液与肺泡接触的时间。

1. 弥散障碍的常见原因

(1)肺泡膜面积减少:正常成人肺泡总面积约为 80m²。静息时参与换气的面积约为 35~40m²,运动时增大。由于肺泡膜面积储备量大,因此当肺泡膜面积减少一半以上时,才会发生换气功能障碍。肺泡膜面积减少见于肺实变、肺不张、肺叶切除等。

（2）肺泡膜厚度增加:肺泡膜的薄区,是由肺泡上皮、毛细血管内皮及两者共有的基底膜构成,其厚度不到 1μm,是气体交换的部位。虽然气体从肺泡腔到达红细胞内还须经过肺泡表面的液体层、血管内血浆和红细胞膜,但总厚度不到 5μm,故正常气体交换速度很快。当肺水肿、肺泡透明膜形成(主要成分是血浆蛋白和坏死的肺泡上皮碎片)、肺纤维化及肺泡毛细血管扩张导致血浆层变厚等,可因弥散距离增宽使弥散速度减慢。

（3）弥散时间缩短,正常静息时,血液流经肺泡毛细血管的时间约为 0.75 秒,而血液氧分压只需 0.25 秒即可升至肺泡气氧分压水平(图 16-4)。肺泡膜病变和肺泡膜面积减少时,虽然弥散速度减慢,但在静息时气体交换在 0.75 秒内仍可达到血气与肺泡气的平衡,因而不发生血气的异常。体力负荷增加时,心排血量增加和肺血流加快时,血液和肺泡接触时间过短,可导致低氧血症。

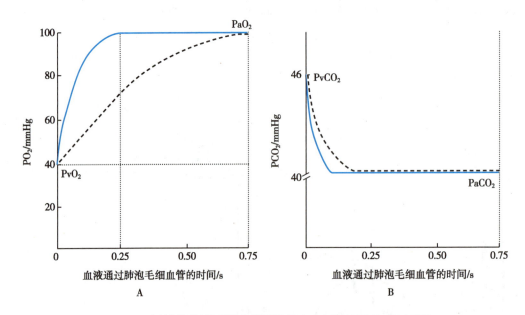

图 16-4　血液通过肺泡毛细血管时的 PO_2（A）和 PCO_2（B）变化

实线为正常人;虚线为肺泡膜增厚患者。

2. 弥散障碍时的血气变化　肺泡膜病变且肺血流增快时,仅引起 PaO_2 降低,不会使 $PaCO_2$ 增高。因为 CO_2 在水中的溶解度比 O_2 大,故 CO_2 弥散速度比 O_2 快,能较快地弥散入肺泡使 $PaCO_2$ 与 P_ACO_2 取得平衡。只要患者肺泡通气量正常,即可保持 $PaCO_2$ 与 P_ACO_2 正常。如果存在代偿性通气过度,则可使 P_ACO_2 与 $PaCO_2$ 低于正常。

（二）肺泡通气血流比例失调

血液流经肺泡时能否获得足够的氧和充分地排出 CO_2,使血液动脉化,还取决于肺泡通气量与血流量的比例。如肺的总通气量和总血流量正常,但肺通气和/或血流不均匀,造成部分肺泡通气血流比例失调(ventilation perfusion ratio mismatch)(图 16-5/文末彩插图 16-5),也可引起气体交换障碍,导致呼吸衰竭。这是肺部疾病引起呼吸衰竭最常见和最重要的机制。

正常成人在静息状态下,每分钟肺泡通气量(V_A)约为 4L,每分钟肺血流量(Q)约为 5L,两者的比值($\dot{V}_A/\dot{Q}$)约为 0.8。健康人肺各部分通气与血流的分布也是不均匀的。直立位时,由于重力作用,胸腔内负压上部比下部大,故肺尖部的肺泡扩张程度较大,肺泡顺应性较低,因而吸气时流向上肺肺泡的气量较少,使肺泡通气量自上而下递增。重力对血流的影响更大,上肺与下肺血流量的差别比通气量的差别更明显,故使肺部的 $\dot{V}_A/\dot{Q}$ 自上而下递减。正常青年人肺尖部 $\dot{V}_A/\dot{Q}$ 可高达 3.0,而肺底部仅有 0.6,且随年龄的增长,这种差别更大。这种生理性的肺泡通气与血流的比例不均衡是造成正常 PaO_2 比 P_AO_2 稍低的主要原因。当肺组织发生病变时,由于肺病变轻重程度与分布不均匀,因此各部分肺的通气与血流比例不平衡,可以造成严重的肺泡通气血流比例失调,导致换气功能障碍(图 16-6)。

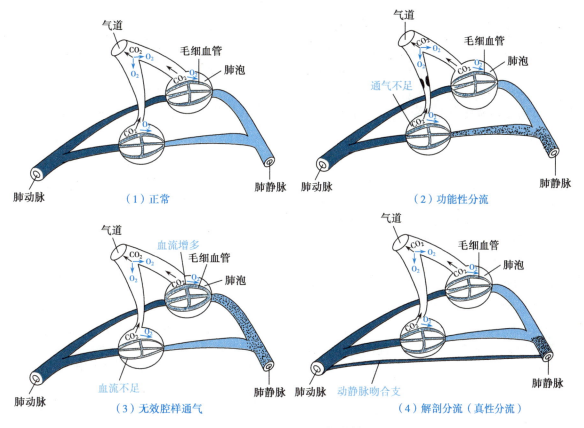

（1）正常　　　　　　（2）功能性分流

（3）无效腔样通气　　　　（4）解剖分流（真性分流）

图 16-5　肺泡通气与血流关系的模式图

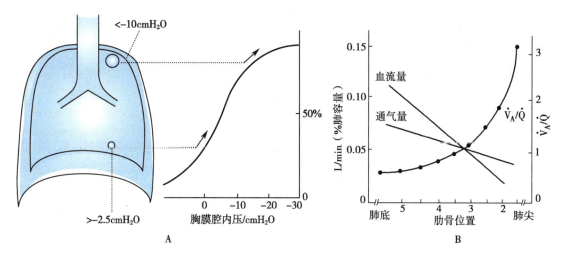

图 16-6　直立体位时肺泡通气分布的特点（A）及生理性通气与血流的比例改变（B）

1. 部分肺泡通气不足　支气管哮喘、慢性支气管炎、阻塞性肺气肿等引起的气道阻塞，以及肺纤维化、肺水肿等引起的限制性通气障碍往往分布不均匀，导致肺泡通气严重不均。病变肺泡通气明显减少，但流经病变肺泡的血液未相应减少，甚至还可因炎性充血等使血流增多（如大叶性肺炎早期），使 $\dot{V}_A/\dot{Q}$ 显著降低，以致流经这部分肺泡的静脉血未经充分动脉化（与氧结合不充分）便掺入动脉血内。这种情况类似动静脉短路，故称功能性分流（functional shunt），又称静脉血掺杂（venous admixture）。正常成人，由于肺内通气分布不均匀形成的功能性分流约占肺血流量的 3%。慢性阻塞性肺疾病严重时，功能性分流可增加到肺血流量的 30%~50%，从而严重影响肺换气功能。

部分肺泡通气不足时,动脉血的血气改变:部分肺泡通气不足时,病变肺区的 $\dot{V}_A/\dot{Q}$ 可低至0.1以下,流经此处的静脉血不能充分动脉化,其氧分压与氧含量降低而二氧化碳分压与含量则增高。这种血气变化可引起代偿性呼吸运动增强和总通气量恢复正常或增加,主要是使无通气障碍或通气障碍较轻的肺泡通气量增加,以致该部分肺泡的 $\dot{V}_A/\dot{Q}$ 显著大于0.8。流经这部分肺泡的血液 PaO_2 显著升高,但氧含量则增加很少(由氧解离曲线特性决定),而二氧化碳分压与含量均明显降低(由二氧化碳解离曲线决定,图16-7)。来自 $\dot{V}_A/\dot{Q}$ 降低区与 $\dot{V}_A/\dot{Q}$ 增高区的血液混合而成的动脉血的氧含量和氧分压均降低,二氧化碳分压和含量则可正常。如代偿性通气增强过度,尚可使 $PaCO_2$ 低于正常。如肺通气障碍的范围较大,加上代偿性通气不足,使总的肺泡通气量低于正常,则 $PaCO_2$ 高于正常(表16-1)。

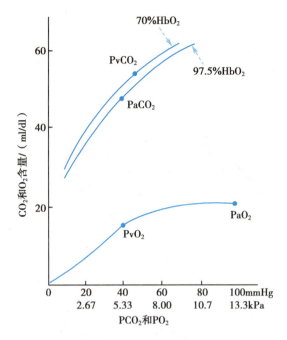

图 16-7　血液氧和二氧化碳解离曲线

下面曲线表示氧分压与氧含量的关系;上面两曲线表示二氧化碳含量取决于二氧化碳分压和血氧饱和度。

表 16-1　功能性分流时肺动脉血的血气变化

指标	病变肺区	健康肺区	全肺		
$\dot{V}_A/\dot{Q}$	<0.8	>0.8	=0.8	>0.8	<0.8
PaO_2	↓↓	↑↑	↓	↓	↓
CaO_2	↓↓	↑	↓	↓	↓
$PaCO_2$	↑↑	↓↓	N	↓	↑
$CaCO_2$	↑↑	↓↓	N	↓	↑

注:N为正常;PaO_2 为动脉血氧分压;$PaCO_2$ 为动脉血二氧化碳分压;CaO_2 为动脉血氧含量;$CaCO_2$ 为动脉血二氧化碳含量。

2. 部分肺泡血流不足　肺动脉栓塞、弥散性血管内凝血、肺动脉炎、肺血管收缩等,都可使部分肺泡血流减少,患部肺血流量减少但通气未相应减少甚至增多,导致 $\dot{V}_A/\dot{Q}$ 显著大于正常,使患部肺泡通气不能充分被利用,类似于无效腔(dead space,VD),称为无效腔样通气(dead space ventilation)。正常人生理情况下的无效腔约占潮气量(tidal volume,VT)的30%,疾病时可显著增多,使 VD/VT 高达60%~70%,从而导致呼吸衰竭。

部分肺泡血流不足时,动脉血气改变:部分肺泡血流不足时,病变肺区肺泡 $\dot{V}_A/\dot{Q}$ 可高达10以上,流经的血液 PaO_2 显著升高,但其氧含量却增加很少(由氧解离曲线特性决定);健康的肺区,却因血流量增加而使其 $\dot{V}_A/\dot{Q}$ 低于正常,这部分血液不能充分动脉化,其 PaO_2 与氧含量均显著降低,二氧化碳分压与含量均明显增高。最终混合而成的动脉血 PaO_2 降低,$PaCO_2$ 的变化则取决于代偿性呼吸增强的程度,可以降低、正常或升高(表16-2)。

总之,无论是部分肺泡通气不足引起的功能性分流增加,还是部分肺泡血流不足引起的无效腔样通气增加,均可导致 PaO_2 降低,而 $PaCO_2$ 可正常或降低;严重的肺内分流(功能性分流和无效腔样通气)可引起 $PaCO_2$ 升高,出现高碳酸血症型呼吸衰竭(Ⅱ型呼吸衰竭)。

(三)解剖分流增加

解剖分流(anatomic shunt)是指一部分静脉血经支气管静脉和极少的肺内动静脉吻合支直接流

表16-2　无效腔样通气时肺动脉血的血气变化

指标	病变肺区	健康肺区		全肺	
$\dot{V}_A/\dot{Q}$	>0.8	<0.8	=0.8	>0.8	<0.8
PaO_2	↑↑	↓↓	↓	↓	↓
CaO_2	↑	↓↓	↓	↓	↓
$PaCO_2$	↓↓	↑↑	N	↓	↑
$CaCO_2$	↓↓	↑↑	N	↓	↑

注:N为正常;PaO_2为动脉血氧分压;$PaCO_2$为动脉血二氧化碳分压;CaO_2为动脉血氧含量;$CaCO_2$为动脉血二氧化碳含量。

入肺静脉。生理情况下,肺内也存在少量的解剖分流。这些解剖分流的血流量正常约占心排血量的2%~3%。支气管扩张症可伴有支气管血管扩张和肺内动静脉短路开放,使解剖分流量增加,静脉血掺杂异常增多,而导致呼吸衰竭。解剖分流的血液完全未经气体交换过程,故又称为真性分流(true shunt)。肺实变和肺不张时,病变肺泡完全失去通气功能,但仍有血流,流经的血液完全未进行气体交换而掺入动脉血,类似解剖分流。吸入纯氧可有效地提高功能性分流的PaO_2,而对真性分流的PaO_2则无明显作用,用这种方法可鉴别功能性分流和解剖分流。

第二节 │ 常见呼吸系统疾病导致呼吸功能衰竭的机制

在呼吸衰竭的发病机制中,单纯通气不足或单纯换气功能障碍的情况较少见,往往是多个因素同时存在或相继发生作用。例如,急性呼吸窘迫综合征时,既有由肺不张引起的肺内分流,有微血栓形成和肺血管收缩引起的无效腔样通气,还有由肺水肿引起的气体弥散功能障碍等;慢性阻塞性肺疾病时,既有支气管肿胀、管腔阻塞引起的阻塞性通气不足,有肺泡表面活性物质减少引起的限制性通气障碍,又有肺泡膜增厚和弥散面积减少引起的弥散障碍、肺泡低通气和低血流引起的通气血流比例失调等。

一、急性呼吸窘迫综合征

急性呼吸窘迫综合征(acute respiratory distress syndrome,ARDS)是由各种因素所致的急性弥漫性肺损伤和进而发展的急性呼吸衰竭。引起急性肺损伤的原因很多,可以由全身性病理过程(如休克、大面积烧伤、败血症等)引起;也可以由多种因素直接损伤肺部所致,损伤因素包括:化学性因素,如吸入毒气、烟雾或胃内容物;物理性因素,如放射性损伤等;生物性因素,如冠状病毒感染等,冠状病毒入侵人体呼吸道后,识别并结合宿主细胞受体血管紧张素转换酶2(ACE2)感染宿主细胞,感染者可出现呼吸困难和/或低氧血症,甚至可快速进展为急性呼吸窘迫综合征。

ARDS的特征性病理改变包括肺泡上皮、血管内皮损伤,肺泡膜通透性增加,大量中性粒细胞浸润,肺透明膜形成,是以低氧血症和呼吸窘迫为主要临床表现的临床综合征。ARDS的发病机制尚未完全阐明,不同病因造成ARDS的机制包括:①致病因子可直接作用于肺毛细血管内皮细胞、肺泡上皮细胞及肺泡膜,引起肺泡膜通透性增加,进而导致广泛性肺损伤;②通过激活白细胞、巨噬细胞和血小板间接地引起肺损伤,如炎症细胞产生多种炎症介质和细胞因子[如肿瘤坏死因子-α(TNF-α)、白细胞介素-8(IL-8)、脂多糖(LPS)、补体5a(C5a)、白三烯B_4(LTB$_4$)、血栓素A_2(TXA$_2$)、血小板活化因子(PAF)]等,促进中性粒细胞激活和聚集于肺、黏附于肺泡毛细血管内皮,并通过"呼吸爆发"释放氧自由基、蛋白酶和炎症介质等,损伤肺泡上皮细胞及毛细血管内皮细胞;③血管内膜的损伤和中性粒细胞浸润及肺组织释放的促凝物质,导致血管内凝血,形成微血栓,后者通过阻断血流进一步引起肺损伤,通过形成纤维蛋白降解产物及释放TXA_2等血管活性物质进一步使肺血管通透性增高。

急性肺损伤引起呼吸衰竭的机制是肺泡-毛细血管膜的损伤及炎症介质的作用使肺泡上皮和毛细血管内皮通透性增高,引起渗透性肺水肿(水肿液富含蛋白)及透明膜形成,致肺弥散性功能障碍。肺泡Ⅱ型上皮细胞损伤使表面活性物质生成减少,加上水肿液的稀释和肺泡过度通气消耗表面活性物质,使肺泡表面张力增高,肺的顺应性降低,引起肺不张。肺不张、肺水肿以及炎症介质引起的支气管痉挛均可引起肺泡通气量降低和肺内功能性分流增加;肺内 DIC 及炎症介质引起的肺血管收缩,可导致无效腔样通气增加。肺弥散功能障碍、肺内功能性分流和无效腔样通气均使 PaO_2 降低,导致Ⅰ型呼吸衰竭。在上述机制中,肺泡通气血流比例失调是 ARDS 患者呼吸衰竭的主要发病机制。由于 PaO_2 降低对血管化学感受器的刺激,以及肺充血、水肿对肺毛细血管旁感受器(juxtapulmonary capillary receptor)的刺激,呼吸运动加深加快,导致呼吸窘迫和 $PaCO_2$ 降低。故 ARDS 患者通常发生Ⅰ型呼吸衰竭;极端严重患者,由于肺部病变广泛,肺总通气量减少,引起 $PaCO_2$ 升高,从而导致 ARDS 患者从Ⅰ型呼吸衰竭加重为Ⅱ型呼吸衰竭(图 16-8)。

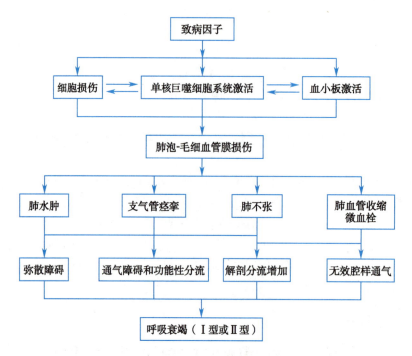

图 16-8　ARDS 患者呼吸衰竭的发病机制示意图

二、慢性阻塞性肺疾病

慢性阻塞性肺疾病(chronic obstructive pulmonary disease,COPD)指由慢性支气管炎和肺气肿引起的慢性气道阻塞,其共同特征是管径小于 2mm 的小气道阻塞和阻力增高。COPD 是呼吸系统疾病中的常见病和多发病,2018 年,我国肺部疾病流行病学调查结果显示,COPD 患者数接近 1 亿,其中 20 岁及以上成人 COPD 患病率为 8.6%,40 岁以上人群患病率高达 13.7%。

有害颗粒或气体暴露、遗传易感性、异常的炎症反应以及肺发育异常等因素参与 COPD 的发病过程,其发病机制复杂、尚未完全阐明。不同病因造成 COPD 的机制包括:①炎症反应:多种炎症细胞参与 COPD 的发病过程,包括巨噬细胞、中性粒细胞、T 淋巴细胞等,炎症细胞释放炎症介质(如中性粒细胞释放的弹性蛋白酶),诱导气道上皮细胞杯状化生和气道黏液高分泌状态。②氧化应激:研究表明 COPD 患者的氧化应激增加,氧化物主要有超氧阴离子、羟自由基、一氧化氮(NO)等,氧化物可直接破坏生物大分子如蛋白质、脂质、核酸等,导致细胞功能障碍和细胞死亡,还可破坏细胞外基质;引起蛋白酶和抗蛋白酶失衡;促进炎症反应并参与多种炎症介质的转录激活。③蛋白酶和抗蛋白酶失衡:蛋白酶和抗蛋白酶水平平衡才能维持正常的组织结构和功能。吸入有害气体等可导致蛋白酶增多或活性增强,抗蛋白酶合成减少或灭活加速;同时,氧化应激、吸烟等危险因素也可降低抗蛋白酶活性。④其他机制:如营养不良、自主神经功能失调、气温变化等都可能参与 COPD 的发生、发展。

COPD 是引起慢性呼吸衰竭的最常见的原因。其机制涉及:①阻塞性通气障碍:炎症细胞浸润、充血、水肿、黏液腺及杯状细胞增殖、肉芽组织增生引起的支气管壁肿胀;气道高反应性、炎症介质作用引起的支气管痉挛;黏液分泌多、纤毛细胞损伤堵塞支气管;小气道阻塞、肺泡弹性回缩力降低引起的气道等压点上移。②限制性通气障碍:Ⅱ型上皮细胞受损及表面活性物质消耗过多引起的肺泡表面活性物质减少,营养不良、缺氧、酸中毒、呼吸肌疲劳引起的呼吸肌衰竭。③弥散功能障碍:肺泡壁损伤引起的肺泡弥散面积减少和肺泡膜炎性增厚。④肺泡通气血流比例失调:气道阻塞不均引起的部分肺泡低通气,肺血管收缩和肺血管改建引起的部分肺泡低血流(图 16-9)。

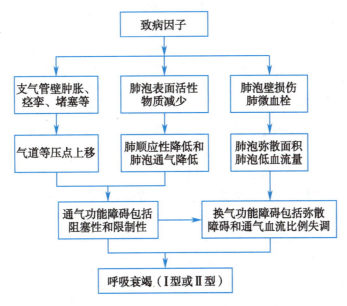

图 16-9 慢性阻塞性肺疾病引起呼吸衰竭的机制

第三节 | 呼吸衰竭时主要的功能代谢变化

呼吸衰竭时发生的低氧血症和高碳酸血症可影响全身各系统的代谢和功能,首先是引起一系列代偿适应性反应,以改善组织的供氧,调节酸碱平衡和改变组织器官的功能、代谢以适应新的内环境。呼吸衰竭严重时,如机体代偿不全,则可出现严重的代谢功能紊乱。

一、酸碱平衡及电解质紊乱

Ⅰ型和Ⅱ型呼吸衰竭时均有低氧血症,因此均可引起代谢性酸中毒;Ⅱ型呼吸衰竭时低氧血症和高碳酸血症并存,因此可有代谢性酸中毒和呼吸性酸中毒;ARDS 患者由于代偿性呼吸加深加快,可出现代谢性酸中毒和呼吸性碱中毒;若给呼吸衰竭患者应用人工呼吸器、过量利尿剂或 $NaHCO_3$ 等则可引起医源性呼吸性或代谢性碱中毒。一般而言,呼吸衰竭时常发生混合性酸碱平衡紊乱。

(一)代谢性酸中毒

严重缺氧时无氧代谢加强,乳酸等酸性产物增多,可引起代谢性酸中毒。此外,呼吸衰竭时可能出现功能性肾功能不全,肾小管排酸保碱功能降低,以及引起呼吸衰竭的原发疾病或病理过程,如感染、休克等均可导致代谢性酸中毒。此时血液电解质主要有以下变化:①血清 K^+ 浓度增高:由于酸中毒可使细胞内 K^+ 外移及肾小管排 K^+ 减少,导致高血钾;②血清 Cl^- 浓度增高:代谢性酸中毒时由于

HCO_3^- 降低,可使肾排 Cl^- 减少,故血 Cl^- 浓度常增高。

(二) 呼吸性酸中毒

Ⅱ型呼吸衰竭时,大量二氧化碳潴留可引起呼吸性酸中毒,此时可有高血钾和低血氯。造成低血氯的主要原因是:高碳酸血症使红细胞中 HCO_3^- 生成增多,后者与细胞外 Cl^- 交换使 Cl^- 转移入细胞;酸中毒时肾小管上皮细胞产生 NH_3 增多,$NaHCO_3$ 重吸收增多,使尿中 NH_4Cl 和 $NaCl$ 的排出增加,均使血清 Cl^- 降低。当呼吸性酸中毒合并代谢性酸中毒时,血 Cl^- 可正常。

(三) 呼吸性碱中毒

Ⅰ型呼吸衰竭时,因缺氧引起肺过度通气,可发生呼吸性碱中毒。此时患者可出现血 K^+ 降低,血 Cl^- 增高。

二、呼吸系统变化

当 PaO_2 低于 60mmHg 时,低氧可刺激颈动脉体与主动脉体化学感受器,反射性引起呼吸中枢兴奋,增强呼吸运动,机体可代偿性增加肺通气。缺氧对呼吸中枢有直接抑制作用,当 PaO_2 低于 30mmHg 时,此作用可大于反射性兴奋作用而使呼吸抑制。$PaCO_2$ 升高主要作用于中枢化学感受器,使呼吸中枢兴奋,引起呼吸加深加快。但当 $PaCO_2$ 超过 80mmHg 时,则抑制呼吸中枢,此时呼吸运动主要靠动脉血低氧分压对血管化学感受器的刺激得以维持。因此,在这种情况下,吸氧浓度不宜过高(一般 30% 的氧),以免完全纠正缺氧后出现呼吸抑制,使高碳酸血症加重,病情进一步恶化。

引起呼吸衰竭的呼吸系统疾病本身也会导致呼吸运动变化。如中枢性呼吸衰竭时呼吸浅而慢,可出现潮式呼吸、间停呼吸、抽泣样呼吸、叹气样呼吸等呼吸节律紊乱。其中最常见者为潮式呼吸,可能由于呼吸中枢兴奋过低而引起呼吸暂停,从而使血中 CO_2 逐渐增多,$PaCO_2$ 升高到一定程度使呼吸中枢兴奋,恢复呼吸运动,从而排出 CO_2,$PaCO_2$ 降低到一定程度又可导致呼吸暂停,如此形成周期性呼吸运动。肺顺应性降低导致限制性通气障碍时,刺激牵张感受器或肺毛细血管旁感受器而反射性地使呼吸运动变浅变快。阻塞性通气障碍时,由于气流受阻,呼吸运动加深,因阻塞的部位不同,表现为吸气性呼吸困难或呼气性呼吸困难。

在生理情况下,肺通气 1L 呼吸肌耗氧约 0.5ml。在静息时呼吸运动的耗氧量约占全身耗氧量的 1%~3%。呼吸衰竭时,如存在长时间增强的呼吸运动,使呼吸肌耗氧增加,加上血氧供应不足,可能导致呼吸肌疲劳,使呼吸肌收缩力减弱,呼吸变浅变快。呼吸浅则肺泡通气量减少,可加重呼吸衰竭。

三、循环系统变化

一定程度的 PaO_2 降低和 $PaCO_2$ 升高可兴奋心血管运动中枢,使心率加快、心肌收缩力增强、外周血管收缩,加上呼吸运动增强使静脉回流增加,导致心排血量增加。但缺氧和二氧化碳潴留对心、血管的直接作用是抑制心脏活动,并使血管扩张(肺血管例外)。一般器官的血管运动主要受神经调节,但脑血管与冠脉则主要受局部代谢产物(如腺苷等)调节,从而改变血流分布,保证心、脑的血液供应。

严重的缺氧和 CO_2 潴留可直接抑制心血管中枢和心脏活动,扩张血管,导致血压下降、心肌收缩力下降、心律失常等严重后果。呼吸衰竭可累及心脏,主要引起右心肥大与衰竭,即肺源性心脏病。肺源性心脏病的发病机制较复杂:①肺泡缺氧和 CO_2 潴留所致血液 H^+ 浓度过高,引起肺小动脉收缩(CO_2 本身可扩张肺血管),使肺动脉压升高,从而增加右心后负荷;②肺小动脉长期收缩、缺氧均可引起无肌型肺微动脉肌化,肺血管平滑肌细胞和成纤维细胞肥大增生,胶原蛋白与弹性蛋白合成增加,导致肺血管壁增厚和硬化,管腔变窄,由此形成持久而稳定的慢性肺动脉高压;③长期缺氧引起的代偿性红细胞增多症可使血液黏滞度增高,也会增加肺血流阻力和加重右心的负荷;④有些肺部病变如肺小动脉炎、肺毛细血管床的大量破坏、肺栓塞等也能成为肺动脉高压的原因;⑤缺氧和酸中毒降低心肌舒缩功能;⑥呼吸困难时,用力呼气则使胸膜腔内压异常增高,心脏受压,影响心脏的舒张功能,用力吸气则胸膜腔内压异常降低,即心脏外面的负压增大,可增加右心收缩的负荷,促使右心衰竭。

呼吸衰竭是否累及左心尚有争论,目前倾向于可累及左心。肺源性心脏病患者心功能失代偿时有半数肺毛细血管楔压增高,说明有左心功能不全,其中也可能有部分病例合并有冠心病;ARDS 的死亡病例中也有半数发生左心衰竭,这些都支持肺部疾病可累及左心的观点。其机制为:①低氧血症和酸中毒同样能使左心室肌收缩性降低;②胸膜腔内压同样也影响左心的舒缩功能;③右心扩大和右心室压增高将室间隔向左侧推移,可降低左心室的顺应性,导致左室舒张功能障碍。

四、中枢神经系统变化

中枢神经系统对缺氧最敏感,当 PaO_2 降至 60mmHg 时,可出现智力和视力轻度减退。如 PaO_2 迅速降至 50mmHg 以下,就会引起一系列神经精神症状,如头痛、不安、定向与记忆障碍、精神错乱、嗜睡,甚至出现惊厥和昏迷等。慢性呼吸衰竭 CO_2 潴留和缺氧都可引起中枢神经的损伤,特别是当 $PaCO_2$ 超过 80mmHg 时,可引起头痛、头晕、烦躁不安、言语不清、扑翼样震颤、精神错乱、嗜睡、抽搐、呼吸抑制等,即 CO_2 麻醉(carbon dioxide narcosis)。缺氧和高碳酸血症引起的神经精神症状应与"脑型氧中毒"相区分,前者患者昏迷后才出现抽搐,而后者患者是清醒时发生抽搐。

由呼吸衰竭引起的脑功能障碍称为肺性脑病(pulmonary encephalopathy)。Ⅱ型呼吸衰竭患者肺性脑病的发病机制与高碳酸血症、酸中毒和缺氧引起的脑水肿和神经元功能障碍有关,具体机制如下。

(一) 酸中毒和缺氧对脑血管的作用

酸中毒和缺氧可扩张脑血管,$PaCO_2$ 升高 10mmHg 约可使脑血流量增加 50%。缺氧和酸中毒使血管内皮通透性增高,导致脑间质水肿。缺氧使细胞 ATP 生成减少,影响 Na^+-K^+ 泵功能,可引起细胞内 Na^+ 及水增多,形成脑细胞水肿。脑充血、水肿使颅内压增高,压迫脑血管,进一步加重脑缺氧,由此形成恶性循环,严重时可导致脑疝。此外,脑血管内皮损伤尚可引起血管内凝血,这也是肺性脑病的发病因素之一。

(二) 酸中毒和缺氧对脑细胞的作用

正常脑脊液的缓冲作用较血液弱,其 pH 也较低,PCO_2 比动脉血高。因血液中的 HCO_3^- 及 H^+ 不易通过血脑屏障进入脑脊液,故脑脊液的酸碱调节需时较长。呼吸衰竭时脑脊液的 pH 变化比血液更为明显。当脑脊液 pH 低于 7.25 时,脑电波变慢,pH 低于 6.8 时脑电活动完全停止。神经细胞内酸中毒一方面可增强脑谷氨酸脱羧酶活性,使 γ-氨基丁酸生成增多,导致中枢抑制;另一方面增强磷脂酶活性,促进溶酶体释放水解酶,引起神经细胞和组织的损伤(见第十章"缺氧")。部分肺性脑病患者表现为神经兴奋、躁动,可能是代谢性碱中毒所致。然而酸中毒的患者也有 1/3 表现为神经兴奋,其机制尚不清楚。

五、肾功能变化

呼吸衰竭时,可引起肾损伤,轻者尿中出现蛋白、红细胞、白细胞及管型等,严重时可发生急性肾衰竭,出现少尿、氮质血症和代谢性酸中毒。此时肾结构往往并无明显改变,为功能性肾衰竭,其机制是缺氧与高碳酸血症反射性地兴奋交感神经使肾血管收缩,肾血流量严重减少。

六、胃肠变化

严重缺氧可使胃壁血管收缩,因而能降低胃黏膜的屏障作用,CO_2 潴留可增强胃壁细胞碳酸酐酶活性,使胃酸分泌增多,加之有的患者还可合并弥散性血管内凝血、休克等,故呼吸衰竭时可出现胃肠黏膜糜烂、坏死、出血与溃疡形成等病变。

第四节 | 呼吸衰竭防治的病理生理学基础

一、防止与去除呼吸衰竭的病因和诱因

治疗原发疾病,去除增加机体耗氧的因素。慢性呼吸衰竭应减少呼吸做功,防止诱因作用引起急性加重。如慢性阻塞性肺疾病的患者发生感冒与急性支气管炎时,可诱发呼吸衰竭和右心衰竭,故应注意预防,一旦发生呼吸道感染应积极进行抗感染治疗。

二、提高 PaO_2

呼吸衰竭者必有低张性缺氧,低氧血症是危及生命的最重要因素,氧疗对任何类型呼吸衰竭都是必需的,但应控制性给氧。一般而言,应尽快将 PaO_2 提高到 50mmHg 以上。Ⅰ型呼吸衰竭只有缺氧而无 CO_2 潴留,可吸入较高浓度的氧(一般不超过 50%)。Ⅱ型呼吸衰竭患者的吸氧浓度不宜超过30%,并控制吸氧流速,使 PaO_2 上升到 50~60mmHg 即可,避免缺氧完全纠正后,由高碳酸血症引起的呼吸抑制,进而加重高碳酸血症而使病情更加恶化。

三、降低 $PaCO_2$

$PaCO_2$ 增高是由肺总通气量减少所致,提高肺泡通气是降低 $PaCO_2$ 的关键。增加肺通气的方法包括:①解除呼吸道阻塞:如用抗生素治疗气道炎症,用平喘药扩张支气管,采用体位引流、必要时行气管插管以清除分泌物。②增强呼吸动力:对原发于呼吸中枢抑制所致限制性通气障碍,可用呼吸中枢兴奋剂尼可刹米等,但对一般慢性呼吸衰竭患者用中枢兴奋剂,在增加肺通气的同时也增加呼吸肌耗氧量和加重呼吸肌疲劳,反而得不偿失。③人工辅助通气:用人工呼吸维持必需的肺通气量,同时也使呼吸肌得以休息,有利于恢复呼吸肌功能,这也是治疗呼吸肌疲劳的主要方法。呼吸肌疲劳是由呼吸肌过度负荷引起的呼吸肌(主要是膈肌)衰竭,表现为收缩力减弱和收缩与舒张速度减慢,往往出现在 $PaCO_2$ 升高之前,是Ⅱ型呼吸衰竭的重要发病因素;体外膜式氧合(extracorporeal membrane oxygenation,ECMO)主要用于为重症心肺衰竭患者提供持续的体外呼吸与循环支持,以维持患者生命。④补充营养,改善呼吸肌功能:慢性呼吸衰竭患者由于呼吸困难影响进食量和胃肠消化及吸收功能差,常有营养不良,导致体重和膈肌重量减轻,膈肌萎缩也可使其收缩无力,更易发生呼吸肌疲劳,故除了让呼吸肌休息,还应补充营养以改善呼吸肌功能。

四、改善内环境及保护重要器官的功能

纠正酸碱平衡及电解质紊乱,保护心、脑、肝和肾等重要器官的功能,预防与治疗严重并发症,如肺源性心脏病与肺性脑病等。

(李菲菲)

> **思考题**
> 1. 试述慢性阻塞性肺疾病患者,发生呼吸困难的机制有哪些?
> 2. 某肺功能障碍患者,近期感冒后反复咳嗽憋喘,出现头痛、头晕、记忆力下降、烦躁不安等精神症状,请分析该患者发生上述神经精神症状的原因和机制。
> 3. 某慢性阻塞性肺疾病患者,心脏彩超显示右心肥大、肺动脉高压,试分析该患者心

脏发生上述改变的机制?

4. 分析呼吸衰竭患者可能出现哪些类型酸碱紊乱?

5. 分析严重急性呼吸道病毒感染者,发生急性呼吸衰竭的机制。

思考题解题思路 本章目标测试 本章思维导图

第十七章 | 肝功能不全

肝脏是人体最大的代谢器官,其由肝实质细胞(肝细胞)和非实质细胞构成。肝非实质细胞主要包括:肝巨噬细胞(库普弗细胞)、肝星形细胞(贮脂细胞)、肝脏相关淋巴细胞和肝窦内皮细胞。肝脏承担着多种生理功能,包括合成、降解、解毒、贮存、分泌及免疫等,特别是胃肠道吸收的物质,几乎全部经肝脏处理后进入血液循环。各种致损伤因素损害肝脏细胞,致其功能障碍,机体可出现黄疸、出血、感染、肾功能障碍及肝性脑病等临床综合征,称为肝功能不全(hepatic insufficiency)。肝功能不全晚期一般称为肝衰竭(hepatic failure),主要临床表现为肝性脑病及肝肾综合征。

根据病情经过,肝功能不全可分为急性和慢性两种类型:急性肝功能不全起病急骤,进展迅速,发病数小时后出现黄疸,很快进入昏迷状态,具有明显的出血倾向,常伴发肾衰竭;慢性肝功能不全病程较长,进展缓慢,呈迁延性过程,临床上常因上消化道出血、感染、碱中毒、服用镇静剂等诱因的作用使病情突然恶化,进而发生昏迷。

第一节 | 肝功能不全的病因

一、生物性因素

多种病毒可导致病毒性肝炎,其中乙型肝炎病毒引起的乙型肝炎发病率高、危害大。病毒性肝炎的发病与病毒载量、毒力以及途径有关,也与机体的免疫状态等密切相关。除了肝炎病毒,某些细菌、真菌、寄生虫(如阿米巴、吸虫、线虫、绦虫)也可累及肝脏,造成肝损伤。

二、药物及肝毒性物质

进入体内的药物或毒物一般经肝脏代谢或解毒,主要与肝细胞内的细胞色素 P-450 酶系及一些物质和基团如葡萄糖醛酸、硫酸酯甲基、巯基等结合而被解毒。如果毒物过量或解毒功能失效,药物或毒物可与蛋白质等结合,通过脂质过氧化、硫代氧化等方式损伤蛋白质,导致肝细胞受损甚至坏死。酒精性肝中毒是肝功能损伤的常见原因。酒精的代谢主要在肝脏进行,酒精可直接或经其代谢产物乙醛损伤肝脏。随食物摄入的黄曲霉素、亚硝酸盐和毒蕈等也可促进肝病的发生发展。

三、其他因素

免疫反应主要杀灭或清除异源物质,但也可导致肝细胞受损,如攻击受病毒感染的肝细胞。免疫因素在原发性胆汁性肝硬化、慢性活动性肝炎等的发生发展过程中起重要作用。

遗传性肝病少见,但多种肝病的发生发展却与遗传因素有关。某些遗传性代谢缺陷及分子病可导致肝炎、脂肪肝、肝硬化等。如肝豆状核变性时,过量铜在肝脏沉积,可致肝硬化。

单纯营养缺乏导致的肝病罕见,但营养缺乏可促进肝病的发生发展。如饥饿时,肝糖原、谷胱甘肽等减少,可降低肝脏的解毒功能。

第二节 | 肝功能不全时机体的功能代谢变化

一、代谢障碍

(一) 糖代谢障碍

肝细胞通过合成与分解糖原、糖酵解与糖异生来维持血糖的相对稳定,肝细胞功能不全时可导致低血糖,其机制包括:肝细胞大量死亡使肝糖原贮备明显减少、糖原合成障碍及糖异生能力下降;受损肝细胞内质网葡萄糖-6-磷酸酶活性降低,肝糖原转化为葡萄糖过程障碍;肝细胞灭活胰岛素功能降低,血中胰岛素含量增加。部分肝功能障碍患者由于糖利用障碍也可出现糖耐量降低。

(二) 脂类代谢障碍

肝脏参与脂类的消化、吸收、运输、分解与合成等过程。肝细胞产生的胆汁酸盐辅助脂类的消化与吸收过程,肝功能不全时可出现脂肪泻和厌油腻等表现;肝脏合成的甘油三酯、磷脂及胆固醇通过合成低密度脂蛋白和高密度脂蛋白分泌入血,当肝功能障碍时,由于磷脂及脂蛋白的合成不足可造成肝内脂肪蓄积,出现脂肪肝。此外,胆固醇在肝内酯化生成胆固醇酯后转运,肝功能不全时胆固醇酯化障碍、转运能力降低以及胆固醇转化为胆汁酸的能力下降,导致血浆胆固醇升高。

(三) 蛋白质代谢障碍

肝脏是合成蛋白质的重要场所,约 30 多种血浆蛋白在肝细胞合成,特别是白蛋白,约占肝合成蛋白的 25%。肝细胞受损导致白蛋白合成不足,表现为低白蛋白血症,导致水肿、腹腔积液形成。此外,多种运载蛋白的合成障碍(如运铁蛋白、铜蓝蛋白等)也可导致相应的病理改变。

二、水、电解质代谢紊乱

(一) 水肿

肝硬化等肝病晚期易出现水肿(腹腔积液),其发生机制如下。

1. 门静脉高压　肝硬化时,由于肝内纤维组织增生和肝细胞结节状再生,压迫门静脉分支,使门静脉压增高;肝动脉-门静脉肝内异常吻合支的形成,肝动脉血流入门静脉,门静脉压增高。门静脉压增高使肠系膜毛细血管流体静压增高,液体漏入腹腔形成腹腔积液。

2. 淋巴回流不足　肝硬化时,肝静脉受挤压发生扭曲、闭塞,继而引起肝窦内压增高,淋巴生成增多,同时,因淋巴管受压等因素,淋巴回流能力不足,淋巴液从肝表面漏入腹腔,参与腹腔积液形成。

3. 血浆胶体渗透压降低　肝功能障碍,白蛋白合成不足,血浆胶体渗透压降低,组织液生成增多。

4. 水钠潴留　肝脏损害及门静脉高压等原因使血液淤积在脾、胃、肠等脏器,有效循环血量减少,肾血流量减少,可致:肾小球滤过率降低,尿液排出减少;肾血流量减少激活肾素-血管紧张素-醛固酮系统(RAAS),加之肝脏灭活功能不足导致醛固酮过多,钠水重吸收增强;抗利尿激素(ADH)增多、心房钠尿肽可减少,促进肾脏水、钠重吸收。

血浆胶体渗透压降低和水钠潴留为肝性腹腔积液形成的全身性因素。

(二) 电解质代谢紊乱

1. 低钾血症　肝硬化晚期,醛固酮过多使肾排钾增加,可致低钾血症。

2. 低钠血症　有效循环血量减少引起 ADH 分泌增加,同时因肝脏灭活 ADH 不足,肾小管水重吸收增多,加之体内原有水钠潴留,可造成稀释性低钠血症。

三、胆汁分泌和排泄障碍

肝细胞负责胆红素的摄取、运载、酯化、排泄等。血红蛋白、肌红蛋白等含血红素蛋白分解产生的血红素,被吞噬细胞吞噬处理后,生成非酯型胆红素,经血浆中白蛋白运载至肝细胞,经转运和

NOTES

209

酯化过程转化为酯型胆红素,排泄入毛细胆管。肝功能不全时主要表现为胆红素排泄障碍从而导致高胆红素血症(hyperbilirubinemia)或黄疸(jaundice)。游离胆红素增加可导致神经系统的组织损伤。

肝细胞可通过各种载体摄入、运载和排泄胆汁酸。胆汁酸排入毛细胆管时伴随 Na^+ 移入,由此形成渗透压梯度,促使水进入毛细胆管,驱动胆汁流动,有助于毒物随胆汁经肠道排出。肝功能不全时胆汁酸的摄入、运载或排泄障碍导致肝内胆汁淤积。肝内胆汁淤积可导致脂肪和脂溶性维生素的肠道吸收减少并增加内毒素的肠道吸收。

四、凝血功能障碍

肝细胞合成大部分凝血因子、重要的抗凝物质如蛋白 C、抗凝血酶-Ⅲ、纤溶酶原、抗纤溶酶等;还可灭活或清除活化的凝血因子和纤溶酶原激活物等,因此,肝功能障碍可致机体凝血与抗凝平衡紊乱,严重时可诱发 DIC。

五、生物转化功能障碍

肝脏是体内生物转化过程的主要场所。肝脏功能障碍主要表现如下。

1. 解毒功能障碍　肝细胞受损解毒功能障碍,使来源于肠道的有毒物质入血增多,另外毒物也可经侧支循环绕过肝脏直接进入体循环,造成体内毒性物质蓄积。

2. 激素灭活功能减弱　肝细胞受损后,激素的灭活功能障碍,并出现相应的临床症状。如醛固酮、抗利尿激素灭活减少导致水钠潴留;雌激素灭活不足可致月经失调、男性患者女性化及小动脉扩张等变化。

3. 药物代谢障碍　肝细胞受损时体内药物的分布、转化及排泄等发生变化,如白蛋白减少可致血中游离型药物增多;肝硬化侧支循环的建立使门静脉血中药物绕过肝脏,免于解毒过程,易发生药物中毒。

六、免疫功能障碍

肝脏库普弗细胞负责吞噬、清除来自肠道的异物、病毒、细菌及毒素等。肝功能不全时,库普弗细胞功能障碍及补体水平下降常伴有免疫功能低下,易发生肠道细菌移位及感染等。库普弗细胞功能严重障碍可导致肠源性内毒素血症,其主要原因为:肠壁水肿等导致内毒素漏入腹腔增多;肠黏膜屏障功能障碍,使内毒素被吸收入血增多;侧支循环的建立,来自肠道的内毒素绕过肝脏直接进入体循环,免于被库普弗细胞清除。

第三节 ｜ 肝性脑病

肝性脑病(hepatic encephalopathy,HE)是指在排除其他已知脑疾病前提下,继发于肝功能障碍的一系列神经精神综合征。肝性脑病早期表现为可逆性的,主要包括人格改变、智力减弱、意识障碍等,晚期发生不可逆性肝昏迷(hepatic coma),甚至死亡。

肝性脑病按神经精神症状的轻重分为四期:第一期(前驱期),出现轻微的神经精神症状,包括轻度知觉障碍、欣快或焦虑、精神集中时间缩短和轻微扑翼样震颤(asterixis);第二期(昏迷前期),出现嗜睡、淡漠、时间及空间轻度感知障碍、言语不清、明显的人格障碍、行为异常和明显的扑翼样震颤;第三期(昏睡期),出现明显的精神错乱、时间感知及空间定向障碍、健忘、言语混乱等症状,可昏睡但能唤醒;第四期(昏迷期)出现昏迷且不能唤醒,对疼痛刺激无反应,无扑翼样震颤。

一、病因与分类

（一）肝硬化伴门静脉高压和/或门-体分流

门-体分流是肝性脑病最为常见的病因。此类患者通常已进展至肝硬化期，并已建立了较为完备的门-体侧支循环。该类型肝性脑病又可分为发作性肝性脑病（有诱因、自发性和复发性三个亚类）、持续性肝性脑病（轻度、重度和治疗依赖三个亚类）和轻微肝性脑病三个亚型。

（二）肝衰竭

急性肝衰竭，常于起病 2 周内出现脑病；亚急性肝衰竭时，肝性脑病出现于起病 2~12 周内。

（三）门-体旁路

此类型肝性脑病由单纯门-体旁路引起，无明确的肝细胞疾病。例如先天性血管畸形和在肝内或肝外水平门静脉血管的部分阻塞，包括外伤、类癌、骨增殖性疾病等引起的高凝状态所致的门静脉及其分支栓塞，以及淋巴瘤、转移性肿瘤、胆管细胞癌造成的压迫产生的门静脉高压，而造成门静脉-体循环旁路。

二、肝性脑病的发病机制

肝性脑病的发病机制尚不完全清楚，其神经病理学变化多被认为是继发性变化，肝性脑病的发生发展是由脑组织细胞的功能和代谢障碍所致。目前，解释肝性脑病发病机制的学说主要有氨中毒学说、γ-氨基丁酸学说、假性神经递质学说与血浆氨基酸失衡学说。每个学说都能从一定角度解释肝性脑病的发生发展，并为肝性脑病的临床治疗提供了理论依据，但是每一学说都存在片面性，尚不能完全解释肝性脑病的发生机制。理论上肝移植后恢复肝功能可以避免肝性脑病发生，但临床研究发现，约 47% 的肝移植患者肝性脑病仍持续存在，提示肝性脑病发生后，还存在着肝脏以外的诱发因素。

（一）氨中毒学说（ammonia intoxication hypothesis）

1890 年，研究发现行门静脉-下腔静脉吻合术后，给动物喂饲肉食可诱发肝性脑病，且尿中铵盐水平增高。后来研究发现实验动物摄入含氮物质可致昏迷、死亡，其脑内氨水平增加约 3 倍。随后的大量临床研究证明氨与肝性脑病相关。临床上约 80% 的肝性脑病患者血及脑脊液中氨水平升高，且降血氨治疗有效。临床研究结果为氨中毒学说的确立提供了证据。星形胶质细胞为神经元提供乳酸、α-酮戊二酸、谷氨酰胺及丙氨酸等营养物质，星形胶质细胞功能异常可以直接影响神经元的功能及代谢。氨中毒学说的基础是星形胶质细胞功能受损参与肝性脑病的发生发展过程。氨中毒学说也存在一定的局限性：约 20% 肝性脑病患者血氨浓度仍保持在正常水平；肝性脑病的严重程度与血氨浓度并不成平行关系；患者昏迷初期，血氨浓度明显增高，经处理后血氨浓度恢复正常，但是患者昏迷程度与脑电波型却无明显好转。

体内氨的生成和清除之间维持着动态平衡，血氨浓度不超过 $59\mu mol/L$。当氨生成增多而清除不足时，血氨水平增高，其通过血脑屏障进入脑内，从而引起肝性脑病。

1. 血氨增高的原因

（1）氨清除不足：体内产生的氨一般在肝脏进入鸟氨酸循环，通过生成尿素清除。严重肝功能障碍时，由于代谢障碍，供给鸟氨酸循环的 ATP 不足，鸟氨酸循环的酶系统严重受损，以及鸟氨酸循环的各种底物缺失等均可导致由氨生成尿素过程障碍，最终导致血氨增高。

（2）氨的产生增多：血氨主要来自肠道，肠道内氨的主要来源是：肠道内的蛋白质经消化过程产生氨基酸，在肠道细菌释放的氨基酸氧化酶作用下产氨；经尿素的肠肝循环弥散入肠道的尿素，在细菌释放的尿素酶作用下也可产氨。正常时，肠道每日产氨约 4g，经门静脉入肝，转变为尿素而被解毒。

肝脏功能严重障碍时，氨生成增多主要原因是：①门静脉血流受阻，肠黏膜淤血、水肿，肠蠕动减弱以及胆汁分泌减少等,使消化吸收功能降低,未经消化吸收的蛋白成分及合并的上消化道出血,导致肠道内蛋白潴留进一步增加。②肠道菌群失调,细菌释放氨基酸氧化酶和尿素酶增多。③肝硬化晚期合并肾功能障碍,尿素排出减少,弥散入肠道的尿素增加。④在谷氨酰胺酶作用下,肾小管上皮细胞产氨,与泌 H^+ 过程协同生成铵离子(NH_4^+)随尿排出。但肝功能障碍患者伴有呼吸性碱中毒或应用碳酸酐酶抑制剂时,肾小管腔中 H^+ 减少,NH_4^+ 生成减少,而 NH_3 弥散入血增加,血氨增高。⑤肝性脑病患者昏迷前,出现明显的躁动不安、震颤等肌肉活动增强表现,肌肉的腺苷酸分解代谢增强,产氨增多。

2. 氨对脑的毒性作用　NH_3 属弱碱性,血中仅占 1%,且主要以 NH_4^+ 形式存在。NH_4^+ 不易通过血脑屏障,而 NH_3 可自由通过血脑屏障进入脑内。血氨增高,氨入脑增多;血脑屏障通透性增高时,即使血氨不升高,进入脑内的氨也可增多。目前研究认为氨对脑组织的毒性作用主要与氨的代谢过程有关。其具体机制如下。

(1)氨使脑内神经递质发生改变:正常状态下,脑内兴奋性神经递质与抑制性神经递质保持平衡。在肝性脑病的发生发展过程中,脑内氨增高直接影响脑内神经递质的水平及神经传递。神经传递障碍对肝性脑病的发生发展所起的作用要强于且早于能量代谢障碍。

1)对谷氨酸能神经传递的作用:谷氨酸为脑内主要兴奋性神经递质,脑内氨水平增高可直接影响糖代谢过程中 α-酮戊二酸脱氢酶(α-ketoglutarate dehydrogenase,α-KGDH)和丙酮酸脱氢酶(pyruvate dehydrogenase,PD)活性,从而影响谷氨酸水平及谷氨酸能神经传递。在肝性脑病进展到昏迷前期以前,氨明显抑制 α-KGDH 活性,但对 PD 影响相对较小,因而造成 α-酮戊二酸蓄积;在其他氨基酸提供氨基前提下,累积增多的 α-酮戊二酸经转氨基作用生成谷氨酸,患者表现为兴奋性增强;此外,可有极少量谷氨酸来源于氨与 α-酮戊二酸反应过程。随着肝病进展,脑内氨进一步增高,在谷氨酰胺合成酶(只表达于星形胶质细胞)作用下,氨与谷氨酸结合生成谷氨酰胺,以解除氨毒性作用。但其后果是谷氨酰胺累积增多,起近似于抑制性神经递质作用,同时诱导星形胶质细胞肿胀、大量自由基生成等变化。肝性脑病晚期,当脑内氨水平极度增高时,PD 及 α-KGDH 活性均受到抑制,三羧酸循环过程受抑,谷氨酸生成减少,神经传递障碍(图 17-1)。

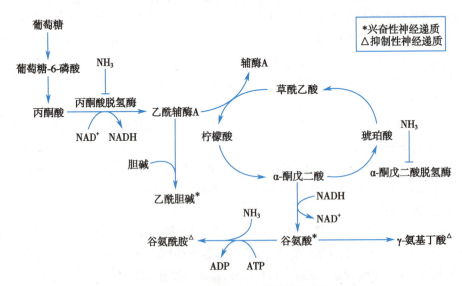

图 17-1　氨对脑内神经递质及能量代谢的影响

临床上部分患者全脑谷氨酸水平降低,但表现为兴奋性神经活动增强,其主要原因为突触间隙谷氨酸水平增高,这可能与氨刺激的钙依赖性谷氨酸过度释放,或与低表达兴奋性氨基酸转运体 2(excitatory amino acid transporter 2,EAAT2)所致的谷氨酸摄取减少有关。

2）抑制性神经元活动增强：氨水平增高可介导抑制性神经元活动增强，如 γ-氨基丁酸（gamma aminobutyric acid，GABA）、甘氨酸等神经活动变化等。

3）对其他神经递质的影响：乙酰胆碱属中枢兴奋性神经递质。肝性脑病晚期，由于氨抑制 PD 活性，从而抑制丙酮酸的氧化脱羧过程，乙酰辅酶 A 产生减少，乙酰辅酶 A 与胆碱结合生成乙酰胆碱减少，兴奋性神经活动减弱。此外，脑内氨水平增高，可引起脑内多巴胺、去甲肾上腺素等神经递质水平发生变化，并与肝性脑病的发生发展相关。

综上所述，脑内氨增高，与谷氨酸结合生成谷氨酰胺增多，中枢兴奋性神经递质谷氨酸减少，同时乙酰胆碱等兴奋性神经递质减少；而谷氨酰胺、GABA 等抑制性神经递质增多，脑内神经递质平衡失调，导致中枢神经系统功能紊乱。

（2）氨干扰脑细胞能量代谢：神经活动耗能较多，而脑内糖原贮量极少，脑内能量主要来源于入脑葡萄糖的有氧氧化过程。各种原因易导致脑组织细胞能量供应严重不足。如肝性脑病早期，Na^+-K^+-ATP 酶活化可消耗 ATP。氨入脑增多可干扰脑细胞的能量代谢，不能维持中枢神经系统的兴奋性活动。

肝性脑病发生发展过程中，尤其是肝性脑病晚期，脑内葡萄糖代谢率明显降低。主要表现为糖酵解增强，乳酸堆积，而 ATP 和磷酸肌酸水平降低。进入脑内的氨增多，可引起如下后果（图 17-1）：①抑制 PD 的活性，妨碍丙酮酸的氧化脱羧过程，使 NADH 和乙酰辅酶 A 生成减少，进而三羧酸循环过程停滞，ATP 生成减少；②抑制 α-KGDH，使三羧酸循环反应过程不能正常进行，ATP 产生减少；③α-酮戊二酸经转氨基生成谷氨酸过程，消耗了大量 NADH，ATP 产生减少；④大量的氨与谷氨酸结合生成谷氨酰胺时，消耗了大量 ATP。此外，脑内氨增高可抑制细胞质及线粒体天冬氨酸氨基转移酶和线粒体苹果酸脱氢酶活性，使细胞内谷氨酸水平明显降低，从而破坏苹果酸-天冬氨酸穿梭过程，能量生成障碍；氨增高导致位于线粒体内膜的通透性转换孔（permeability transition pore，PTP）开放，线粒体跨膜电位（mitochondrial membrane potential，$\Delta\Psi$m）下降或消失，线粒体肿胀，能量代谢障碍及大量氧自由基生成等，也参与了肝性脑病的发生发展。

（3）氨对神经细胞膜的影响：肝性脑病晚期，氨增高可干扰神经细胞膜 Na^+-K^+-ATP 酶活性，影响细胞内外 Na^+、K^+分布。但细胞膜对 NH_4^+ 的选择性通透强于 K^+，NH_4^+ 可与 K^+竞争入胞，结果细胞外 K^+浓度增高。细胞内外 Na^+、K^+分布异常直接影响膜电位、细胞的兴奋及传导等活动。

（二）γ-氨基丁酸学说（GABA hypothesis）

GABA 属于抑制性神经递质，GABA 能神经元活动变化与肝性脑病的发生发展密切相关。GABA-A 受体为亲离子型受体，由两个 α 亚单位和两个 β 亚单位组成，其中 β 亚单位含 GABA 受体，而 α 单位含苯二氮䓬类（BZ）受体，GABA 和苯二氮䓬类物质作为 GABA-A 受体复合物激动剂，可活化 GABA-A 受体。当突触前神经元兴奋时，GABA 从囊泡中释放，通过突触间隙与突触后膜上的 GABA 受体结合，细胞膜对 Cl^-通透性增高，由于细胞外的 Cl^-浓度比细胞内高，因而，Cl^-由细胞外进入细胞内，产生超极化，从而发挥突触后抑制作用。GABA 也具有突触前抑制作用，当 GABA 作用于突触前的轴突末梢时，也可使轴突膜对 Cl^-通透性增高，但由于轴突内的 Cl^-浓度比轴突外高，因而，Cl^-反而由轴突内流向轴突外，进而产生去极化，使末梢在冲动到来时，释放神经递质的量减少，从而产生突触前抑制作用。

GABA 学说的建立是基于 GABA 能神经元抑制性活动增强。GABA 能神经元活动增强可能与脑内 GABA 浓度增加、GABA-A 受体复合物完整性、受体与配体结合能力的变化以及内源性 GABA-A 受体的变构调节物质增加等有关。早期 GABA 学说认为，肝功能不全时，血浆中 GABA 累积增加，血脑屏障通透性增高，GABA 入脑增多参与了肝性脑病的发生发展。但最近大量研究表明，脑内 GABA、内源性苯二氮䓬类物质并不增加，同时 GABA-A 受体复合物完整性也未发生变化。因而，肝性脑病时，解释 GABA 能神经元抑制性活动增强的机制主要基于 GABA-A 受体复合物与配体的结合能力变化以及内源性 GABA-A 受体变构调节物质增加等方面的证据。

血氨增高可增强 GABA 能神经活动，具体机制如下：首先，氨促使 GABA-A 受体复合物与其配体即 GABA、内源性苯二氮䓬类物质结合能力增强,氨可增强抑制性神经递质介导的中枢功能抑制作用。其次,氨使星形胶质细胞对 GABA 的摄取降低、释放增加,即使全脑 GABA 水平不变,但突触间隙 GABA 水平增高,促使 GABA-A 受体活性增强。特别是脑内氨增高,可明显上调线粒体外膜的外周型苯二氮䓬受体(peripheral type benzodiazepine receptor,PTBR)水平,而 PTBR 的上调及活化可促使线粒体孕烯醇酮(神经类固醇前体)合成增加,进而导致神经类固醇类物质如四氢孕烯醇酮(tetrahydropregnenolone,THP)和四氢脱氧皮质酮(tetrahydrodeoxycorticosterone,THDOC)水平增高,而两者作为 GABA 受体的激动剂可变构调节 GABA-A 受体活性,增强 GABA-A 受体复合物内源性配体的作用,中枢抑制性作用增强。

(三)假性神经递质学说(false neurotransmitter hypothesis)

去甲肾上腺素和多巴胺等为脑干网状结构中的主要神经递质,而脑干网状结构的主要功能是保持清醒状态或维持唤醒功能。食物中的蛋白质在消化道水解产生氨基酸,其中苯丙氨酸和酪氨酸属芳香族氨基酸,经肠道细菌释放的脱羧酶的作用,分别被分解为苯乙胺和酪胺。正常情况下,苯乙胺和酪胺进入肝脏,在单胺氧化酶作用下,被氧化分解而解毒。当肝功能严重障碍或门-体侧支循环建立时,血中苯乙胺和酪胺浓度增高,苯乙胺和酪胺入脑增加。在脑干网状结构的神经细胞内,苯乙胺和酪胺在 β-羟化酶作用下,分别生成苯乙醇胺(phenylethanolamine)和羟苯乙醇胺(octopamine)。与正常(真性)神经递质去甲肾上腺素和多巴胺比较,苯乙醇胺和羟苯乙醇胺与它们在化学结构上相似,但生理效应极弱,故被称为假性神经递质(false neurotransmitter)(图 17-2)。当假性神经递质增多时,可取代去甲肾上腺素和多巴胺被神经元摄取,并贮存在突触小体的囊泡中,因此脑干网状结构上行激动系统的唤醒功能不能维持,从而发生昏迷(图 17-3)。

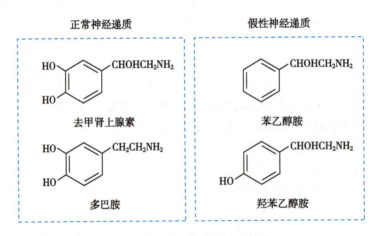

图 17-2　正常及假性神经递质

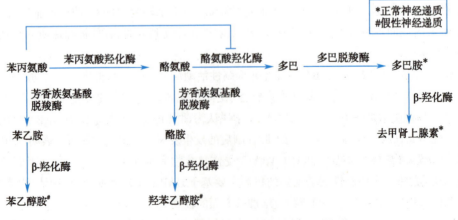

图 17-3　脑内假性神经递质的产生过程

假性神经递质学说的建立主要依据两个方面:肝性脑病患者脑内多巴胺、去甲肾上腺素等神经递质减少;应用左旋多巴可明显改善肝性脑病患者的状况。左旋多巴可进入脑内,在脑内转变成多巴胺和去甲肾上腺素,使正常神经递质增多,并与假性神经递质竞争,使神经传导功能恢复,有助于维持觉醒。但是假性神经递质学说也存在一定的局限性:有研究发现无论肝硬化患者是否发生脑病,死后的脑组织中多巴胺和去甲肾上腺素含量与非肝病患者并无明显差异,有时羟苯乙醇胺的浓度在非肝病患者更高;大鼠脑室内注入羟苯乙醇胺,虽然其浓度提高 20 000 倍以上,且去甲肾上腺素和多巴胺量分别减少 80% 和 92%,但动物的活动状态并无明显变化。

(四) 氨基酸失衡学说(amino acid imbalance hypothesis)

肝性脑病患者或门-体分流术后动物,常表现血浆氨基酸失平衡,即:芳香族氨基酸(aromatic amino acid, AAA)增多,而支链氨基酸(branched chain amino acid, BCAA)减少,两者比值(BCAA/AAA)可由正常的 3~3.5 下降至 0.6~1.2。肝性脑病患者补充支链氨基酸可缓解患者的神经精神症状,因此研究者提出氨基酸失衡学说。事实上,氨基酸失衡学说的基础是患者脑内支链氨基酸减少而芳香族氨基酸增加,最终导致假性神经递质增多,因此,氨基酸失衡学说又是对假性神经递质学说的补充和发展。但多数学者持有异议,认为氨基酸失衡不是发生肝性脑病的原因,更有可能是肝损害后氨中毒诱导支链氨基酸水平降低的结果。补充支链氨基酸只能缓解部分患者的症状,并不能提高患者总体存活率。总之,假性神经递质学说和氨基酸失衡学说尚待进一步深入研究和验证。

1. 血浆氨基酸失衡的原因 肝脏功能严重障碍时,胰岛素和胰高血糖素经肝细胞灭活清除不足,两者浓度均增高,但胰高血糖素升高更显著,导致血中胰岛素/胰高血糖素比值降低,分解代谢增强。胰高血糖素使组织蛋白分解代谢增强,大量氨基酸释放入血。肝功能严重障碍时,芳香族氨基酸的降解能力降低;同时肝脏的糖异生途径障碍,使芳香族氨基酸转变为糖的能力降低,血中芳香族氨基酸含量增高。支链氨基酸主要在骨骼肌中进行代谢,胰岛素可促进肌肉组织摄取和利用支链氨基酸。肝功能严重障碍,血中胰岛素水平增高,肌肉组织摄取和利用支链氨基酸增强,血中支链氨基酸含量减少。血氨增高亦可增强骨骼肌及脑组织支链氨基酸代谢。当血氨水平升高时,支链氨基酸的氨基通过转氨基作用与 α-酮戊二酸结合生成谷氨酸,进而与自由氨结合生成谷氨酰胺而发挥解毒作用。由于大量支链氨基酸提供氨基而转化为相应的酮酸,这一解毒过程中造成支链氨基酸水平降低。

2. 芳香族氨基酸与肝昏迷 生理情况下,芳香族氨基酸与支链氨基酸同属电中性氨基酸,借同一转运载体通过血脑屏障,并被脑细胞摄取。血中芳香族氨基酸的增多和支链氨基酸的减少,使芳香族氨基酸(主要是苯丙氨酸、酪氨酸)入脑增多。

正常神经递质的生成过程为:脑神经细胞内的苯丙氨酸在苯丙氨酸羟化酶作用下,生成酪氨酸;酪氨酸在酪氨酸羟化酶作用下,生成多巴;多巴在多巴脱羧酶作用下,生成多巴胺;多巴胺在 β-羟化酶作用下,生成去甲肾上腺素。

当进入脑内的苯丙氨酸和酪氨酸增多时,高水平苯丙氨酸可抑制酪氨酸羟化酶的活性,正常神经递质生成减少。苯丙氨酸可在芳香族氨基酸脱羧酶作用下,生成苯乙胺,进一步在 β-羟化酶作用下生成苯乙醇胺。而高水平酪氨酸也可在芳香族氨基酸脱羧酶作用下生成酪胺,进一步在 β-羟化酶作用下生成羟苯乙醇胺。因而,血中氨基酸失衡时,苯丙氨酸和酪氨酸进入脑内增多,脑内假性神经递质苯乙醇胺和羟苯乙醇胺产生增多(图 17-3),抑制正常神经递质的合成并起竞争作用,抑制性神经活动增强,严重可出现昏迷。

(五) 其他神经毒质在肝性脑病发病中的作用

研究发现许多神经毒质可能参与肝性脑病的发生发展过程,其中主要有锰、硫醇、脂肪酸、酚、胆红素等物质。锰由肝胆管排出,肝功能不全时血锰升高,锰中毒可导致星形胶质细胞病变,影响谷氨酸摄取及能量代谢。含硫的甲硫氨酸经肠道细菌作用后,可产生一些毒性较强的含硫化合物,正常时可被肝脏解毒,肝功能严重障碍,可产生毒性作用。硫醇可抑制尿素合成而干扰氨的解毒;抑制线粒体的呼吸过程等。肝脏功能严重障碍所致脂肪代谢障碍,肝脏清除脂肪酸不足,可使血中短链脂肪酸增多,短链脂肪酸可抑制脑能量代谢及氨的分解代谢;胆红素可以直接损伤神经细胞的功能。酪氨酸经肠道细菌作用可产生酚,正常时经肝解毒,肝脏解毒功能降低,则血中酚增多。此外,色氨酸经肠道细菌作用可产生吲哚、甲基吲哚等,由于肝解毒功能障碍而产生毒性作用,此与肝性脑病的发生也可能有一定关系。

肝性脑病的发病机制较为复杂,并非单一因素所致。氨中毒学说目前已成为解释肝性脑病发病机制的中心环节,与其他学说之间的联系越来越密切。

三、肝性脑病防治的病理生理学基础

(一) 防止诱因

1. 氨的负荷过度是诱发肝性脑病最常见的原因　肝硬化患者常见的上消化道出血、过量蛋白饮食、输血等外源性氮负荷过度,可促进血氨增高而诱发肝性脑病。并发肝肾综合征等所致的氮质血症、低钾性碱中毒或呼吸性碱中毒、便秘、感染等内源性氮负荷过重等,也常诱发肝性脑病。

2. 血脑屏障通透性增强　正常状态下某些神经毒性物质不能通过血脑屏障,细胞因子水平增高、能量代谢障碍等使血脑屏障通透性增高,严重肝病患者合并的高碳酸血症、高脂血症以及饮酒等也可使血脑屏障通透性增高,神经毒性物质入脑增多,参与肝性脑病发病过程。

3. 脑敏感性增高　严重肝病患者,体内各种神经毒性物质增多,在毒性物质的作用下,脑对药物或氨等毒性物质的敏感性增高;当使用镇痛、镇静、麻醉以及氯化铵等药物时,则易诱发肝性脑病。感染、缺氧、电解质紊乱等也可增强脑对毒性物质的敏感性而诱发肝性脑病。

针对常见诱因,需要严格控制蛋白摄入量,减少组织蛋白质的分解,减少氮负荷;防止上消化道大出血;防止便秘,以减少肠道有毒物质吸收;注意避免大量利尿、放腹腔积液以及低血钾等情况。由于患者血脑屏障通透性增强、脑敏感性增高,因此,肝性脑病患者要慎重用药,特别是慎用镇痛、镇静、麻醉等药物。

(二) 降低血氨

主要措施包括:口服乳果糖等使肠道 pH 降低,减少肠道产氨和有利于氨的排出;应用天冬氨酸鸟氨酸制剂降血氨;纠正水、电解质和酸碱平衡紊乱,特别是要注意纠正碱中毒;口服新霉素等抑制肠道细菌产氨。

(三) 人工肝和肝移植

对肝功能障碍患者,可考虑使用人工肝或肝移植。人工肝辅助系统主要包括两种:一是通过血液透析清除分子量在 500~5 000 道尔顿(Dalton,Da)的物质,如氨、游离脂肪酸、氨基酸等;二是通过吸附法吸附毒性物质,如芳香族氨基酸、硫醇、酚类物质、胆红素和假性神经递质等。肝移植后显著改善肝脏功能,对于肝性脑病的治疗取得了一定的效果。

(四) 其他治疗措施

可口服或静脉注射以支链氨基酸为主的氨基酸混合液,纠正氨基酸失衡。可给予左旋多巴,促进患者清醒。此外,临床上也配合采取保护脑细胞功能、维持呼吸道通畅、防止脑水肿等措施。因肝性脑病的发病机制复杂,应结合患者具体情况采取一些综合性治疗措施,才能取得满意的效果。

(刘金保　李 聪)

?

思考题

1. 肝功能不全时产生脑病的毒素来源于哪里？

2. 如何评价目前提出的肝性脑病学说？

3. 氨中毒学说是否可以解析肝性脑病的其他发生机制？

4. 如何探索肝性脑病的发病机制？

思考题解题思路

本章目标测试

本章思维导图

第十八章 肾功能不全

肾脏是人体重要的生命器官,其基本的结构与功能单位为肾单位。肾脏除了具有排泄功能(排出体内代谢产物、药物和毒物)和调节功能(调节水、电解质和酸碱平衡,并参与血压的调控)外,还具有重要的内分泌功能,如产生肾素、促红细胞生成素(erythropoietin,EPO)、1,25-二羟维生素 D_3 [1,25-dihydroxyvitamin D_3,1,25-$(OH)_2D_3$]和前列腺素(prostaglandin,PG),灭活甲状旁腺激素和胃泌素等。

当各种病因作用于肾脏,引起肾功能严重障碍时,会导致多种代谢产物、药物和毒物在体内蓄积,水、电解质和酸碱平衡紊乱,以及肾脏内分泌功能障碍,从而出现一系列症状和体征,这种临床综合征称为肾功能不全(renal insufficiency)。肾衰竭(renal failure)是肾功能不全的晚期阶段。

根据病因与发病的急缓,肾衰竭可分为急性和慢性两种。急性肾衰竭(acute renal failure,ARF)是各种原因导致的肾脏急性损伤,机体来不及代偿适应,代谢产物骤然在体内堆积可导致严重的后果,但大多数 ARF 是可逆的。慢性肾衰竭(chronic renal failure,CRF)是慢性肾脏疾病导致的肾脏不可逆性损伤。无论是急性还是慢性肾衰竭,发展到严重阶段时,均以尿毒症(uremia)告终。因此,尿毒症可看作肾衰竭的最终表现。

第一节 肾功能不全的基本发病环节

肾小球滤过、肾小管的重吸收与分泌以及肾内各种细胞的内分泌与生物代谢活动是肾脏发挥排泄与调节作用的基本环节。其中任何一个环节发生异常都可导致肾功能不全,其基本发病环节主要包括以下三个方面。

一、肾小球滤过功能障碍

正常情况下,成人肾小球每日通过超滤形成 180L 的超滤液(125ml/min),其中 99% 又被肾小管重吸收回血。肾小球仅允许水和小分子物质自由通过,而没有血浆蛋白等大分子的丢失,具有选择性滤过功能。肾小球滤过率(glomerular filtration rate,GFR)降低和/或肾小球滤过膜通透性改变,均可导致肾小球滤过功能障碍。

1. **肾小球滤过率降低** 肾小球滤过率是衡量肾脏滤过功能的重要指标,GFR 降低主要与以下因素有关:①肾血流量减少:当机体有效循环血量降低时,如休克、心力衰竭等,可引起交感-肾上腺髓质系统兴奋、肾素-血管紧张素系统激活和肾内收缩及舒张因子释放失衡,使肾血管收缩,肾血流量显著减少,GFR 随之降低。②肾小球有效滤过压降低:肾小球有效滤过压=肾小球毛细血管血压-(囊内压+血浆胶体渗透压)。大量失血或严重脱水等引起全身动脉压下降时,肾小球毛细血管血压随之下降;尿路梗阻、肾小管阻塞、肾间质水肿压迫肾小管时,肾小球囊内压升高,导致肾小球有效滤过压降低。③肾小球滤过面积减少:肾脏储备功能较强,即使切除一侧肾脏使肾小球滤过面积减少 50%,健侧肾脏往往也可代偿其功能。但是,当肾单位大量破坏时,肾小球滤过面积极度减少,GFR 降低,会导致肾功能不全。

2. **肾小球滤过膜通透性改变** 肾小球滤过膜由三层结构组成,即肾小球毛细血管内皮细胞、基底膜和肾小囊脏层上皮细胞(足细胞)。内皮细胞间有 500~1 000Å 的小孔,基底膜为连续无孔的致密结构,足细胞具有相互交叉的足突;基底膜和足突间缝隙覆有的薄膜富含黏多糖并带负电荷,其通透性大小与滤过膜的结构和电荷屏障有关。炎症、损伤和免疫复合物可破坏滤过膜的完整性或降低其负电荷而导致通透性增加,这是引起蛋白尿和血尿的重要原因。

二、肾小管重吸收、分泌功能障碍

肾小管具有重吸收、分泌和排泄功能,不同区段的肾小管功能特性各异,损伤后所表现的功能障碍也有所不同。

1. **近曲小管功能障碍**　近曲小管主要负责滤过液的重吸收,其中滤过的葡萄糖、氨基酸全部被重吸收,碳酸氢盐(85%)、钠、水(60%~70%)、钾(绝大部分)被重吸收,进入滤过液中的微量蛋白通过肾小管上皮细胞的吞饮作用被重吸收。近曲小管功能障碍可导致肾性糖尿、氨基酸尿、水钠潴留和肾小管性酸中毒(renal tubular acidosis)等。此外,近曲小管具有排泄功能,能排泄对氨马尿酸、酚红、青霉素及某些泌尿系统造影剂等,故其功能障碍时可导致上述物质在体内潴留。

2. **髓袢功能障碍**　髓袢升支粗段对 Cl^- 主动重吸收,伴有 Na^+ 被动重吸收(10%~20%),但对水的通透性低,故形成了肾髓质间质的高渗状态,这是原尿浓缩的重要条件。当髓袢功能障碍时,肾髓质高渗环境受破坏,原尿浓缩障碍,可出现多尿(polyuria)、低渗尿(hyposthenuria)或等渗尿(isosthenuria)。

3. **远曲小管和集合管功能障碍**　远曲小管特别是集合管是尿液最终成分调节的主要场所。远曲小管上皮细胞能分泌 H^+、K^+ 和 NH_4^+,并与原尿中 Na^+ 交换,醛固酮可加强上述作用。远曲小管功能障碍可导致钠、钾代谢障碍和酸碱平衡失调。远曲小管和集合管在抗利尿激素(antidiuretic hormone,ADH)的作用下,对尿液进行浓缩和稀释,若集合管功能障碍可出现肾性尿崩症。

三、肾脏内分泌功能障碍

肾脏可以合成、分泌、激活或降解多种激素和生物活性物质,在血压、水电解质平衡、红细胞生成与钙磷代谢等调节中起重要作用。

1. **肾素分泌增多**　肾素主要由肾小球旁细胞(juxtaglomerular cell)合成和分泌,它是一种蛋白水解酶,能催化血浆中的血管紧张素原生成血管紧张素Ⅰ,再经肺等部位的转化酶作用而生成血管紧张素Ⅱ(angiotensin Ⅱ,Ang Ⅱ),后者具有促使血管收缩与增加醛固酮分泌的作用。

肾素的分泌受肾内入球小动脉处的牵张感受器、致密斑细胞和交感神经三方面的调节。在全身平均动脉压降低、脱水、肾动脉狭窄、低钠血症、交感神经兴奋性增高等情况下,均可引起肾素释放增多,激活肾素-血管紧张素-醛固酮系统(renin-angiotensin-aldosterone system,RAAS),从而引起水钠潴留并提高平均动脉血压。

2. **肾激肽释放酶-激肽系统**(renal kallikrein-kinin system,RKKS)**功能障碍**　肾脏可分泌激肽释放酶(kallikrein),后者催化激肽原(kininogen)生成激肽(kinin)。激肽可以对抗血管紧张素的作用,扩张小动脉,使血压下降,同时还可作用于肾髓质乳头部的间质细胞,引起前列腺素释放。如果RKKS 发生障碍,则易促发高血压。

3. **前列腺素合成不足**　肾髓质间质细胞和集合管上皮细胞主要产生 PGE_2 和 PGA_2 两种PG,其主要的作用为:①作用于平滑肌,增加细胞内 cAMP 的浓度,抑制结合钙转变为游离钙,从而抑制平滑肌收缩,使血管扩张,外周阻力降低。此外,它可抑制交感神经末梢释放儿茶酚胺,降低平滑肌对缩血管物质的反应性,间接舒张血管,使外周阻力降低。②抑制 ADH 对集合管的作用,减少集合管对水的重吸收,促进水的排泄。此外,PG 可通过 cAMP 抑制近曲小管对钠的重吸收,促进钠的排出。因此,这两种 PG 具有强大的降压作用。肾脏受损、功能障碍时可使 PG 合成不足,这可能是肾性高血压的另一个重要发病环节。

4. **促红细胞生成素合成减少**　EPO 是一种糖蛋白,可促进红细胞生成,主要由肾小球旁细胞、肾小球上皮细胞及肾髓质产生。慢性肾脏病患者,EPO 生成明显减少,出现肾性贫血。

5. 1,25-二羟维生素 D_3 减少 肾脏是体内唯一能生成 1,25-$(OH)_2D_3$ 的器官。1,25-$(OH)_2D_3$ 由维生素 D_3 衍变而来。维生素 D_3 在肝线粒体内经 25-羟化酶的作用形成 25-$(OH)_2D_3$ 后，须再经肾皮质细胞线粒体上的 1α-羟化酶的作用，才能形成有活性的 1,25-$(OH)_2D_3$。1α-羟化酶只存在于肾脏中。1,25-$(OH)_2D_3$ 具有以下两方面作用：①促进小肠对钙磷的吸收；②在动员骨钙和使骨盐沉积方面起重要作用，是骨更新、重建的重要调节因素。肾脏损害使 1α-羟化酶生成障碍，导致 1,25-$(OH)_2D_3$ 生成减少，从而诱发肾性骨营养不良。

第二节 | 急性肾衰竭

急性肾衰竭（acute renal failure, ARF）是指各种原因引起的双肾泌尿功能在短期内急剧下降，导致代谢产物在体内迅速积聚，水、电解质和酸碱平衡紊乱，出现氮质血症、高钾血症和代谢性酸中毒，并由此发生机体内环境严重紊乱的临床综合征。多数患者伴有少尿（成人尿量<400ml/24h）或无尿（成人尿量<100ml/24h），即少尿型 ARF（oliguric ARF）。少数患者尿量并不减少，但肾脏排泄功能障碍，氮质血症明显，称为非少尿型 ARF（nonoliguric ARF）。

尽管 ARF 概念明确，但缺乏统一的诊断标准。2005 年国际肾脏病学界和急救医学界提出了急性肾损伤（acute kidney injury, AKI）的概念，建议将 ARF 更名为 AKI。AKI 是指多种病因引起的肾功能快速下降而出现的临床综合征，AKI 的诊断标准设定为：肾功能在 48 小时内突然减退，血清肌酐绝对值升高≥0.3mg/dl（26.5μmol/L），或 7 天内血清肌酐增至≥1.5 倍基础值，或尿量<0.5ml/(kg·h)持续>6 小时。根据血清肌酐和尿量将 AKI 分级（表 18-1）。与 ARF 相比，AKI 的提出更强调对这一综合征早期诊断、早期治疗的重要性。

表 18-1 AKI 的分级

分级	血清肌酐	尿量
Ⅰ	升高≥26.5μmol/L 或基础值 1.5~1.9 倍	<0.5ml/(kg·h)，持续 6~12h
Ⅱ	基础值 2.0~2.9 倍	<0.5ml/(kg·h)，持续≥12h
Ⅲ	基础值 3.0 倍或升高≥353.6μmol/L 或启动肾脏替代治疗或在小于 18 岁患者中，GFR 降至 35ml/(min·1.73m²)	<0.3ml/(kg·h)，持续≥24h 或无尿≥12h

一、分类和病因

引起 ARF 的病因很多，一般根据发病环节可将其分为肾前性、肾性和肾后性三大类。但这种划分并不是绝对的，无论是肾前性还是肾后性 ARF，如果持续较久或者比较严重，均可转归为肾性肾衰竭。

（一）肾前性急性肾衰竭

肾前性肾衰竭（prerenal failure）是指肾脏血液灌流量急剧减少所致的急性肾衰竭。肾脏无器质性病变，一旦肾灌流量恢复，肾功能也迅速恢复。这种肾衰竭又称功能性肾衰竭（functional renal failure）或肾前性氮质血症（prerenal azotemia）。

常见于各型休克早期，有效循环血量减少和肾血管强烈收缩，导致 GFR 显著降低，出现尿量减少和氮质血症等内环境紊乱。此时，GFR 急剧降低，而肾小管功能尚属正常，同时，因继发性醛固酮和 ADH 分泌增加，引起远曲小管和集合管对水钠的重吸收加强，因而其临床特点为：少尿、尿钠浓度低（<20mmol/L）、尿比重较高（>1.020）、氮质血症、尿肌酐/血肌酐比值大于 40。

（二）肾性急性肾衰竭

肾性肾衰竭（intrarenal failure）是由于各种原因引起肾实质病变而产生的急性肾衰竭，又称器质性肾衰竭（parenchymal renal failure）。肾性肾衰竭是临床常见的危重病症，主要病因如下。

1. 肾小球、肾间质和肾血管疾病　见于急性肾小球肾炎、狼疮性肾炎、多发性结节性动脉炎和过敏性紫癜性肾炎等引起的肾小球损伤；急性间质性肾炎、药物过敏及巨细胞病毒感染等导致的肾间质损伤；肾小球毛细血管血栓形成和微血管闭塞等微血管疾病，以及肾动脉粥样栓塞和肾动脉狭窄等大血管病变。

2. 急性肾小管坏死　急性肾小管坏死（acute tubular necrosis，ATN）是引起肾性 ARF 最常见、最重要的原因。导致 ATN 的因素主要包括以下几点。

（1）急性肾缺血和再灌注损伤：肾前性肾衰竭的各种病因（如休克），在早期若未能得到及时纠正，持续存在的肾缺血将引起 ATN，导致功能性肾衰竭转为器质性肾衰竭。此外，休克复苏后的再灌注损伤，尤其是再灌注产生的氧自由基也是导致 ATN 的主要因素之一。

（2）急性肾中毒：引起肾中毒的毒物很多，可概括为外源性肾毒物和内源性肾毒物两类。常见的外源性肾毒物包括：①药物，如氨基糖苷类抗生素、四环素族和两性霉素 B、X 线造影剂等；②有机溶剂，如四氯化碳、乙二醇和甲醇等；③重金属，如汞、铋、铅、锑、砷等；④生物毒素，如生鱼胆、蛇毒、蜂毒等。内源性肾毒物主要包括，血红蛋白、肌红蛋白和尿酸等。在以下情况，如输血时血型不合或疟疾等引起的溶血，挤压综合征等严重创伤引起的横纹肌溶解综合征，过度运动、中暑等引起的非创伤性横纹肌溶解综合征时，血红蛋白和肌红蛋白从红细胞和肌肉中释出，经肾小球滤过形成肾小管色素管型，堵塞并损伤肾小管，引起 ATN。

（3）传染性疾病：如流行性出血热、钩端螺旋体病等，其中流行性出血热引起的 ATN 最常见，约占急性肾衰竭总发病率的 18.6%。其病理生理学机制主要是：①肾小球和肾小管基底膜有免疫复合物沉积；②外周循环障碍，血压降低，导致肾缺血，加重肾小管损伤。

在许多病理条件下，肾缺血与肾毒物常同时或相继发生作用。例如肾毒物可引起局部血管痉挛而致肾缺血；反之，肾缺血时也常伴有毒性代谢产物在体内蓄积。由于肾小管的器质性损伤使尿浓缩和稀释功能障碍，出现低渗尿甚至等渗尿，尿比重常固定在 1.010~1.015；同时也因重吸收钠的能力降低，尿钠浓度增高（>40mmol/L）；尿常规可发现血尿，镜检有多种细胞和管型。血液尿素氮和血浆肌酐进行性升高，肌酐和尿素从尿中排出障碍，尿肌酐/血肌酐<20。

（三）肾后性急性肾衰竭

由肾以下尿路（从肾盏到尿道口）梗阻引起的肾功能急剧下降称肾后性急性肾衰竭（postrenal acute renal failure），又称肾后性氮质血症（postrenal azotemia）。

常见于双侧输尿管结石、盆腔肿瘤和前列腺肥大等引起的尿路梗阻。尿路梗阻使梗阻上方的压力升高，引起肾盂积水，肾间质压力升高，肾小球囊内压升高，导致肾小球有效滤过压下降而引起 GFR 降低，出现少尿、氮质血症和酸中毒等。肾后性 ARF 早期并无肾实质损害，如及时解除梗阻，肾功能可迅速恢复。

二、发生发展机制

急性肾衰竭的发病机制十分复杂，至今尚未完全阐明。不同原因所致 ARF 的机制不尽相同，但其中心环节均为 GFR 降低。下面主要围绕急性肾小管坏死引起的 ARF，尤其是其中少尿型的发生发展机制进行论述。

（一）肾血管及血流动力学异常

ATN 时细胞损伤以肾小管上皮细胞为主，但引起肾功能障碍和内环境持续紊乱的中心环节仍是 GFR 降低。急性肾衰竭初期存在肾血流量减少以及肾内血液分布异常的病理生理学改变，并且肾缺血的程度与肾脏形态学损害及功能障碍的严重程度之间呈正相关。肾血管及血流动力学异常是 ARF 初期 GFR 降低和少尿的主要机制，具体体现如下。

1. 肾灌流量减少　当有效循环血量减少时，可引起交感-肾上腺髓质系统兴奋、肾素-血管紧张素系统激活和肾内收缩及舒张因子释放失衡,肾脏血液灌流量明显减少,GFR 降低。

2. **肾血管收缩**　肾皮质血管收缩的机制主要与以下因素有关。

(1)交感-肾上腺髓质系统(sympathetico-adrenomedullary system)兴奋:在 ATN 时,因有效循环血量减少或毒物的作用,致使交感-肾上腺髓质系统兴奋,血中儿茶酚胺水平升高,通过刺激 α-肾上腺素受体使肾血管收缩,肾血流量减少,GFR 降低。皮质肾单位的入球小动脉对儿茶酚胺更敏感,因而皮质呈缺血改变。

(2)肾素-血管紧张素系统(renin-angiotensin system,RAS)激活:①有效循环血量减少使肾血管灌注压降低,入球小动脉壁受牵拉程度减小,可刺激肾小球旁细胞分泌肾素;②交感神经兴奋时释放肾上腺素和去甲肾上腺素,亦可刺激球旁细胞释放肾素。肾素产生增多,促使肾内 Ang Ⅱ 生成增加,引起入球小动脉及出球小动脉收缩。肾皮质中的肾素含量丰富,故肾皮质缺血更甚。

(3)肾内收缩及舒张因子释放失衡:肾缺血或肾中毒使肾血管内皮细胞受损,可引起血管内皮源性收缩因子[如内皮素(endothelin,ET)]分泌增多以及血管内皮源性舒张因子[如一氧化氮(NO)]释放减少;此外,急性肾衰竭时,肾内前列腺素产生减少。收缩与舒张因子释放失衡可加强肾血管的持续收缩,使 GFR 降低。

3. **肾毛细血管内皮细胞肿胀**　肾缺血、缺氧及肾中毒时,肾脏细胞代谢受影响,使 ATP 生成不足,Na^+-K^+-ATP 酶活性减弱,细胞内水钠潴留,细胞发生水肿。随着细胞水肿的发生,细胞膜通透性改变,大量的 Ca^{2+} 涌入细胞内,形成细胞内 Ca^{2+} 超载。同时,Ca^{2+}-ATP 酶活性减弱也使肌质网摄取 Ca^{2+} 受限以及细胞内钙泵出减少,引起细胞质内游离钙增加,后者又可妨碍线粒体的氧化磷酸化功能,使 ATP 生成更加减少,从而形成恶性循环。此外,缺氧时大量增加的 ADP 可由线粒体进入胞质并直接抑制 Na^+-K^+-ATP 酶的活性,肾毒物也可直接使 Na^+-K^+-ATP 酶活性减弱,这更加重了细胞内水钠潴留及细胞水肿,影响细胞代谢功能。肾细胞水肿,特别是肾毛细血管内皮细胞肿胀,可使血管管腔变窄,血流阻力增加,肾血流量减少。

4. **肾血管内凝血**　急性肾衰竭患者血液黏滞度升高,血和尿中纤维蛋白降解产物增多,部分患者的肾小球毛细血管内有纤维蛋白和血小板沉积。应用抗凝剂对某些急性肾衰竭患者有一定疗效。这些都提示肾内 DIC 可能在急性肾衰竭的发病机制中起一定作用。

(二)肾小管损伤

肾小管细胞的损伤机制与细胞能量代谢和膜转运系统功能变化密切相关,主要表现为 ATP 产生减少、Na^+-K^+-ATP 酶活性降低、自由基产生增加与清除减少以及细胞内游离钙增高等。此外,近年来炎症反应在细胞损伤中的作用也受到了重视。在肾缺血-再灌注损伤过程中,肾小管上皮细胞和肾实质细胞所产生的炎性因子和活性氧可使中性粒细胞激活并向损伤部位募集,以此加重细胞损伤,表现为肾小管细胞的坏死性损伤和凋亡性损伤。肾小管细胞的严重损伤和坏死脱落可导致肾小管阻塞、原尿返漏和管-球反馈机制失调(图 18-1)。

1. **肾小管阻塞**　肾缺血、肾毒物引起肾小管坏死时的细胞脱落碎片,异型输血时的血红蛋白、挤压综合征时的肌红蛋白,均可在肾小管内形成各种管型,

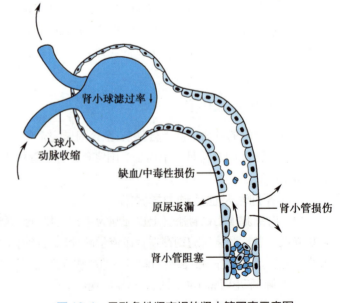

图 18-1　导致急性肾衰竭的肾小管因素示意图

阻塞肾小管管腔,使原尿不易通过,引起少尿。同时,由于管腔内压升高,使近端小管扩张,肾小球囊内压增加,有效滤过压减小,导致 GFR 降低。目前认为,肾小管阻塞可能是某些急性肾衰竭持续少尿中导致 GFR 降低的重要因素。

2. **原尿返漏** 在持续肾缺血和肾毒物作用下,肾小管上皮细胞变性、坏死、脱落,基底膜断裂,通透性增高,原尿通过受损肾小管壁处返漏入周围肾间质,除直接造成尿量减少,还可引起肾间质水肿,压迫肾小管和管周毛细血管,一方面造成囊内压升高,另一方面进一步减少了肾小管的血液供应,加重肾小管损伤,形成恶性循环,致使 GFR 降低,出现少尿。严重的 ARF 中,有 20%~50% 存在肾小管原尿返漏。

3. **管-球反馈机制失调** 管-球反馈(tubulo-glomerular feedback,TGF)是在肾单位水平上的自身调节,即当肾小管液中的溶质浓度和流量改变时,其信号通过致密斑和肾小球旁器感受、放大和传递,从而改变肾小球的灌流和 GFR,达到平衡。一般认为,致密斑感受的信息可能与致密斑处 Na^+-K^+-$2Cl^-$ 共同转运的变化导致 Na^+ 和 Cl^- 等离子转运率的改变有关,但其详细的机制尚不明确。采用微穿刺灌注方法的研究证实,增加致密斑处的钠离子的量可使单个肾单位滤过率下降 50%。肾缺血或肾毒物对肾小管各段损伤的程度不同,近曲小管和髓袢容易受到损害,因而对 Na^+ 和 Cl^- 的重吸收减少,使远曲小管内液中的 Na^+ 和 Cl^- 浓度升高,刺激远曲小管起始部的致密斑,收缩入球小动脉,使 GFR 降低;同时致密斑激活可降低肾小球旁器分泌肾素的量,减少 Ang Ⅱ 生成从而减弱出球小动脉收缩的程度,但此作用对肾小球毛细血管血压的影响较小。

此外,腺苷也可作为管-球反馈作用的介导因子,腺苷作用于 A_1 受体使入球小动脉收缩,而作用于 A_2 受体则扩张出球小动脉。肾小管细胞受损时,释放大量的腺苷,从而收缩入球小动脉而扩张出球小动脉,使 GFR 明显降低。腺苷还可负反馈性抑制肾小球旁器肾素的分泌,减弱出球小动脉收缩的程度,加重 GFR 下降。这种腺苷的产生直至肾小管上皮细胞功能和结构完整性恢复后方可恢复正常,因而 GFR 可持续降低。

(三)肾小球滤过系数降低

GFR 与肾小球滤过系数(filtration coefficient,K_f)密切相关。肾小球滤过率=滤过系数×有效滤过压。K_f 代表肾小球的通透能力,与滤过膜的面积及其通透性有关。肾小球毛细血管内皮细胞肿胀、足细胞足突结构变化、滤过膜上的窗孔孔径及密度减小等均可使 K_f 降低。此外,肾缺血或肾中毒可促进许多内源性及外源性的活性因子释放,如 Ang Ⅱ 和血栓素 A_2 等可引起肾小球系膜细胞收缩,从而减小肾小球滤过面积,降低 K_f,这也是导致 GFR 降低的机制之一。

总之,肾缺血和肾中毒等因素导致的肾血管及血流动力学异常、肾小管损伤和肾小球滤过系数降低,是 ATN 引起的少尿型急性肾衰竭的主要发病机制(图 18-2)。

三、发病过程及功能代谢变化

急性肾衰竭按其发病时尿量是否减少,可分为少尿型 ARF 和非少尿型 ARF。

(一)少尿型急性肾衰竭

少尿型 ARF 的发病过程包括少尿期、移行期、多尿期和恢复期四个阶段。

1. **少尿期** 在缺血、创伤、毒物等损害因素侵袭后 1~2 天内出现少尿。此期一般持续 1~2 周,为病情最危重阶段,持续时间愈久,预后愈差。此期不仅尿量显著减少,还伴有严重的内环境紊乱,常有以下主要的功能代谢变化。

(1)尿的变化:①少尿或无尿:发病后患者尿量迅速减少而出现少尿或无尿。少尿的发生是由于肾血流减少、肾小管损伤及滤过系数降低等因素综合作用。②低比重尿:常固定于 1.010~1.015,是由肾小管损伤造成肾脏对尿液的浓缩和稀释功能障碍所致。③尿钠高:肾小管对钠的重吸收障碍,致尿钠含量增高,超过 40mmol/L(正常<20mmol/L)。④血尿、蛋白尿、管型尿:由于肾小球滤过障碍和肾小管受损,尿中可出现红细胞、白细胞和蛋白质等,尿沉渣检查可见透明、颗粒和细胞管型。

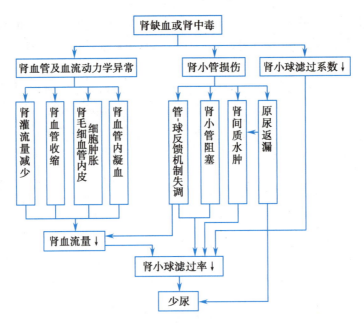

图 18-2　ATN 引起少尿型 ARF 发生机制示意图

功能性 ARF 时肾小管功能未受损,其少尿主要是 GFR 显著降低,以及远曲小管和集合管对水钠的重吸收增加所致,而 ATN 所致的器质性 ARF 则有严重的肾小管功能障碍。因此,功能性急性肾衰竭和由 ATN 引起的肾性急性肾衰竭虽然都有少尿,但尿液成分有本质上的差异,这是临床鉴别诊断的重要依据(表 18-2)。鉴别功能性与器质性 ARF,对于判断预后和指导治疗都具有重要意义。

表 18-2　功能性与器质性 ARF 尿液变化的特点

尿液特点	功能性肾衰竭	器质性肾衰竭(少尿期)
尿比重	>1.020	<1.015
尿渗透压/[mOsm/(kg·H_2O)]	>500	<350
尿钠/(mmol/L)	<20	>40
尿/血肌酐比	>40:1	<20:1
尿蛋白	阴性或微量	+~++++
尿沉渣镜检	轻微	显著、褐色颗粒管型、红白细胞及变形上皮细胞
甘露醇利尿效应	尿量增多	尿量不增

(2)水中毒:由于尿量减少,体内分解代谢加强以致内生水增多,以及因治疗不当输入葡萄糖溶液过多过快等原因,可发生体内水潴留并引起稀释性低钠血症。除可发生全身软组织水肿,水分还可向细胞内转移引起细胞内水肿。严重时可发生脑水肿、肺水肿和心力衰竭,为 ARF 的常见死因。因此,对急性肾衰竭患者,应严密观察和记录出入量,严格控制补液速度和补液量。

(3)高钾血症:是 ARF 患者的最危险变化,常为少尿期致死原因。其主要发生原因为:①尿量减少使钾随尿排出减少;②组织损伤和分解代谢增强,使钾大量释放到细胞外液;③酸中毒时,H^+ 从细胞外液进入细胞内,细胞内钾离子外逸;④输入库存血或摄入含钾量高的食物或服用含钾、保钾药物等。高钾血症可引起心脏传导阻滞和心律失常,严重时可出现心室颤动或心脏停搏。

(4)代谢性酸中毒:具有进行性、不易纠正的特点,其发生原因为:①GFR 降低,使酸性代谢产物在体内蓄积;②肾小管分泌 H^+ 和 NH_4^+ 能力降低,HCO_3^- 重吸收减少;③分解代谢增强,固定酸产生增多。酸中毒可抑制心血管系统和中枢神经系统,影响体内多种酶的活性,并促进高钾血症的发生。

(5)氮质血症:血中尿素、肌酐、尿酸等非蛋白质氮(non-protein nitrogen,NPN)含量显著升高,超过正常范围(血尿素氮 2.9~8.2mmol/L,肌酐 44~133μmol/L),称为氮质血症(azotemia)。氮质血症的发生机制主要是肾脏排泄功能障碍和体内蛋白质分解增加。ARF 少尿期,氮质血症进行性加重,严重时可出现尿毒症。

2. 移行期 当尿量增加至每日 400ml 以上时标志着患者已度过危险的少尿期进入移行期,提示肾小管上皮细胞开始修复再生,是肾功能开始好转的信号。在移行期,肾功能尚处于修复初期,虽然肾血流量和肾小球滤过功能逐渐恢复,但肾脏排泄能力仍低于正常。因此,氮质血症、高钾血症和酸中毒等内环境紊乱还不能立即得到改善。

3. 多尿期 此期患者每日尿量可达 3 000ml 或更多。一般而言,少尿期体内蓄积的水分和尿素氮等代谢产物越多,多尿期尿量也越多。

多尿期产生多尿(polyuria)的机制是:①肾血流量和肾小球滤过功能逐步恢复正常;②肾小管上皮细胞开始再生修复,但是新生的肾小管上皮细胞功能尚不成熟,水钠重吸收功能仍低下;③肾间质水肿消退,肾小管内管型被冲走,阻塞解除;④少尿期潴留在血中的尿素等代谢产物经肾小球大量滤出,产生渗透性利尿。

多尿期早期阶段血中尿素氮等仍明显增高,此后,随着尿量继续增加,水肿消退,尿素氮等逐渐趋于正常。后期由于尿量明显增加,水和电解质大量排出,易发生脱水、低钾血症和低钠血症。多尿期持续 1~2 周,可进入恢复期。

4. 恢复期 多尿期过后,肾功能已显著改善,尿量逐渐恢复正常,血尿素氮和血肌酐基本恢复到正常水平,水、电解质和酸碱平衡紊乱得到纠正。此时,坏死的肾小管上皮细胞已被再生的肾小管上皮细胞所取代,但肾小管功能需要数月甚至更长时间才能完全恢复。

ATN 引起的 ARF 病情虽较严重,但处理及时得当可使病情快速逆转,多数患者肾功能可逐渐恢复正常。少数患者由于肾小管上皮细胞和基底膜破坏严重,出现肾组织纤维化而转变为慢性肾衰竭。

(二)非少尿型急性肾衰竭

非少尿型 ARF,是指患者在进行性氮质血症期内每日尿量持续在 400ml 以上,甚至可达 1 000~2 000ml。近年来,非少尿型 ARF 有增多趋势,其原因在于:①血、尿生化参数异常的检出率提高;②药物中毒性 ARF 的发病率升高,如氨基糖苷类抗生素肾中毒常引起非少尿型 ARF;③大剂量强效利尿剂及肾血管扩张剂的预防性使用,使此类患者尿量不减;④危重患者的有效抢救与适当的支持疗法的应用;⑤与过去的诊断标准不同,过去常把内环境严重紊乱并需透析治疗作为诊断标准,目前采用血肌酐进行性增高来判断 ARF。上述综合因素使非少尿型 ARF 的发病率或诊断率明显增加。

非少尿型 ARF 时,肾脏泌尿功能障碍的严重程度较少尿型 ARF 轻,肾小管部分功能还存在,以尿浓缩功能障碍为主,所以尿量较多,尿钠含量较低,尿比重也较低。尿沉渣检查细胞和管型较少。然而,非少尿型急性肾小管坏死患者 GFR 的减少,已足以引起氮质血症,但因尿量相对正常,故高钾血症较为少见,其临床症状也较轻,病程相对较短。发病初期尿量不减少,也无明显的多尿期;恢复期从血尿素氮和肌酐降低开始。其病程长短也与病因、患者年龄及治疗措施等密切相关。一般肾功能完全恢复也需数月。

少尿型与非少尿型 ARF 可以相互转化,少尿型经利尿或脱水治疗有可能转化为非少尿型;而非少尿型如果因漏诊或治疗不当,也可转变为少尿型。

四、防治的病理生理学基础

(一)积极治疗原发病或控制致病因素

明确引起急性肾衰竭的病因,采取措施消除病因,如解除尿路梗阻,解除肾血管阻塞,尽快清除肾毒物,纠正血容量不足,抗休克等;合理用药,避免使用对肾脏有损害作用的药物。

（二）纠正内环境紊乱

1. 纠正水和电解质紊乱　在少尿期应严格控制体液输入量,以防水中毒。多尿期注意补充水和钠、钾等电解质,防止出现脱水、低钠和低钾血症。

2. 处理高钾血症　①限制摄入含钾丰富的食物及药物;②静脉滴注葡萄糖和胰岛素,促进细胞外钾进入细胞内;③缓慢静脉注射葡萄糖酸钙,对抗高钾血症的心脏毒性作用;④应用钠型阳离子交换树脂,使钠和钾在肠内交换;⑤严重高钾血症时,应用透析疗法。

3. 纠正代谢性酸中毒

4. 控制氮质血症　①滴注葡萄糖以减轻蛋白质分解;②静脉内缓慢滴注必需氨基酸,促进蛋白质合成和肾小管上皮再生;③采用透析疗法排出非蛋白质氮等。

5. 透析治疗　见本章第四节。

（三）抗感染和营养支持

1. 抗感染治疗　急性肾衰竭极易合并感染,而且感染也是急性肾衰竭比较常见的原因之一,因此抗感染治疗极为重要,但应避免使用具有肾毒性的抗生素。

2. 饮食与营养　补充营养可维持机体的营养供应和正常代谢,有助于损伤细胞的修复和再生,提高存活率。患者每日所需能量主要由碳水化合物和脂肪供应,蛋白质的摄入量应严格限制。对于高分解代谢、营养不良和接受透析的患者,蛋白质摄入量可适当放宽。不能口服的则需要全静脉营养支持。

（四）针对发生机制用药

自由基清除剂;RAAS 阻断剂;钙通道阻滞剂;能量合剂;膜稳定剂等。

第三节 ｜ 慢性肾衰竭

各种慢性肾脏疾病引起肾单位慢性、进行性、不可逆性破坏,以致残存的肾单位不足以充分排出代谢废物和维持内环境恒定,导致水、电解质和酸碱平衡紊乱,代谢产物在体内积聚,以及肾内分泌功能障碍,并伴有一系列临床症状的病理生理学过程,称为慢性肾衰竭（chronic renal failure,CRF）。

一、病因

CRF 的病因多样、复杂,凡是能造成肾实质慢性进行性破坏的疾病均可引起 CRF。包括原发性和继发性肾脏疾病两类。引起 CRF 的原发性肾脏疾病包括慢性肾小球肾炎、肾小动脉硬化症、慢性肾盂肾炎、肾结核等。继发于全身性疾病的肾损害主要包括糖尿病肾病、高血压性肾损害、过敏性紫癜性肾炎、狼疮性肾炎等。以往慢性肾小球肾炎被认为是 CRF 最常见的原因,近年的资料表明,糖尿病肾病和高血压性肾损害所致的 CRF 逐年增多。

二、发病过程

CRF 是各种慢性肾脏病持续进展的共同结局,呈渐进性,病程迁延,病情复杂,常以尿毒症为最终转归并导致死亡。2002 年美国肾脏病基金会定义了慢性肾脏病（chronic kidney disease,CKD）。CKD 是指肾脏损害和/或 GFR 下降至<60ml/（min·1.73m^2）持续 3 个月以上,其中肾脏损害是指肾脏结构和功能异常,包括肾脏影像学检查异常、肾脏病理形态学异常、血和/或尿成分异常。目前国际公认的 CKD 分期,依据美国肾脏病基金会制定的指南分为 5 期（表 18-3）。该分期方法将 GFR 正常（≥90ml/min）,但伴有肾损伤表现（蛋白尿、镜下血尿）定义为 CKD 1 期,有助于早期识别和防治CKD;同时,将终末期肾病（end-stage renal disease,ESRD）的诊断放宽到 GFR<15ml/min,亦有助于晚期 CRF 的及时诊治。CKD 进展到 3 期以后患者将逐步出现慢性肾功能不全或肾衰竭的临床表现,因此,CRF 的病程呈现为缓慢而渐进的发展过程。

表 18-3　CKD 的分期

分期	描述	GFR/[ml/(min·1.73m²)]	特征
1	肾损伤(蛋白尿、镜下血尿),GFR 正常或增加	≥90	肾功能代偿,内环境相对稳定
2	肾损伤(蛋白尿、镜下血尿),GFR 轻度降低	60~89	血和/或尿成分异常,但无明显临床症状
3	肾功能不全,GFR 中度降低	30~59	轻度肾功能不全临床症状
4	肾衰竭,GFR 严重降低	15~29	肾衰竭临床症状
5	肾衰竭及 ESRD	<15 或透析	全身性严重中毒症状

三、发生发展机制

CRF 的发生发展机制复杂,迄今为止尚无一种理论或学说能完全阐述清楚。目前认为,CRF 是多种病理生理学过程相互作用、进行性发展的结局(图 18-3)。

(一)原发病的作用

各种慢性肾脏疾病和继发于全身性疾病的肾损害导致肾单位破坏、功能丧失的机制不尽相同,有些疾病以损伤肾小球为主,有些疾病则以损害肾小管及破坏肾间质为主。主要包括以下几个方面:①炎症反应,如慢性肾小球肾炎、慢性肾盂肾炎、肾结核等;②缺血,如肾小动脉硬化症、结节性动脉周围炎等;③免疫反应,如膜性肾小球肾炎、肾毒性血清性肾炎、系统性红斑狼疮等;④尿路梗阻,如尿路结石、前列腺肥大等;⑤大分子沉积,如淀粉样变性等。

(二)继发性进行性肾小球硬化

大量研究证实,导致 CRF 的各种原发病造成肾单位破坏,使肾功能损伤到达一定程度后,即使原发病因去除,病情仍然进展,这表明继发性机制在后续肾损伤中起着重要的作用。目前认为,继发性进行性肾小球硬化是导致继发性肾单位丧失的重要因素,其发生主要与以下机制有关。

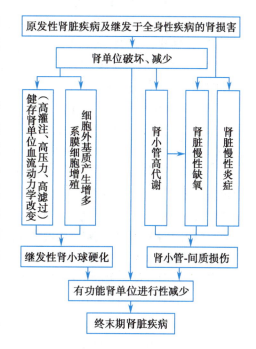

图 18-3　慢性肾衰竭发生发展机制示意图

1. **健存肾单位血流动力学的改变**　1960 年,Bricker 提出健存肾单位假说(intact nephron hypothesis),认为各种损害肾脏的因素持续不断地作用于肾脏,造成病变严重部分的肾单位功能丧失,而损伤较轻或未受损伤的"残存"或"健存"肾单位负荷加重以进行代偿,从而适应机体需要。当代偿不足以完成肾脏的排泄和调节等功能时,机体出现水、电解质紊乱及酸碱失衡等 CRF 的表现。

20世纪80年代初,Brenner 等对健存肾单位假说进行了修正,提出肾小球过度滤过假说(glomerular hyperfiltration hypothesis)亦称"三高学说",强调了代偿反应过度对肾单位的破坏。该学说认为,部分肾单位被破坏后,健存肾单位血流动力学发生改变,单个健存肾单位的血流量和血管内流体静压增高,使相应肾小球的滤过增强,形成肾小球高压力、高灌注和高滤过的"三高"状态,导致肾小球纤维化和硬化,进一步破坏健存肾单位,促进肾衰竭的发生。肾小球过度滤过是 CRF 发展至尿毒症的重要原因之一。

2. **系膜细胞增殖和细胞外基质产生增多**　肾小球系膜细胞是产生与分泌细胞外基质的主要细胞之一,系膜细胞增殖及细胞外基质增多和聚集是肾小球硬化机制的关键。体内外多种物质包括内毒素、免疫复合物、糖基化终末产物、各种炎性介质和细胞因子均可导致肾小球系膜细胞增殖和释放多种细胞因子,使细胞外基质生成增加并沉积,从而导致肾小球纤维化和硬化。此外,系膜细胞增殖及细胞外基质合成代谢加强等也是健存肾小球代偿性改变的体现,这种恶性循环最终导致肾小球硬化。

(三) 肾小管-间质损伤

肾小管-间质损伤与 CRF 发生发展具有密切的相关性,有学者提出了肾小管细胞和间质细胞损伤假说(tubular and interstitial cells lesion hypothesis)。肾小管-间质损伤的主要病理变化为肾小管肥大或萎缩,肾小管腔内细胞显著增生、堆积、堵塞管腔,间质炎症与纤维化。肾小管-间质损伤是多种病理因素综合作用的结果,其机制主要包括以下几方面。

1. **慢性炎症**　严重 CRF 患者有慢性炎症表现。单核巨噬细胞广泛浸润,巨噬细胞可与肾脏固有细胞及细胞外基质相互作用,通过产生活性氧、一氧化氮及多种细胞炎症因子,直接损伤肾脏固有细胞,促进细胞外基质聚集;还可通过转化生长因子-β(transforming growth factor-β,TGF-β)作用于肾小管上皮细胞,诱导肾小管上皮细胞分化,从而加重肾脏损伤,促进肾间质纤维化。

2. **慢性缺氧**　慢性缺氧致肾小管间质损伤是终末期肾脏疾病的共同机制。缺氧时 RAS 局部激活,收缩出球小动脉,使球后肾小管周毛细血管灌注不足,导致下游肾小管间质缺氧。缺氧是纤维化促进因子,可导致细胞凋亡或肾小管上皮-间质转化(epithelial-mesenchymal transition,EMT),这又加重了肾脏纤维化和慢性缺氧,形成恶性循环,最终导致 ESRD。

此外,氧化应激时,肾小管细胞代谢需求增强,但氧的利用受到阻碍,肾脏发生相对缺氧;肾性贫血时,氧运输受影响。血红蛋白每减少 1g/dl,发生 ESRD 的相对风险平均增加 11%。

3. **肾小管高代谢**　部分肾单位破坏后,残留肾单位的肾小管重吸收及分泌也明显增强,出现代谢亢进,导致耗氧量增加和氧自由基生成增加,Na^+-H^+ 反向转运亢进和细胞内 Ca^{2+} 流量增多,由此引起肾小管-间质损害不断加重和肾单位的进一步丧失。此外,由于残存肾小管功能代偿性增强,近端小管对 HCO_3^- 重吸收增加、氨产生增多,可激活补体旁路途径,进一步加重肾小管和间质病变。

综上所述,原发病的作用、继发性进行性肾小球硬化和肾小管-间质损伤是导致 CRF 有功能肾单位不断减少,肾功能丧失的主要机制。

另外,还有许多因素可加重 CRF 的进展,主要包括:①蛋白尿:蛋白大量滤过,形成管型阻塞肾小管,对肾小管细胞和间质均有损害作用,滤过蛋白的重吸收还将激活近曲小管上皮发生蛋白应激反应,引起炎症以及单核细胞趋化蛋白-1(monocyte chemoattractant protein-1,MCP-1)、ET 等血管活性因子的表达上调。早期适当的抗蛋白尿疗法可抑制肾脏疾病的进展。②高血压:高血压既是肾脏疾病进展带来的不良后果,也是加重肾脏疾病进展的独立危险因素。③高脂血症:进行性肾功能异常伴脂代谢紊乱,表现为高脂血症。高脂血症可引起动脉粥样硬化,同时脂质在肾组织内沉积,通过产生活性氧、细胞活性因子和蛋白酶,损伤内皮细胞功能及导致肾小球内纤维素沉积。脂蛋白还可在肾小球系膜区沉积,刺激系膜细胞产生细胞外基质,并促进巨噬细胞聚集和活化,导致肾小管间质炎症,并通过改变肾脏血液流变学和血流动力学等多种机制介导肾脏损伤。④其他:尿毒症毒素、营养不良和高血糖等也与 CRF 的进展相关。

四、功能代谢变化

(一) 尿的变化

1. **尿量的改变**　慢性肾衰竭的早期和中期主要表现为夜尿和多尿,晚期发展为少尿。

(1) 夜尿:CRF 患者,早期即有夜间排尿增多的症状,夜间尿量和白天尿量相近,甚至超过白天尿量,这种情况称为夜尿(nocturia)。夜尿的发生机制目前尚不清楚。

(2) 多尿:成人 24 小时尿量超过 2 000ml 称为多尿。CRF 患者发生多尿的机制主要是由于尿液未经浓缩或浓缩不足所致,包括:①原尿流速增快:肾血流集中在健存肾单位,使其肾小球滤过增强,原尿生成增多,流经肾小管时流速增快,与肾小管接触时间过短,肾小管来不及充分重吸收,导致尿量增多;②渗透性利尿:健存肾单位滤出的原尿中溶质(如尿素等)含量代偿性增高,产生渗透性利尿;③尿液浓缩功能障碍:肾小管髓袢血管少,较易受损,从而使 Cl^- 主动重吸收减少,导致髓质高渗环境形成障碍,使尿液浓缩功能降低,尿量增多。

在 CRF 时,多尿的出现能排出体内一部分代谢产物(如 K^+ 等),有一定代偿意义,但此时由于肾单位广泛破坏,肾小球滤过面积减少,滤过的原尿总量低于正常,不足以排出体内不断生成的代谢产物。因此,在出现多尿的同时,血中 NPN 仍可不断升高。

（3）少尿:CRF 晚期,由于肾单位极度减少,尽管有功能的单个肾单位生成尿液仍多,但 24 小时总尿量小于 400ml。

2. 尿渗透压的变化

（1）低渗尿:因测定方法简便,临床上常以尿比重来判定尿渗透压变化。正常尿比重为 1.003~1.030。CRF 早期,肾浓缩能力减退而稀释功能正常,出现低比重尿或低渗尿(hyposthenuria)。

（2）等渗尿:CRF 晚期,肾浓缩功能和稀释功能均丧失,以致尿比重常固定在 1.008~1.012 之间,尿渗透压为 260~300mOsm/($kg \cdot H_2O$),因此值接近于血浆晶体渗透压,故称为等渗尿(isosthenuria)。

3. 尿成分的变化

（1）蛋白尿:正常尿液中存在痕量蛋白,来源于血浆和尿路分泌,一般低于 150mg/24h。每日尿蛋白持续超过 150mg 称为蛋白尿。CRF 时,由于肾小球毛细血管壁屏障、足细胞的细胞骨架结构以及它们的裂隙膜或肾小球基底膜损伤,导致大量蛋白质滤过,同时伴有肾小管重吸收功能受损,可出现蛋白尿。蛋白尿与肾功能受损程度呈正相关。临床研究表明,微量蛋白尿对于早期肾脏疾病,如糖尿病肾病及高血压性肾损害的诊断具有重要参考价值。

（2）血尿:尿沉渣镜检每高倍镜视野红细胞超过 3 个,称为血尿。若出血量达到或超过 1ml/L 时,即呈现肉眼血尿。CRF 时,由于肾小球基底膜断裂,红细胞通过该裂缝时受血管内压力挤压而受损,受损的红细胞随后通过肾小管各段时又受不同渗透压的作用,表现出变形红细胞血尿。

（3）管型尿:尿中管型的出现表示蛋白质在肾小管内凝固,其形成与尿液酸碱度、尿蛋白的性质和浓度以及尿量有密切关系。CRF 时,肾小管内可形成各种管型,随尿排出,其中以颗粒管型最为常见。

（二）氮质血症

CRF 时,由于肾小球滤过功能降低导致含氮的代谢终产物在体内蓄积,引起血中非蛋白质氮含量增高,即出现氮质血症。其中最常见的 NPN 包括血尿素氮(blood urea nitrogen,BUN)、血浆肌酐以及血浆尿酸氮。

（三）水、电解质和酸碱平衡紊乱

1. 水钠代谢障碍 CRF 时,由于有功能肾单位的减少以及肾浓缩与稀释功能障碍,肾脏对水代谢的调节适应能力减退。如果此时水负荷突然发生变化,易引起水代谢紊乱,表现为两个方面:①在摄水不足或由于某些原因丢失水过多时,由于肾对尿浓缩功能障碍,易引起血容量降低和脱水等;②当摄水过多时,由于肾稀释能力障碍,又可导致水潴留、水肿和水中毒等。

水代谢紊乱可引起血钠过高或过低,而钠代谢异常也常合并水代谢障碍。随着 CRF 的进展,有功能的肾单位进一步破坏,肾储钠能力降低。如果钠的摄入不足以补充肾丢失的钠,即可导致机体钠总量的减少和低钠血症。其发生原因主要有:①通过残存肾单位排出的溶质(如尿素、尿酸、肌酐)增多,产生渗透性利尿作用,使近曲小管对水重吸收减少,而钠随水排出增多。同时残存肾单位的尿流速加快,妨碍肾小管对钠的重吸收。②体内甲基胍的蓄积可直接抑制肾小管对钠的重吸收。③呕吐、腹泻等可使消化道丢失钠增多。这些原因不仅引起低钠血症,还同时伴有水的丢失,造成血容量减少,导致肾血流量降低,残存肾单位的 GFR 下降,肾功能进一步恶化,甚至出现明显的尿毒症。

CRF 晚期,肾已丧失调节钠的能力,常因尿钠排出减少而致血钠增高。如摄钠过多,极易导致水钠潴留,水肿和高血压。

2. **钾代谢障碍**　CRF 时,虽然 GFR 降低,但由于早期和中期患者尿量没有减少,而且醛固酮代偿性分泌增多、肾小管上皮和集合管泌钾增多以及肠道代偿性排钾增多,可使血钾长期维持在相对正常的水平。但由于机体对钾代谢平衡的调节适应能力减弱,在内源性或外源性钾负荷剧烈变化的情况下可出现钾代谢失衡。

低钾血症见于:①厌食致摄钾不足;②呕吐、腹泻使钾丢失过多;③长期应用排钾利尿剂,使尿钾排出增多。晚期可发生高钾血症,机制为:①尿量减少致排钾减少;②长期应用保钾类利尿剂;③酸中毒;④感染等使分解代谢增强;⑤溶血;⑥含钾饮食或药物摄入过多。

3. **镁代谢障碍**　CRF 晚期由于尿量减少,镁排出障碍,引起高镁血症。若同时用硫酸镁降低血压或导泻,更易造成严重的血镁升高。高镁血症常表现为恶心、呕吐、血管扩张、全身乏力、中枢神经系统抑制等。此时若不进行治疗,当血清镁浓度>3mmol/L 时,可导致反射消失、呼吸麻痹、神志昏迷和心搏停止等严重后果。

4. **钙磷代谢障碍**

(1) 高磷血症:正常生理情况下,人体有 60%~80% 的磷通过肾脏随尿液排出。在 CRF 早期,尽管 GFR 降低可引起血磷浓度上升,但为维持钙磷乘积不变,血中游离 Ca^{2+} 减少,进而刺激甲状旁腺分泌 PTH,后者可抑制肾小管对磷的重吸收,使尿磷排出增多而维持血磷浓度在正常范围内。到 CRF 晚期,GFR 极度下降,继发性增多的 PTH 已不能使聚集在体内的磷充分排出,血磷水平明显升高。同时,PTH 的持续增加又可增强溶骨活动,促使骨磷释放增多,从而形成恶性循环,导致血磷水平不断上升。

(2) 低钙血症:其原因有:①为维持血液中钙磷乘积不变,在 CRF 出现高磷血症时,必然会导致血钙浓度降低;②血磷升高时,肠道磷酸根分泌增多,磷酸根可在肠内与食物中的钙结合形成难溶解的磷酸钙,从而妨碍肠钙的吸收;③肾毒物损伤肠道,影响肠道钙磷吸收;④由于肾实质破坏,$1,25-(OH)_2D_3$ 生成不足,肠钙吸收减少。

CRF 患者血钙降低但很少出现手足搐搦,主要是因为患者常伴有酸中毒,使血中结合钙趋于解离,故而游离钙浓度得以维持。同时 H^+ 离子对神经、肌肉的兴奋性具有直接抑制作用,因此在纠正酸中毒时要注意防止低钙血症引起的手足搐搦。

5. **代谢性酸中毒**　其机制主要包括:①肾小管排 NH_4^+ 减少:CRF 早期,肾小管上皮细胞产 NH_3 减少,分泌 NH_4^+ 减少使 H^+ 排出障碍;②GFR 降低:当 GFR 降至 10ml/min 以下时,硫酸、磷酸等酸性产物滤过减少而在体内蓄积,血中固定酸增多;③肾小管重吸收 HCO_3^- 减少:继发性 PTH 分泌增多可抑制近曲小管上皮细胞碳酸酐酶活性,使近曲小管泌 H^+ 和重吸收 HCO_3^- 减少。

酸中毒除对神经和心血管系统有抑制作用外,还可影响体内许多代谢酶的活性,并可导致细胞内钾外逸和骨盐溶解。

(四) 肾性骨营养不良

肾性骨营养不良(renal osteodystrophy)又称肾性骨病,是指 CRF 时,由于钙磷及维生素 D 代谢障碍、继发性甲状旁腺功能亢进、酸中毒和铝积聚等引起的骨病,包括儿童的肾性佝偻病和成人的骨质软化、纤维性骨炎、骨质疏松和骨囊性纤维化等。其发病机制如下(图 18-4)。

1. **继发性甲状旁腺功能亢进**　CRF 时,发生继发性甲状旁腺功能亢进,血中 PTH 水平升高,具有溶骨作用,持续升高的 PTH 可使前破骨细胞和间质细胞转化为破骨细胞,促进骨基质和骨盐溶解,导致骨质疏松及纤维性骨炎,严重时可形成局部钙结节。

2. **维生素 D_3 活化障碍**　$1,25-(OH)_2D_3$ 具有促进肠钙吸收和骨盐沉积等作用。CRF 时,活性维生素 D_3 生成减少,导致骨盐沉着障碍引起骨软化症;同时,肠吸收钙减少,使血钙降低,导致骨质钙化障碍,并加重继发性甲状旁腺功能亢进而引起骨质疏松和纤维性骨炎。

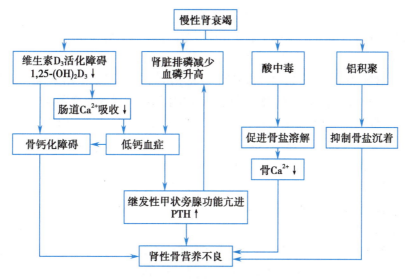

图 18-4　肾性骨营养不良发生机制示意图

3. 酸中毒　CRF 多伴有持续的代谢性酸中毒,可通过以下机制促进肾性骨营养不良的发生：①体液中持续升高的 H^+ 需要骨盐缓冲,骨盐溶解增强;②酸中毒抑制 $1,25-(OH)_2D_3$ 的合成;③酸中毒干扰肠道对钙的吸收。

4. 铝积聚　CRF 时,肾脏排铝功能减弱,患者又长期血液透析以及口服用于结合肠道内磷的药物(如氢氧化铝、碳酸铝凝胶等,目前已很少使用),铝被吸收并在体内潴留,发生铝积聚。铝可以直接抑制骨盐沉着,干扰骨质形成过程,导致骨软化。此外,铝在骨内沉积还可抑制成骨细胞的功能,使骨质形成受阻,引起再生障碍性骨病,$1,25-(OH)_2D_3$ 减少也可促进铝在骨内沉积,加重骨质软化。

(五) 肾性高血压

因肾实质病变引起的高血压称为肾性高血压(renal hypertension),为继发性高血压中最常见的一种类型。CRF 患者伴发高血压的机制主要与下列因素有关(图 18-5)。

1. 水钠潴留　CRF 时肾脏对水钠的排泄能力下降,可出现水钠潴留,从而引起：①血容量增多,心脏收缩加强,心排血量增加,血压升高;②动脉系统灌注压升高,反射性地引起血管收缩,外周阻力增加;③长时间血管容量扩张可刺激血管平滑肌细胞增生,血管壁增厚,血管阻力增加。上

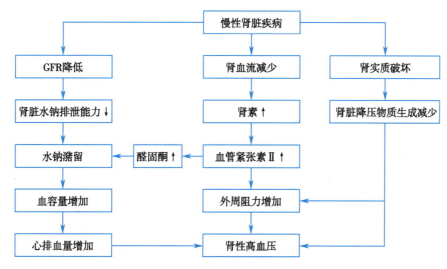

图 18-5　肾性高血压发生机制示意图

述这些因素共同促进了肾性高血压的发展。主要由水钠潴留所致的高血压称为钠依赖性高血压（sodium-dependent hypertension）。对该类高血压患者限制钠盐摄入并应用利尿剂，可以得到较好的降压效果。

2. 肾素分泌增多　CRF 时肾素-血管紧张素系统激活，使 Ang Ⅱ 形成增多，后者可直接引起小动脉收缩和外周阻力增加，又能促使醛固酮分泌，导致水钠潴留，并可兴奋交感-肾上腺髓质系统，引起儿茶酚胺释放和分泌增多，导致血压上升。这种主要由肾素和 Ang Ⅱ 增多引起的高血压称为肾素依赖性高血压（renin-dependent hypertension）。对此类患者采用药物疗法（如血管紧张素转换酶抑制剂等）抑制肾素-血管紧张素系统的活性，消除 Ang Ⅱ 对血管的作用，有明显的降压作用。

3. 肾脏降压物质生成减少　肾单位大量破坏，肾脏产生激肽、PGE$_2$、PGA$_2$ 及 Ang1~7 等降压物质减少，也是引起肾性高血压的原因之一。

（六）出血倾向

CRF 患者常伴有出血倾向，表现为皮下瘀斑和黏膜出血。这主要是由体内蓄积的毒性物质抑制血小板的功能所致。血小板功能障碍表现为：①血小板第 3 因子（磷脂，是 F Ⅸ、F Ⅹ、凝血酶原活化场所）的释放受到抑制，凝血酶原激活物生成减少；②血小板的黏着和聚集功能减弱，出血时间延长。

（七）肾性贫血

CRF 患者大多伴有贫血，且贫血程度与肾功能损害程度往往一致。肾性贫血（renal anemia）的发生机制为：①EPO 合成减少；②体内蓄积的毒性物质（如甲基胍）对骨髓造血功能产生抑制；③毒性物质抑制血小板功能导致出血；④毒性物质使红细胞破坏增加，引起溶血；⑤毒性物质导致肠道对铁和叶酸等造血原料的吸收减少或利用障碍。

第四节 ｜ 尿毒症

肾单位大量破坏导致代谢终末产物和毒性物质在体内大量潴留，机体出现水、电解质和酸碱平衡严重紊乱以及某些内分泌功能失调，进而出现一系列自体中毒症状的综合征称为尿毒症（uremia）。尿毒症是 ESRD，患者须靠透析或肾移植来维持生命，其发生率逐年升高。

一、发生发展机制

尿毒症的发生发展机制非常复杂，是毒性物质在体内蓄积，水、电解质和酸碱平衡紊乱及某些内分泌功能障碍等多因素综合作用的结果，其中毒性物质蓄积在尿毒症的发病中起着重要作用。

（一）尿毒症毒素蓄积

尿毒症毒素（uremia toxin）是指肾衰竭患者体液中浓度明显增高，并与尿毒症代谢紊乱或临床表现密切相关的某些物质。

1. 尿毒症毒素来源　①正常代谢产物在体内蓄积，如尿素、胍、多胺等；②外源性毒物未经机体解毒、排泄，如铝的潴留等；③毒性物质经机体代谢又产生新的毒性物质；④正常生理活性物质浓度持续升高，如 PTH 等。

2. 尿毒症毒素分类　①小分子毒素：分子量小于 0.5kDa，如尿素、肌酐、胍类、胺类等；②中分子毒素：分子量 0.5~5kDa，多为细胞和细菌的裂解产物等；③大分子毒素：主要是血中浓度异常升高的某些激素，如 PTH、生长激素等。

3. 常见的尿毒症毒素　迄今为止对尿毒症毒素的研究仍十分有限，常见的有甲状旁腺激素、胍类化合物、尿素、多胺（包括精胺、精脒、尸胺和腐胺等）。

（二）机体内环境严重紊乱

各种肾脏疾病发展至终末期肾病时，肾脏排泄和调节功能严重障碍，导致水、电解质和酸碱平衡的严重紊乱，出现氮质血症、水钠潴留、高钾血症、高磷血症与低钙血症以及代谢性酸中毒等。此外，肾实质严重损伤可导致内分泌功能失调,如使 EPO 分泌减少导致贫血,$1,25\text{-}(OH)_2D_3$ 产生减少导致肾性骨营养不良等。同时,不断积累的尿毒症毒素与严重紊乱的机体内环境相互作用,进一步导致肾单位功能丧失,加速尿毒症的发展。因此,多种毒性物质的蓄积是尿毒症发生的主要原因,而机体内环境紊乱又促进了中毒的发生。

二、功能代谢变化

尿毒症期,除上述水、电解质、酸碱平衡紊乱,贫血、出血倾向、高血压等进一步加重,还可出现各器官系统功能及代谢障碍所引起的临床表现。

1. **器官系统功能障碍** 神经系统可出现以尿毒症脑病为特征的中枢神经系统功能障碍,和/或以足部发麻,腱反射减弱或消失,甚至远侧肌肉麻痹为特征的周围神经病变;消化系统可因排出尿素增多,其分解产生的氨刺激胃肠黏膜产生炎症甚至溃疡;心血管系统主要表现为充血性心力衰竭和心律失常,晚期可出现尿毒症性心包炎;呼吸加深加快,严重时可出现酸中毒固有的深大呼吸(Kussmaul 呼吸)甚至潮式呼吸;免疫系统功能低下,极易发生感染,并常以感染为主要死因之一;皮肤出现瘙痒、干燥、脱屑和色素沉着等,其中瘙痒可能与毒性物质刺激皮肤感觉神经末梢及继发性甲状旁腺功能亢进所致皮肤钙沉积有关。

2. **物质代谢紊乱** 患者出现三大供能物质代谢紊乱。包括:①糖代谢紊乱:约半数病例伴有葡萄糖耐量降低;②蛋白质代谢紊乱:患者常出现消瘦、恶病质、低蛋白血症等负氮平衡的体征;③脂肪代谢紊乱:患者血中甘油三酯含量增高,出现高脂血症。

三、慢性肾衰竭和尿毒症防治的病理生理学基础

(一)治疗原发病
积极治疗原发病,可防止肾实质的继续破坏,从而改善肾功能。

(二)消除加重肾损伤的因素
控制感染、高血压、心力衰竭等,避免使用血管收缩药物与肾毒性药物,及时纠正水、电解质和酸碱平衡紊乱,以延缓疾病进展。

(三)饮食控制与营养疗法
饮食控制与营养疗法是非透析治疗中最基本有效的措施。其关键是蛋白质摄入量及成分的控制,要求采取优质低蛋白高热量饮食,保证足够的能量供给,减少蛋白质分解。其他方面还包括磷、嘌呤及脂质摄入的控制。

(四)透析疗法
1. **血液透析疗法(人工肾)** 是根据膜平衡原理,将尿毒症患者血液与含一定化学成分的透析液同时引入透析器内,在透析膜两侧流过,两侧可透过半透膜的分子依浓度梯度进行跨膜移动,达到动态平衡,从而使尿毒症患者体内蓄积的毒素得到清除,而人体所需的某些物质也可从透析液得到补充。

2. **腹膜透析** 其基本原理与血液透析法相同,但所利用的半透膜是腹膜,而非人工透析膜。将透析液注入腹膜腔内,并定时更新透析液,便可达到透析的目的。

(五)肾移植
肾移植是目前治疗尿毒症最根本的方法。但目前仍存在供肾来源困难、移植肾被排斥及移植受者感染等问题。随着移植技术不断提高,更有效免疫抑制剂的应用以及异种器官移植研究的进展,将会对肾移植工作起到很大的推进作用。

(张晓鲁 张 敏)

思考题

1. 如何鉴别功能性 ARF 与器质性 ARF（ATN 所致少尿型 ARF）？

2. GFR 正常是否意味着无肾损伤？是否可以通过检测血尿素氮水平的变化发现早期肾功能的减退？简述其原理。

3. 慢性肾损伤（CKD）发展到一定阶段，即使原始病因已经去除，有功能的肾单位仍然进行性减少，病情加重，其原因是什么？

4. 慢性肾衰竭患者为什么容易发生骨折？阐述其发生机制。

思考题解题思路

本章目标测试

本章思维导图

第十九章 | 脑功能不全

脑主要由神经元（neuron）和神经胶质细胞（neuroglial cell）构成。神经元具有接受、整合和传递信息的功能，是神经系统的基本结构和功能单位，脑的活动主要是由一系列神经元的活动来实现的。神经胶质细胞是脑的重要组成部分，对神经元有支持、营养、绝缘、保护和修复等作用，并参与血脑屏障的构成。脑在保持机体内部各器官系统、机体与外部环境的协调中处于主导地位。

脑功能不全（brain insufficiency）是由环境或遗传因素等多种原因引起脑组织的能量代谢障碍、神经递质异常甚至神经细胞形态与结构异常等，从而对机体的精神、情感、认知、意识、行为以及多器官产生不同程度影响的病理过程。由于脑的结构和功能的复杂性，脑功能不全时，一方面表现为脑对机体各器官系统功能活动的调节和感觉、运动异常，另一方面表现为语言文字、学习记忆、思维意识、认知情感等脑高级功能的异常。

脑功能不全有以下特点：①病因的多样性：可由脑本身的损伤引起，也可由脑以外的器官组织功能不全所引起。常见原因有脑血管疾病、感染、神经退行性变、创伤、肿瘤、遗传、中毒、代谢性疾病、先天性疾病等。②病情的复杂性：相同的疾病，病程缓急或部位不同常引起不同的后果。例如急性脑功能不全常导致意识障碍，而慢性脑功能不全的后果则是认知障碍。③症状的多样性：相同的病变发生在脑的不同部位，可出现不同的症状。例如脑梗死发生在小脑可导致小脑性共济失调，而发生在脑干可引起呼吸和心血管运动中枢的损伤。④体征的繁杂性：并非所有定位体征均指示存在相应的病灶，如结核性脑膜炎引起颅内压显著增高时所出现一侧或两侧展神经麻痹，通常是颅内压增高引起的假性定位体征。⑤疾病的难治性：脑的结构和功能极其复杂，且神经元的再生能力很弱，一旦受损往往很难完全恢复。

本章重点介绍认知障碍和意识障碍，以期对脑功能不全有一个初步认识。

第一节 | 认知障碍

认知（cognition）是机体认识和获取知识的智能加工过程，是脑的高级功能，涉及学习、记忆、语言、思维、精神、情感、时间空间定向力等一系列心理和社会行为。认知障碍（cognitive disorder）又称认知缺陷，是指与上述学习记忆以及思维判断有关的大脑高级智能加工过程出现异常，从而引起严重的学习记忆障碍，可同时伴有失语、失用或失认等病理改变的过程，严重时可导致痴呆。

一、认知障碍的病因

大脑皮质是认知功能的结构基础，任何直接或间接导致大脑皮质结构或功能损害的因素均可引起认知障碍。

（一）神经退行性疾病

神经退行性疾病（neurodegenerative disease）是以脑和脊髓的神经元及其髓鞘丧失为主要特征的疾病，临床上引起认知障碍最常见的神经退行性疾病是阿尔茨海默病（Alzheimer disease，AD）。AD是以进行性认知功能障碍及行为损害为临床特征，以大脑皮质和海马区域出现老年斑和神经原纤维缠结为病理特征的中枢神经系统退行性疾病。AD临床上主要表现为学习记忆障碍、失语和失用症、抽象思维和计算力损害、人格和行为改变等。人口老龄化使AD的患者人数明显增加，已成为严重危害人类健康的临床问题。其他神经退行性疾病如帕金森病（Parkinson disease，PD）等也可引起认知障碍。

（二）染色体和基因异常

染色体数量和基因的结构异常可引起认知障碍。例如唐氏综合征，由于第21号染色体呈三体征，这样的患者会出现不同程度的智能发育障碍。研究显示，AD 60%~80% 的危险因素与遗传因素有关。家族性AD呈常染色体显性遗传，最为常见的是位于21号染色体的淀粉样前体蛋白（amyloid precursor protein，APP）基因、位于14号染色体的早老素1（presenilin 1，PS1）基因及位于1号染色体的早老素2（presenilin 2，PS2）基因突变。携带有 *APP* 和 *PS1* 基因突变的人群几乎100%会发展为AD，而携带有 *PS2* 基因突变的人群，发展为AD的概率约为95%。对于散发性AD，目前认为其跟载脂蛋白E（apolipoprotein E，APOE）基因最为相关。*APOEε4* 等位基因携带者是散发性AD的高危人群，携带一个 *APOEε4* 等位基因的人群，其罹患AD的风险约为正常人的3~4倍。约50%的家族性额颞叶痴呆（frontotemporal dementia，FTD）患者，存在17号染色体微管结合蛋白tau和颗粒体蛋白（granulin，GRN）的基因突变。此外，家族性PD患者常存在α-突触核蛋白（α-synuclein）基因的突变，呈常染色体显性遗传。

（三）脑血管病

脑血管病危险因素（如高血压、糖尿病和高脂血症等）、明显的脑血管病（如脑梗死和脑出血等）或不明显的脑血管病（如白质疏松和慢性脑缺血）均可引起认知障碍，甚至痴呆，称为血管性认知障碍（vascular cognitive impairment，VCI）。随着人口老龄化和脑血管病发病率的增高，VCI患者人数明显增加，严重危害人类健康。

（四）颅脑外伤

认知障碍尤其是学习记忆障碍，是颅脑外伤后的常见问题，影响患者躯体、行为和情绪等诸多方面的康复，对患者的远期影响甚至超过躯体障碍。颅脑外伤包括脑挫裂伤及颅内血肿等，都可造成脑组织的损害和脑结构的改变，导致认知障碍，轻度者可有失眠和健忘，中度者可出现知觉暂时丧失和近事遗忘，重度者可导致学习记忆严重障碍。不同部位颅脑外伤患者可表现出不同的认知障碍特点，如左侧半球损伤者在定向和思维障碍上明显重于右侧，双侧大脑半球或弥漫性脑损伤患者认知障碍更为明显。

（五）慢性全身性疾病

慢性全身性疾病如高血压、糖尿病、慢性阻塞性肺疾病、心肺衰竭、慢性肝性脑病、慢性尿毒症脑病，以及贫血、慢性电解质紊乱等病理过程中均可出现认知异常。此外，机体整体功能水平降低，如老年人听力下降使其与外界环境的接触以及对外界刺激的加工减少，也可降低老年人对外界环境的认知。

（六）精神、心理活动异常

轻松、愉快和多彩的生活环境可促进实验动物大脑皮质的增长，使脑重量增加。相反，不良的心理、社会因素可成为认知障碍的诱因。脑成像研究发现，社会心理功能减退患者，有关脑区的皮质萎缩。

（七）脑老化

认知功能一般随年龄增长（60~70岁以后）而下降。如PD患者黑质多巴胺能神经元、纹状体多巴胺递质含量自30岁以后随年龄增长而逐年减少。老年人脑血液供应减少，合成和分解代谢以及对毒素的清除能力降低，均可造成脑神经细胞死亡，从而导致认知功能降低。

（八）其他因素

受教育程度低、社会地位低下和经济生活状况差等，与认知功能减退和痴呆的发生有一定关系。一些环境因素，如毒品、药物、酒精或重金属中毒等可对脑产生损害，影响学习和记忆功能，进而引起认知障碍。

二、认知障碍的发生发展机制

认知障碍的表现形式多样,发病机制复杂。学习记忆障碍是认知障碍最重要的表现形式,此处主要阐述学习记忆障碍的发病机制。学习记忆障碍的机制尚不完全清楚,可能与以下因素有关。

(一) 神经调节分子及其受体异常

1. 神经递质及其受体异常　神经元之间的信息传递主要通过神经递质及其相应受体完成。神经递质和/或受体的异常均可导致不同类型和程度的认知障碍。

乙酰胆碱是与学习记忆和认知功能最密切的神经递质之一。乙酰胆碱在胆碱乙酰转移酶催化下合成,贮存于胆碱能神经纤维末梢的突触小泡内,在动作电位触发下通过胞吐方式释放至突触间隙。脑组织内胆碱乙酰转移酶的含量与动物学习记忆能力呈正相关;反复脑出血和脑缺血,大鼠的海马、纹状体、丘脑和颞叶皮质等脑区胆碱乙酰转移酶和乙酰胆碱含量均显著下降,同时出现空间学习记忆障碍。脑震荡患者出现学习记忆障碍的同时,基底前脑胆碱能神经元明显减少;AD 患者大脑皮质和海马中,胆碱乙酰转移酶比同年龄正常对照组减少 50%~90%,胆碱能神经元和乙酰胆碱含量也显著降低;血管性痴呆患者脑脊液中乙酰胆碱含量的下降程度与血管性痴呆的评分呈显著正相关。这些资料表明,受损脑区乙酰胆碱含量降低是这些患者学习记忆障碍的重要机制之一。

多巴胺是中枢神经系统中重要的儿茶酚胺类神经递质,通过 D1 受体和 D2 受体发挥作用,在突触可塑性、运动、学习记忆、情感思维中发挥作用。动物研究发现,损害多巴胺系统可造成学习记忆功能障碍。例如脑内多巴胺含量显著降低可导致动物智能减退;敲除多巴胺 D1A 受体基因的小鼠空间学习出现障碍;而多巴胺 D1 受体的过度激活也可导致空间记忆的受损,这可能是应激导致学习记忆障碍的机制之一。临床资料表明,健康志愿者口服多巴胺 D2 受体激动剂溴隐亭,可提高空间学习记忆能力;口服多巴胺 D2 受体拮抗剂,则可导致空间识别能力损害;而应激时 D2 受体的过度激活,参与前额皮质的工作记忆损伤。铅可通过影响突触前多巴胺的合成和释放、降低突触小泡中多巴胺的储存量和释放量,导致学习记忆功能障碍。

去甲肾上腺素是去甲肾上腺素能神经末梢释放的主要递质,也可由肾上腺髓质少量分泌。一般认为,脑中 α_2 受体激动与维持正常的认知功能有关,而 α_1 受体持续或过度激活可导致认知障碍。在正常觉醒状态,α_2 受体功能占优势,维持正常的认知功能;在应激状态下,会产生大量去甲肾上腺素,α_1 受体功能占优势,这可能是长期处于应激状态的个体更易出现学习记忆障碍的机制之一。

谷氨酸是脑内含量最丰富的兴奋性神经递质。脑内约 90% 的突触需要利用谷氨酸,这使其成为兴奋性信号传递的主宰者,参与多种生理和病理生理过程。研究发现,AD 早期,谷氨酸能神经元过度兴奋,这可能与谷氨酸的清除减少有关。当突触间隙谷氨酸浓度异常升高时,会过度激活其受体,导致突触后神经元过度兴奋、钙超载,甚至死亡等,这一过程称为谷氨酸的兴奋性毒性作用。因此,突触间隙谷氨酸的清除减少以及由其引发的兴奋性毒性作用被认为是 AD 的发病机制之一。

γ-氨基丁酸是中枢神经系统中重要的抑制性神经递质,过度释放可损害学习记忆功能,如抑制长时程增强的产生等。

2. 神经肽异常　神经肽是生物体内的一类生物活性多肽,广泛分布于脑内,具有神经递质的典型特征,其中精氨酸升压素、生长抑素、神经肽 Y 和 P 物质等参与学习记忆过程。

精氨酸升压素又名血管升压素、抗利尿激素。精氨酸升压素能促使机体理智地加工信息,主要影响记忆的巩固和回忆过程,有增强记忆、减少遗忘的作用。研究表明,在脑缺血后出现学习记忆障碍的大鼠的不同脑区,如海马、纹状体、颞叶和丘脑等,精氨酸升压素水平显著降低。精氨酸升压素受体的密度在海马最高,所以海马内精氨酸升压素含量降低在学习记忆障碍的发生上起重要作用。目前亦有精氨酸升压素改善痴呆患者症状和增强记忆力的报道。

生长抑素参与学习和记忆过程,其含量在大脑皮质、海马、基底节和下丘脑最高。脑缺血可使生长抑素免疫反应阳性的神经元及其投射纤维受损,生长抑素含量下降,并且其下降程度与学习记忆障碍程度密切相关。

神经肽 Y 是中枢神经系统中含量最丰富的多肽之一,能促进记忆的巩固和再现。神经肽 Y 主要通过其受体发挥作用,在海马中主要存在 Y1、Y2 和 Y5 受体,其中以 Y2 受体表达最丰富。在有学习记忆损害的疾病中,神经肽 Y 免疫反应阳性的神经元含量明显下降;给予神经肽 Y 可改善由乙酰胆碱受体拮抗剂东莨菪碱或蛋白质合成抑制剂茴香毒素所致的遗忘症;在海马内注射神经肽 Y 抗体或 Y2 受体反义寡核苷酸,可产生遗忘现象。这些结果均表明神经肽 Y 及其受体的异常参与学习记忆障碍的发生。

P 物质是脑内重要的生物活性肽,近来发现 P 物质和学习记忆功能有关。例如,PD 患者苍白球和黑质中 P 物质水平下降;封闭大鼠纹状体边缘区内的 P 物质受体后,学习记忆能力显著下降。

3. 神经营养因子异常 神经营养因子是一类对中枢神经系统有营养活性的蛋白质,其主要功能是促进神经系统的生长发育,保护并修复受损的神经元,以及增强认知和记忆能力。实验显示,神经生长因子可阻止或逆转胆碱能神经的变性,提高胆碱酯酶水平,使基底前脑胆碱能神经损伤引起的认知能力减退有所恢复。给 AD 模型大鼠脑室内灌注神经生长因子,可使 70%~90% 的基底前脑胆碱能神经元维持存活,大鼠学习记忆能力也有明显改善。脑源性神经营养因子可通过增加 N-甲基-D-天冬氨酸(NMDA)受体活性而诱导长时程增强,而长时程增强反过来也可以提高脑源性神经营养因子的 mRNA 表达水平。大鼠前脑缺血后应用脑源性神经营养因子治疗,其空间辨别和学习记忆能力显著改善。

4. 雌激素水平异常 雌激素水平在不同程度上影响女性的学习记忆能力。动物和临床试验表明,雌激素对胆碱能神经元有保护作用,能增加神经生长因子及其受体的表达,并能通过增加突触素的表达改善 AD 患者的学习记忆能力,还可诱导海马产生新的树突和突触。生理性增龄或各种病理因素导致的雌激素水平降低可引起学习记忆障碍。

(二)蛋白质代谢异常

1. 蛋白质合成受阻 长期记忆的形成需要新蛋白质的合成,故新蛋白质合成受阻可导致长期记忆障碍。研究证实,cAMP 反应元件结合蛋白(cAMP response element binding protein,CREB)在学习记忆过程中发挥重要的作用。CREB 在脑内所有细胞中均有表达,定位于核内,受多种信号分子诱导并调控大量下游靶基因的表达。长期记忆的可能机制是突触受到反复刺激后,蛋白激酶 A 和丝裂原活化蛋白激酶被激活,活化 CREB1 和 CREB2,引起蛋白质的合成和新突触的形成,最终形成长期记忆。敲除 *CREB* 基因的小鼠可出现长期记忆障碍和神经元退行性变性。

2. 蛋白质异常修饰 新生的多肽链需要经过翻译后修饰才能转变为具有天然构象的功能蛋白质。其中,氨基酸残基的化学修饰,如磷酸化、甲基化、乙酰化、泛素化、糖基化等,对蛋白质功能的发挥至关重要。磷酸化是一种比较普遍的翻译后修饰现象,可以调节离子通道开关的大小和快慢、调节神经递质释放的速度、改变细胞内某些酶和调控分子的活性,从而影响细胞的各种功能。磷酸化失衡可导致短期记忆障碍。短期记忆可能是传入刺激通过一系列机制导致神经递质释放增加而形成。研究表明,海马内注射特定蛋白质磷酸化的抑制剂,可干扰上述过程而选择性地增强短期记忆,但不影响长期记忆。组蛋白是细胞核中的碱性蛋白质,与 DNA 结合组成核小体结构。组蛋白甲基化和去甲基化可通过改变染色体结构调控基因的表达,从而引起相应的功能变化。研究发现,组蛋白过度去甲基化能引起小鼠记忆功能障碍,而抑制去甲基化酶的活性则可改善小鼠的学习记忆能力。

3. 蛋白质异常聚集 脑组织中蛋白质异常聚集可引起神经元的退行性变性,进而引起神经元死亡和/或功能障碍,导致认知障碍。蛋白质异常聚集主要由基因突变、蛋白质异常修饰和降解引起。

(1)基因突变引起的蛋白异常聚集:最常见的是 AD 患者脑中 β-淀粉样蛋白(amyloid β-protein,Aβ)的异常聚集。Aβ 由 APP 降解而成,主要包括 $Aβ_{40}$ 和 $Aβ_{42}$,其中 $Aβ_{40}$ 含量最高,$Aβ_{42}$ 毒性最强。低浓度的 Aβ 为突触可塑性和记忆形成所必需,而高浓度的 Aβ 对神经元有毒性作用。正常情况下,

Aβ 的产生与降解保持平衡。一些基因的突变可促进 Aβ 的过度生成和沉积,如 *APP*、*PS1* 和 *PS2* 基因等。*APP* 基因突变可改变 APP 的结构和酶切割位点,使 Aβ 生成增多。PS1 和 PS2 均为介导 Aβ 生成的 γ-分泌酶复合体的组分之一,*PS1* 或 *PS2* 基因突变可导致聚集性 Aβ 增多,沉积形成老年斑。另外,一些基因如 *APOE* 等位基因和 α-2 巨球蛋白(α-2 macroglobulin,α-2M)基因的异常则可影响 Aβ 的代谢和清除,促进 Aβ 在突触等部位沉积。

大量 Aβ 异常聚集和沉积可形成老年斑(senile plaque),从而引起学习记忆障碍。老年斑的中心部分是淀粉样物质沉淀,其主要成分是 Aβ,周围被营养不良性肥大的轴突、神经纤维丝以及神经胶质细胞的突起包裹。异常聚集的 Aβ 导致神经元损伤的主要机制包括:①Aβ 的直接细胞毒性,如破坏细胞内 Ca^{2+} 稳态、促进自由基生成、使 tau 蛋白过度磷酸化等;②Aβ 放大各种伤害性刺激,如低血糖、兴奋性氨基酸的毒性作用等。

(2)蛋白质异常修饰引起的蛋白异常聚集:AD 时,脑内 tau 蛋白可被异常磷酸化、糖基化和泛素化修饰。tau 蛋白的过度磷酸化可导致其从微管上解离并互相聚集,由可溶性变为不溶性 tau 蛋白,形成神经原纤维缠结(neurofibrillary tangle),沉积在神经元胞体以及轴突和树突内,损害细胞骨架,干扰细胞的轴浆转运,影响神经末梢和突触传递系统的结构和功能。此外,过度磷酸化的 tau 蛋白可与正常 tau 蛋白竞争性结合微管蛋白,阻断微管蛋白的组装,使微管解体及细胞骨架破坏,导致突触丧失及神经元退行性病变,甚至细胞死亡。

(三)缺血缺氧性损害

脑缺血缺氧性损伤后可导致大脑皮质神经元功能障碍和数量减少,从而引起认知障碍。脑缺血缺氧可通过以下环节引起大脑皮质神经元损伤和死亡。

1. 能量生成减少和酸中毒 在缺血、缺氧状态下,ATP 生成减少,Na^+-K^+-ATP 酶活性下降;同时无氧酵解增强引起代谢性酸中毒,使细胞膜通透性增强。这些变化可导致细胞内 K^+ 外流增多,Na^+、Cl^- 及 Ca^{2+} 大量进入细胞,引起细胞损伤。此外,缺血区乳酸堆积还可引起内皮细胞肿胀,加重缺血性损害,形成恶性循环。

2. 细胞内 Ca^{2+} 超载 脑缺血时,Ca^{2+} 内流增加,导致神经元 Ca^{2+} 超载,引起细胞死亡。如 Ca^{2+} 超载使线粒体氧化磷酸化障碍,能量产生减少;激活细胞内 Ca^{2+} 依赖性酶导致细胞成分异常分解;激活磷脂酶使膜磷脂降解,产生大量游离脂肪酸及其代谢产物,如花生四烯酸、血栓素和白三烯等,激活血小板,促进微血栓形成,加重缺血性损伤。

3. 自由基损伤 脑缺血时,自由基的产生和清除失衡导致自由基增多,是引起脑损伤的重要原因。例如缺血区脑细胞线粒体内 Ca^{2+} 增多,三羧酸循环发生障碍,导致电子传递异常从而促进氧自由基生成增加,导致神经细胞损伤。

4. 谷氨酸的兴奋性毒性 突触间隙过多的谷氨酸积聚对神经元有很强的兴奋毒性作用。脑缺血时谷氨酸的释放增多和再摄取减少,导致突触间隙谷氨酸浓度异常升高,过度激活其受体,产生谷氨酸的兴奋性毒性作用,导致神经元损伤和死亡,从而损害学习记忆能力。

(四)炎性因子失衡

脑缺血或神经退行性疾病时,可产生白细胞介素-1(interleukin-1,IL-1)、白细胞介素-6(interleukin-6,IL-6)、肿瘤坏死因子-α(tumor necrosis factor-α,TNF-α)和转化生长因子-β(transforming growth factor-β,TGF-β)等多种炎性细胞因子,直接或间接地造成神经元损伤。例如 AD 患者,脑内活化的小胶质细胞既可产生 IL-1、IL-6 等大量炎性因子,诱发脑内炎症反应或直接损伤神经元,又可促进补体成分的生成,导致脑内发生自身免疫反应,加重神经元的损伤。活化的星形胶质细胞则成簇分布在老年斑周围,包裹老年斑,妨碍小胶质细胞对 Aβ 的吞噬作用,还可合成多种炎性物质,如 IL-1、前列腺素以及补体和补体受体,导致脑内发生免疫炎症反应。在胶质细胞和神经元内,存在炎症相关酶类,这些酶被激活后可导致炎症反应,使神经元损伤或死亡。研究发现,IL-6 是导致认知障碍的危险因素。老年人血浆中 IL-6 水平升高和认知功能损害有密切的关系;应用 IL-6 转基因模型小鼠研究发现,IL-6在导致学习记忆功能障碍方面发挥重要作用。

(五) 突触功能异常

突触是神经元之间的功能联系部位,在学习记忆中发挥重要作用。突触功能异常使神经细胞间记忆相关信息传递障碍,从而导致学习记忆能力降低。导致突触传递障碍的因素有突触前递质释放失衡、突触间隙递质清除异常和突触后异常。影响突触前膜递质释放量的关键因素是进入突触前膜的 Ca^{2+} 数量,影响 Ca^{2+} 内流的因素可使突触前递质释放失衡。例如脑缺血缺氧时,Ca^{2+} 内流增加,使兴奋性神经递质大量释放,其神经毒性作用使神经元损伤和坏死,导致学习记忆障碍。释放到突触间隙的神经递质主要通过重摄取或被酶降解而清除,神经递质清除的异常可干扰正常的信号通路,如胆碱酯酶活性增高时可导致乙酰胆碱过度降解,使突触间隙的乙酰胆碱水平降低,这一机制与 AD 的学习记忆障碍有关。突触后异常包括树突棘数量和形态、膜受体的数量、受体与配体亲和力等方面的改变。研究发现,成熟树突棘的数量与学习记忆能力成正相关。记忆功能受损的人和动物可表现出树突棘数量的减少和结构的萎缩。

(六) 神经回路功能异常

海马回路与学习记忆功能密切相关。海马位于颞叶内侧面的基底部,是边缘系统的重要组成部分。海马主要由CA1、CA3和齿状回所组成。1937年Papez提出了边缘系统参与情绪反应的特异环路,其具体的反射途径被称为 Papez 环路(图 19-1)。Papez 环路即海马—穹隆—下丘脑乳头体—乳头丘脑束—丘脑前核—内囊膝状体—扣带回—海马环路。近年来发现 Papez 环路更多的是与长期记忆有关。一旦某事件引起皮质神经元兴奋,会形成事件-皮质之间短时的信息联系,经 Papez 环路多次重复,使信息重构不断加强,最终形成不再依赖于海马的长期记忆。如双侧海马损伤使 Papez 环路信息传递减弱,可使新的长期记忆形成障碍,但不能抹去损伤前已经形成的记忆。海马三突触环路为内嗅皮质—齿状回—CA3 区—CA1 区—内嗅皮质(图 19-1),单突触环路为内嗅皮质—CA1 区—内嗅皮质,这两个环路参与空间记忆的形成,其损害均可产生学习记忆障碍。

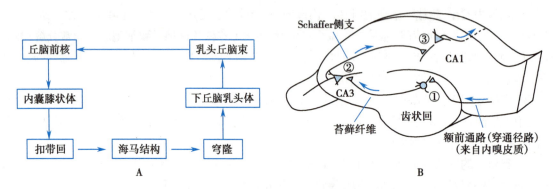

图 19-1 海马 Papez 环路和三突触环路

A. 海马 Papez 环路;B. 海马三突触环路。

三突触环路始于内嗅皮质,此处的神经元轴突形成穿通径路,止于齿状回颗粒细胞树突,形成第一个突触联系;齿状回颗粒细胞轴突形成苔藓纤维,与海马 CA3 锥体细胞树突形成第二个突触联系;CA3 区锥体细胞轴突发出侧支与 CA1 区锥体细胞发生第三个突触联系,再由 CA1 锥体细胞发出向内嗅皮质的联系。

三、认知障碍的临床表现

认知障碍的临床表现多种多样,这些表现可单独存在,但大多同时存在。

(一) 学习、记忆障碍和痴呆

学习(learning)是机体不断接受环境变化而获得新的行为习惯或经验的过程,即获得外界信息的神经过程。记忆(memory)是机体将获得的行为习惯或经验贮存一定时期的能力,即信息获得、贮存与巩固、再现和读出的神经过程。记忆障碍有多种不同的分类方法,如根据保持时间长短分为瞬时记忆障碍、短期记忆障碍和长期记忆障碍;根据内容分为形象记忆障碍、动作记忆障碍、情感记忆障碍和抽象记忆障碍;根据遗忘方向分为顺行性遗忘症和逆行性遗忘症;根据特征分为记忆增强、记忆减退、遗忘、错构、虚构和似曾相识症等。

痴呆(dementia)是认知障碍最严重的表现形式,是慢性脑功能不全时产生的一种获得性、持续性智能损害综合征。具有以下至少三项精神活动障碍:语言、记忆、视空间能力、情感、人格和其他认知功能(如计算力和抽象判断力)障碍。早期痴呆症状轻微,进展缓慢,主要表现为注意力不集中,兴趣和积极性减退,学习知识和掌握新技能的能力下降,近期记忆障碍,可有多疑和固执等。中期痴呆智能减退与人格变化已相当显著,有明显的认知功能障碍,主要表现为近事遗忘严重,远事遗忘也常受影响,可出现定向力、计算力和理解判断力障碍,患者生活自理能力降低,情绪不稳定、注意力涣散、行为异常,有的可出现幻觉和妄想等。晚期痴呆主要表现为严重的记忆障碍,日夜节律紊乱、失语、失认,日常生活不能自理,二便失禁等。由于引起痴呆的原因不同,其临床病程也不尽相同。

(二) 失语

失语(aphasia)是指因脑损害所致的后天获得性语言理解和表达能力障碍。患者在意识清晰、无精神障碍及严重智能障碍的前提下,无视觉及听觉缺损,亦无口、咽、喉等发音器官肌肉瘫痪及共济运动障碍,却听不懂别人及自己讲的话,说不出要表达的意思,不理解亦不会读写病前会读、会写的字句等。失语有运动性失语、感觉性失语和混合性失语等。例如,运动性失语以口语表达障碍为突出特点,呈非流利型口语,表现为语量少、讲话费力、找词困难、发音和语调障碍等,复述、命名、阅读及书写能力均有不同程度受损。

(三) 失用

失用(apraxia)是指患者在无任何运动或感觉障碍,也无意识及智能障碍的情况下,因脑部疾病引起的无法正确地使用一部分肢体功能去完成那些本来已经形成习惯的动作。患者神志清楚,对所要求完成的动作能充分理解,却不能执行,不能完成病前早已掌握的有目的性的技巧动作,如不能按要求做伸舌、洗脸等简单动作,但患者在不经意的情况下却能自发地做这些动作。失用有观念性失用、观念运动性失用、运动性失用、结构性失用和穿衣失用等。例如,观念运动性失用是指运动意念与运动实施之间的联系断开,运动意念不能传输到指挥身体进行运动的脑区,患者能正确口述动作,但执行困难,常感到手不听使唤。

(四) 失认

失认(agnosia)是指在无视觉、听觉、触觉、智能及意识障碍的情况下,患者脑损害后,不能通过某一种感觉辨认以往熟悉的物体,但能通过其他感觉通道进行认识。失认有触觉性失认、视觉性失认、听觉性失认和身体体位失认。例如,触觉性失认患者触觉、温度觉、本体感觉等基本感觉均存在,但闭目后不能凭触觉辨别物品;听觉性失认患者能听到各种声音,但闭目后不能识别熟悉的声音,如钟声、动物叫声等。

(五) 其他精神、神经活动的改变

患者常表现出唠叨、情绪多变、焦虑、抑郁、激动、欣快等异常改变。

第二节 ｜ 意识障碍

意识(consciousness)是人体对自身状态和环境的感知,以及对外界刺激做出恰当反应的能力,是人脑反映客观现实的最高形式。意识包括觉醒和意识内容两方面。觉醒是指大脑皮质保持一定的兴奋状态,对自身状态和外界环境的感知能力。意识内容包括思想、记忆、定向、情感等,并通过视觉、语言、技巧性运动和复杂的机体反应与外界环境保持正常的联系。觉醒是产生意识内容的基础。意识

和认知密切联系,认知功能的完成需要正常的意识状态,而意识的内容中也包括一些认知的成分。意识的维持涉及大脑皮质及皮质下脑区的结构和功能完整。意识障碍(consciousness disorder)通常是指觉醒系统的不同部位受到损伤,导致觉醒度降低和意识内容的异常变化,是急性脑功能不全的重要表现之一,是病情变化的重要信号,其程度可以作为病情轻重的评判指标。

一、意识障碍的病因

意识的形成和维持依赖于大脑皮质及皮质下脑区的结构和功能完整性,临床上引起意识障碍的原因包括脑结构的损害和代谢障碍两类。

(一)颅脑疾病

1. 颅内局限性病变 常见于颅脑外伤(如脑挫裂伤和颅内血肿)、脑血液循环障碍(如脑出血和脑梗死)和颅内占位性病变(如肿瘤和脑脓肿)。

2. 脑弥漫性病变 常见于颅内感染(如各种脑炎和脑膜炎)、颅脑外伤(如脑震荡和脑挫裂伤)、蛛网膜下腔出血、脑水肿、神经退行性疾病及脱髓鞘性病变。

3. 癫痫发作 部分癫痫发作伴有不同程度的意识障碍。

(二)代谢紊乱和中毒

1. 营养物质缺乏 常见于缺氧,如一氧化碳中毒、严重贫血、肺部疾病等;缺血,如心排血量减少导致的各种心律失常、心力衰竭和休克等;低血糖,如胰岛素瘤、严重肝脏疾病和胰岛素注射过量等。

2. 水、电解质和酸碱平衡紊乱 常见于高渗性昏迷、低渗性昏迷、酸中毒、碱中毒、高钠血症、低钠血症、低钾血症等。

3. 内源性毒素积聚 常见于肝性脑病、尿毒症脑病、肺性脑病等。

4. 外源性毒素积聚 常见于工业毒物、药物、农药中毒等。

5. 体温过高或过低 可见于损伤中枢神经系统的某些病毒感染性疾病和安眠药中毒等。

二、意识障碍的发生发展机制

临床上,意识障碍的发生机制主要包括以下方面。

(一)脑干上行网状激动系统(ascending reticular activating system,ARAS)受损

ARAS 是保持觉醒的主要结构,脑干内脑桥上端以上部位受损并累及 ARAS 是导致意识障碍的主要机制(图 19-2)。

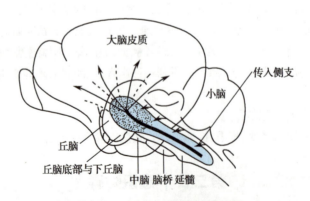

图 19-2 ARAS 损害致意识障碍

ARAS 的投射纤维终止于大脑皮质广泛区域,主要维持大脑皮质兴奋性,维持觉醒状态和产生意识活动。脑干内脑桥上端以上部位受损并累及脑干上行网状激动系统是导致意识障碍的主要机制。小点分布区域是引起意识障碍最常见的受损区域。

1. ARAS 的兴奋主要依靠三叉神经感觉主核以上水平(即脑桥上端以上的水平)的传入冲动来维持,当该部位受损后,由特异性上行传导通路的侧支传向 ARAS 的神经冲动被阻断,ARAS 的兴奋性下降而不能向上发放冲动以维持大脑皮质的觉醒状态,从而导致意识障碍。

2. 中脑网状结构—丘脑—大脑皮质—中脑网状结构之间形成的正反馈环路遭到破坏。在正常情况下,感觉神经冲动经特异性上行投射系统传至大脑皮质后,皮质发放冲动沿皮质边缘网状激动系统下行至中脑 ARAS,在此汇集非特异性上行投射系统的传出冲动,再经丘脑投射至皮质,如此循环不已,并持久地维持皮质的兴奋。当此环路遭到破坏时,失去了维持皮质兴奋性的上行冲动,皮质的兴奋性不能维持,出现意识障碍。

(二)丘脑受损

丘脑的核团主要分为特异性和非特异性丘脑核,特异性丘脑核组成丘脑特异性投射系统,向大脑皮质传递各种特异性感觉信息。非特异性丘脑核接受脑干网状结构上行纤维,并向大脑皮质广泛投射,终止于大脑皮质,构成非特异性投射系统,参与维持大脑皮质觉醒状态。此系统受损时,机体可长期处于昏睡状态。

(三)大脑皮质的弥漫性损伤及功能抑制

大脑皮质弥漫性损伤、全身代谢紊乱导致脑组织能量代谢障碍、原发性或继发性脑功能异常等可引起大脑皮质广泛损伤或功能抑制,是产生意识障碍的重要机制。此外,大脑皮质的突触结构也是毒物和药物攻击的重要部位。但大脑皮质的局限性损伤或切除并不一定引起意识障碍。

三、意识障碍的临床表现

意识障碍的表现包括觉醒度降低(量方面的异常)和意识内容的异常变化(质方面的异常)。当意识内容变化时常伴有觉醒度的降低,觉醒度降低时也时常会伴有意识内容的异常变化。两者虽不平行,但却经常伴行,当有意识内容变化时,觉醒度的降低程度可能不太严重;但若觉醒度严重降低时,意识内容的变化就显示不出来。

(一)觉醒度降低

觉醒度降低按其轻重顺序可分为以下几种状态。

1. **恍惚**(dizziness)　对直接刺激能做出反应,能对答问题,但对周围事物漠不关心。

2. **嗜睡**(somnolence)　卧床即能入睡,呼之可醒,但觉醒的持续时间短暂。

3. **昏睡**(sopor)　较前者重,对觉醒刺激有短暂的反应,无觉醒刺激时重又入睡。

4. **昏迷**(coma)　昏迷是最严重的意识障碍,意识完全丧失,二便失禁,角膜反射、腱反射、皮肤反射和瞳孔对光反射均丧失,对外界刺激无反应,但可出现无意识的运动,如呻吟、肢体偶动等。昏迷可分为浅昏迷、中昏迷和深昏迷。浅昏迷:睁眼反应消失,无自发言语和有目的的活动,疼痛刺激时有回避动作,脑干反射基本保留。中昏迷:对外界一般刺激无反应,强烈疼痛刺激时有防御反射活动,角膜反射减弱或消失,呼吸节律紊乱。深昏迷:对任何刺激均无反应,眼球固定、瞳孔散大,脑干反射消失,生命体征发生明显变化。

(二)意识内容异常

在轻度或中度意识障碍的情况下,可出现以下几种意识内容的异常。

1. **意识模糊**(confusion)　表现为注意力减退,情感反应淡漠,定向力障碍,活动减少,语言缺乏连贯性,对外界刺激可有反应,但低于正常水平。

2. **朦胧**(twilight)　指在意识清晰度降低的同时伴有意识范围缩小。表现为患者在狭窄的意识范围内,可有相对正常的感知觉,以及协调连贯的复杂行为,但除此范围以外的事物却不能进行正确感知。患者表情呆板或茫然,联想困难。

3. **谵妄**(delirium)　是一种急性的脑高级功能障碍,患者在意识清晰度降低的同时出现认知、注意力、定向、记忆功能受损,思维推理迟钝,语言功能障碍,甚至幻觉、错觉等,可表现为紧张、恐惧和兴奋不安,甚至可有冲动和攻击行为。

此外,ARAS 位置与脑干内许多脑神经核非常接近,所以 ARAS 结构损害引起意识障碍时多伴有明显的局灶性神经病学体征,如瞳孔对光反射异常等;而代谢紊乱和中毒引起的意识障碍多不伴有局灶性神经病学体征。

第三节 | 认知障碍和意识障碍防治的病理生理学基础

一、认知障碍防治的病理生理学基础

认知障碍的防治要早期诊断、积极干预和早期治疗。根据病情,可进行对症治疗、神经保护治疗、调节神经递质的药物治疗、手术治疗和认知康复训练等。

(一) 对症治疗

维持水电解质平衡,防治感染、心衰及各种代谢障碍,加强营养,尽量消除能损害脑功能的任何原因。对有明显精神、神经症状的患者可根据病情进行抗抑郁、抗焦虑、镇静等抗精神病药物治疗,并可进行心理治疗等。

(二) 保护神经细胞

针对认知障碍的病因,可应用不同的神经细胞保护剂,如脑循环改善剂、能量代谢激活剂、神经递质和神经生长因子保护剂、钙通道阻滞剂等均被广泛应用于不同疾病引起的认知障碍的治疗。

(三) 调节神经递质

胆碱酯酶抑制剂和多巴胺的前体等对 AD 和 PD 有一定的治疗作用。AD 患者胆碱能神经元退化,可利用胆碱酯酶抑制剂阻断突触间隙乙酰胆碱的降解,以提高乙酰胆碱的含量,起到治疗作用。如胆碱酯酶抑制剂有多奈哌齐和卡巴拉汀等。多巴胺能神经元损伤在 PD 的发病中占重要地位,提高多巴胺能神经功能的多种策略相继产生,包括前体物左旋多巴的应用等。

(四) 手术治疗

手术治疗主要用于 PD 的治疗,有苍白球切除术、丘脑切除术、立体定位埋植脑刺激器和立体定位损毁疗法等。

(五) 认知康复训练

对认知功能障碍患者要积极开展认知康复训练,并要有针对性地制订康复计划。认知康复训练有记忆训练、智力训练和语言训练等。伴有认知障碍的脑血管病患者需要长时间反复训练、反复学习才能掌握和巩固正常的运动模式,改善其认知功能和肢体运动功能。

二、意识障碍防治的病理生理学基础

意识障碍,特别是重度意识障碍,是临床上的危重病症,及时诊治对此类患者的预后非常重要。重度意识障碍的防治不但应有针对原发病的病因治疗,同时应注重防治生命功能衰竭的实时监测和紧急应对措施,以及保护脑功能、防止中枢神经系统进一步受损。

(一) 紧急抢救措施

应保持患者呼吸道的通畅,维持呼吸和循环系统的功能,防止患者出现呼吸和循环衰竭。呼吸功能障碍是重度意识障碍患者最常见的损害。各种颅内病变、弥漫性脑损害常导致颅内压升高,压迫脑干引起昏迷的同时,还可压迫脑桥和延髓的呼吸中枢,引起呼吸节律和深度的改变,通常引起通气不足,导致缺氧和 CO_2 潴留,甚至呼吸停止。

(二) 尽快明确诊断并对因治疗

及早针对病因治疗是减轻脑损伤、挽救患者生命的根本措施。如颅内出血、脑梗死患者,要及时给予内、外科治疗;毒物和药物中毒患者,要及时洗胃、注射相应的拮抗药物等。

（三）实时监测生命指征和意识状态

重度意识障碍患者的生命指征和意识状态随时都可能出现变化,故必须实时监测。

（四）保护脑功能

脑保护在意识障碍特别是重度意识障碍治疗中占重要地位,可减轻原发性和继发性的脑损伤。脑保护的措施有降低颅内压、减轻脑水肿、改善脑血流、改善脑代谢和控制抽搐等。

（张 敏 王小川）

思考题

1. 试述基因突变与认知障碍的关系。

2. 试述应激引起认知功能障碍的机制。

3. 试述蛋白质磷酸化异常在认知障碍发生发展中的作用。

思考题解题思路

本章目标测试

本章思维导图

第二十章 | 多器官功能障碍

　　多器官功能障碍是指机体遭受严重感染、创伤、烧伤、休克或大手术等严重损伤或危重疾病后,短时间内同时或相继出现两个或两个以上的器官功能障碍,必须依靠临床干预治疗才能维持机体内环境稳定的综合征,亦称为多器官功能障碍综合征(multiple organ dysfunction syndrome,MODS)。MODS是临床危重病患者死亡的重要原因之一,病死率可随着衰竭器官数量的增加而升高。慢性病患者在原发器官功能障碍的基础上继发其他器官功能障碍,如肺源性心脏病、肺性脑病、肝肾综合征等,均不属于 MODS。

　　MODS 的概念起源于 20 世纪 70 年代开展的危重病临床研究,由外科领域率先提出了多器官功能衰竭(multiple organ failure,MOF)或多系统器官衰竭(multiple system organ failure,MSOF)。之后人们认识到,MOF 或 MSOF 涉及器官功能从早期轻度障碍到晚期衰竭的连续性、进行性的动态变化发展过程,而 MOF 或 MSOF 过于强调器官衰竭的终末阶段,未能反映衰竭以前的状态,至诊断成立时病情已十分严重,不利于早期诊断和治疗。因此,1991 年由美国胸科医师学会(American College of Chest Physicians,ACCP)与危重病医学会(Society of Critical Care Medicine,SCCM)联合提出,以 MODS 取代 MOF 或 MSOF 的概念。MODS 更能反映器官损害从轻到重的全过程,有利于临床早期诊断和干预。

第一节 | MODS 的病因和分类

一、病因

　　引起多器官功能障碍的病因很多,包括感染性和非感染性因素,其中,严重感染或脓毒症休克是引起 MODS 的最常见原因,其他严重损伤性因素或疾病的存在也可启动或促进 MODS 的发生与发展。

(一)感染性因素

　　70% 左右的 MODS 由感染引起。其中,脓毒症(sepsis)是 MODS 患者致死的主要原因。2016 年,ACCP/SCCM 将脓毒症定义为机体对感染的反应失调,引起危及生命的器官功能障碍,并指出脓毒症休克和 MODS 是脓毒症病情不断加重及功能代谢紊乱的进行性动态变化过程;同时提出了序贯性脓毒症相关器官衰竭评分(sequential sepsis-related organ failure assessment,SOFA)标准,当 SOFA 评分≥2 分时,即存在器官功能障碍。

　　引起脓毒症的病原体包括细菌、病毒、真菌和寄生虫等,临床上多见于革兰氏阴性菌感染,近年发现革兰氏阳性金黄色葡萄球菌和真菌感染引起的脓毒症发病率亦有逐年上升趋势。临床上,老年患者中以肺部感染作为原发病因者最为多见,青壮年患者在腹腔感染、脓肿或肺部侵袭性感染后,MODS 的发病率增高。此外,各种原因导致的肠系膜缺血、肠道黏膜屏障功能下降或菌群失调时,肠道内细菌直接侵入血液循环或肠道细菌毒素被吸收入血,引起肠道细菌移位(bacterial translocation)或非菌血症性临床脓毒症(non-bacteremic clinical sepsis);创伤或烧伤患者的创面感染,这些情况均能够促进 MODS 的发生。

(二)非感染性因素

1. 严重创伤、烧伤和大手术　严重创伤、大面积烧伤、多发性骨折和大手术后,由于组织损伤、坏死、脱落,失血和失液等,无论有无感染均可发生 MODS。急性坏死性胰腺炎造成的组织坏死也是引起 MODS 的重要原因。

2. 休克和休克后复苏　低血容量性休克引起多个组织器官的微循环血液灌流不足,或休克晚期微循环中形成大量微血栓,导致或加重组织缺血、缺氧,引起各器官的功能损害;临床上,有些休克患者进行心肺复苏后,易发生 MODS,主要与缺血-再灌注损伤有关。

3. 大量输血、输液及药物使用不当　创伤后早期给予患者输注大量库存血是创伤后引起 MODS 的独立危险因素,储存时间较长的库存血液中含有复杂的生物活性物质,包括炎性介质如 IL-6 和 TNF-α 等,因此大量输血可引起高炎症反应,直接导致 MODS 的发生。过量输液可增加心脏容量负荷,引起急性左心衰竭和肺水肿;同时血液稀释,患者凝血功能紊乱,易产生出血倾向。抗生素使用不当,可引起肝、肾功能损害;大剂量使用去甲肾上腺素等血管收缩药物,可加重微循环障碍和组织缺血缺氧。

4. 免疫功能低下　自身免疫性疾病、免疫缺陷性疾病、持续应激以及肿瘤患者接受化疗或放疗等均可导致全身免疫功能低下,易继发严重感染。老年人器官的代偿能力及免疫功能低下也是诱发 MODS 的重要危险因素。此外,大剂量使用激素亦可引起免疫抑制。

5. 其他　医疗诊治中的操作不当或判断失误,也是引起 MODS 的一大原因,如内镜检查导致的胃肠穿孔,高浓度吸氧导致的肺泡表面活性物质的破坏和肺血管内皮细胞损伤,呼吸机使用不当造成的心肺功能障碍等。此外,急性化学性中毒患者,因吸入大量的毒气(如火灾现场的空气)引起急性呼吸窘迫综合征,如同时出现其他器官的损伤,可导致 MODS 的发生。

二、分类

根据 MODS 的临床发病过程,将其分为两种类型。

(一) 单相速发型

由损伤因子直接引起,原无器官功能障碍的患者同时或短时间内相继出现两个或两个以上器官系统的功能障碍。临床上多为在严重创伤、失血、休克后迅速发生,或在休克复苏后短时间内发生的 MODS。此型病情发展较快,病变进程只有一个时相,器官功能损伤只有一个高峰,故又称原发型或一次打击型。

(二) 双相迟发型

是指由原发性损伤因素引起的器官功能障碍,经治疗后数天内处于一个相对稳定的缓解期,如休克得到复苏,但随后又发生全身性感染等,迅速出现脓毒症,此时病情急剧恶化,导致第二个或多个器官功能障碍。此型 MODS 并非由原始损伤因子直接引起,而要经历"二次打击",在病变进程中出现两个时相,器官功能损伤出现两个高峰,故又称继发型或二次打击型。此型患者病情较重,常有死亡危险。

第二节　MODS 的发生发展机制

MODS 的发生机制十分复杂,涉及神经、内分泌、体液和免疫等多个系统,至今未完全阐明。目前认为,全身炎症反应失控,组织细胞缺血缺氧和能量代谢障碍是其最主要的发病机制,其他机制包括肠道细菌移位或肠源性内毒素血症,血管内皮损伤与微循环障碍,以及缺血和缺血-再灌注引起的损伤(图 20-1)。这些机制并非孤立存在,而是相互联系、相互影响,共同参与 MODS 的发生发展过程。

一、全身炎症反应失控

当机体受到严重的致病因素打击时,局部组织细胞释放炎症介质增多,诱导炎症细胞激活并向损伤部位聚集,出现局部炎症反应,这有利于清除病原微生物和组织修复。然而,当炎症细胞大量聚集、

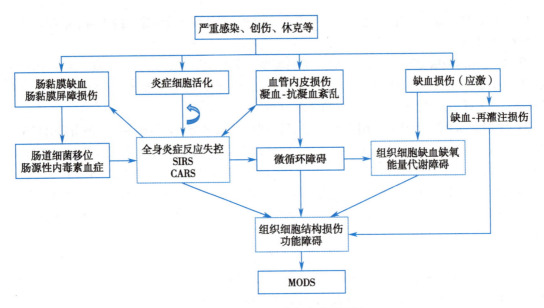

图 20-1　MODS 的发生发展机制

激活及炎症介质过量释放入血,可导致难以控制的全身瀑布式炎症反应,造成自身组织细胞的严重损伤,如血管内皮损伤,促进血小板活化,释放氧自由基和溶酶体酶等,从而导致器官功能障碍。

(一) 全身炎症反应综合征

全身炎症反应综合征(systemic inflammatory response syndrome,SIRS)是指严重的感染或非感染因素作用于机体,刺激炎症细胞活化,导致各种炎症介质的大量释放而引起的一种难以控制的全身性瀑布式炎症反应。

1. 炎症细胞活化　参与炎症反应的细胞称为炎症细胞,包括中性粒细胞、单核细胞、淋巴细胞、血小板、内皮细胞、肥大细胞和巨噬细胞等,这些细胞受到各种损伤性刺激时,会发生变形、黏附、趋化、迁移、脱颗粒及释放炎性介质等反应,称为炎症细胞活化(activation of inflammatory cell)。炎症细胞活化,在清除病原体、中和毒素和增强机体防御能力等方面具有积极意义;然而,当严重损伤因素持续存在,炎症细胞过度活化,大量浸润至组织,释放氧自由基、炎症介质和溶酶体酶等,则引起局部组织甚至远隔组织细胞的损伤,促进 MODS 的发生和发展。

2. 炎症介质泛滥　炎症介质(inflammatory mediator)是指在炎症过程中由炎症细胞释放或从体液中产生,参与或引起炎症反应的化学物质的总称。感染或非感染因素通过刺激炎症细胞,激活核因子 κB(nuclear factor-κB,NF-κB)、丝裂原活化蛋白激酶(mitogen-activated protein kinase,MAPK)、Janus 激酶/信号转导因子和转录激活因子(Janus kinase/signal transducer and activator of transcription,JAK/STAT)等细胞内信号转导通路,使炎症介质大量产生。SIRS 时,炎症细胞活化,释放炎症介质,后者又进一步激活炎症细胞,二者互为因果,引起炎症介质的释放不断增加,形成炎症的"瀑布效应"。SIRS 时表达增加的炎症介质包括细胞因子、脂类炎症介质、黏附分子和血浆源性炎症介质等。

(1) 细胞因子:参与炎症反应的细胞因子主要包括 TNF-α、IFN、IL-1、IL-2、IL-5、IL-6、IL-8、IL-12、IL-17、集落刺激因子、趋化因子及高迁移率族蛋白 1(high mobility group box 1 protein,HMGB1)等。脓毒症休克时,血清中 TNF-α 和 IL-1 快速上升,是参与 SIRS 的重要早期炎症因子;而血清中 HMGB1 则在感染后 16~24 小时才升高,故称为晚期炎症因子。这些炎症因子通过启动瀑布式炎症级联反应,参与创伤后的高代谢反应,以及损伤组织细胞等,促进 SIRS 和 MODS 的发生发展。

(2) 脂类炎症介质:膜磷脂在磷脂酶的作用下降解生成脂类炎症介质,包括花生四烯酸(arachidonic acid,AA)代谢产物和血小板活化因子(platelet activating factor,PAF)。当细胞受到刺激或损伤时,AA 分别在环加氧酶和脂氧合酶的作用下,产生前列腺素类(prostaglandins,PGs)、血栓烷类

（thromboxanes，TXs），以及白三烯类（leukotrienes，LTs）代谢产物，包括 PGE_2、PGI_2、TXA_2、LTB_4、LTC_4 和 LTD_4 等。这些代谢产物可导致发热、疼痛、血管扩张和通透性升高，白细胞趋化渗出等炎症反应，并抑制或促进血小板聚集等。SIRS 时活化的磷脂酶 A_2 裂解膜磷脂上的脂肪酸生成溶血 PAF，后者经乙酰转移酶作用生成 PAF。PAF 除了能活化血小板，还可增加血管的通透性，促进白细胞聚集、黏附以及趋化。

（3）黏附分子：在炎症介质刺激下，黏附分子介导中性粒细胞和血管内皮细胞的黏附反应。主要包括整合素、选择素和免疫球蛋白等三个家族。SIRS 时，内皮细胞在 TNF-α、IL-1 等细胞因子作用下，细胞间黏附分子 1（ICAM-1）表达可增加 30 倍，E-选择素则可增加 100 倍。黏附且激活的白细胞可释放氧自由基和溶酶体酶，导致内皮细胞和其他组织细胞的损伤。

（4）氧自由基与一氧化氮：SIRS 时，白细胞激活、呼吸爆发，可产生大量氧自由基；休克复苏时，由于氧重新摄入和黄嘌呤氧化酶激活，也可产生大量氧自由基，引起缺血-再灌注损伤。氧自由基可以攻击细胞成分，导致膜脂质过氧化、生物膜损伤、酶失活和染色体畸变等。此外，自由基作为信号转导分子可诱导多种参与炎症反应的基因表达，如促进黏附分子、IL-8 及 TNF-α 等的表达，从而放大炎症效应。然而，不是所有的自由基都是有害的，如内皮细胞产生的一氧化氮（NO·），它能够稳定溶酶体膜，抵抗自由基的损伤；减少白细胞和血小板的黏附，减轻血管损伤；舒张血管平滑肌、扩张血管，增加缺血器官的灌流量。但如果 NO· 释放过量，则会导致血管麻痹性扩张，引起难治性低血压。

（5）血浆源性炎症介质：组织损伤可激活血浆中的补体系统、激肽系统、凝血系统和纤溶系统，产生有活性的 C3a、C5a、缓激肽、凝血酶、纤维蛋白、纤维蛋白降解产物（FDP）等血浆源性炎症介质，这些活性物质进一步作用于全身各个组织器官，引起功能紊乱。补体成分 C3a、C5a 作为趋化因子可吸引中性粒细胞到达炎症部位，引起呼吸爆发、氧自由基产生和细胞损伤，或刺激嗜碱性粒细胞和肥大细胞释放组胺，增加血管通透性，促进微循环功能障碍。缓激肽可扩张微血管，增加微血管通透性，并具有致痛作用。同时，组织的广泛损伤和血管内皮的功能障碍，使凝血过程激活，凝血酶生成增加和血栓形成，加重微循环障碍。此外，纤溶系统激活、纤溶酶生成增加，使纤维蛋白（原）降解生成 F（g）DP，后者具有强大的抗凝血和抑制血小板聚集作用，进而导致凝血-抗凝血失衡、DIC 发生；F（g）DP 亦具有促进组胺和激肽致炎的作用。在 SIRS 的发展过程中，补体、激肽、凝血和纤溶四个系统相互激活，产生放大效应，不断加重组织细胞损伤和器官功能障碍。

总之，炎症是机体固有的防御反应，适量的促炎因子对机体有益，有助于杀灭细菌，清除坏死组织，增强免疫活性和修复创伤等，维持内环境稳定。而过度的炎症反应，则会对组织器官产生广泛而严重的损害。

（二）促炎与抗炎反应的平衡失调

SIRS 时，活化的炎症细胞既能产生促炎介质，也能产生抗炎介质。在促炎介质释放的过程中，机体通过代偿调节机制，可同时产生各种内源性抗炎介质（anti-inflammatory mediator），拮抗炎症反应，有助于炎症的控制。抗炎介质是一类能够抑制炎症介质释放，对抗促炎介质功能以及控制炎症反应的免疫调节分子，主要包括 IL-4、IL-10、IL-11、IL-13、PGE_2、PGI_2、白细胞介素-1 受体拮抗剂、可溶性 TNF-α 受体、转化生长因子-β（TGF-β）和糖皮质激素等。

随着炎症反应逐渐发展加重，机体的抗炎反应也随之加强，维持促炎与抗炎反应间的动态平衡。适度产生的抗炎介质可避免炎症反应的过度发展，但抗炎介质的过度表达和释放入血，则引起代偿性抗炎症反应综合征（compensatory anti-inflammatory response syndrome，CARS），进而导致免疫系统功能的广泛抑制，促进感染的扩散或增加对感染的易感性，患者往往由于严重、持续的感染而死亡。然而，在一些严重烧伤、创伤和出血的患者中，免疫功能低下也可出现在炎症反应的早期，甚至主导整个炎症反应过程，而缺乏明确或强烈的促炎反应。这种因抗炎介质产生过多或促炎与抗炎失衡，引起的免疫抑制现象称为免疫麻痹（immune paralysis）。

在 MODS 的发生发展中，体内的促炎反应和抗炎反应作为矛盾对立的双方，贯穿于疾病发生发展的始终,两者如果取得平衡,并得到控制,可维持内环境的相对稳定,病情好转。如果该平衡被打破,当促炎效应大于抗炎反应,则表现为 SIRS 或免疫亢进;如若抗炎反应大于促炎效应,则表现为 CARS 或免疫抑制。在脓毒症引起的 MODS 中,早中期阶段往往以 SIRS 占主导地位,而中后期出现 CARS 并逐渐增强。此时,无论是 SIRS 还是 CARS 为主导,后果都是炎症反应失控,其促炎或抗炎的保护性作用将转变为自身破坏性作用,不但损伤局部组织,而且同时破坏远隔器官的功能,这是导致 MODS 的根本原因。

二、肠道细菌移位及肠源性内毒素血症

正常情况下,肠黏膜是防止细菌或毒素从胃肠道进入体循环的重要机械防御屏障。在肠黏膜持续缺血或继发浅表溃疡时,可引起肠黏膜上皮的损伤,其天然防御屏障功能减弱,细菌及内毒素进入肠壁组织,通过肠系膜静脉进入门静脉和体循环,或经肠淋巴管和肠系膜淋巴结,通过胸导管进入体循环,引起全身感染和内毒素血症,这种肠内细菌侵入肠外组织或内毒素进入血液循环的过程称为肠道细菌移位或肠源性内毒素血症(图 20-2)。SIRS 产生的炎症介质也可直接损伤肠黏膜上皮。正常情况下,进入门静脉系统的少量肠道细菌和内毒素能够被肝中的库普弗细胞清除,因此,肝的库普弗细胞作为防止肠源性感染的第二道防线发挥关键作用。在创伤、休克或大手术等危重病患者中,往往存在肝供血不足、肝细胞和库普弗细胞功能受损,此时清除肠源性毒素或细菌的能力丧失,容易引发全身性感染或内毒素血症,促进 MODS 的发生和发展。

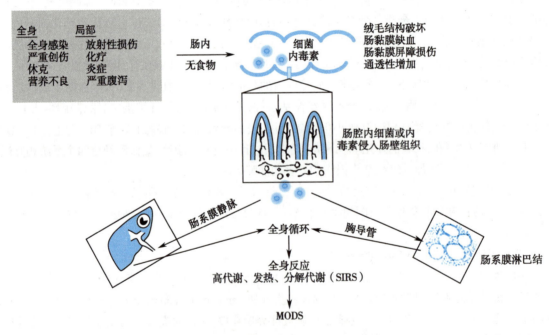

图 20-2　肠道细菌移位及肠源性内毒素血症

引起肠源性内毒素血症常见的原因和条件包括,各种因素引起的肠黏膜长时间缺血缺氧,肝功能以及单核巨噬细胞系统的功能障碍,危重病患者长期禁食,机体免疫功能低下以及大剂量使用抗生素等情况,这些均可导致肠黏膜屏障防御功能降低,内毒素不能被清除而转移吸收入血,进入体循环。进入体循环的内毒素一方面可直接激活炎症细胞和内皮细胞,合成和释放多种炎症介质和蛋白酶类等物质,同时激活补体系统,促使炎症细胞进一步活化,引起前列腺素、白三烯、TNF-α 等炎症介质的大量释放;另一方面,内毒素可直接损伤血管内皮细胞,使凝血与纤溶系统异常激活,引发 DIC。总之,内毒素可引起大量炎症介质的释放、微血栓的形成及微循环功能障碍,加重组织细胞的结构损伤与破坏,诱发各个器官功能障碍甚至衰竭,最终导致 MODS 的发生。

三、血管内皮损伤与微循环障碍

严重感染等因素可直接损伤各个组织器官的血管内皮细胞(vascular endothelial cell,VEC),不仅使血管通透性增加,引起组织水肿,而且使 VEC 与白细胞的相互作用增强,引起微循环的血流阻力增加,甚至阻塞微血管,导致无复流现象,同时趋化进入组织损伤部位的白细胞进一步活化,加重炎症反应;此外,VEC 损伤使促凝活性增强,导致微血栓形成,TXA_2 和 PGI_2 之间的失衡也是引起微循环障碍的原因。这些因素均可导致微循环的血液灌流量显著减少,组织器官持续性缺血缺氧,这是导致 MODS 发生的重要机制。此外,内皮细胞功能障碍及组织损伤将进一步激活补体、激肽、凝血和纤溶系统,使相关血浆炎症介质大量释放入血,这些因素之间相互影响、相互促进,共同推进 MODS 的发生发展,如过度炎症反应造成的组织损伤可激活凝血过程,而凝血系统的异常激活不仅造成微循环灌流障碍,也进一步加重炎症反应,活化的凝血酶通过与 VEC 表面的蛋白酶激活受体(protease activated receptor,PAR)结合,促进内皮细胞表达多种黏附分子和炎症细胞因子。

四、缺血损伤与缺血-再灌注损伤

各种严重损伤因素使机体处于强烈持续的应激状态,导致交感-肾上腺髓质系统和肾素-血管紧张素系统兴奋,引起外周和内脏组织器官的血管收缩,血流减少,甚至微血栓形成;体内 NO、PGI_2 等扩血管物质或内皮素等缩血管物质大量释放,或因内环境紊乱,对缩血管物质不敏感等,此时无论血管强烈收缩还是持续扩张,都可引起远端组织细胞缺血缺氧。这将进一步损伤线粒体的结构和功能,导致氧利用障碍和自由基产生增加,因此,缺血缺氧导致的能量代谢障碍、组织细胞结构损伤和功能紊乱,甚至细胞死亡等是导致 MODS 的病理基础。临床上,部分休克患者经液体复苏治疗,缺血状态改善后,其器官功能障碍仍呈进行性加剧的趋势。再灌注后出现 MODS 的机制尚未完全明了,可能与自由基产生、广泛的炎症介质级联反应、钙超载、白细胞与内皮细胞的相互作用和组织间质水肿等有关(参见第十二章"缺血-再灌注损伤")。

此外,基因多态性、氨基酸代谢紊乱等因素也在 MODS 的发生与发展中发挥作用。

第三节 │ MODS 时机体的功能代谢变化

一、主要功能代谢变化特点

MODS 时,患者主要表现为高代谢、高动力循环,并出现缺氧与能量代谢障碍方面的改变。

(一)高代谢

高代谢是指静息状态下,机体的基础代谢率(basal metabolic rate,BMR)显著增高,导致全身耗氧量和能量消耗明显增加,同时伴有糖、脂肪和蛋白质的代谢方式的异常改变。MODS 的高代谢状态既与各种病因引起的应激反应有关,也与炎症介质的作用有关,如 TNF-α 和 IL-1 等具有分解蛋白质的活性;HMGB1 可刺激炎症细胞释放致热性细胞因子引起机体发热,增加氧耗。

MODS 患者常常伴有严重的营养不良,其代谢特点如下:①高基础代谢率:BMR 可增至正常的 1.5 倍以上,并且不能通过减少活动量降低异常增高的代谢率;表现为耗氧量增加,耗氧大于供氧,缺氧导致肺通气量增加。②三大营养物质以分解代谢为主:脓毒症患者中应激反应激素(儿茶酚胺和糖皮质激素)分泌增多,使蛋白质分解增强,引起负氮平衡。MODS 早期阶段脂肪利用增加,后期下降;同时,糖原分解和糖异生增强但葡萄糖的利用能力降低,使血糖水平升高。此时,机体主要通过大量分解蛋白质获取能量,临床上 MODS 患者表现为肌肉萎缩、消瘦和恶病质状态,主要是由于骨骼肌蛋白质被大量消耗分解所致。③对外源补充的营养反应差:外源性补充的营养不能有效对抗 MODS 患者自身的高消耗状态。

严重创伤后数天内出现的高代谢状态,本质上是机体对损伤因素的积极防御性调节反应,但持续的高代谢状态则造成严重的后果,不仅使患者体内的氧气和能量耗竭,加重供氧和需氧的矛盾,而且蛋白质的过度分解可造成各组织器官的结构损伤和功能障碍,同时支链氨基酸与芳香族氨基酸的比例失调可引起中枢神经系统的功能紊乱。

(二) 高动力循环

大多数患者在病程的早中期即表现为"高排低阻型"的高动力循环特点,心脏指数显著高于正常,可高达 $10L/(min\cdot m^2)$,甚至更高。高排即心排血量增高,是由于机体在严重感染或 SIRS 时做出的代偿性应激反应,但此类患者普遍存在心功能损害,心排血量增高是由心率增快所致,射血分数仍低于正常。低阻即外周阻力降低,主要与炎性扩血管物质的大量释放,肝功能受损引起的内源性扩血管物质灭活减少,以及芳香族氨基酸的过多潴留干预神经对血管运动的调节等因素相关。外周阻力过低,可导致难治性低血压。随着病程的进展到了后期阶段,患者往往因心力衰竭转变为"低排低阻型"。

(三) 组织细胞缺氧与能量代谢障碍

MODS 发生时,交感-肾上腺髓质系统和肾素-血管紧张素系统兴奋性增高,引起外周和内脏血管广泛性收缩,以及器官微循环低灌流和恢复血供后表现的无复流现象,均可导致组织器官的持续性缺血缺氧。长期缺氧、内毒素、自由基等因素将导致组织细胞中的线粒体结构和功能损伤,引起氧利用障碍,ATP 产生减少。同时,患者存在的高代谢和循环系统的功能障碍可造成体内的氧供和氧需的极度不匹配,"氧债"增加,组织细胞处于严重的缺氧状态,糖酵解增加,引起乳酸堆积和酸中毒,内环境紊乱进一步加重各个器官和组织细胞的功能和代谢紊乱,表现为氧供依赖性氧耗(supply-dependent oxygen consumption)和乳酸性酸中毒(lactic acidosis)的代谢特点(图 20-3)。

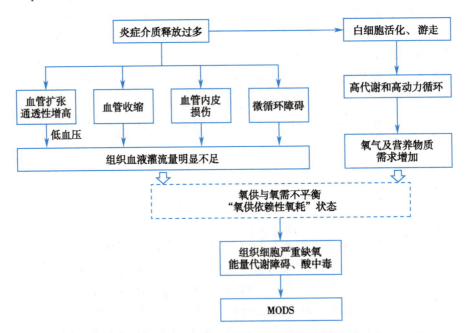

图 20-3　MODS 时出现"氧供依赖性氧耗"代谢的病理生理学基础

二、主要器官系统的功能障碍

MODS 的发生几乎可以累及并影响体内的每个重要器官系统的功能与代谢,这主要是由于炎症介质泛滥、组织细胞缺血缺氧和高代谢等因素。

(一) 肺功能障碍

MODS 患者中急性肺功能障碍的发生率高达 83%~100%。失血性休克早期,由于组织细胞缺血缺氧,刺激呼吸中枢,使呼吸加深加快,通气过度,患者表现为呼吸性碱中毒。随着休克的进展,可出现以动脉血氧分压进行性下降为特征的急性呼吸衰竭。SIRS时,也往往最先累及肺,一般在原发病发生后24~72小时内(早期)即可出现急性肺损伤,轻者表现为肺功能不全,重者可发展为急性呼吸窘迫综合征(acute respiratory distress syndrome,ARDS)。肺容易受损伤的主要原因有:①肺循环接受来自全身各组织的静脉血,以及包含其中的细菌及内毒素、炎症介质和代谢产物等,这些有害物质将在肺内被吞噬、灭活、转化或滞留;②肺组织内富含巨噬细胞,发生SIRS时容易被激活,释放大量的血管活性物质和炎症介质,参与失控性炎症反应;③肺内小血管中,活化的炎症细胞易与血管内皮细胞发生黏附和激活反应,释放活性氧、溶酶体酶、血管活性物质和炎症介质等损伤肺组织。

临床上,MODS患者可出现ARDS的临床表现,如呼吸窘迫、发绀、进行性呼吸困难和低氧血症,因肺防御功能障碍,易引起呼吸道感染。此外,由于肺水肿,可闻及湿啰音和呼吸音减弱。ARDS的发生机制主要与失控性炎症介质释放,肺泡膜损伤,微血栓形成和肺组织细胞的缺血缺氧等有关(参见第十六章"肺功能不全")。

(二)肝功能障碍

MODS患者的肝功能障碍发生较早,次于肺,早期不易被发现,往往由创伤和全身感染引起。肝容易受累的主要原因是:①肝含有大量的库普弗细胞,占体内巨噬细胞总量的85%左右,是炎症介质产生和泛滥的基础;②致病因素导致的肝血流量显著减少,影响肝实质细胞和库普弗细胞的能量代谢,同时肝组织细胞中的黄嘌呤氧化酶含量丰富,容易发生缺血-再灌注损伤;③肝脏是肠道细菌和毒素入血后接触的首个器官,这些有害物质可直接损伤肝组织细胞或激活库普弗细胞产生大量的炎症介质,造成对肝组织的损害,并损伤肝内的血管内皮细胞,促进微血栓形成。肝是机体重要的代谢与解毒器官,其功能障碍可表现为黄疸,白蛋白和凝血因子合成减少,肝功能指标异常,甚至出现肝性脑病。此外,肝功能障碍使乳酸代谢受阻,加重组织微循环障碍引起的酸中毒和内环境紊乱,引起器官功能的损伤和障碍。由感染引起MODS的患者,如果出现严重的肝功能障碍,则病死率高。

(三)肾功能障碍

急性肾功能障碍常发生于MODS患者中,发生率仅次于肺和肝。临床表现为少尿或无尿,血浆肌酐持续高于177μmol/L,尿素氮高于18mmol/L。病情严重时,需用人工肾维持生命。休克早期,肾小管上皮细胞没有发生缺血性坏死,表现为急性功能性肾衰竭。其发生机制是:①循环血量减少引起交感神经兴奋,儿茶酚胺增多,使肾小动脉收缩,导致肾缺血;②肾缺血激活肾素-血管紧张素-醛固酮系统,血管紧张素Ⅱ增多使肾小动脉收缩,肾血流量更加减少,导致尿量减少;③醛固酮和抗利尿激素分泌增多,使肾小管对水钠的重吸收增多,尿量进一步减少。如果能够及时恢复肾血液灌流量,就可能使肾功能恢复,尿量增加。如果休克时间延长,将会导致肾小管发生缺血性坏死,引起器质性肾衰竭。继发于SIRS的肾衰竭多发生在原发致病因素作用后,患者一般经临床治疗病情稳定,甚至好转,但之后又再次恶化,属于双相迟发型,病理表现为急性肾小管坏死(acute tubular necrosis,ATN),其机制与持续性肾缺血缺氧、肾毒素有关,也与中性粒细胞的活化,肾血管内皮细胞的损伤,微血栓形成和氧自由基释放等有关(参见第十八章"肾功能不全")。肾的功能代谢状态在决定病情转归中起关键作用,MODS患者若有急性肾衰竭则预后差。

(四)胃肠道功能障碍

胃肠道对于缺血及炎性损伤非常敏感。休克早期,有效循环血量减少,机体因代偿导致血液重分布,使胃肠道较早地发生缺血缺氧,继而引起肠壁组织水肿,消化液分泌减少,胃肠运动减弱,黏膜糜烂甚至形成溃疡;严重感染时,亦可直接损伤胃肠黏膜,引起黏膜变性、坏死,通透性增高;长期静脉高营养引起的胃肠黏膜萎缩等,这些情况均可使肠黏膜上皮受损,肠道屏障功能削弱,肠道细菌大量繁殖,大量内毒素甚至细菌移位进入血液循环和淋巴系统,由于入血的细菌或毒素数量多且毒性强,肝无法完全从血液循环中清除这些有害物质,因此不管是感染因素还是其他损伤因素都可启动SIRS,引起肠源性内毒素血症或肠源性菌血症和脓毒症休克。胃肠道功能障碍表现为呕血、便血、肠梗阻、应激性溃疡、腹泻、便秘、呕吐、厌食、腹痛等。

(五) 心功能障碍

MODS 时,心功能损伤的表现与脓毒症休克类似,早期损伤一般较轻,晚期才发生心功能障碍。休克或创伤引起心功能障碍的主要原因:①交感神经兴奋,心肌收缩力增强,氧耗增加,氧债增大而加重心肌缺氧;同时,交感神经兴奋使心率加快,心室舒张期缩短,减少冠状动脉灌流时间,使冠脉血流量减少,导致心肌供血不足。②休克时易发生代谢性酸中毒和高钾血症,增多的 H^+ 通过影响心肌兴奋-收缩耦联使心肌收缩力减弱;高钾血症时易出现严重心律失常,使心排血量下降。③TNF-α 和 IL-1 等炎症介质对心肌细胞具有抑制作用。④内毒素可损伤心肌细胞,抑制心功能。⑤休克并发 DIC 时,心脏微循环中有微血栓形成,导致局灶性坏死和出血,加重心功能障碍。MODS 患者伴有的高代谢和高心排血量可进一步加重心脏负担;此外,患者如同时发生急性肺损伤,可引起进行性低氧血症,肺循环阻力增加,加重缺氧,进一步影响心肌细胞的收缩和舒张功能。临床上,危重患者易出现突发性低血压,平均动脉压低于 60mmHg,心脏指数低于 $2L/(min \cdot m^2)$,对正性肌力药物无反应。还可出现心动过速、过缓或心搏骤停,以及心肌酶改变等。

(六) 脑功能障碍

MODS 早期阶段,机体通过血液重分布和脑血流的自身调节作用,维持脑的血液供应,患者仅出现紧张、烦躁不安等应激的表现。MODS 后期,循环系统功能失代偿,血压进行性下降,当平均动脉压低于 50mmHg,脑血流的自身调节功能丧失,甚至出现脑组织内 DIC,引起脑供血严重不足,脑细胞因严重缺血缺氧、能量代谢障碍、水钠潴留、神经递质产生和释放障碍等,引起脑细胞和脑间质水肿,颅内压升高,甚至发生脑疝,危及生命。脑功能障碍患者可出现头痛、反应迟钝、意识和定向力障碍,严重的可出现惊厥和昏迷等。

(七) 免疫系统功能障碍

在 MODS 发生的早期阶段,非特异性免疫系统被激活,患者血浆中 C3a 和 C5a 水平升高,不但增加血管的通透性,而且激活组织细胞和白细胞释放炎症介质,促进 SIRS 的发生发展。此外,脓毒症休克中,内毒素具有抗原性,可与血浆中抗体形成免疫复合物(immune complex,IC),除进一步激活补体系统产生过敏毒素(C3a 和 C5a),IC 可沉积于微循环的血管内皮细胞表面,吸引大量的白细胞黏附、聚集、活化,加重各器官系统的非特异性炎症反应。在 MODS 晚期,整个免疫系统处于全面的抑制状态,出现中性粒细胞的吞噬功能缺失,单核巨噬细胞功能抑制,淋巴细胞数量减少和分泌抗体能力降低等,炎症反应无法局限,感染容易扩散或易引发新的感染,此时患者的抵抗能力完全缺失,是其病情恶化的重要原因。

(八) 凝血与抗凝血功能障碍

MODS 患者可出现凝血与抗凝血功能的障碍,引起 DIC。患者可表现为明显的和难以纠正的出血或出血倾向、血小板减少、凝血时间和凝血酶原时间延长等。凝血与抗凝血功能紊乱主要与血管内皮细胞的损伤,微循环障碍引起的血液流变学改变、肝功能障碍、单核巨噬细胞系统功能障碍、坏死组织的产生等因素有关(参见第十四章"凝血与抗凝血平衡紊乱")。

第四节 | MODS 防治的病理生理学基础

MODS 一旦发展至多器官功能衰竭,抢救治疗就变得异常困难,病死率极高,因此,MODS 的防治依赖于早期诊断和早期干预。防治的目标主要是去除病因、控制感染、尽快恢复血容量、恢复组织供氧量,并维持各个组织器官的功能。

一、针对 MODS 病因的防治

积极处理或去除造成 MODS 的原始病因。对于严重感染的患者,应积极引流感染灶及应用有效的抗生素。对于创伤、烧伤患者,应积极清创,去除坏死组织,预防感染的发生。休克患者,应积极进行休克复苏,如纠正酸中毒,补充血容量,维持血细胞的比容,合理制定补液容量,应用正性肌力药物,改善微循环的血液灌流量,以及合理使用血管活性药等,尽可能缩短休克时间。此外,应尽量减少侵入性诊疗操作,加强 ICU 病房机械设备的消毒、灭菌和减少医源性感染。

二、针对 MODS 发生发展机制的治疗

全身炎症反应失控,肠道细菌移位,微循环障碍,组织缺血缺氧和缺血-再灌注损伤等是 MODS 发生过程中的主要问题。因此,控制感染,改善各组织器官的血液灌流量和缺血缺氧状态,以及防止再灌注损伤等是 MODS 治疗的中心环节。

(一)阻断失控的炎症反应和控制感染

阻断炎症细胞活化的信号通路,拮抗炎症介质的作用,或采用血液净化疗法去除患者体内过多的毒素和炎症介质。如果炎症反应过强,血浆促炎介质水平过高,可采用小剂量糖皮质激素抗炎,或采用非类固醇类抗炎药物。

(二)改善氧代谢,纠正组织细胞缺氧状态

氧代谢障碍是 MODS 的特征之一,因此,纠正组织细胞缺氧是 MODS 的重要治疗目标。呼吸支持是提高氧输送和降低氧消耗的重要手段,在选择呼吸机模式和设置呼吸机参数时,应避免呼吸机使用引起的肺损伤,尽可能减少机械通气对器官功能的影响,维持动脉血氧饱和度在 90% 以上,静脉血氧饱和度 70% 以上。给予 ATP、辅酶 A(CoA)、葡萄糖等改善细胞的能量代谢,稳定溶酶体膜,维持细胞的基本功能。此外,针对患者出现的发热、疼痛、烦躁、抽搐等表现,可通过降温、防止寒战、镇静镇痛、防止抽搐等手段降低需氧量。

(三)改善内脏器官血液灌流量和维持各器官功能

通过监测各项生命体征和各器官功能指标的变化,可早期发现和治疗患者的器官功能紊乱并指导 MODS 治疗。MODS 早期由于全身血液分布异常,肠道和肾等内脏器官缺血,容易引起急性肾衰竭和胃肠道功能障碍,因此,尽快尽早补液,恢复有效循环血量和组织灌流量是关键。对于低氧血症和呼吸衰竭患者,应及时给予低潮气量的机械通气,适合浓度的吸氧和呼气末正压通气治疗。一旦肾衰竭,则需要考虑血液透析疗法,以维持体液的电解质与酸碱平衡。急性心力衰竭时,应减少或停止输液,并强心利尿,适当降低前、后负荷等。保肝药物可改善肝功能的损伤。

(四)防治缺血-再灌注损伤

应用抗氧化剂、自由基清除剂、钙通道阻滞剂等减轻细胞损伤。

三、营养支持疗法

MODS 患者处于应激和高代谢状态,机体的分解代谢明显高于合成代谢,器官及组织细胞的功能维护和组织修复有赖于细胞得到适当的营养底物,因此,加强营养支持,改善全身情况和维持内环境稳定是治疗的基础。如条件许可,应鼓励经口摄食,尽可能缩短禁食时间,促进胃肠蠕动,维持肠黏膜屏障功能;如果不能进食,则须静脉输入营养液,以满足机体高代谢状态的需求。临床研究发现,经胃肠道适当补充谷氨酰胺,可提高机体对创伤和休克的耐受力。提高蛋白质、氨基酸尤其是支链氨基酸的摄入量,减少负氮平衡,保证每天的热量供应。另外,应注意控制血糖水平。

四、抗凝及免疫调节治疗

根据患者所处的 DIC 不同阶段,合理应用肝素,补充凝血因子和输血,阻止 DIC 的进一步发展。免疫调节治疗的目的主要是针对严重损伤后引起的免疫抑制,调节促炎和抗炎反应的平衡,改善抗原递呈细胞的功能等。

(黄莺　徐小燕)

思考题

1. 根据临床发病过程，MODS 可分为哪两种类型？试述各型的特点。

2. 试分析内毒素感染引起 MODS 的发生机制。

3. 为何 SIRS 可以损伤组织细胞，导致各器官功能障碍？

4. 为何肠道细菌移位和肠源性内毒素血症在 MODS 发生发展中具有重要地位？

5. MODS 患者会出现哪些功能代谢方面的变化？为什么？

思考题解题思路

本章目标测试

本章思维导图

推荐阅读

［1］ 陈国强,钱睿哲.病理生理学［M］.4版.北京:人民卫生出版社,2023.

［2］ 王建枝,钱睿哲.病理生理学［M］.9版.北京:人民卫生出版社,2018.

［3］ 葛均波,徐永健,王辰.内科学［M］.9版.北京:人民卫生出版社,2018.

［4］ 王建枝,陈国强.病理生理学:英文改编版［M］.2版.北京:科学出版社,2021.

［5］ 中华医学会血液学分会血栓与止血学组.弥散性血管内凝血诊断中国专家共识(2017年版)［J］.中华血液学杂志,2017,38(5):361-363.

［6］ 中国心血管健康与疾病报告编写组.中国心血管健康与疾病报告2022概要［J］.中国循环杂志,2023,38(6):583-612.

［7］ 胡盛寿.心室辅助装置治疗心力衰竭现状和未来思考［J］.中华心力衰竭和心肌病杂志,2022,6(2):77-79.

［8］ MCCANCE K L,HUETHER S E. Pathophysiology,the biologic basis for disease in adults and children［M］. 7th ed. ELSEVIER,2014:1679-1685.

［9］ Grossman S C,Porth C M. Porth's Pathophysiology:Concepts of Altered Health States(Ninth Edition)［M］. Philadelphia, US:Lippincott Williams & Wilkins,2013.

［10］ LEE JW. Fluid and electrolyte disturbances in critically ill patients［J］. Electrolyte Blood Press,2010,8(2):72-81.

［11］ ADROGUÉ H J,MADIAS N E. Hyponatremia［J］. New England Journal of Medicine,2000,342(21):1581-1589.

［12］ PAREDES F,WILLIAMS H C,SAN MARTIN A. Metabolic adaptation in hypoxia and cancer［J］. Cancer Letters,2021, 502:133-142.

［13］ ABBAS M,SHARMA G,DAMBIRE C,et al. An oxygen-sensing mechanism for angiosperm adaptation to altitude［J］. Nature,2022,606(7914):565-569.

［14］ ALGOET M,JANSSENS S,HIMMELREICH U,et al. Myocardial ischemia-reperfusion injury and the influence of inflammation［J］. Trends in Cardiovascular Medicine. 2023,33(6):357-366.

［15］ BLUMLEIN D,GRIFFITHS I. Shock:aetiology,pathophysiology and management［J］. British Journal of Nursing,2022, 31(8):422-428.

［16］ NARAYAN S,PETERSEN T L. Uncommon etiologies of shock［J］. Critical Care Clinics,2022,38(2):429-441.

［17］ WILLIAMS R,SALT G,JACKSON T,et al. Severe respiratory failure［J］. Lancet,2016,388(10057):e12.

［18］ KELLUM J A,LAMEIRE N,ASPELIN P,et al. Kidney disease:Improving global outcomes(KDIGO)acute kidney injury work group. KDIGO clinical practice guideline for acute kidney injury. Kidney Int. Suppl,2012,2:1-138.

［19］ JEREMIC D,JIMÉNEZ-DÍAZ L,NAVARRO-LÓPEZ J D. Past,present and future of therapeutic strategies against amyloid-β peptides in Alzheimer's disease:a systematic review［J］. Ageing Research Reviews,2021,72:101496.

［20］ SCHELTENS P,DE STROOPER B,KIVIPELTO M,et al. Alzheimer's disease［J］. Lancet,2021,397(10284): 1577-1590.

［21］ JARCZAK D,KLUGE S,NIERHAUS A,Sepsis-pathophysiology and therapeutic concepts［J］. Frontiers in Medicine (Lausanne),2021,8:628302.

［22］ DUGAR S,CHOUDHARY C,DUGGAL A. Sepsis and septic shock:guideline-based management［J］. Cleveland Clinic Journal of Medicine,2020,87(1):53-64.

［23］ XU X Y,DING H G,LI W G,et al. Chinese guidelines on management of hepatic encephalopathy in cirrhosis［J］. World Journal of Gastroenterology,2019,25(36):5403-5422.

［24］ LÓPEZ-OTÍN C,BLASCO M A,PARTRIDGE L,et al. Hallmarks of aging:an expanding universe［J］. Cell,2023,186(2): 243-278.

［25］ CHILDS B G,DURIK M,BAKER D J,et al. Cellular senescence in aging and age-related disease:from mechanisms to therapy［J］. Nature Medicine,2015,21(12):1424-1435.

［26］HANAHAN D. Hallmarks of cancer:new dimensions［J］. Cancer Discovery,2022,12（1）:31-46.

［27］MURCIANO-GOROFF Y R,TAYLOR B S,HYMAN D M,et al. Toward a more precise future for oncology［J］. Cancer Cell,2020,37（4）:431-442.

［28］PUNEKAR S R,VELCHETI V,NEEL B G,et al. The current state of the art and future trends in RAS-targeted cancer therapies［J］. Nature Reviews Clinical Oncology,2022,19（10）:637-655.

中英文名词对照索引

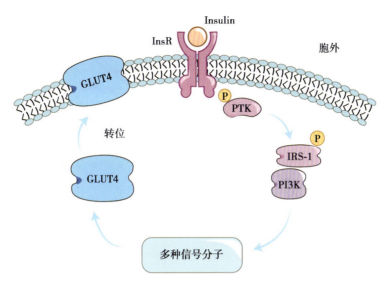

彩图 9-1　葡萄糖转运体 4 转位

Insulin,胰岛素;InsR,胰岛素受体;PTK,蛋白酪氨酸激酶;IRS-1,胰岛素
受体底物-1;PI3K,磷酸肌醇 3 激酶;GLUT4,葡萄糖转运体 4

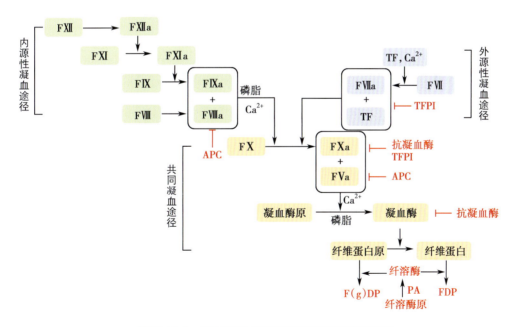

彩图 14-1　凝血系统、抗凝系统和纤溶系统的平衡

黑色字体为凝血系统,红色字体为抗凝系统和纤溶系统。

TFPI(tissue factor pathway inhibitor),组织因子途径抑制物;APC(activated protein C),活化的蛋白 C;
PA(plasminogen activators),纤溶酶原激活物;FDP(fibrin degradation products),纤维蛋白降解产物;
F(g)DP(fibrinogen degradation products),纤维蛋白(原)降解产物。

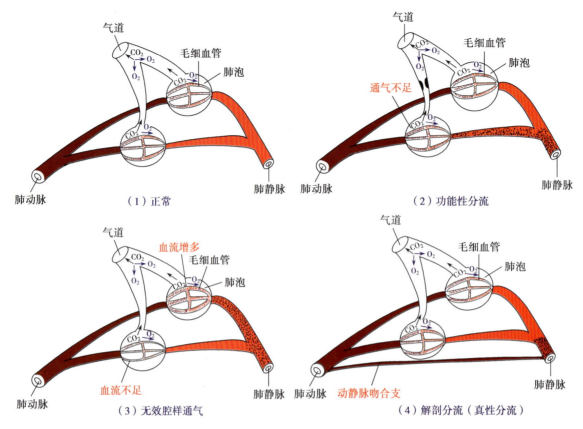

彩图 16-5　肺泡通气与血流关系的模式图